国家卫生和计划生育委员会"十二五"规划教材
全国高等医药教材建设研究会"十二五"规划教材
全国高等学校制药工程、药物制剂专业规划教材
供制药工程、药物制剂专业用

中药炮制工程学

主　编　蔡宝昌　张振凌

副主编　钟凌云　窦志英　张啸环

编　委（以姓氏笔画为序）

王　波（杭州海善制药设备有限公司）　　夏　荃（广州中医药大学）

王延年（沈阳药科大学）　　　　　　　　高　建（安徽医科大学）

王英姿（北京中医药大学）　　　　　　　高　慧（辽宁中医药大学）

李　林（南京中医药大学）　　　　　　　黄勤挽（成都中医药大学）

张振凌（河南中医学院）　　　　　　　　梁泽华（浙江中医药大学）

张啸环（长春中医药大学）　　　　　　　曾春晖（广西中医药大学）

陈　红（福建中医药大学）　　　　　　　窦志英（天津中医药大学）

钟凌云（江西中医药大学）　　　　　　　蔡宝昌（南京中医药大学）

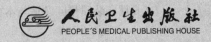

人民卫生出版社
PEOPLE'S MEDICAL PUBLISHING HOUSE

图书在版编目（CIP）数据

中药炮制工程学/蔡宝昌,张振凌主编. —北京：人民卫生
出版社,2014

ISBN 978-7-117-18498-4

Ⅰ.①中⋯　Ⅱ.①蔡⋯②张⋯　Ⅲ.①中药炮制学-高等
学校-教材　Ⅳ.①R283

中国版本图书馆 CIP 数据核字(2014)第 028390 号

人卫社官网　**www. pmph. com**	出版物查询，在线购书	
人卫医学网　**www. ipmph. com**	医学考试辅导，医学数	
	据库服务，医学教育资	
	源，大众健康资讯	

中药炮制工程学

主　　编：蔡宝昌　　张振凌

出版发行：人民卫生出版社（中继线 010-59780011）

地　　址：北京市朝阳区潘家园南里 19 号

邮　　编：100021

E - mail：pmph @ pmph. com

购书热线：010-59787592　010-59787584　010-65264830

印　　刷：保定市中画美凯印刷有限公司

经　　销：新华书店

开　　本：787×1092　1/16　　印张：22

字　　数：549 千字

版　　次：2014 年 4 月第 1 版　2014 年 4 月第 1 版第 1 次印刷

标准书号：ISBN 978-7-117-18498-4/R · 18499

定价(含光盘)：39.00 元

打击盗版举报电话：010-59787491　E-mail：WQ @ pmph. com

（凡属印装质量问题请与本社市场营销中心联系退换）

出 版 说 明

《国家中长期教育改革和发展规划纲要(2010-2020 年)》和《国家中长期人才发展规划纲要(2010-2020 年)》中强调要培养造就一大批创新能力强、适应经济社会发展需要的高质量各类型工程技术人才,为国家走新型工业化发展道路、建设创新型国家和人才强国战略服务。制药工程、药物制剂专业正是以培养高级工程化和复合型人才为目标,分别于 1998 年、1987 年列入《普通高等学校本科专业目录》,但一直以来都没有专门针对这两个专业本科层次的全国规划性教材。为顺应我国高等教育教学改革与发展的趋势,紧紧围绕专业教学和人才培养目标的要求,做好教材建设工作,更好地满足教学的需要,我社于 2011 年即开始对这两个专业本科层次的办学情况进行了全面系统的调研工作。在广泛调研和充分论证的基础上,全国高等医药教材建设研究会、人民卫生出版社于 2013 年 1 月正式启动了全国高等学校制药工程、药物制剂专业国家卫生和计划生育委员会"十二五"规划教材的组织编写与出版工作。

本套教材主要涵盖了制药工程、药物制剂专业所需的基础课程和专业课程,特别是与药学专业教学要求差别较大的核心课程,共计 17 种(详见附录)。

作为全国首套制药工程、药物制剂专业本科层次的全国规划性教材,具有如下特点:

一、立足培养目标,体现鲜明专业特色

本套教材定位于普通高等学校制药工程专业、药物制剂专业,既确保学生掌握基本理论、基本知识和基本技能,满足本科教学的基本要求,同时又突出专业特色,区别于本科药学专业教材,紧紧围绕专业培养目标,以制药技术和工程应用为背景,通过理论与实践相结合,创建具有鲜明专业特色的本科教材,满足高级科学技术人才和高级工程技术人才培养的需求。

二、对接课程体系,构建合理教材体系

本套教材秉承"精化基础理论、优化专业知识、强化实践能力、深化素质教育、突出专业特色"的原则,构建合理的教材体系。对于制药工程专业,注重体现具有药物特色的工程技术性要求,将药物和工程两方面有机结合、相互渗透、交叉融合;对于药物制剂专业,则强调不单纯以学科型为主,兼顾能力的培养和社会的需要。

三、顺应岗位需求,精心设计教材内容

本套教材的主体框架的制定以技术应用为主线,以"应用"为主旨甄选教材内容,注重学生实践技能的培养,不过分追求知识的"新"与"深"。同时,对于适用于不同专业的同一课程的教材,既突出专业共性,又根据具体专业的教学目标确定内容深浅度和侧重点;对于适用于同一专业的相关教材,既避免重要知识点的遗漏,又去掉了不必要的交叉重复。

四、注重案例引入,理论密切联系实践

本套教材特别强调对于实际案例的运用,通过从药品科研、生产、流通、应用等各环节引入的实际案例,活化基础理论,使教材编写更贴近现实,将理论知识与岗位实践有机结合。既有用实际案例引出相关知识点的介绍,把解决实际问题的过程凝练至理性的维度,使学生对于理论知识的掌握从感性到理性;也有在介绍理论知识后用典型案例进行实证,使学生对于理论内容的理解不再停留在凭空想象,而源于实践。

五、优化编写团队,确保内容贴近岗位

为避免当前教材编写存在学术化倾向严重、实践环节相对薄弱、与岗位需求存在一定程度脱节的弊端,本套教材的编写团队不但有来自全国各高等学校具有丰富教学和科研经验的一线优秀教师作为编写的骨干力量,同时还吸纳了一批来自医药行业企业的具有丰富实践经验的专家参与教材的编写和审定,保障了一线工作岗位上先进技术、技能和实际案例作为教材的内容,确保教材内容贴近岗位实际。

本套教材的编写,得到了全国高等学校制药工程、药物制剂专业教材评审委员会的专家和全国各有关院校和企事业单位的骨干教师和一线专家的支持和参与,在此对有关单位和个人表示衷心的感谢! 更期待通过各校的教学使用获得更多的宝贵意见,以便及时更正和修订完善。

全国高等医药教材建设研究会

人民卫生出版社

2014 年 2 月

附：国家卫生和计划生育委员会"十二五"规划教材
全国高等学校制药工程、药物制剂专业规划教材目录

序号	教材名称	主编	适用专业
1	药物化学 *	孙铁民	制药工程、药物制剂
2	药剂学	杨 丽	制药工程
3	药物分析	孙立新	制药工程、药物制剂
4	制药工程导论	宋 航	制药工程
5	化工制图	韩 静	制药工程、药物制剂
5-1	化工制图习题集	韩 静	制药工程、药物制剂
6	化工原理	王志祥	制药工程、药物制剂
7	制药工艺学	赵临襄 赵广荣	制药工程、药物制剂
8	制药设备与车间设计	王 沛	制药工程、药物制剂
9	制药分离工程	郭立玮	制药工程、药物制剂
10	药品生产质量管理	谢 明 杨 悦	制药工程、药物制剂
11	药物合成反应	郭 春	制药工程
12	药物制剂工程	柯 学	制药工程、药物制剂
13	药物剂型与递药系统	方 亮 龙晓英	药物制剂
14	制药辅料与药品包装	程 怡 傅超美	制药工程、药物制剂、药学
15	工业药剂学	周建平 唐 星	药物制剂
16	中药炮制工程学 *	蔡宝昌 张振凌	制药工程、药物制剂
17	中药提取工艺学	李小芳	制药工程、药物制剂

注：* 教材有配套光盘。

全国高等学校制药工程、药物制剂专业教材评审委员会名单

主任委员

尤启冬　中国药科大学

副主任委员

赵临襄　沈阳药科大学
蔡宝昌　南京中医药大学

委　员（以姓氏笔画为序）

于奕峰　河北科技大学化学与制药工程学院
元英进　天津大学化工学院
方　浩　山东大学药学院
张　珩　武汉工程大学化工与制药学院
李永吉　黑龙江中医药大学
杨　帆　广东药学院
林桂涛　山东中医药大学
章亚东　郑州大学化工与能源学院
程　怡　广州中医药大学
虞心红　华东理工大学药学院

前　言

　　本教材是根据教育部关于普通高等教育教材建设与改革的意见,由全国高等医药教材建设研究会、人民卫生出版社组织《中药炮制工程学》编写委员会编写而成的。作为国家卫生和计划生育委员会"十二五"规划教材,主要供全国高等学校制药工程专业、药物制剂专业使用,也可作为相关专业教材以及中药饮片企业的职工培训教材和自学参考。

　　中药炮制工程学是中药炮制学的外延学科,重点研究中药饮片工业化和规范化生产的理论、工艺机械设备与质量控制。本教材内容分为上、中、下三篇。上篇为总论,讲述中药炮制和中药炮制工程学的基本理论;中篇中药炮制技术与设备,详述主要炮制方法工艺操作及常用设备,列举150余种中药饮片的药材来源、炮制方法、质量要求、炮制作用、炮制研究;下篇为质量控制与生产管理,讲述中药饮片质量控制、贮藏养护以及中药饮片厂设计、GMP认证与实施、设备的设计与开发等。

　　本教材的编写分工为:第一章由南京中医药大学蔡宝昌编写,第二章由河南中医学院张振凌编写,第三章和第十八章由杭州海善制药设备有限公司王波编写,第四章由沈阳药科大学王延年编写,第五章由江西中医药大学钟凌云和南京中医药大学李林编写,第六章由天津中医药大学窦志英和成都中医药大学黄勤挽编写,第七章由长春中医药大学张啸环和广西中医药大学曾春晖编写,第八章由福建中医药大学陈红编写,第九章由浙江中医药大学梁泽华编写,第十章由辽宁中医药大学高慧编写,第十一章由广州中医药大学夏荃编写,第十二章由河南中医学院张振凌和广州中医药大学夏荃编写,第十三章由安徽医科大学高建编写,第十四章由北京中医药大学王英姿编写,第十五章由广西中医药大学曾春晖编写,第十六章由成都中医药大学黄勤挽编写,第十七章由南京中医药大学蔡宝昌和李林编写。

　　本教材参考了已出版的中药炮制学和中药炮制工程学相关教材。在编写过程中得到了各相关单位的大力支持与帮助,尤其是南京海昌中药集团将饮片生产规程作为范例收入教材,杭州海善制药设备有限公司提供了教材中所有设备的结构图。在此向所有提供支持、关心和帮助者表示衷心的感谢并殷切希望各院校师生在教学过程中提出宝贵意见,以便修改完善。

《中药炮制工程学》编委会
2014年2月

目　录

中篇 中药炮制技术与设备

上篇 总 论

第一章 绪 言

随着现代科学技术的快速发展,在丰富和发展中药炮制学科的基础上,从中药炮制理论和饮片生产逐渐实现机械化、自动化、规模化、标准化的实践中发展起来的中药炮制工程学日臻成熟,成为中药炮制领域的一门理工类交叉融合学科。在学习中药炮制理论的基础上,重点学习中药炮制和饮片质量控制技术、中药炮制生产机械设备的应用和研发、中药饮片厂的设计和企业生产管理,是本门课程不同于《中药炮制学》等课程的特点。

第一节 中药炮制的起源及发展

中药分为中药材、中药饮片和成成药三种商品形式。中药饮片是由中药材炮制加工而成,是调配汤剂处方和生产中成药的原料。了解中药炮制的发展过程,掌握中药炮制学的基本理论和知识,对于学习中药炮制工程学课程非常必要。

一、概述

中药必须经过炮制方可入药,这是中医药的一大特色。中药炮制是根据中医药理论,依照辨证施治用药的需要和药物自身性质,以及调剂、制剂的不同要求,将中药材加工成生熟饮片的技术,是我国首批非物质文化遗产。

中药炮制是我国独有的传统制药技术。"炮制"一词也是我国医药学特有的制药术语。历史上曾称为"炮炙"、"修治"、"修事"、"修制"等。如汉代《金匮玉函经》"证治总例"中用"炮炙"一词;南北朝的《雷公炮炙论》以"炮炙"作书名,而在正文中则多用"修事";明代的《本草纲目》药物正文中设有"修治"专项;清代张仲岩的炮制专著《修事指南》用"修事"作书名,而正文中用"炮制"。从历代有关资料来看,虽然名称不同,但记载的内容都是一致的,而且多用"炮制"和"炮炙"两词。从字义来看,炮和炙都离不开火,而这两个字仅代表中药整个加工处理技术中的两种火处理方法。随着社会生产力的发展,以及人们对医药知识的积累,对药材的加工技术远远超出火制的范围,炮炙两字已不能确切反映和概括药材加工处理的全部内容。因此,为了既能保持炮炙的原意,又能较广泛包括药物的各种加工技术,现代多用"炮制"一词。炮代表各种与火有关的加工处理技术,而制则代表各种更广泛的加工处理技术。

中药炮制学是专门研究炮制理论、工艺、规格标准、历史沿革及其发展方向的一门综合性学科。其任务是遵循中医药理论体系,在继承传统中药炮制技术和理论的基础上,应用现代科学技术进行整理、研究,探讨炮制原理,改进炮制工艺,制订饮片质量标准,提高中药饮片质量,同时加强对炮制机械的研究,保证医疗用药的安全和有效,并不断创新和发展本学科。

二、中药炮制的起源和发展

(一) 中药炮制的起源

中药炮制是随着中药的发现和应用而产生的,其历史可追溯到原始社会。人类为了生活、生存,必须劳动生产,必须猎取食物。由于人类的发展,鸟兽鱼之类不敷食用,则尝试草木之类充饥,在这个过程中,人们有时误食某些有毒植物或动物,以致发生呕吐、泄泻、昏迷,甚至死亡,有时吃了之后使自己疾病减轻或消失,久而久之,这种感性知识积累多了便成了最初的药物知识。为了服用方便,就有洗净、将整枝整块的擘成小块、锉为粗末等简单加工,这便是中药炮制的萌芽。

火的应用为早期对中药采用加热处理创造了基本条件。《礼纬·含文嘉》明确指出:"燧人始钻木取火,炮生为熟,令人无腹疾,有异于禽兽"。这种利用火来炮生为熟的知识,逐渐应用于中药的加工处理,从而形成了中药炮制的雏形。

酒起源于旧石器时代,在新石器时代有所发展,奴隶制社会时期应用较为广泛。酒作药用并被引用于炮制药物,产生了辅料炮制药物的方法。因此,酒的发明和应用丰富了中药炮制的内容。

陶器的发明和应用,为蒸制法、煮制法、煅制法运用于中药炮制创造了物质条件。

(二) 中药炮制的发展

中药炮制是我国历代医药学家在长期医疗活动中逐步积累和发展起来的一项独特的制药技术,有悠久的历史和丰富的内容。通过对散见于中医药文献中有关中药炮制内容的整理,认为中药炮制的发展大约可分为四个时期。

1. 中药炮制技术的起始和形成时期(春秋战国至宋代)　在汉以前的古文献中所记载的都是比较简单的炮制内容和炮制原则。《五十二病方》是我国现存较早的医方书,在收录现存的二百八十多个医方中,包括了净制、切制、水制、火制、水火共制等炮制内容。炮制方法如"取庆(蜣)良(螂)一斗,去其甲足;服零(茯苓)……以春;取商劳(陆)渍醯(醋)中;陈藿,蒸而取其汁等"。对个别中药的炮制作用也做了说明,如"止出血者燔发;燔其艾"。

《黄帝内经》约为战国至秦汉时代的著作,在《灵枢·邪客》篇中有用"秫米半夏汤"治疗"邪气客人"的记载。"秫米汤"中的"治半夏"即为修治过的半夏。《素问·缪刺论》中所说的"角发","燔治"即是最早的炭药——血余炭。

汉代中药炮制技术已有较大的发展,对中药炮制的目的、原则已初步确立,并出现了大量的炮制方法和炮制品。我国第一部药学专著《神农本草经》在公元 2 世纪问世。在序录中就载有"药有……及有毒无毒,阴干暴干,采造时月,生熟,土地所出,真伪新陈,并各有法"。这里生熟说的是药物炮制。如"露蜂房……熬","桑螵蛸……蒸","贝子……烧"等即是将露蜂房、桑螵蛸、贝子等中药采取炒、蒸、煅等方法加热炮制,由生品炮制成为了熟品。

南北朝刘宋时代,雷敩总结了前人炮制方面的记述和经验,撰成《雷公炮炙论》三卷。

它是我国中医药史上的第一部炮制学专著。书中记述了药物的各种炮制方法如：拣、去甲土、去粗皮、去节并沫、揩、拭、刷、刮、削、剥等净制操作；切、锉、擘、捶、舂、捣、研、杵、磨、水飞等切制操作；拭干、阴干、风干、晒干、焙干、炙干、蒸干等干燥方法；浸、煮、煎、炼、炒、熬、炙、焙、炮、煅等水火制法及苦酒浸、蜜涂炙、同糯米炒、酥炒、麻油煮、糯泔浸、药汁制等用辅料炮制药物的方法。对炮制的作用也做了较多的介绍，如"……用此沸了水飞过白垩，免结涩人肠也"，"……半夏上有陈涎，若洗不尽，令人气逆，肝气怒满等"。其中的许多炮制方法和炮制作用对如今的中药炮制仍有一定的科学价值和指导意义，如大黄用蒸来缓和其泻下作用；莨菪、吴茱萸等含有生物碱的中药用醋制以使生物碱成盐而增大在水中的溶解度；对含挥发性成分的药物如茵陈的炮制"勿令犯火"及对某些含鞣质药物，如白芍等需用竹刀刮去皮，知母、没食子"勿令犯铁器"等。

唐·《新修本草》是世界最早的一部药典，其中首次规定了"唯米酒、米醋入药"，并将炮制内容列为法定内容，对炮制方法的记载除有煨、煅、燔、炒、蒸、煮等外，还有作蘗、作曲、作豉、作大豆黄卷、芒硝提净等。如芒硝提净法："以朴硝作芒硝者，但以暖汤淋朴硝取汁，清澄煮之减半，出着木盆中，经宿即成，状如白石英"。

宋代炮制方法有很大改进，炮制目的也更加多样化，从开始的以减低药物的毒副作用为主，增加了可以增强和改变疗效等作用，从开始注重汤剂饮片的炮制发展到同时重视成药饮片的炮制。

总之，中药炮制经历先秦两汉的发展，到宋代主要有两方面的进展：一是将零星的炮制方法进行了初步归纳，形成了较系统的炮制通则；二是增加了一些新的炮制方法。现代使用的许多炮制方法在宋代都已出现，并沿用至今。可以说，在宋以前，中药的炮制原则、炮制方法、炮制品种等已初具规模，是炮制技术的形成时期。

2. 炮制理论的形成时期（金元、明时期） 金元时期，名医荟萃，各有专长，张元素、李东垣、王好古、朱丹溪等均特别重视药物炮制前后的不同应用及炮制辅料的作用，并开始对各类炮制作用进行了总结。经明代进一步系统整理，逐渐形成了传统的中药炮制理论。

元代王好古在《汤液本草》中引李东垣"用药心法"曰"黄芩、黄连、黄檗、知母，病在头面及手梢皮肤者，须用酒炒之，借酒力以上腾也。咽之下，脐之上，须酒洗之，在下生用。大凡生升熟降，大黄须煨，恐寒则损胃气。至于川乌、附子须炮，以制毒也"，并有"去湿以生姜"，"去膈上痰以蜜"的论述。张元素在《珍珠囊》中载有：白芍"酒浸行经，止中部腹痛"，"木香行肝气，火煨用，可实大肠"。葛可久在《十药神书》中首先提出炭药止血的理论："大抵血热则行，血冷则凝……见黑则止"，著名的"十灰散"就是该书的方剂之一。从药物炮制方法之多和理论实践上的重大改进来看，足见金元时期中药炮制的昌盛。

明代在中药炮制技术上有较大的进步，在炮制理论上也有所建树。陈嘉谟在《本草蒙筌》的"制造资水火"中指出："凡药制造，贵在适中，不及则功效难求，太过则气味反失……匪故巧弄，各有意存。酒制升提，姜制发散，入盐走肾脏仍仗软坚，用醋注肝经且资住痛，童便制除劣性降下，米泔制去燥性和中，乳制滋润回枯助生阴血，蜜制甘缓难化增益元阳，陈壁土制窃真气骤补中焦，麦麸皮制抑酷性勿伤上膈，乌豆汤、甘草汤渍曝并解毒致令平和，羊酥油、猪脂油涂烧，咸渗骨容易脆断，有剜去瓤免胀，有抽去心除烦……"。第一次系统概括了炮制程度的要求和辅料炮制的原则。在炮制技术上特别值得提出的是"五倍子"条下所载的"百药煎"的制备方法，实际上就是没食子酸的制法，比瑞典药学家舍勒制备没食子酸的工作早二百多年。

明代李时珍的《本草纲目》载药1892种，其中有330味药记有"修治"专目。在"修治"

专目中,综述了自《名医别录》起的炮制经验,总计 50 多家炮制资料。在 330 味药物中,载有李时珍本人炮制经验或见解的,有 144 条,其中很多药物,如木香、高良姜、茺蔚子、枫香脂、樟脑等炮制方法都是李时珍个人的经验记载。

缪希雍所撰的《炮炙大法》是继《雷公炮炙论》之后第二部炮制专著,收载炮制的药物 439 种。该书用简明的笔法叙述了各药的出处、采集时间、优劣鉴别、炮制辅料、操作程序及药物贮藏,大部分内容能反映当时社会生产实际,在前人的基础上有所发展,正如作者所说的"自为阐发,以益前人所未逮",并将前人的炮制方法归纳为:炮、爁、煿、炙、煨、炒、煅、炼、制、度、飞、伏、镑、摋、暖、曝、露十七种方法,即雷公炮炙十七法。

总之,金元、明时期,在前人对炮制作用、炮制原理解释的基础上,经系统地总结整理形成了中药炮制理论。因此可以说金元、明时期是中药炮制理论的形成时期。

3. 炮制品种和技术的扩大应用时期(清代) 清代多在明代炮制理论的基础上增加炮制品种,此时的医药文献多有专项记载炮制的方法和作用,但也有对某些炮制的不同认识和看法。

清代刘若金著《本草述》,收载有关炮制的药物 300 多种,记述了药物的各种炮制方法、作用、目的以及理论解释,内容丰富。经杨时泰修改删节为《本草述钩元》,使得原著的意旨更为明确易解。如黄芪"治痈疽生用,治肺气虚蜜炙用,治下虚盐水或蒸或炒用等"。

张仲岩的《修事指南》为第三部炮制专书,收录药物 232 种。该书在《证类本草》和《本草纲目》等内容的基础上,较为系统地叙述了各种炮制方法,并作了进一步归纳、整理。同时认识到炮制在中医药学中的重要地位,并指出"炮制不明,药性不确,则汤方无准而病症无验也"。在炮制理论上也有所发挥,如"吴茱萸汁制抑苦寒而扶胃气,猪胆汁制泻胆火而达木郁,牛胆汁制去燥烈而清润,秋石制抑阳而养阴,枸杞汤制抑阴而养阳……炙者取中和之性,炒者取芳香之性……",并提出了"因药殊制,因病殊制"的炮制原则,指出"凡修事各有其故,因药殊制者一定之方,因病殊制者变化之用,又须择地择人敬慎其事……"等。

赵学敏的《本草纲目拾遗》和唐容川的《血证论》,除了记载当时很多炮制方法外,还特别记载了相当数量的炭药,并在张仲景"烧灰存性"的基础上明确提出"炒炭存性"的要求。炭药的炮制与应用,在清代有相当大的发展,很有特色。

明、清时期炮制品增加很多,而有些理论是在当时炮制理论影响下推衍出来的,所以认识上不甚一致。如《本草纲目拾遗》中不同意半夏长期浸泡,如"今药肆所售仙半夏,惟将半夏浸泡,尽去其汁味,然后以甘草浸晒……全失本性……是无异食半夏渣滓,何益之有"。

总之,清代对某些炮制作用有所发挥,炮制品有所增多,是炮制品种和技术的进一步扩大应用时期。

4. 中药炮制振兴、发展时期(现代) 现代的中药炮制基本沿用明、清时期的理论和方法,由于遵循不同,经验不同,各地方法也不甚统一。新中国成立以后,通过对散在各地区的具有悠久历史的炮制经验的整理,出版了《中药炮炙经验集成》一书。基本反映了新中国成立初期全国主要地市的炮制现状。以后进一步编撰出版了各省市《中药饮片炮制规范》。1988 年由卫生部药政局主持,编写出版了我国第一部《全国中药炮制规范》,共收载常用中药 554 种,附录中收录有"中药炮制通则"、"全国中药炮制法概况表"、"中药炮制方法分类表"。我国药典从 1963 年版(一部)开始,均收载有中药炮制通则和单味中药的炮制项。从 1963 年版至 1990 年版 4 部《中国药典》,都将明显不同的生品和制品分列,如川乌、制川乌,草乌、制草乌,何首乌、制何首乌,巴豆、巴豆霜。1995 年版《中国药典》新增炮姜、炙甘草、法半夏、熟地黄、炙红芪等炮制品。2000 年版《中国药典》增加炙黄芪、焦栀子,2005 年版《中国药典》在前版药典的基础上又增加炒瓜蒌子、荆芥炭、大蓟炭、西瓜霜、荆芥穗炭。这些法典、法规是中药饮片生产、中成药原料炮制、中医临床用药的主要依据。

此外,从搜集整理、汇编分散的传统中药炮制经验、介绍传统中药炮制方法、辑录历代中药炮制资料入手,陆续编写出版发行了 40 余部中药炮制专著。如中国中医研究院中药研究所等编著的《中药炮炙经验集成》、王孝涛等编著的《历代中药炮制法汇典》等,将散在民间和历代医籍中的炮制方法进行系统的整理,形成了较为完整的文献资料。近年来,中药炮制历史文献的继承整理工作已开展了对重点典籍文献、炮制大类历史沿革及单味药炮制沿革的系统整理,促进了中药炮制文献研究和整理工作。

高等中医学院校创建于 20 世纪 50 年代,随之先后创办了中药系和中药专业,开设了"中药炮制学"等专业课,设立了中药炮制教研室。在教学实践中,结合地区特点编写了《中药炮制学》等教材,为继承和发扬中药炮制奠定了良好的基础。

在科研方面,随着中药现代化事业的发展,中药炮制研究工作逐步得到发展,炮制研究的专业机构已有建立,科研队伍也在不断壮大。在"七五"、"八五"期间,中药炮制研究被列入国家攻关项目,先后完成了何首乌、白芍、草乌、半夏、附子等 40 种中药饮片炮制工艺及质量的研究,采用现代科学技术就其炮制沿革、炮制工艺筛选优化、饮片质量标准制定、炮制基本原理等方面作了系统的多学科的综合性研究,取得了很大的进展,并产生了较好的经济效益和社会效益。"十五"期间国家科技攻关计划又将山药、百合、莪术、川芎、巴戟天、千金子、大戟等 80 个品种列入攻关项目,开展中药饮片炮制规范化研究,全国有 21 家高校、科研院所和 18 家制药及饮片生产企业的 300 多人参与,是新中国成立以来中药炮制领域内,参加单位最多的国家科技攻关项目。"十一五"期间国家开展了中药饮片炮制共性技术和相关设备研究。选择 10 种炮制常用共性技术,通过对代表性饮片的炮制技术及其相适宜的炮制设备的系统研究,炮制原理研究,阐明各共性炮制技术的科学内涵,建立炮制共性技术和饮片质量的评价标准;改进或创制相适宜的可控式炮制设备。

在生产方面,为了适应中医药事业发展的需要,各地先后建立起不同规模的饮片加工厂,生产规模不断扩大,生产设备(净制设备、切制设备、炮制设备及干燥包装设备)不断改进,从初步的手工作坊式生产逐步向机械化工业生产迈进,2004 年开始中药饮片生产企业实施 GMP 认证,这些进步对于提高饮片的产量和质量,规范饮片的生产都起到重大的推动作用。

总之,在继承传统炮制经验的基础上,运用现代科学技术开展炮制机制研究,改革饮片生产工艺、设备及条件,规范饮片生产,提高饮片质量,使炮制理论和技术更趋完善将是中药炮制今后很长时期内的主要研究任务。

三、中药炮制的方法及分类

明代《炮炙大法》总结前人经验,归纳出"雷公炮炙十七法"。炮制方法的分类最早见于陈嘉谟《本草蒙筌》,将炮制方法分为水制、火制、水火共制三类。后人在此基础上又提出修制、水制、火制、水火共制及其他制法的五类分类法。近代按照中药饮片的生产工序将炮制方法分为净制、切制和炮炙三大类。

1. 净制　将药材按需要选用挑选、风选、水选、筛选、剪切、刮削、剔除、刷擦、碾串及泡洗等方法进行处理,达到规定的净度指标。净制后的药材称为"净药材"。

2. 切制　净药材的切制有鲜切或干切。鲜切指将新鲜的药材在产地直接切成所规定的饮片;干切指对干药材进行软化后进行切制。干燥的药材需经水润软化,软化药材要求

"少泡多润""药透水尽",防止药材内在水溶药效成分的丢失。切制的方法有切、剪、刨、劈、捣、粉碎、制绒等。切制要求一定规格的厚度和片型,切制后的饮片加以干燥,防止霉变、以利保存、保证质量。

3. 炮炙 炮炙是指取用净制或切制后的药物,根据中医药理论制定的炮制法则,采用规定的炮制工艺对原药材进行加工。炮炙方法有:一种为经加热处理,如炒制、煅制、蒸制、煮制、煨制等。另一种为加入特定辅料再经加热处理,如酒制、醋制、盐制、姜制、蜜制、药汁制等。另外,还有制霜、水飞等炮制方法。

第二节 中药炮制工程学的概念和任务

中药炮制工程学是在中药饮片生产实践中,总结、归纳、提炼出的新学科,是中药炮制学科的外延学科,重点研究中药饮片工业化和规范化生产的理论、工艺、机械设备与质量控制的方法。对传统的中药饮片生产遵循"继承不泥古,发扬不离宗"的原则下,充分利用现代科学技术,逐步实现国家有关部门对中药饮片生产提出的"药材基地化、炮制规范化、检测科学化、质量标准化、包装规格化、生产规模化"的"六化"目标。中药炮制工程学促进中药炮制理论和生产紧密结合,实现理科与工科的交汇。学习和发展中药炮制工程学,对于中药炮制学科的发展有极其重要的意义。

一、中药炮制工程学的产生和意义

中药饮片生产源远流长,早在东汉时期,对药物的加工炮制就积累了较多的经验。宋代,随着成药已被广泛应用,中药饮片的生产也逐步向手工业发展。清代,出现了药行、药号、药庄、药店等"前店后坊"的经营模式和手工作坊式的中药饮片生产方式。

新中国成立以后,随着经济的发展和专门的中药饮片生产设备的产生,中药饮片生产企业逐步发展起来。新中国成立六十多年来,中药饮片产业经历了三个阶段:第一阶段,开始提倡"中药饮片生产机械化",在 20 世纪 70 年代,由国家投资,在周口、上海、天津、长春建立了四个中药饮片机械厂,为我国中药饮片生产从原始的手工作坊式操作,转向机械化的工厂生产打下了基础;第二阶段,"中药饮片生产规范化",20 世纪 80 年代中医学的科学原理和地位得到充分肯定,1982 年"发展现代医药和我国传统医学"被写入我国宪法,1985 年中央书记处作出"要把中医和西医摆在同等重要的地位"指示,提出"中药生产工业化",1988年正式颁布《药品生产质量管理规范(GMP)》。中药饮片作为药品,对其生产及产品的质量监控,有了法则可依。第三阶段,"中药饮片生产现代化",90 年代提出了"中药现代化"理念,使中药开发与生产逐步走上科学化、规范化、标准化和法制化的道路。2003 年国家食品药品监督管理局颁发《中药饮片 GMP 补充规定》,并于当年 6 月开始试点认证,为全面推行中药饮片生产企业的 GMP 实施积累了经验。2004 年 10 月,国家食品药品监督管理局发出《关于推进中药饮片等类别药品监督实施 GMP 工作的通知》,规定从 2008 年 1 月 1 日起,所有中药饮片生产企业必须在符合 GMP 的条件下生产,对于产品的安全性有了更深层的保障。2008 年 2月 5 日,国家食品药品监督管理局发布了《加强中药饮片生产监督管理工作的通知》,明确了自 2008 年 1 月 1 日起,未获得《药品 GMP 证书》的企业一律不得从事中药饮片的生产经营活动。根据相关部门提供的资料,截至 2013 年 3 月,全国通过中药饮片 GMP 认证的已有 1390 多家生产企业,中药饮片的工业生产总值在中药行业领域内增长速度最快。

随着中药产业的快速发展,中药炮制技术的机械化、自动化、信息化水平得到显著提高。然而,要实现真正意义上的中药饮片现代化工业化大生产,不仅要继承传统中医药特色,同时还要解决一系列工程技术问题。既要研究分析传统中药炮制理论,确保中药饮片的疗效,又要在生产中药饮片过程中合理引进、吸收现代制药工业、化工工业、轻工工业、食品工业等行业有关的先进理论、技术和装备,建立一个包括饮片生产管理、设备研制、质量监控、仓储包装等全过程的、完整的、有效的中药饮片工业系统理论和实践的科学体系。中药炮制工程学的产生既是中药饮片生产的需要,也是时代发展的必然结果。

二、中药炮制工程学的任务

中药炮制工程学主要任务是在中医药理论的指导下,继承中药炮制传统技术,创新发展中药炮制工程学的理论,强调理论与生产实践相结合,加强科学研究和技术创新,规范中药炮制生产工艺,科学设计和制造自动化、信息化炮制设备,强化中药饮片生产过程质量控制,为中药饮片现代化生产服务。

1. 研究创新中药炮制工程学的基本理论　中药炮制加工所涉及的基本单元操作主要有:粉碎、液体输送、搅拌、浸润、吸收、热交换、蒸发、干燥等,通过这些单元操作进行能量传递、热量传递和质量传递。研究中药炮制过程的基本原理及其规律;研究炮制火力、火候、时间及其相互关系,火力与火候对药物作用的机制,形成和发展具有中医药特点的中药炮制工程学理论,进一步认识和揭示中药炮制的科学内涵,研究解决中药饮片生产过程中的实际问题,不仅有助于饮片加工的机械化和规模化,同时对于推动中药炮制工程学的发展有着重要意义。

2. 推进中药炮制工艺的规范化　由于历史原因,传统炮制工艺多属于手工作坊式生产,很难适应当今工业化生产的需要,况且中药饮片的生产仍然以地方炮制规范为主,缺少相对统一的全国中药饮片炮制规范;具有炮制经验的专业技术人员逐渐减少等原因,致使市场上饮片的质量下降。因此,在掌握中药炮制原理的基础上,运用现代技术、方法和理论,科学制定饮片生产工艺,规范饮片生产程序是中药炮制工程学的重要任务。

3. 指导中药炮制生产的自动化和规模化　加速中药炮制自动化生产设备和生产线的研究,借助国内外制药设备的制造技术,研究、改进、制造适合中药饮片生产的机械设备,进一步从理论上、技术上指导研制适用于中药饮片生产的各单元操作系统的先进工艺设备,并不断地改进各种单元装置,改造成自动化生产线,实现程序化、信息化控制,为实现"六化"创造良好的条件。

4. 指导中药饮片生产企业车间厂房的合理设计　从理论和工艺技术上为实现中药饮片企业 GMP 要求而服务,指导厂区的合理总体布局,正确设计工厂和公用工程设施,正确选择生产工艺路线和设备装置,协调设计、安装和管理工作,车间净化设施等符合 GMP 硬件要求的各个方面,对中药材净制、炮制、包装、贮存、质量检测等各个环节全面考虑、合理布局、精心设计,逐步达到生产流程连续化、自动化。

5. 实现中药饮片生产质量过程控制和规范化管理　通过理论学习和实践,解决中药饮片质量生产过程控制的问题,从而生产出质量稳定、均一的中药饮片。应对从原药材到中药饮片的生产每一个单元操作系统、加工工序严格把关,把从简单的感官或"定性"质量控制,逐步转换为"定量"质量控制。为中药饮片的生产质量标准化提供理论数据与中间控制的技术参数,最终实现中药饮片的自动化生产,炮制过程智能控制及信息化管理的目标。

(蔡宝昌)

第二章　中药炮制的基本理论与作用

在长期临床实践中,历代中医药学家发现来源于自然界的中药材在治疗过程中的诸多弊端,因而开始创立炮制方法,达到改变药性,突出其治疗作用,消除不良反应的目的,并逐步总结出中药炮制理论,进一步指导发展中药炮制技术。

第一节　中药炮制的基本理论

中药传统炮制理论是用中医药学理论体系指导中药炮制生产和临床应用的理论,是中医药学理论体系的重要组成部分,是在长期的用药实践中总结而成的。应该指出的是中药炮制理论目前仅停留在宏观的中医药理论解释的基准上,加上历史和当时科学水平的限制,需要应用现代科学技术和手段进行系统研究,阐明其科学内涵,才能有所发展。

一、中药制药论

中药炮制的基本原则是运用中药七情合和的配伍理论,选择炮制方法和辅料,确定炮制的基本原则。依据寒者热之,热者寒之,虚则补之,实则泻之,恢复人体阴阳平衡的基本治则,达到缓和或转变性能之目的。

清代徐灵胎在《医学源流论》中进一步明确中药制药理论:"凡物气厚力大者,无有不偏;偏则有利必有害。欲取其利,而去其害,则用法以制之,则药性之偏者醇矣。其制之义又各不同,或以相反为制,或以相资为制,或以相恶为制,或以相畏为制,或以相喜为制。而制法又复不同,或制其形,或制其性,或制其味,或制其质……",亦称为传统的制药原则。

相反为制:是指用药性相对立的辅料或中药来炮制,以制约中药的偏性或改变药性。如用辛热升提的酒来炮制苦寒沉降的大黄,能够缓和苦寒之性,使药性转降为升。用辛热的吴茱萸炮制苦寒的黄连,可制其大寒之性。用咸寒润燥的盐水炮制温燥的益智仁,可缓和其温燥之性。

相资为制:是指用药性相似的辅料或中药来炮制,以增强药效,相当于中药配伍中的"相须"、"相使"。如用咸寒的盐水炮制苦寒的知母、黄柏,可增强滋阴降火作用。用辛热的酒来炮制辛热的仙茅,可增强温肾助阳作用。百合蜜炙可增强其润肺止咳的功效。

相恶为制:是指用某种辅料或中药来炮制,以减弱某些中药的副作用。实际上是中药配伍中"相恶"内容在炮制中的延伸应用。《本草纲目》解释"相恶者夺我之能也"。即指两种中药合用,一种中药能使另一种中药作用降低或功效丧失,一般属于配伍禁忌。当中药的某种功能太过或不需要这种功能的时候,可采用相恶的办法来解决。如枳实破气作用过强,可用麸炒的方法来缓和。苍术之燥性,可用米泔水制来缓和。木香辛散理气之性较强,一般忌加热,但当用于实肠止泻时,必加热煨制,以缓和辛散之性,增强止泻之功。

相畏为制：是指用某种辅料或中药来炮制，以制约另一种中药的毒副作用，相当于中药配伍中的"相畏"、"相杀"。如用生姜来炮制半夏、南星，炮制后可降低半夏、南星的毒性。另外一些辅料，古代医药著作在论述配伍问题时虽未言及，但在炮制有毒中药时常用到它们，因此，也应列为"相畏为制"的内容。如用白矾、石灰、皂荚制半夏、南星；蜂蜜、童便、黑大豆、甘草、豆腐制川乌等。

相喜为制：是指用某种辅料或中药来炮制，以改善中药的形色气味，提高患者的信任感和接受度，利于服用，发挥药效，增加商品价值。如乌贼骨、僵蚕、乳香、没药或其他有特殊不良气味的药物，往往为患者所厌恶，服后有恶心、呕吐、心烦等不良反应，用醋炙、酒制、漂洗、麸炒、炒黄等方法炮制，能起到矫臭矫味的效果，利于患者服用。

制其形：是指通过炮制改变中药的外观形态和分开药用部位。中药因形态各异，体积较大，不利于调剂和制剂，所以，在配方前都要加工成饮片。常常通过碾、捣或切制等处理方法来达到目的，如种子类中药一般需要炒黄后应用，即"逢子必炒"、"逢子必破"；根及根茎类中药根据质地的不同切成薄片或厚片。不同药用部位功效有异，需分开入药，如麻黄、当归等。

制其性：是指通过炮制改变中药的性能。通过炮制，或抑制中药过偏之性，免伤正气；或增强中药的寒热温凉之性，或改变中药的升降浮沉等性质，满足临床灵活用药的要求。

制其味：是指通过炮制调整中药的五味或矫正劣味。根据临床用药要求，用不同的方法炮制，特别是用辅料炮制，可以改变中药固有的味，使某些味得以增强或减弱，达到"制其太过，扶其不足"的目的；或通过某种辅料或方法来矫正中药本身的不良气味，增加某种香味，使患者利于接受。

制其质：是指通过炮制改变中药的质地。许多中药质地坚硬，改变中药的质地，有利于最大限度发挥疗效。如王不留行炒至爆花，穿山甲砂炒至膨胀鼓起，龟甲、鳖甲砂炒至酥脆，矿物药煅或淬等，均有利于煎出有效成分或易于粉碎。

二、中药生熟论

中药炮制的生熟理论是总结中药生熟饮片性能变化，功效异同，并用于指导炮制生产和临床应用的理论。生即生品，是指仅经过净选或切制的中药饮片。除毒剧药物以外，常与药材名相同，如酸枣仁、甘草、生天南星、厚朴等；熟即熟品，是指将生品通过加热、加辅料、制霜、水飞等方法进一步炮制过的中药饮片，常在药材名前冠以炮制方法或以脚注的形式说明，如炒酸枣仁、炙甘草、制天南星、厚朴_{姜制}等。

1. 生泻熟补　一些药物生品寒凉清泻，通过炮制加热、加辅料成为熟品以后，药性偏于甘温，作用偏于补益。如何首乌生用能通便解疮毒，黑豆汁蒸炖炮制，则补肝肾，益精血，乌须发，若肝肾两虚病人用生首乌，非但不能补，反而会导致泻下，绝非疾病所宜。

2. 生峻熟缓　中药生品饮片药性峻烈，制成熟品饮片后作用缓和。如大黄生品苦寒沉降，气味重浊，走而不守，直达下焦，泻下作用峻烈，具有攻积导滞，泻火解毒的功能。炮制后可明显缓和泄泻作用，甚至长时间蒸炖炮制后泻下作用、腹痛之副作用消失，并增强活血祛瘀之功。

3. 生毒熟减　生品毒性或刺激性大，炮制后毒性降低或缓和。毒即指对人体的伤害或刺激，即后世医药学家在医药著作中记载有大毒、有毒、有小毒的中药。若大量长期服用容易出现中毒症状。生品毒性较大，临床使用不安全，多外用，若内服必须经加热等熟制减毒后再用。如苍耳子、苦杏仁、斑蝥、红娘子、青娘子，马钱子，巴豆，乌头、肉豆蔻等，经炮制成熟品后均可减低毒性。

4. 生行熟止　生品饮片行气散结，活血化瘀作用强，炮制成熟品饮片偏于收敛，止血、止泻。生行指能行、能散、能下，熟止即辛散、泻下作用降低，甚至产生收敛止泻的效果。如木香生能行气，煨后行气作用大减，而止泻作用大增，长于实肠止泻。如蒲黄生品性滑，具活血化瘀作用，加热炮制成为炭药，性变收涩，具有收敛止血作用。

5. 生升熟降或生降熟升　药物生、熟（生熟炮制品）与药物升降浮沉有一定的关系，辅料的影响更明显。通常是酒炒则升，姜汁炒则散，醋炒则收敛，盐水炒则下行等。总的原则似应以炮制前后药性的变化为主要依据，并结合其他方面，具体药物具体分析。莱菔子生品以升为主，长于涌吐风痰，炒后以降为主，善于降气化痰、消食除胀，与"生升熟降"的观点相吻合。生黄柏苦寒沉降走下，为清下焦湿热之品，经辛热升散的酒制后则苦寒之性大减，借酒升腾之力，引药上行，善于清上焦头面之热。黄芩、大黄酒炒亦有类似作用。这与"生降熟升"的观点一致。

三、辅料作用论

元·王好古在《汤液本草》中引李东垣"用药心法"有："黄芩、黄连、黄檗、知母，病在头面及手梢皮肤者，须用酒炒之，借酒力以上腾也。咽之下、脐之上，须酒洗之，再下生用"，建立了酒制理论。

李梴《医学入门》有："凡药入肺蜜制，入脾姜制，入肾用盐，入肝用醋，入心用童便。凡药用火炮，汤泡煨炒者，制其毒也。醋浸姜制酥炙者，行经活血也"。

明代陈嘉谟在《本草蒙筌》的"制造资水火"中提出："酒制升提，姜制发散，入盐走肾脏仍仗软坚，用醋注肝经且资住痛，童便制除劣性降下，米泔制去燥性和中，乳制滋润回枯助生阴血，蜜制甘缓难化增益元阳，陈壁土制窃真气骤补中焦，麦麸皮制抑酷性勿伤上膈，乌豆汤、甘草汤渍曝并解毒致令平和，羊酥油、猪脂油涂烧，咸渗骨容易脆断……"，系统概括了辅料炮制药物的主要作用，总结成为辅料作用理论。

常用的辅料制法及其作用如下：

土制补中：用灶心土、东壁土、黄土等炮制药物，能够补益中焦脾胃，降低药物对脾胃的刺激性。

米泔水制去燥性和中：药物经米泔水制后能降低药物辛燥之性，增强健脾和胃作用，如与苍术、白术等同制，能降低辛燥之性，且能增强补脾和胃作用，与姜黄、仙茅等同制，能去其温燥之性而不损人。

吴茱萸汁制抑苦寒而扶胃气：用吴茱萸汁制备药物可抑制其苦寒之性而能扶持胃气。吴茱萸辛热，以气胜，黄连苦寒，以味胜，前者主升，后者主降，用吴茱萸制黄连，一热一冷，一升一降，阴阳相济，气味相扶，无偏胜之害，有相助之利，故萸黄连长于泻肝以和胃气。

矾汤制去辛烈而安胃：药物经矾汤制后能去除辛烈之性，降低毒性，减轻对消化道的刺激性。白矾性味酸、寒，具有祛痰杀虫，收敛燥湿，解毒，防腐功能。与药物同制，可防止腐烂，降低毒性，增强疗效。如白矾制禹白附、天南星、半夏等。

乳制滋润回枯助生阴血：药物经乳制后能滋生阴血，回枯润燥。乳汁味甘、咸，性平。具有补阴养血，润燥止渴功能。与药物同制能增强滋阴养血，润燥止渴作用，亦可溶化某些药物成分，增强疗效。

姜制发散：生姜性味辛、温。能散在表在上之邪，故能散寒解表，降逆止呕，化痰止咳。药物经姜制后具有发表，祛痰，通膈，止呕等作用。

盐制走肾而软坚：药物经过盐制，能引药下行而走肾经，且有软坚散结作用。药物经盐制后，能引药下行，增强补肝肾、滋阴降火、清热凉血、软坚润燥的作用。

酒制升提：酒制作用之一。酒味甘、辛，药物经酒制后之后，能使作用向上、向外，可治上焦头面病邪及皮肤手梢的疾病。

麸制抑酷性而和胃：用麦麸与药物共制能抑制药物的不良反应，且能调和脾胃。麦麸性味甘、淡。具有和中益脾作用，与药物共制能缓和药物燥性，除去药物不快的气味，缓和药物对胃肠道的刺激，增强和中益脾的功能。

猪胆汁制泻火：胆汁与药物同制，能增强清肝火明目、利胆、润燥的作用。胆汁性味苦、大寒。具有清肝明目，利胆通肠，解毒消肿，润燥作用。

黑芝麻制润燥而益阴：药物经黑芝麻制后能缓和其燥性，并有益血养阴作用。黑芝麻性味甘、平。具有补益肝肾，养血益精，润肠通便功能。其质润性滑能泽枯润燥。与药物同制能缓和燥性增强疗效。

童便制除劣性降下：药物经童便制后能除去不良性味，且能引药下行。童便性味咸寒。具有滋阴降火，止血散瘀。与药物共制能降低毒副作用。

蜜制和中益元：药物经蜜制之后，能调和脾胃，补中益气，缓和对脾胃的刺激作用。熟蜜味甘性温，具有益气补中的作用，甘能缓急，温能祛寒，故能健脾和胃，补益三焦元气。

醋制入肝而住痛：是醋制作用之一。醋味酸、苦，性温，主入肝经血分，具有收敛散瘀止痛等作用。酸味为肝脏所喜，药物经醋制后，能引药入肝经，增强活血止痛作用。

米制润燥而泽土：药物经米制后能增强药物补中益气，健脾和胃，止泻痢的功能，降低对胃的刺激性和毒性。糯米性味甘平，能补中益脾，除烦止渴，止泻痢。与药物共制，可增强药物功能，降低刺激性和毒性。

第二节　中药炮制药性变化论

中医对药性的认识及使用，是以其性味（四气五味）、归经、升降浮沉、有毒无毒等进行归纳总结，以区别药物的共性和个性。在长期的临床应用过程中，逐步认识到炮制可以改变药物的性味、升降浮沉、归经、毒性，从而总结出了炮制对中药药性的影响规律，并作为炮制的基本理论，指导炮制品种的扩大生产和临床应用。

一、炮制改变或缓和中药性味

四气五味是中药的基本性能之一，是药性理论的核心与中药治病的根本依据，它是按照中医理论体系，把临床实践中所得到的经验进行系统的归纳，以说明各种药物的性能。性味与中药的升降浮沉和归经也有一定的相关性。性（气）和味都是每个药物所固有的，并且各有所偏。性和味是一个不可分割的整体，不同的性和味相配合，就造成了药物作用的差异，既能反映某些药物的共性，又能反映各药的个性。

通过相资为制或者相反为制，炮制可以改变或调整药物的性味，从而达到调整药物治疗作用的目的。大致有以下三种情况。

1. 纠正药物过偏之性味　在相反为制的原则下，通过加入辅料或者采取一定的炮制方法,纠正药物过偏之性,也称"反制"。如栀子苦寒之性甚强,经过辛温的姜汁制后,能降低苦寒之性,以免伤中,即所谓"以热制寒"。若用咸寒的盐水炮制辛温的巴戟天、茴香等,可以缓和辛温之性,即所谓"以寒制热"。这也是中医治则理论"寒者热之,热者寒之"的具体运用。

2. 增强药物不足之性味　属"从制法"即"相资为制"。一种情况是药性本偏,但用于实证或重证仍嫌药力不足,通过炮制进一步增强药力。如以苦寒的胆汁制黄连,更增强黄连苦寒之性,所谓寒者益寒,用于泻肝胆实火,以求速效。以辛热的酒制仙茅,更增强仙茅温肾壮阳作用,所谓热者益热,常用于命门火衰,阴寒偏盛的阳痿精冷,宫寒不孕或寒湿痹痛。另一种情况是药性较缓和,临床嫌其药效不强,取效太慢,通过炮制增强药性,从而增强药物的作用。如辛温的当归用辛热的酒制可增强辛散温通作用,常用于血瘀痛经或血瘀经闭以及跌打损伤所致的瘀滞肿痛。这实际上是中药配伍七情中"相须"配伍使用的运用。

3. 改变药性,扩大药物用途　同一来源和同一药用部位,经过炮制,成为多种饮片规格,药性发生变化,适用于临床不同病症,如生地黄清热凉血,养阴,生津,用于热病舌绛烦渴,阴虚内热,骨蒸劳热,内热消渴,吐血,衄血,发斑发疹,将生地黄炒或者煅成生地炭后,寒性降低且入血分,凉血止血,用于吐血,衄血,尿血,崩漏。另一种情况是药物炮制前后性味发生根本性的转变,功效也迥然不同。如天南星性本辛温,善于燥湿化痰,祛风止痉,加胆汁制成胆南星,则性味转为苦凉,具有清热化痰,息风定惊的功效。可见天南星不但性(气)向相反的方面转化,而味也发生了根本性的转变。

二、炮制改变或增强中药的作用趋向

升降浮沉是指药物作用于机体的趋向,它是中医临床用药应当遵循的规律之一。升降浮沉与性味厚薄有密切的关系。一般而言,性温热、味辛甘的药,属阳,作用升浮;性寒凉、味酸苦咸的药,属阴,作用沉降。升降浮沉还与气味厚薄有关。清代《本草备要》云:"气厚味薄者浮而升,味厚气薄者沉而降,气味俱厚者能浮能沉,气味俱薄者可升可降"。另外,升降浮沉与药用部位、药物质地也有一定的关系。

药物经炮制后,由于性味和质地的变化,可以改变其作用趋向,尤其对具有双向性能的药物更明显。明代《本草纲目》云:"升者引之以咸寒,则沉而直达下焦;沉者引之以酒,则浮而上至巅顶"。如黄柏原系清下焦湿热之药,经酒制后作用向上,兼能清上焦之热。黄芩酒炒可增强上行清头目之热的作用。加入辅料炮制作用更加明显,通常酒炒性升,姜汁炒则散,醋炒能收敛,盐水炒则下行。砂仁为行气开胃、化湿醒脾之品,作用于中焦,经盐炙后,可以下行温肾,治小便频数。药物大凡生升熟降,莱菔子能升能降,生品以升为主,用于涌吐风痰;炒后则以降为主,长于降气化痰,消食除胀。由此可见,药物升降浮沉的性能并非固定不变,可以通过炮制改变其作用趋向。

三、炮制改变或增强对某部位的作用

中药作用的部位常以归经来表示。所谓归经就是指药物有选择性地对某些脏腑或经络表现出明显的作用,而对其他脏腑或经络的作用不明显或无作用。如生姜能发汗解表,故入肺经,又能和胃止呕,故入胃经。

炮制可以改变性味和功效,因此可以改变归经。如生地可入心经,以清营凉血为长,制成熟地后则主入肾经,以养血滋阴、益精补肾见长。

中药具有多种功效，因而同时可归多经。如山药具有补脾益肺，补肾固精的功效，归脾、肺、肾三经；益智仁具有温脾止泻、摄涎唾、固精、缩尿等功效，入脾、肾二经；炮制加入辅料，可达引药归经之效，如醋制入肝经，蜜制入脾经，盐制入肾经等，增强对其中某一脏腑或经络的作用，突出主要作用部位，而对其他脏腑或经络的作用相应地减弱，使其功效更加专一。如土炒山药，"以土补土"，增强补脾止泻的作用；益智仁盐炙后则主入肾经，专用于涩精、缩尿。

总之，炮制对药物的影响是多方面的，如在上述例子中，生地制成熟地后，不但性味发生改变，归经、功效也发生了变化。但因脏腑、经络的病变可以相互影响，在临床应用时，又不能单纯受归经的限制，必须与整个药性结合起来考虑。

四、炮制消除或降低中药的毒性

在古代医药文献中，早期的"毒药"通常是药物的总称。所谓"毒"主要是指药物的偏性。利用"毒"来纠正脏腑的偏胜偏衰。后世医药著作中所称的"毒"则是具有一定毒性和副作用的药物，用之不当，可导致中毒，与现代"毒"的概念是一致的。

中药炮制降低药物毒性的主要途径分为三个方面：①使毒性成分发生改变，如川乌、草乌等。②毒性成分含量减少，如巴豆、马钱子等。③利用辅料的解毒作用，如白矾制天南星、半夏等。可降低毒性的辅料有甘草、生姜、醋、明矾、石灰、黑豆等。

药物通过炮制，可以达到去毒的目的。去毒常用的炮制方法有净制、水漂洗、水飞、加热、加辅料处理、去油制霜等。这些方法可以单独运用，也可以几种方法联合运用。如蕲蛇去头，朱砂、雄黄水飞，川乌、草乌蒸或煮制，甘遂、芫花醋制，巴豆制霜等，均可去毒。

炮制有毒药物时一定要注意去毒与存效并重，不可偏废，并且应根据药物的性质和毒性表现，选用恰当的炮制方法，才能收到良好的效果。否则，顾此失彼，可能造成毒去效失，甚至效失毒存的结果，达不到炮制目的。

第三节　中药炮制的目的

中药饮片是中医临床的处方药，但中药来自天然，性味皆偏，且一药多效，作用复杂，须经加工炮制，降毒纠偏，调整药性，才能使之符合临床需要，因此中药炮制的目的是为了保证中医临床应用的安全有效。

中药炮制方法很多，一种药材可以炮制多种饮片规格。炮制方法不同，其炮制作用也不同。这些作用虽有主次之分，但彼此之间又有密切的联系。一般认为，中药炮制的目的有以下几个方面。

一、降低或消除毒性或副作用

中药的"毒性"有广义和狭义之分。广义的毒性泛指偏性。狭义是指中药对机体产生治疗效果以外的各种不良反应。一般而言，在应用推荐治疗剂量时出现的毒副作用称之为不良反应。其中伴随着治疗效果同时出现的、对机体影响较轻的为副作用，对机体影响较重甚至威胁生命的为毒性反应；毒性反应主要是对中枢神经、血液、呼吸、循环等系统以及肝肾功能造成的损害。此外还有过敏反应，以及由于未按用药剂量规定使用，临床大剂量、长时间使用而引起的蓄积中毒反应。

根据《医疗用毒性药品管理办法》中规定的毒性中药品种有 27 种,砒石(红砒、白砒)、砒霜、水银、生附子、生川乌、生草乌、生白附子、斑蝥、红娘虫、青娘虫、生马钱子、生巴豆、生半夏、生南星、生狼毒、生藤黄、生甘遂、洋金花、闹羊花、生千金子、生天仙子、蟾酥、轻粉、红粉、雄黄、白降丹、雪上一支蒿。《中国药典》2010 年版规定的毒性中药有大毒者 10 种,有毒者 42 种,有小毒者 30 种。这些中药对于某些疾病有特殊的疗效,但因毒性或副作用较大,临床应用不安全,必须通过炮制,以降低其毒性或副作用。

1. 炮制降低或消除毒性　①净制可去除药材毒性部位。如斑蝥,去除头足翅,降低 Pb 的含量;金钱白花蛇头部毒腺含神经毒素,去头后毒性降低;②水飞、制霜、清炒、米炒等通过炮制可降低毒性成分含量。如水飞炮制雄黄可降低游离砷的含量,巴豆制霜降低脂肪油的含量,苍耳子、蓖麻子、相思子等含有毒性蛋白质的中药,经过加热炮制后,其中所含毒性蛋白因受热变性而达到降低毒性的目的。李时珍《本草纲目》载"干漆要炒熟,不尔损人伤胃",以示干漆要通过炒或煅等制法除去毒性;③砂炒加热以及蒸、煮湿热炮制改变毒性成分结构。如马钱子砂炒后士的宁、马钱子碱开环生成氮氧化物,蒸煮湿热炮制乌头、附子中的乌头碱转化生成次乌头碱和乌头原碱,从而降低毒性;④加入辅料炮制能消减毒性。如白矾炮制半夏、南星,降低由草酸钙针晶所产生的刺激性毒性,醋制商陆、甘遂、大戟减缓峻烈药性对人体的伤害等,以保证用药安全。

2. 炮制缓和过偏药性　性味偏盛的药物,临床应用时往往会给患者带来一定的副作用。如太寒伤阳,太热伤阴,过辛耗气,过甘生湿,过酸损齿,过苦伤胃,过咸生痰。缓和药性是指缓和某些药物的刚烈之性。因为药性过于猛烈,易伤病家元气,可带来不良影响,炮制则可以降低某些成分含量,制约过偏药性,并总结出"炒以缓其性"、"麦麸皮制抑酷性勿伤上膈"、"甘能缓"等规律。清炒、麸炒、蜜炙、米泔水制等炮制方法缓和药性,如唐代孙思邈在对孕妇使用桂枝时,为了防止"胎动",特要求用"熬"炮制后入药。山楂生品味酸性微温,炒山楂酸味减弱,可缓和对胃的刺激性,适用于胃酸过多的患者。枳壳、枳实生用破气作用较强,麸炒后用于消食去积滞,可缓和其峻烈之性,免伤元气。五灵脂等来源于动物以及乳香等树脂类中药,常有特殊不良气味,易导致恶心等不良反应,常用醋制、蜜制等方法炮制,消除不良反应。

3. 炮制消减副作用　中药往往一药多效,如常山即可解疟,又可催吐,若用于治疟疾,则催吐就是副作用,酒炙的目的即为减弱副作用。苦杏仁也有滑肠通便作用,服后可使患者发生腹泻,如用于咳喘而伴有腹泻的患者,可通过制霜法压去油脂制成霜应用,即可消除其副作用。柏子仁等一些中药,具有润肠通便作用,临床上遇到失眠、心神不安而又大便稀溏的患者可使用柏子仁霜炮制品。

二、增强疗效

炮制增强疗效是中药主要炮制目的之一,是通过多种炮制方法、多种途径、多种因素综合作用的最终结果。

1. 净制提高有效成分含量而增效　净制除去杂质,提高中药的纯净度,除去非药用部位,提高药用部位的相对含量,分离不同的药用部位,提高用药的准确性。如没药是由树皮裂缝处渗出的白色油胶树脂,取下时往往黏附树皮;巴戟天的木心强韧,化学成分含量明显低于巴戟天根皮,而木心重量占全药重量的将近一半。除去后调配中药时可使剂量准确,提高有效成分含量,增强药物疗效。

2. 切制便于成分溶出而增效　中药经炮制成饮片以后,细胞破损、表面积增大,便于溶出。某些药物由于形体特殊或细小,不便切制,均须碾或捣碎,以便调配和制剂,使其充分发挥疗效。故传统上有"诸石必捣"和"诸子必捣"之说。

3. 蒸、炒、煮、煅等加热炮制可增加药效成分溶出率而增效　明代《医宗粹言》写道:"决明子、萝卜子、芥子、苏子、韭子、青葙子、凡药用子者俱要炒过,入煎方得味出",这便是现代"逢子必炒"的根据和用意。动物骨甲类中药如穿山甲、龟甲、鳖甲、鸡内金经砂烫后,可提高有效成分的煎出率,从而提高疗效。矿物类中药经高温明煅或煅淬后,改变了原有的结构,使质地由坚硬变为酥脆,从而提高有效成分的煎出率而增效,故有"诸石火煅红"之说。研究表明未发现黄连萸炙、酒炙和酒蒸主要生物碱含量发生明显变化,但在改善胰岛素抵抗,降低血糖,改善糖脂代谢紊乱等方面作用均明显优于黄连生品,提示炮制可能通过改变药物溶出或体内生物利用来提高药效作用。

4. 产生新的成分或者增加有效成分的含量而增强疗效　如炉甘石煅后碳酸锌生成氧化锌,槐米炒炭后鞣质含量增加。许多消食健胃药物炒焦后,可以产生不同程度的焦香气,明显增强消食开胃功效,如焦神曲、焦麦芽、焦山楂等。炒炭炮制使某些成分发生变化,产生或增强止血作用。生地经长时间加热蒸制,单糖含量熟地比生地高2倍以上。何首乌入药有生品和制品,生品性味苦、涩、微温,用于润肠,解疮毒,而其制品味兼甘,起到补肝肾的作用。

5. 炒、蒸、焯制,杀酶保苷,存效增效　清炒白芥子可破坏芥子酶,保存白芥子苷,增强健脾消食作用。黄芩经过蒸、煮、烫制后既可软化切片,又可破坏酶,有利于保存有效成分,提高疗效。苦杏仁用开水焯的目的是降低苦杏仁酶的活性,除去种皮,保存苦杏仁苷的有效成分。

6. 炮制过程中加入辅料与药物起协同作用而增强疗效　款冬花、紫菀等化痰止咳药经炼蜜炙制后,增强了润肺止咳的作用,这是因为炼蜜有甘缓益脾,润肺止咳之功。再如土炒白术,借土气助脾,补脾止泻力胜。米炒后产生焦香味而增强药物的健脾和中作用,如米炒党参气变清香,能增强和胃、健脾止泻作用。现代实验证明,胆汁制南星能增强南星的镇痉作用,甘草制黄连可使黄连的抑菌效力提高数倍。可见药物经炮制可以从不同的方面增强其疗效。醋煮、醋炒延胡索均能提高其水煎煮液和氯仿提取液中总生物碱的含量,并能增强其止痛作用。

三、改变或调整性味

《神农本草经》载:"药有酸咸甘苦辛五味,又有寒热温凉四气",这是对药性基本理论之一的四气五味的最早概括,每种药物固有的四气五味不同,因而也就有不同的治疗作用。炮制通过加入辅料,反复制作等方法,可以改变或调整性味。

1. 炮制改变性味　按照相反为制的原则,加入药性相反的辅料,采用炙炒、蒸炖、日晒夜露、长时间发酵等炮制方法,可改变药物固有性味,达到改变作用的目的。如生甘草,性味甘凉,具有清热解毒,清肺化痰的功效,常用于咽喉肿痛,痰热咳嗽,疮疡肿毒,蜜炙后性味甘温,善于补脾益气,缓急止痛。再如生地黄加入黄酒等辅料,长时间蒸炖炮制成为熟地黄,药性由苦、寒转变为甘、温。天南星加入大量胆汁,反复发酵炮制成为胆南星,性味由辛、热转变为苦、寒等。

2. 炮制调整性味　王好古《汤液本草》"味则五,气则四,五味之中,每一味各有四气,有使气者,有使味者,有气味俱使者……所用不一也"。由此可见,药物的气味所表示的作用以及气味的配合规律是非常复杂的,而一些临床常用中药又常常是一药兼有数味,则标志其治疗范围的扩大。如当归辛甘温,甘以补血,辛以活血行气,温以祛寒,故有补血、活血、行气止痛,温经散寒,可用于血虚、血滞、血瘀所引起的多种疾病。但临床实际应用时,病情则往往是具体而又确定的,需要炮制调整药性使其符合具体病情的需要。如当归可通过切制不同部位突出某一方面的作用,以归头止血,归身补血,归尾破血,全当归补血活血;还可通过加热、加入辅料炮制调整性味,如酒炙当归增其辛温,提高活血通经、祛瘀止痛的功效;土炒缓和辛味,增强入脾补血作用,又能缓和油润而不滑肠,用于血虚便溏、腹中时痛;炒炭减其辛散,增其收敛,以止血补血为主,用于崩中漏下,月经过多。

四、改变或增强作用趋向

升降浮沉是药物对人体具有向内、向外、向下、向上四种不同作用趋向。影响升降浮沉的因素主要与四气五味、药物质地轻重有密切关系,并受到炮制和配伍的影响,"是升降在物,亦在人也。"

1. 炮制改变性味、质地而改变药物作用趋向　一般酒制则升,姜炒则散,醋炒收敛,盐炒下行。李时珍《本草纲目》载:"升者引之以咸寒,则沉而直达下焦,沉者引之以酒,则浮而上至巅顶"。例如大黄苦寒沉降,峻下热结,泄热通便,经酒炒后,大黄可清上焦火热,治目赤头痛。龙胆性味苦,寒,具有清热泻火燥湿的功能,用于湿热黄疸,阴肿阴痒,白带,湿疹;酒制后,升提药力,引药上行,用于肝胆实火所致的头胀头痛,耳鸣耳聋,以及风热目赤肿痛等。

2. 炮制使固有作用趋向增强　如黄柏禀性至阴,气薄味厚,主降,生品多用于下焦湿热,盐炙引药走下焦,增强清下焦湿热的作用。续断具有补肝肾,强筋骨的功能,盐炙后引药下行,增强补肝肾,强腰膝的作用,用于腰背酸痛,足膝软弱。

五、改变作用的部位或增强对某部位的作用

药物对机体某部分的选择作用称为归经,中药归经理论的形成是在中医基本理论指导下以脏腑经络学说为基础,药物所治疗的具体病证为依据,经过长期临床实践总结出来的用药理论。此外,还有依据药物自身的特性,即形、色、气味、禀赋等的不同进行归经的方法,尤以五味与归经的关系最为密切。炮制通过改变气味功效、改变药物作用的部位或增强对某部位的作用。

1. 炮制改变中药的作用部位　如生诃子偏入肺经,长于清金敛肺利咽,用于治疗咽痛失音,肺虚久嗽。煨诃子炮制后使涩敛之性增强,专入大肠经,增强了涩肠止泻的功效,用于老人久泻久痢及脱肛症。

2. 炮制增强对某部位的作用　很多中药常能归入数经,有多种功效。在临床上不是用其同时治疗多个脏腑的疾病,而是只用其治疗某一个脏腑的疾病时,作用就会分散,不能发挥最佳疗效。通过炮制后,可以增强对其中某一脏腑或经络的作用,而减弱多其他脏腑或经络的作用,使其功效更加专一。通过加入辅料炮制可增强药物对某部位的作用,如醋制引药归肝经,蜜制入脾、肺经,盐制入肾经。如柴胡、香附等经醋制后有助于引药入肝经,更好地治疗肝经疾病。小茴香、益智仁、橘核等经过盐制后,有助于引药入肾经,能更好地发挥治疗肾经疾病的作用。

六、便于调剂和制剂

来源于植物类的中药材,体积较大者,经水制软化,切制成一定规格的片、丝、段、块后,可便于调剂时分剂量、配药方,同时由于饮片与溶媒的接触面增大,可提高药效的煎出率,并避免药材细粉在煎煮过程中出现糊化、粘锅等现象,显示出饮片"细而不粉"的特色,便于中药汤剂的煎煮和制剂的提取。

质地坚硬的矿物药、柔韧的动物药,不易粉碎和煎出药效,加热炮制使其质地酥脆,便于粉碎,利于制剂。如水蛭生品质地柔韧,不便于粉碎,滑石粉烫至鼓起,便于粉碎,制备活血通络胶囊。

性质特殊的植物药含有特殊成分,不利制剂,如黄柏、栀子、车前子、葶苈子、白芥子等炒法炮制,使黏液质变性,利于打水丸起模,防粘连,提取时易过滤,并利于其他有效成分的溶出而便于制剂。

七、洁净除杂,利于贮藏保管

中药在采收、仓贮、运输过程中常混有泥沙杂质,及残留的非药用部位和霉败品,因此必须经过严格的分离和洗刷,使其达到所规定的洁净度,以保证临床用药的卫生和剂量的准确。

药物经过加热处理可以进一步干燥,如槐角,或杀死虫卵,如蒸桑螵蛸,有利于贮藏保管。有些含苷类成分的药物,如黄芩、苦杏仁等,经过加热处理,能促使其中与苷共存的酶失去活性,从而避免苷类成分在贮藏过程中被酶解而使疗效降低。

八、矫味矫臭,利于服用

中药中的某些动物类药材如紫河车、五灵脂、僵蚕等有特殊不良气味的药物,往往为患者所厌恶。百部、白前、马兜铃等味道苦劣,为了便于服用,常用水漂、醋制、酒制、蜜制、麸炒、炒黄等方法炮制,能起到矫臭矫味的效果,有利于患者服用。

九、产生新疗效,制备新饮片

炮制使一味药材变为多种饮片规格,无形中扩大了药物的应用范围,更适应中医临床辨证施治的需要。如地黄、何首乌等,它们的炮制品熟地黄、制首乌在药典上均已单列。

通过发酵、制霜、蒸煮等方法,使原有的性味功效改变,产生新的疗效,例如西瓜和芒硝通过发酵过滤等炮制过程,制备成为西瓜霜。

通过发芽、暗煅、干馏等炮制方法,可以将某些原来不能入药的物品制备成为新的饮片,增加临床应用品种。如大麦发芽制备成大麦芽,产生健脾胃利消导的作用。不入药的头发经暗煅制备成血余炭,产生化瘀止血,通淋利小便的功效。鸡蛋黄经干馏法制备成蛋黄油,用于溃疡、烧伤等的治疗。

第四节　炮制对中药饮片化学成分的影响

中药所含化学成分是其治病的物质基础。来源于自然界的中药,成分复杂,性质多样,在加水、加热、加辅料等炮制过程中不可避免受到影响,使药物中的化学成分发生变化,有的成分被溶解出来,有的被分解或转化成新的成分,炮制前后化学成分的变化必然引起中药药效或毒性的变化。研究炮制过程对中药化学成分的影响,比较炮制前后化学成分的改变,对探讨中药炮制原理、规范炮制工艺、制定饮片质量标准等具有重要意义。

一、炮制对生物碱类成分的影响

生物碱是一类具有较复杂的含氮原子环状结构的有机化合物。通常有类似碱的性质,在植物体内生物碱一般与有机酸结合成盐,少数生物碱呈游离状态存在,如秋水仙碱等;游离生物碱一般不溶或难溶于水,易溶于乙醇、氯仿等有机溶剂,可溶于酸水。植物以及动物来源的中药多含有不同类型的生物碱,性质各异,生理活性广泛,有不同的治疗作用。故根据不同需要而炮制。

1. 净制提高生物碱成分的相对含量 生物碱在植物体内分布不均,如黄柏,有效成分为小檗碱,多集中于韧皮部,故只有"皮"入药,粗皮中分布少,净制过程中常刮去粗栓皮。

2. 净制分离含不同生物碱的不同部位 同一药物不同部位,所含生物碱种类不同,活性不同,应分别入药。如莲子心主含莲心碱和异莲心碱,莲子肉中则含量甚微,莲子肉补脾养心、涩肠固精,莲子心清心火,故分别入药。

3. "少泡多润"保存生物碱含量 大部分生物碱难溶于水,一些季铵类生物碱如小檗碱、益母草碱甲等及某些含 N- 氧化物的生物碱、分子量小的生物碱、含极性基团较多的游离状态的生物碱可溶于水。若为有效成分,在炮制中就应设法保留。尤其在切制过程中,用水软化药材时应"抢水洗"、"少泡多润,药透水尽",尽量减少生物碱的损失,以免影响疗效。如益母草中的益母草碱易溶于水,宜抢水洗后切制。苦参药材质地坚硬,故一般在产地趁鲜洗净切片,避免干后再用水软化切片而损失成分。槟榔具有驱虫作用的是槟榔碱,为减少损失提出不需长时间浸泡软化,减压冷浸软化以缩短水浸时间,或洗净直接打碎入药,避免槟榔碱的损失。

4. 辅料炮制促进生物碱类成分溶出 所含生物碱为有效成分,加辅料炮制提高含量或水溶性。酒是一种良好的有机溶媒,具有稀醇性质,促进生物碱及其盐的溶解,提高疗效。胆汁也是很好的表面活性剂,有助溶作用。如黄连,其主要有效成分是小檗碱等生物碱,实验表明,黄连经酒、胆汁等炮制后小檗碱、药根碱和帕马丁含量均有不同程度增加,其中小檗碱增加显著,帕马丁略有增加,药根碱增加不明显,而胆黄连各成分增加较酒黄连略多。

醋制可使生物碱转化成盐,提高了在水中的溶解度,比较延胡索生品、用水炮制品、用醋炮制品中四氢帕马丁在大鼠血浆及脏器中分布的差别,结果表明延胡索醋制品在大鼠血浆中不同时间点四氢帕马丁的浓度均高于生品和水制品,认为这是因为四氢帕马丁经醋炮制后更易溶于水,其水煎液中四氢帕马丁的含量高于生品和水制延胡索品,所以口服灌胃醋制品大鼠其血液中四氢帕马丁的浓度也高于生品和水制品。

另外,生物碱在植物体中常与植物体中的有机酸、无机酸结合成盐,如鞣酸盐、草酸盐等复盐,这类复盐往往是不溶于水的,若加入醋酸后,以醋酸取代上述复盐中的酸类,而形成可溶于水的醋酸盐复盐,从而增加了其在水中的溶解度。因此含生物碱类成分的中药常采用酒、醋等辅料炮制,以利于有效成分的溶出,增强疗效。

5. 炮制减少或改变有毒生物碱的含量或结构 若生物碱类成分为毒性成分,宜采用加热方法改变生物碱的结构,达到减毒、增效的目的。马钱子、川乌、附子等所含生物碱有效量与中毒量差距甚小,只有经过炮制降低毒性生物碱的含量或改变其生物碱的化学结构,使毒性降低,才能保证临床用药安全有效。如川乌具有回阳救逆、温中补肾、散寒止痛等功效,生品中所含的双酯型生物碱乌头碱、次乌头碱、新乌头碱等毒性很强,用药剂量与中毒剂量接近,但经水浸和蒸煮炮制加工后此类成分可转化为单酯型生物碱苯甲酰新乌头碱和苯甲酰次乌头碱,《中国药典》2010年版严格规定了各成分的限量,保证了临床用药安全。

所含生物碱类成分作用强烈,需用不同方法炮制,使其含量减少。如百部味苦,具有润肺止咳的功效,经蜜炙后生物碱含量下降,可矫正其苦味,增强其润肺化痰的功效。

6. 避免高温加热炮制破坏生物碱类有效成分 有效成分为加热易破坏的生物碱,应避免高温炮制。如钩藤所含有效成分为钩藤碱、异钩藤碱等,在高温高热的条件下,易被破坏,故不能火制,宜生用,入汤剂亦不可久煎,宜后下。石斛、山豆根、防己、石榴皮、龙胆草等药物古代本草中就注明"勿近火",即是古人用药经验的总结,也被现代研究表明这些药物中所含生物碱受热后含量降低,影响药效。另有研究表明含有不耐高温的生物碱成分的中药,在干燥、加热炮制过程中应注意温度和时间,如槟榔切片后高温曝晒易引起醚溶性生物碱含量降低。

二、炮制对苷类成分的影响

苷类是糖或糖的衍生物与另一非糖物质通过糖的端基碳原子连接而成的一类化合物,又称为配糖体。苷类化合物分布广泛,尤以高等植物为多,存在于植物的果实、树皮、根、花中。几乎所有的天然产物如黄酮类、蒽醌类、苯丙素类、萜类、生物碱类等均可与糖或糖的衍生物形成苷,苷的种类按照键原子分类,可以分为氧苷、硫苷、氮苷和碳苷。按照约定俗成的习惯,苷的种类还可分成蒽醌苷、黄酮苷、吲哚苷、香豆精苷、强心苷、氰苷、皂苷等。苷类化合物大都具有生理活性。苷的共性在糖分子上有较多的羟基,具有一定的亲水性,因此苷类属于极性大的物质。苷键具有缩醛结构,在稀酸或酶的作用下苷键可以断裂水解成为苷元和糖两部分。炮制与其关系密切的是苷的溶解性和水解性。

1. 宜少泡多润保存含量 由于多数苷易溶于水,如大黄、甘草、黄芩、秦皮等药材都含有苷类成分,在水处理过程中易溶失于水中,或发生水解而减少。因此在药材切制软化时,要遵守"少泡多润"的原则,如陈皮的有效成分陈皮苷,易溶于水,故多用抢水洗或洒水润软后切丝,以减少苷的流失。

2. 加辅料制提高溶出度 炮制时多用酒或蜜作辅料。透骨香为杜鹃花科植物滇白珠的全株,具有祛风、除湿、舒筋活血、止痛等功效,水杨酸甲酯苷不仅在其高极性部位中含量较高,也是其治疗风湿性关节炎的主要药效物质,比较清炒、酒炙、醋炙、醋蒸、盐炙5种炮制方法炮制所得的透骨香粗提物中,水杨酸甲酯苷含量最高的是酒炙法炮制的样品,表明酒制可增加其溶出从而增强疗效。红花为活血化瘀药,主要成分为红花苷和红花黄色素,实验表明,经酒炙后的红花水溶液浸出物的成分种类要比生品多。

根据相似相溶原理,用蜜炮制含苷类药物确有提高溶解度的作用。有研究利用香草醛-冰醋酸、高氯酸显色法测定黄芪不同炮制品中总皂苷成分的含量,结果黄芪不同炮制品中总皂苷含量不同,其中以蜜黄芪和盐麸炒黄芪总皂苷含量最高,生黄芪总皂苷含量次之,炒黄芪总皂苷含量较少,认为可能与二者经炮制后溶解性增加有关。

3. 加热炮制破坏酶保存苷 含苷的中药往往也含水解相应苷的酶,因酶为一种蛋白质,炮制加热可使其灭活,有破酶保苷的作用。如黄芩传统多用冷浸、蒸、煮炮制,但常见遇冷水变绿的现象。经研究,其清热解毒、抗菌消炎的有效成分为黄芩苷和汉黄芩苷,前者遇冷水在其酶的作用下水解成苷元,黄芩苷元是邻位三羟基黄酮,性质不稳定,在空气中易氧化变绿,疗效大大降低。用热水蒸煮,不致使黄芩苷酶解,故为黄色效佳。所以黄芩炮制的目的是易于软化切片,破酶保苷。进一步比较蒸煮两种炮制方法对黄芩苷含量影响,结果表明煮法的含量低,煮过的水溶液中尚含有黄酮苷类成分,而蒸法的黄酮苷类含量高。故黄芩的炮制以蒸1小时切片为好。另有研究表明炒制也可抑制莱菔子中芥子酶的活性,防止所含的硫代葡萄糖苷(简称硫苷)类成分在煎煮过程中酶解为莱菔子素等,并阻止其进一步生成新的含硫次生产物,从而减弱对消化道运动促进作用的活性。

4. 水火共制使苷类成分水解,缓和药性　如大黄含蒽醌类衍生物,其结合型苷类成分具有泻下作用,经过炮制成熟大黄或大黄炭,其结合型蒽醌类衍生物因水解显著减少,故临床上生品用于泻下,攻积导滞、泻火凉血,熟大黄用于活血祛瘀。何首乌所含蒽醌苷,具有润肠通便作用,若用于补肝肾则为无效有害成分,故通过黑豆汁蒸可以使蒽醌苷水解破坏。生地制成熟地,清热凉血作用降低,亦与地黄中梓醇苷水解变化有关。此外玄参、芫花、狼毒、柴胡等制品药性的缓和,均与炮制对苷的影响有关。

5. 不同炮制工艺或方法对苷类成分含量影响不同　长时间的加热炮制可使苷类成分分解或破坏,因此应注意炮制的温度和时间,如酸枣仁、白芥子均有"微炒"的要求,这是因为酸枣仁中的酸枣仁苷、芥子中的芥子苷高温下易破坏。再如何首乌中的二苯乙烯苷在长时间的蒸炖过程中含量降低或消失,改用发酵法炮制,则可以分解蒽醌苷的同时保存二苯乙烯苷不被破坏。研究表明麦芽酚及其葡萄糖苷是红参特有成分,精氨酸双糖苷的含量红参比生晒参高3倍,它们是红参加工中产生过程中发生美拉德反应所产生的。

6. 有效成分为苷类时少用醋制　苷类成分在酸性条件下容易水解,不但降低了苷的含量,也增加了成分的复杂性。因此,苷类成分为中药的有效成分时,一般少用或不用醋炮制。但若为毒性成分,则用醋炮制。如商陆中皂苷、皂苷元均有致泻作用,皂苷是毒性成分,商陆醋炙、醋煮后其皂苷及苷元含量均降低,毒性及泻下作用缓和。

三、炮制对挥发油类成分的影响

挥发油,又称精油,是经水蒸气蒸馏得到的挥发性成分的总称,为具有芳香气味油状液体。挥发油其化学成分复杂,生物活性广泛,在植物组织中多呈油滴状,也有些与树脂、黏液质共同存在。还有少数以苷的形式存在。挥发油常温下能挥发而不留任何油迹,可随水蒸气蒸馏。挥发油大多数比水轻,不溶于水,而溶于多种有机溶剂及脂肪油中,在高浓度的乙醇中能全部溶解。挥发油与空气及光线接触,常会逐渐氧化变质,失去原有的香味,并能形成树脂样物质。

1. 净制提高挥发油相对含量　为提高挥发油的含量,除注意采集季节,还可根据在植物体的分布情况,通过修制除去非药用部分,提高药材质量。如花椒的挥发油集中在果皮中,净制除去种子;厚朴的挥发油集中在树皮,炮制应先除去粗皮等。

2. 宜趁鲜切制和低温干燥　中药中所含游离状态的挥发油是其有效成分时,水处理时应采用抢水洗或喷淋法软化后及时切制和低温干燥。含游离状态挥发油的薄荷、荆芥等宜在采收后趁鲜切制或喷润后迅速加工切制,不宜带水堆积久放,以免发酵变质,影响质量。

但有些中药所含挥发油是以结合状态存在于植物体内,宜经堆积发酵后香气方可逸出,如厚朴的挥发油是以结合状态存在于植物体内,产地加工必须经过堆放发酵后,才能生产出优质药材和饮片。

3. 加热炮制减少挥发油含量或调整组分 有的药物中挥发油作用猛烈或有毒副作用，需炮制降低含量，减轻刺激性或副作用。如白术炮制后挥发油中苍术酮降低，减少了对胃肠道的刺激，与白术炮制后缓和药性有一定相关性。

但是，有效成分为挥发油类的中药宜避免加热。由于挥发油在常温下可以挥发散失，加热炮制或在日光下曝晒损失更多。因此，凡以此为有效成分者，炮制时应避免加热或曝晒。事实上，古代本草对此类药物的炮制都有"勿令犯火"、"阴干"的要求，临床并用生品。如薄荷、香薷、茵陈、陈皮、肉桂、细辛、紫苏、丁香等均不宜加热处理，干燥时温度一般控制在40～60℃，或阴干，以免挥发油损失，对加热处理尤须注意。

4. 加热炮制产生新成分和新作用 含有挥发油的中药经炮制后，不仅含量降低，而且理化性质亦有所改变，并产生新物质。药理和临床均显示炮制后的肉豆蔻免于滑肠，刺激性减小，固肠止泻作用增强。研究表明在艾叶醋炒品、清炒拌醋品及生拌醋品中检出了生品中没有的新成分龙脑，醋炒品与清炒拌醋品中检出了新成分蓝桉醇，清炒品与生拌醋品中检出了新成分愈创木烯。认为炮制对艾叶的挥发油成分有显著影响。

四、炮制对鞣质类成分的影响

鞣质是由没食子酸（或其聚合物）的葡萄糖（及其他多元醇）酯、黄烷醇及其衍生物的聚合物以及两者混合共同组成的植物多元酚，又称单宁或鞣酸，分为可水解鞣质、缩合鞣质以及复合鞣质。约70%以上的中草药中含有鞣质类化合物。鞣质存在于植物的皮、木、叶、根、果实等部位，树皮中尤为常见，某些虫瘿中含量特别多，如五倍子所含鞣质的量可高达70%以上。鞣质具有抗肿瘤、抗脂质氧化，清除自由基、抗病毒、抗过敏、抑菌、收敛、止血、止泻等作用，还可用作生物碱及某些重金属中毒时的解毒剂。

鞣质极性较强，可溶于水，尤其易溶于热水。因而以鞣质为主要药效成分的中药，如地榆、虎杖、大黄、丁香、石榴皮等，用水软化处理时要格外注意，少泡多润，减少损失。

鞣质含有多元酚羟基，为强还原剂，如暴露于日光和空气中则易被氧化，颜色加深。中药槟榔、白芍等切片时长时间露置空气中表面色泽会泛红，原因在于这些中药所含的鞣质被氧化所致。应注意鞣质在碱性溶液中变色更快。

鞣质遇铁能发生化学反应，生成墨绿色的鞣酸铁盐沉淀，因而在炮制含鞣质类成分的中药时，有用竹刀切、钢刀切、木盆中洗的要求，煎药时要用砂锅，目的是为了避免鞣质与铁等金属元素的反应。如何首乌传统"忌铁器"，要求用竹刀净制去皮及切制饮片。

一般的加热炮制不降低鞣质含量，鞣质耐高温，经蒸煮、炒黄、炒焦、炒炭等炮制过程，一般变化不大。如大黄经酒蒸、炒炭后，蒽苷的含量明显减少，但鞣质的含量变化不大。但经高温或长时间加热处理也会导致鞣质含量降低，如狗脊的砂烫品、单蒸品、酒炙品、盐炙品中鞣质含量都较生狗脊降低。因此若以鞣质为有效成分时，应注意加热对鞣质的影响。

炒炭增强止血、止泻等作用与鞣质相对含量增加有关，炒炭炮制加热过程中，鞣质相对含量增加或分解生成没食子酸等成分，产生或增强止血、止泻作用。如石榴皮经炒炭后没食子酸和鞣花酸含量较生品依次增加，而鞣质含量较生品降低。

五、炮制对有机酸类成分的影响

有机酸是具羧基的化合物，包括脂肪族、芳香族和萜类有机酸（不包括氨基酸），广泛存在于植物体的细胞液，尤以果实中为多见。特别是未成熟的肉质果实内，通常果实愈接近成熟,其有机酸含量愈少。药材中常见的有机酸有甲酸、乙酸、琥珀酸、苹果酸、酒石酸、枸橼酸、草酸、原儿茶酸、没食子酸等。有机酸对人体营养及生理活动都有重要作用。有机酸多溶于水、乙醇和甲醇,难溶于有机溶剂;有些芳香酸类可溶于有机溶剂,难溶于水。

低分子有机酸大多能溶于水,炮制过程中用水处理时宜采用少泡多润的方法,以防止有机酸的流失。如地龙中的丁二酸是其平喘的有效成分,清洗时要特别注意"抢水洗"。但植物如含有较多可溶性的草酸盐,往往有毒,如酢浆草,动物食后可产生虚弱、抑制,甚至死亡,可通过水处理将其除去。

有机酸除少数以游离状态存在外,一般都与钾、钠、钙等结合成盐,有些与生物碱类结合成盐。脂肪酸多与甘油结合成酯或与高级醇结合成蜡。有的有机酸是挥发油与树脂的组成成分。这类结合型有机酸较难溶于水,常需醋制使其有机酸游离出来发挥疗效。如乌梅经醋蒸后,可使其所含的枸橼酸钾中的枸橼酸游离出来。

有机酸含量较高时对口腔、胃黏膜刺激性较大,炮制加热处理降低含量,以适应临床需要。如斑蝥抗肿瘤成分斑蝥素为有机酸的酸酐,遇水即变为有机酸,内服对肝、肾有较强的毒性,米炒炮制降低斑蝥素含量。山楂采用炒黄、炒焦法炮制后,部分有机酸被破坏,酸性降低,减少了对胃肠道的刺激。有的中药经加热后,有机酸会发生质的变化,如咖啡经炒后,绿原酸被破坏,从而生成咖啡酸和奎宁酸,同时酒石酸、枸橼酸、苹果酸、草酸减少,而生成挥发性的乙酸、丙酸、丁酸、缬草酸。

有机酸对金属有一定的腐蚀性,易使金属器具生锈,药材变色变味,炮制含有机酸的中药时应避免和金属容器直接接触,应选择惰性材料。

六、炮制对油脂类成分的影响

油脂是脂肪油和脂肪的总称,其主要成分为长链脂肪酸的甘油酯,大多存在于植物的种子中。

油脂含量较高的药物常具有润肠通便或致泻等作用,可采用去油制霜的方法进行炮制,除去部分油脂类成分,以缓和滑肠致泻作用或降低毒副作用。如瓜蒌仁去油制霜以去除令人恶心、呕吐之弊,更适应于脾胃虚弱患者。巴豆油既是有效成分,又是有毒成分,去油制霜后缓和峻泻作用并降低毒性。压霜前可适当进行加热处理,因加热能使固体状态的油脂呈现液体状态而易于将油脂压榨出来,或易为纸吸收,同时可破坏毒蛋白,因此,巴豆制霜通常要求加热后去油制霜。

油脂类成分在空气中久放或处于湿热条件下均易发生氧化,油脂氧化后可产生过氧化物、酮酸、醛等,使油脂具特殊的臭气和苦味,这种现象称为"泛油"或"走油"。酸败后的油脂不能再供药用。因此,含油脂类成分的中药宜低温冷藏,以防走油酸败,如苦杏仁等,应特别注意贮藏保管。

中药植物油脂具有特别治疗作用,如紫苏子油能增强智力,提高记忆力和视力;大枫子油具有抑菌作用;薏苡仁油脂中的薏苡仁酯有驱蛔虫与抗癌等活性,应加强炮制对其影响的研究。

七、炮制对树脂类成分的影响

树脂是一类复杂的化合物,大多是由萜类化合物在植物体内经氧化、聚合而成,通常存在于植物组织的树脂道中。树脂可分为油树脂、胶树脂、油胶树脂等。树脂多有一定的生理活性，一般不溶于水，而溶于乙醇、乙醚等有机溶剂。

炮制含树脂类中药时，可用辅料酒、醋处理，以提高树脂类成分的溶解度，增强疗效。如五味子的补益成分为一种树脂类物质，经酒制后可提高疗效。乳香、没药经醋制，能增强活血、止痛、消肿的作用。

加热炮制可增强某些含树脂类中药的疗效，如藤黄经高温处理后，抑菌作用增强。但有的树脂如果加热不当反而影响疗效，如乳香、没药中的树脂如果炒制时温度过高，可促使树脂变性，反而影响疗效。

有时通过加热炮制可以破坏部分树脂，以适应医疗需要。如牵牛子树脂具有泻下去积作用，经炒制后部分树脂被破坏，泻下作用得以缓和。

八、炮制对蛋白质、氨基酸类成分的影响

蛋白质是一类由 20 个以上氨基酸通过肽键结合而成的大分子化合物，蛋白质水解可产生多种氨基酸，所有的酶也都是蛋白质。

蛋白质是一类大分子的胶体物质，多数可溶于水，生成胶体溶液，一般煮沸后由于蛋白质凝固，不再溶于水。氨基酸大多是无色的结晶体，易溶于水。故蛋白质、氨基酸成分为药效成分的中药水处理时应避免蛋白质、氨基酸成分的损失，以免影响疗效。

蛋白质能与许多蛋白质沉淀剂，如鞣酸、重金属盐等产生沉淀，故一般不宜和含鞣质类中药一起加工炮制。酸碱度对蛋白质和氨基酸的稳定性、活性影响较大，加工炮制时应注意蛋白质沉淀剂和酸碱度对蛋白质和氨基酸的影响。

加热可使蛋白质凝固变性，且大多数氨基酸遇热不稳定。因此某些富含蛋白质、氨基酸类成分的药材以生用为宜。如雷丸、天花粉、蜂毒、蛇毒、蜂王浆等宜生用。一些含有毒性蛋白质的中药可通过加热处理，使毒性蛋白变性而降低或消除毒性，如苍耳子、巴豆、白扁豆、蓖麻子等通过加热炮制后可达到降低毒性的目的。某些含苷类有效成分的中药，如黄芩、苦杏仁经沸水焯制后，可破坏或降低酶的活性，避免苷类成分被分解而影响疗效。

蛋白质炮制以后，往往还能产生一些新的物质，而且有一定的治疗作用。如鸡蛋黄、黑大豆等经过干馏处理，能得到含氮的吡啶类、卟啉类衍生物而具有解毒、镇痉、止痒、抑菌、抗过敏等作用。大豆发酵后，产生了芳香气味，香气成分包括了乙酸、丁酸、戊酸、苯乙酸、3-羟基丁酮、丁二醇及吡嗪类化合物。大豆蛋白和脂肪被蛋白酶和脂酶分解为氨基酸和脂肪酸，易于人类吸收。

氨基酸还能在少量水分存在的条件下与单糖产生化学反应，生成具有特异香味的环状化合物。如缬氨酸和糖能生成味香可口的褐色类黑素；亮氨酸和糖类能产生强烈的面包香味。所以麦芽、稻芽等发芽炒制后变香而具健脾消食作用。实验证明红参加工中的烘烤环节是精氨酸和麦芽糖在加热下发生美拉德反应的主要过程。

蛋白质类成分经过炮制成为分子量比较小的氨基酸，便于吸收和发挥作用。阿胶是由驴皮熬制而成，驴皮中的胶原蛋白主要是 I 型胶原蛋白。阿胶珠与阿胶丁的比较研究表明，两者均含有相同种类的氨基酸，但阿胶珠氨基酸总量高于阿胶丁氨基酸总量。阿胶珠较阿胶丁含量高，是因经烫珠后水分大大降低，同时烫珠温度可达 140℃，肽键易断裂，亦使氨基酸含量提高，并改变其质地坚韧的性状，利于药效成分的溶出和易于人体吸收。

九、炮制对糖类成分的影响

糖类成分又称碳水化合物,对于植物体具有重要意义。它常常占植物干重的 80%～90%,在植物体内存在种类很多,分为单糖、寡糖和多糖。

药材中糖的含量分布不均匀,根类药材地上部分一般含糖类成分较低,用根者去除残茎可提高糖类成分的含量,如牛膝等。皮类药材中的木心糖类成分含量也比较低,研究表明巴戟天总糖和多糖主要分布在肉的部分,不同巴戟天炮制品中糖的含量存在明显的差异。通过蒸制除去木心,使药材得到净化,提高总糖和多糖的含量,更有利于用药准确。

单糖及小分子寡糖易溶于水,在热水中溶解度更大。作为动植物支持组织的多糖如纤维素、甲壳素等不溶于水,作为动植物贮存养料的多糖可溶于热水成胶体溶液,能经酶催化水解释放出单糖。因此,在切制含糖类成分的中药时,一般应尽量少用水处理,必须用水浸泡时要少泡多润,尤其要避免与水共热的处理。

炮制对中药多糖含量有不同的影响,应根据中药所含多糖类成分的作用,合理选择炮制方法以达到综合利用的目的。如黄芪、当归酒制后多糖含量有不同程度的升高,从而增强了中药补益作用。

糖与苷元可结合成苷,故一些含糖苷类中药在加热处理后,可分解出糖。如何首乌制后水溶性总糖含量升高,其中单糖、低聚糖、多糖均有所增加,以多糖含量增加为主,糖类成分的增加与制何首乌补益作用具有相关性。生地制成熟地后甜度增加,也与糖类成分的变化有关。

十、炮制对无机成分的影响

无机成分广泛存在于中药中,尤以矿物、化石类药和贝壳类药物为最多,植物类药中多与细胞内有机酸结合成盐存在,或具有一定晶型的结晶,如钠、钾、钙、镁盐等。其作用广泛。炮制采用煅法、煅淬法、水飞法、提净法炮制,使药物中的无机成分发生变化。

1. 改变质地　含有无机成分的矿物药,由于质地坚硬,生品多难用于临床发挥药效,矿物类中药通常采用煅烧或煅烧醋淬的方法进行炮制,除改变其物理性状,使之易于粉碎,也有利于有效成分的溶出,还有利于中药在胃肠道的吸收,增强药效,如磁石、自然铜等,磁石主要成分为 Fe_3O_4、Fe_2O_3 等,在水中溶解度极小,经火煅醋淬后生成可溶性的醋酸亚铁,易被机体吸收而发挥疗效。

2. 提高药物洁净度　药物中无机成分往往有多种成分共存,经炮制可保留或突出某成分的作用。如提净中的芒硝、硇砂是利用主成分溶于水,杂质不溶于水而分离,提高了洁净度。还可以根据某些无机化合物能溶于水的性质来降低中药的毒副作用。如一些含汞或砷的有毒中药,采用水飞法操作后,可除去有毒的无机物,又能得到极细粉便于临床调剂使用。如朱砂(辰砂、丹砂)主要成分为 HgS,还含有游离汞和可溶性汞盐,毒性极大,用水飞法可使其溶于水而除去。雄黄主要成分为三硫化二砷,常含有砷的氧化物(As_2O_3),水飞后能去除水溶性砷的氧化物以降低毒性。

但有些含有无机物的药物性质比较特殊,应区别对待。如夏枯草中含大量钾盐,易溶于水,故不易长时间浸洗。

3. 除去结晶水　部分含有结晶水的药物,经过炮制可失去结晶水成为无水化物,而达到一定的医疗目的。如石膏、白矾、硼砂等均为含结晶水的矿物药,煅制的主要目的是使其脱去结晶水。生石膏为含水硫酸钙,加热至 80～90℃ 开始失水,至 225℃ 可全部脱水转化成煅石膏。明矾经煅制后成为枯矾,硫酸铝钾的复盐失去 12 个结晶水,可增加燥湿收敛作用。

4. 改变成分　部分药物通过加热炮制使无机成分发生了变化,产生新的治疗作用。如炉甘石生品主含 $ZnCO_3$,经过煅后变为 ZnO,具有解毒、明目退翳、收湿止痒、敛疮作用。有的中药所含无机成分在加热后可转为有毒物质,故有朱砂见火即变汞,雄黄见火毒如砒之说,应禁止用火加热。

利用远红外光谱分析、X 射线衍射、热重-差热分析等方法,对自然铜生、煅品的结构组成、主要化学成分和热稳定性进行定性半定量分析,建立分析鉴别自然铜生、煅品的方法,结果远红外图谱分析显示:煅品有 Fe_2O_3 生成。X 射线衍射分析表明生品主要物相为 FeS_2,煅品出现了 Fe_7S_8、$FeO(OH)$、Fe_2O_3、Fe_3O_4 等复杂物相。热分析显示自然铜在 400～1000℃ 时,FeS_2 逐渐分解;煅品成分结构变化较少。

5. 改变无机元素的种类和含量　通过对药物采取切、炒、烫、煅、蒸等不同方法可提高人体必须微量元素的溶出量,增加药物疗效。如血余含有 10 余种微量元素,制炭后有机物破坏转变为无机成分,有促凝血作用的 Ca、Fe 及其他元素溶出率增大,有明显的止血作用。土、麸、蜂蜜都富含微量元素,作为辅料炮制的药物如苍术、白术、山药、黄芪、甘草等,微量元素的种类和含量大大提高,是其临床作用增强不可忽视的原因。

炮制可以改变中药中无机元素的含量,从而改变其临床疗效。如大黄、荆芥、白术、地榆、黄连、泽泻、竹茹、川乌等中药经炮制后,温性中药的微量元素含量多下降,寒凉中药的微量元素含量多增高。地榆炭中 Al、Fe、Si、Cu、Mn、Zn 等 19 种无机元素均高于地榆。辅料的应用常常使某些微量元素含量增加,以改变药性,增强某方面的疗效。如黄连酒制、姜制和吴茱萸制后,K、Ca、Mg 3 种元素均高于生品黄连,说明酒制可增强微量元素的溶出。土炒党参中的 Fe、Li、Ca 远远大于生品及其他炮制品,Zn、Mn、Si 元素也较生品及其他炮制品高。

6. 减少有害元素的溶出而降低毒性　如提净可降低紫硇砂中的 Ba、Sr、Ti、Al、Si 与多硫化合物和芒硝中 Sr、Ti、Al、Si 等有害元素含量。磁石主要含四氧化三铁,并含有硅、铅、钛、镁等杂质及一定量的砷。对炮制前后含砷量进行比较,发现磁石经煅醋淬后,砷含量显著降低。粉碎程度加大时,其表面积增大,更易除去砷。采用原子发射光谱分析炮制前后微量元素的变化,发现磁石中含有的有害元素钛、锰、铝、铬、钡、锶等,煅制后均有变化,尤其锶煅后未检出,说明磁石煅制对消除其含有的有害元素具有一定意义。

第五节　炮制对中药药理作用的影响

应用现代药理学方法以及基因组学、蛋白组学和代谢组学等现代系统生物学理论和技术,对中药生品和炮制品进行药理学对比研究,观察其药理作用和毒性的差异。研究炮制对中药药理作用的影响,进一步揭示中药炮制的原理、规范炮制工艺具有更重要的意义,对指导中医临床的用药安全有效提供了重要的借鉴。

一、炮制对中药药效学的影响

中药通过不同的方法进行加工炮制,不仅能使其毒副作用降低或消除,而且还能改变其药性或增强疗效,反映在中药药理方面就有功效的改变或相加、协同以增强药理作用。

1. 对心血管系统的影响　炮制能增强药物对心血管的作用效力。如附子,被誉为"回阳救逆第一要药"，通过对比不同蒸煮时间对附子强心作用及心脏毒性的影响，发现附子随蒸煮时间的延长，毒性减小，强心作用增强，振幅增加率增加，经过不同时间炮制的附子样品与生附子对照，对离体蛙心有显著的强心作用。

生甘草组使异戊巴比妥钠诱导的睡眠时间明显缩短，肝匀浆细胞色素 P-450 含量明显提高，而炙甘草组无显著差异，说明生甘草煎液有诱导肝药酶的作用，从而影响受药酶催化代谢药物的活性，为解释甘草"解百药毒"提供了部分依据，正因其影响了药酶，又告诉人们甘草也可能增加一些药物的毒性，值得重视。而炙甘草在预防和治疗由氯化钡诱发的大白鼠心律失常作用方面明显优于生甘草。

2. 对血液系统的影响　炮制炒炭增强止血作用。姜炭的凝血作用优于炮姜，也优于本身的醚提物，姜炭的凝血作用呈现出线性量效关系。槐米不同炮制品和生品水煎液对小白鼠出凝血时间进行实验结果表明，用适当温度炒炭后，其凝血止血作用增强很明显，说明炮制时要求"炒炭存性"有科学道理。对艾叶、蒲黄、藕节、血余等进行制炭止血的研究都得出上述相同的结果。

近年来许多研究都表明，熟地黄中寡糖和单糖比干地黄含量显著增加，地黄寡糖具有增强机体造血功能，寡糖和单糖含量的增加可能与熟地黄的补益作用密切相关。证明熟地黄"温补"，"大补血衰，滋培肾水，填骨髓，益真阴，……诸经之阴血虚者，非熟地不可"的科学性。

3. 对消化系统的影响　炮制影响饮片对胃肠消化系统和肝胆系统的作用。如采用肠燥便秘模型小鼠的首次排黑便时间、排黑便粒数以及小肠推进率等指标评价当归和油当归炮制前后润肠通便作用，结果当归和油当归均显著改善模型鼠的排黑便时间、排黑粒数以及小肠推进率，且二者排黑便粒数有显著性差异。认为油当归具有显著的润肠通便作用，为油当归传统炮制理论提供了科学依据。

柴胡水煎液对麻醉大鼠胆汁流量影响的研究结果证明，醋炙柴胡能显著增加胆汁的分泌量，与生柴胡或生理盐水对照组比较，呈现出显著性差异。比较女贞子生品、清炒品、酒蒸制品、醋制品、盐制品、清蒸品的成分和药理变化。结果以酒蒸品中齐墩果酸的含量最高，且降谷丙转氨酶的作用最强。

4. 对呼吸系统的影响　实验结果表明，甘遂生品与30%醋制品均有一定的祛痰作用，其中30%醋制甘遂祛痰作用略强，50%醋制甘遂与100%醋制甘遂较生品作用有所下降。

5. 对神经系统的影响　炮制增强对神经系统的作用。内蒙古黄芪经炮制后得到的炙黄芪则无轴索伸展作用，而树突伸展作用增强。采用小鼠扭体止痛试验，比较延胡索生品、醋制品、醋蒸品、醋煮品、酒炒品和盐炒品水煎液的止痛作用，盐炒品与生品相似，酒、醋制均可增强延胡索的止痛作用，以醋炒品最强。这与临床多用醋炒品入药是一致的。

不同炮制工艺影响药理作用，如豨莶草酒蒸 8 小时蒸制的炮制品对两种炎症模型均显示出明显的抑制作用，提示豨莶草用黄酒蒸 8 小时抗炎作用最佳。

6. 对泌尿系统的影响　一般盐炙后增强利尿作用，但其他炮制方法对利尿作用也有一定影响。有研究表明甘遂生品及不同醋制品均有不同程度的利尿作用，且甘遂不同醋量醋制后与生品比较利尿作用缓和。

7. 对免疫系统的影响　长时间的炮制使多糖等成分发生变化，提高对免疫系统的影响。研究证明五味子不同炮制品均可提高小鼠腹腔巨噬细胞的吞噬功能，且可提高免疫器官的重量，显示五味子不同炮制品均有明显的提高免疫能力，其中以醋蒸五味子作用最为明显。山茱萸生品多糖和制品多糖对免疫低下小鼠的非特异性免疫、体液免疫以及细胞免疫功能均有明显的促进作用,且山茱萸经酒蒸制后多糖的药效显著增强。

8. 对内分泌系统的影响 经过不同的炮制方法炮制后对内分泌作用的影响发生变化。有研究观察不同黄连炮制品对细胞增殖、分化及葡萄糖消耗量的影响。结果与黄连生品相比较,萸制黄连、酒蒸黄连和酒炙黄连等不同黄连炮制品均能明显或部分降低胰岛素抵抗模型细胞培养液中葡萄糖的含量,提高脂肪细胞葡萄糖的利用率,改善胰岛素抵抗,与黄连生品相比较,萸制黄连、酒蒸黄连和酒炙黄连作用更强,"止消渴"疗效更优。

二、炮制对中药毒理学的影响

在部分中药中,常因其有较大的毒性和副作用等不良反应,很少直接用于临床,但通过炮制可改变其急毒、亚急毒、慢毒作用,产生拮抗作用,从而降低或消除其不良反应。

1. 对急毒、亚急毒的影响 雄黄、天雄、南星、芫花、马钱子、雷公藤、斑蝥、巴豆、乌头、乳香、紫硇砂等药物的毒性研究,结果均证明炮制能降低急性毒性。对甘遂及其炮制品进行药理研究,比较各样品水煎液小鼠灌胃半数致死量,结果生甘遂<醋炒甘遂<甘草制甘遂,醋甘遂醇提取物的毒性和刺激性明显低于生甘遂醇提取物,安全性相对较高。商陆醋制确能明显减轻其肠黏膜的毒性反应,为临床合理用药提供了依据。

2. 炮制对中药长期毒性的影响 研究表明,炮制可降低大黄肝肾毒性,其机制与结合蒽醌和鞣质类成分的下降有关,其中游离和结合态的芦荟大黄素及大黄素甲醚与毒性相关性最强。

3. 对刺激性的影响 半夏辛温有毒,生品对眼、咽喉、胃肠等黏膜有强烈刺激性,能使人呕吐、咽喉肿痛失音等。研究证明,经姜汁炮制后,毒性和刺激性降低。黄精生品具有一定刺激性,传统多用清蒸或加酒蒸进行炮制,将生黄精及清蒸品、酒蒸品的同剂量水提液给小鼠灌服,结果生品组小鼠全部死亡,而炮制组小鼠均无死亡,且活动正常,显示生品具有一定毒性。

4. 对特殊毒性的影响 苦杏仁,有小毒,临床多用炒及炒焯苦杏仁。研究发现,生苦杏仁的醚提物和水煎液有一定的促癌活性。炒、焯及炒焯三种炮制方法均能降低促癌活性,以炒及炒焯法更好。三种炮制方法均能增强其润肠作用,而破坏苦杏仁酶和增强苦杏仁苷的煎出率则以炒焯的方法最好。对4种有毒中药分别进行醋制和霜制,观察醋甘遂、醋大戟、醋芫花和巴豆霜对其促癌活性的影响,结果在加丁酸时,炮制品组的激活率比生药组的激活率均有所降低,认为通过合理炮制,可降低和阻断中药的毒性及促癌物活性。

三、炮制对有效成分吸收和代谢的影响

1. 炮制对有效成分吸收的影响 研究表明,虽然黄连不同炮制品中小檗碱、帕马丁和药根碱的含量明显不同,而吸收速率常数和表观渗透系数的排序却以酒黄连最高,炒黄连最低。醋炙能加快四氢帕马丁和去氢紫堇碱在体内的吸收,同时延缓二者的消除,其中对四氢帕马丁的作用更明显,而对原阿片碱影响不大。

新的炮制方法可影响有毒成分的吸收。用氧化亚铁硫杆菌制备雄黄的微生物炮制液后,与常规炮制雄黄相比,溶解度提高,用药剂量显著降低,对细胞抑制凋亡作用增强,蓄积量显著降低,在大鼠各组织器官内几乎未检测出砷的分布。认为微生物新法炮制雄黄后,药效增强、砷蓄积毒性降低,为科学炮制雄黄提供了新的思路。

2. 炮制对有效成分代谢和排泄的影响　炮制改变有效成分的含量以及溶解度,致使有效成分的代谢和排泄发生改变。例如苦杏仁镇咳祛痰的有效成分为苦杏仁苷,经制霜脱脂灭酶后有效成分显著提高。苦杏仁生品及制霜品口服后在血液和组织中均未检出苦杏仁苷原形,而检出了野樱苷,该成分在大鼠体内的药时曲线与生品有明显不同。经制霜以后,野樱苷的排泄时间与生品有明显不同,制霜后可使其排泄时间延迟,即药物在体内的作用时间延长,这种影响可能与制霜可改变苦杏仁的作用趋向,增强其止咳平喘的功效有关。

第六节　炮制对中药制剂的影响

中药制剂多为复方,它是依据不同证候、对象,组方遣药发挥群药之效的。因此不同的剂型,对炮制的要求不同。

一、便于调配汤剂和成药处方

用饮片配方制备汤剂一直是中医临床辨证施治的首选,但为了满足临床不同情况的需要,也有各种形式的成药制剂生产,同一种药材炮制成不同规格的饮片,分别满足汤剂和成药的处方要求。如黄芪、延胡索等,在汤剂中多要求蜜炙或醋制;但若制备黄芪注射液、四氢帕马丁片等,则可直接用洁净的生品提取某种成分。川乌、附片等在汤剂或浸膏片中,因要经过加热煎煮,故可直接用制川乌、制附片配方;但用于丸剂,因是连渣服用,又不再加热,则需将川乌、附片用砂烫至体泡色黄,称为炮川乌、炮附片。一方面利于粉碎,更重要的是为了进一步降低毒性,保证用药安全。

半夏在不同制剂中,炮制要求也不一样。如藿香正气散中的半夏,若作汤剂,则用常规炮制的半夏即可;若作藿香正气丸,则炮制半夏时要严格控制麻味;这是由于汤剂制备好后通常过滤不严格(或一层纱布过滤),汤液中常混有少量半夏粉粒,若用生品,则可刺激咽喉。丸剂是连渣服用,若用生品,不但不能镇吐,反而有可能致吐。但若做藿香正气水,则半夏可以生用。这是因为半夏的有效物质能溶于水,而有毒物质难溶于水。藿香正气水是用渗漉法制备,不会将半夏粉粒带入液体中,用生半夏不但减少了炮制工序,而且生半夏中有效物质保留更多,疗效更佳。

在临床实践中,使用汤剂,对饮片的炮制可据辨证施治的需要,选定特定的炮制方法。中成药生产需按处方要求"依法炮制"。如全鹿丸中的杜仲需要用盐水炒,否则影响制剂的疗效。首乌冲剂仍需要用制首乌为原料。十全大补丸中不能用生地代替熟地。有的中成药,方中某些药物还需进行特殊处理。如附桂理中丸,为了突出温中的功效,党参和甘草要求蜜酒炙,取其增强温补中气的作用;干姜炒成炮姜,使作用持久;白术土炒,增强补脾止泻作用。

二、提高汤剂和成药疗效

入汤剂的中药,除煮散外,均以饮片形式配方,要求有一定的形状、大小、规格。太厚太大会影响有效成分的溶出,太小太碎又影响煎后的过滤、服用。中成药的饮片过于粗大也会明显影响煎提效果,或给粉碎带来困难;过小过细,往往容易成糊状,煎提效果不佳。在饮片切制时,必须按饮片制备程序制成饮片,这样既利于粉碎,又有益于服后吸收,易于发挥疗效。

　　汤剂和中成药对饮片质量有着共同的要求,特别是净制,无论对汤剂或中成药的疗效影响都很大。如皮壳、毛核、粗皮、木心等,往往作用很弱或无作用,甚至有副作用,若不除去,则会影响剂量准确,降低疗效。成药中恰当使用炮制品,可以增强疗效,如小儿健脾丸的神曲必须炒制,其健脾效果才好。

三、降低汤剂和成药毒性

　　中药制剂外敷内服,均需要按照药品标准严格要求洁净卫生。净制可达到保证饮片入药部位和剂量准确性的净度要求,加热炮炙可以进一步使药物洁净,符合卫生学要求。有相当多的药物,必须依方认真炮制,才能保证其临床安全有效。如清宁丸中的大黄,就要用黄酒多次蒸制以后,才能制丸,否则药力猛峻,易产生服后腹痛的副作用。又如乌头类药物,如果炮制失当,不仅疗效欠佳,而且能引起中毒。因此,在制剂中繁多的炮制方法,决不能轻率简化,甚至改变,否则都将直接影响疗效。应当根据具体方剂不同要求,严格工艺,随方炮制,务求与理法方药取得一致,才能保证汤剂和成药安全有效。

(张振凌)

第三章 中药炮制工程基本原理

中药炮制工程的单元操作所涉及的基本原理主要分为流体动力过程、传热过程、传质分离过程、热质传递过程、热力过程、粉体工程等,掌握饮片炮制加工中涉及的单元操作的原理,结合其他学科综合研究,不仅有助于饮片炮制加工的机械化和规模化,同时对于推动中药炮制工程学的发展有着重要意义。

第一节 基 本 规 律

在研究饮片炮制工程单元操作时,经常涉及物料衡算、能量衡算、物系的平衡关系、传递速率等基本规律。

一、物料衡算

依据质量守恒定律,进入与离开某一过程的物料质量之差,等于该过程中累积的物料质量,对于给定的控制体,物料衡算的方程为:进控制体的量减去出控制体的量等于控制体内的积累量。若过程为稳态(稳定),则控制体内的有关变量均不随时间而变,其积累量为零,所以结果简化为:进控制体的量等于出控制体的量。

用物料衡算式可由过程的已知量求出未知量。物料衡算可按下列步骤进行:

1. 画出流程示意图　首先根据饮片生产过程画出各物流的流程示意图,物料的流向用箭头表示,并标上已知数据与待求量。

2. 计算　在写衡算式之前,要计算基准,一般选用单位进料量或排料量、时间及设备的单位体积等作为计算的基准。

二、能量衡算

机械能、热量、电能、磁能、化学能等统称为能量。中药炮制涉及的能量主要有机械能和热能。能量衡算的依据是能量守恒定律。机械能衡算主要在流体流动中使用;热量衡算在传热、蒸馏、干燥等单元操作中使用。

中药炮制生产过程中的热量衡算步骤与物料衡算基本相同。

三、物系的平衡关系

过程的平衡问题说明过程进行的方向和所能达到的极限。当过程不是处于平衡态时,则此过程必将以一定的速率进行。例如传热过程,当两物体温度不同时,即温度不平衡,就会有净热量从高温物体向低温物体传递,直到两物体的温度相等为止,此时过程达到平衡,两物体间也就没有净的热量传递。

四、传递速率

传递过程的速率和传递过程所处的状态与平衡状态的距离及其他很多因素有关。传递过程所处的状态与平衡状态之间的距离通常称为过程的推动力。例如两物体间的传热过程,其过程的推动力就是两物体的温度差。

通常存在以下关系式:过程速率 = 过程推动力/过程阻力

即传递过程的速率与推动力成正比,与阻力成反比。显然过程的阻力是各种因素对过程速率影响的总的体现。

第二节　传　热　过　程

在中药炮制实践中涉及的传热过程比较广泛。如蒸药、煮药、炒药、炙药、煅药、干燥等,传热的形式包括传导、对流和辐射。传热的目的一是为了蒸发药物中的水分,如干燥过程。中药饮片的干燥实质上就是常压或减压环境中以传导、对流、辐射方式或在高频电场内加热,使物料与外界介质之间传热传质,以促使水分蒸发,达到要求含水率,抑制生物化学反应及霉菌等微生物的繁殖,保持较高的产品品质,便于包装、贮藏、运输的过程。二是改变药物的药性,通过吸热、放热使药物的组分发生变化,达到减毒、增效等炮制目的,如蒸药、煮药、炒药、炙药等。三是改变药物的组织结构,使药物变得更加酥松,如煅药等。中药受热炮制还是高能耗生产过程,合理、有效地使用热能,是中药炮制工程的一大课题。本节重点介绍传热过程的基础知识。

一、传导传热

固体或静止的流体中,由于温度不同而发生的热量由温度较高部分传至温度较低的部分的过程,称为传导传热。其实质是较高部分物质微粒(分子、原子、电子)具有较高的能量,因而热运动较剧烈。当它与相邻能量低的粒子相互撞碰时,促使低能量粒子剧烈运动,将热量传给后者,直至整个物体温度均匀。

二、对流传热

对流传热是指流体中质点发生相对位移和混合而引起的热量传递。对流传热仅发生在流体中,与流体的流动状况相关。在对流传热的同时伴有流体间的导热现象,通常对流传热是指流体与固体壁面间的传热过程。

三、热辐射

在热辐射中,只要物体的温度不变,它向外界发射的由热量转变成的辐射能不变。前述,辐射只能在液体和大多数固体的表面进行,当辐射能进入上述物体时被吸收并转变成热量。只有少数固体和气体,才能让辐射深入其内部并有可能穿透。

热辐射与光辐射的本质完全相同,区别是波长不同。热辐射的波长范围理论上:$0 \sim \infty$。而有实际意义的是:$0.38 \sim 100 \mu m$。

热辐射线和可见光一样,具有相同的传播规律。服从反射、折射定律。在真空和大多数气体(惰性气体和对称双原子气体)中热射线可以完全透过,但对液体和大多数的固体不行。所以,互相能"照见"的物体间才能进行热辐射(图3-1)。

四、热量衡算

热负荷是生产上要求流体温度变化而吸收或放
出的热量。换热器中冷、热两流体进行热交换,若忽
略热损失,则根据能量守恒原理,热流体放出的热量
Q_1 必等于冷流体吸收的热量 Q_2 , $Q_1 = Q_2$,称此为热
量衡算式。热量衡算式与传热速率方程式为换热器
传热计算的基础。设计换热器时,根据热负荷要求,
用传热速率方程式计算所需传热面积。

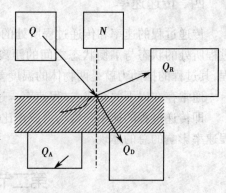

图3-1 辐射能的反射、吸收和透过

干燥器及辅助设备的计算或选择常以物料衡
算、热量衡算、速率关系及平衡关系作为计算手段。

1. 湿物料中含水量的表示方法

(1)湿基含水量 w:水分在湿物料中的质量百分数,即:

$$w = \frac{G_{水}}{G_{湿}} \times 100\% \qquad 式(3-1)$$

式(3-1)中,$G_{水}$ 为湿物料中水分质量,kg ;$G_{湿}$ 为湿物料的总质量,kg。

(2)干基含水量 X:在干燥过程中,绝干物料的质量没有变化,故常用湿物料中的水分与
绝干物料的质量比表示湿物料中水分的浓度,称为干基含水量,以 X 表示。

$$X = \frac{G_{水}}{G_{绝干物料}} \qquad 式(3-2)$$

式(3-2)中,X 为湿物料的干基含水量(kg 水分/kg 绝干料)

(3)w 与 X 之间的关系

$$w = \frac{G_{水}}{G_{干} + G_{水}} = \frac{G_{水}/G_{湿}}{G_{干}/G_{干} + G_{水}/G_{干}} = \frac{X}{1 + X} \qquad 式(3-3)$$

$$X = \frac{G_{水}}{G_{干}} = \frac{G_{水}}{G_{湿} - G_{水}} = \frac{G_{水}/G_{湿}}{G_{湿}/G_{湿} - G_{水}/G_{湿}} = \frac{w}{1 - w} \qquad 式(3-4)$$

2. 干燥系统的物料衡算 通过干燥系统作物料衡算,可以算出:①从物料中除去水分
的数量,即水分蒸发量;②空气的消费量;③干燥产品的流量。如图3-2所示。

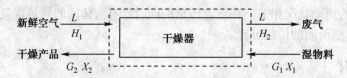

图3-2 各流体进出逆流干燥器的示意图

(1)水分蒸发量 W

总水分衡算:$LH_1 + GX_1 = LH_2 + GX_2$ $\qquad 式(3-5)$

或:$W = L(H_2 - H_1) = G(X_1 - X_2)$ $\qquad 式(3-6)$

式(3-6)中,W 为单位时间内水分的蒸发量,kg/s ;G 为单位时间内绝干物料的流量,kg/s。

强调:基准与物料必须相匹配,即干基必须是干物料。

（2）空气消耗量 L

将(3-6)式整理可得：

$$L = \frac{G(X_1 - X_2)}{H_2 - H_1} = \frac{W}{H_2 - H_1} \qquad \text{式(3-7)}$$

式(3-7)中，L——单位时间内消耗的绝干空气量，kg 绝干气/s。

将公式(3-7)等号两侧均除以 W 得：

$$l = \frac{L}{W} = \frac{1}{H_2 - H_1} \qquad \text{式(3-8)}$$

式(3-8)中，l 为每蒸发 1kg 水分时，消耗的绝干空气数量，称为单位空气消耗量，kg 绝干料/kg 水分。

（3）干燥产品流量 G_2

$$G = G_2(1 - w_2) = G_1(1 - w_1) \qquad \text{式(3-9)}$$

（4）干燥系统的热效率

$$\eta = \frac{蒸发水分所需的热量}{向干燥系统输入的总热量} \times 100\%$$

第三节　液压与气压传动

随着机电一体的发展，液压与气压传动系统也普遍运用到中药炮制设备中。液压与气压传动实现传动和控制的方法基本相同，都是利用各种元件组成具有一定功能的基本控制回路，再将若干基本控制回路加以综合利用而构成能够完成特定任务的传动和控制系统，实现能量的转换、传递和控制。

液压与气压传动都是借助于密封容积的变化，利用流体的压力能与机械能之间的转换来传递能量的；压力和流量是液压与气压传动中两个最重要的参数，其中压力取决于负载，流量决定执行元件的运动速度。

液压系统以液体作为工作介质，而气动系统以气体作为工作介质。两种工作介质的不同在于：液体几乎不可压缩，气体却具有较大的可压缩性。液压与气压传动在基本工作原理、元件的工作机制以及回路的构成等诸方面是极为相似的。

一、液压与气压传动的组成

液压、气压传动系统除工作介质（液压油或压缩空气）外，一般由以下四部分组成。

1. 动力元件　液压泵或起源装置，它们是为液压、气动系统提供一定流量的压力流体的装置，将原动输入的机械能转换为流体的压力能。

2. 执行元件　液压缸或气缸、液压马达或气马达，它们是将流体压力能转换为机械能的装置，以克服负载阻力，驱动工作部件做功。实现直线运动的执行元件是液压缸或气缸，它输出力和速度；实现旋转运动的是液压马达或气马达，它输出转矩和转速。

3. 控制元件　压力、流量、方向控制阀，它们是对液压、气压系统中流体的压力、流量和方向进行控制的装置，以及进行信号转换、逻辑运算和放大等功能的信号控制元件，以及保证执行元件运动的各项要求。如溢流阀、节流阀、换向阀和逻辑元件。

4. 辅助元件　辅助元件包括各种管件、油箱、过滤器、蓄能器、仪表和密封装置等。在系统中,它们起到连接、储油、过滤、储存压力能、测量压力和防止流体泄漏等作用。

二、液压与气压传动的特点

(一) 液压传动的特点

1. 优点

(1)单位体积输出功率大。在同等的功率下,液压装置的体积小、重量轻。液压马达的体积和重量只有相同功率电机的 12% 左右。

(2)液压装置工作比较平稳。由于重量轻、惯性小、反应快,液压装置易于实现快速起、制动和频繁的换向。

(3)液压装置能在较大的范围内实现无极调速。

(4)液压传动易于实现自动化。如将液压控制和电气、电子控制或气动控制结合起来,整个传动装置能实现很复杂的顺序动作,并能方便地实现远程控制。

(5)液压装置易于实现过载保护。

(6)由于液压元件已实现了标准化、系列化和通用化,液压系统的设计、制造和使用都比较方便。

2. 缺点

(1)油液的泄漏、油液的可压缩性、油管的弹性变形会影响运动的传递正确性,故不宜用于要求具有精确传动比的场合。

(2)由于油液的黏度随温度而变化,从而影响运动的稳定性,故不宜在温度变化范围较大的场合下使用。

(3)由于工作过程中有较多的能量损失(如管路压力损失、泄漏等),因此,液压传动的效率不高,不宜用于远距离传动。

(二) 气压传动的特点

1. 优点

(1)以空气作为工作介质,来源方便,使用后可以直接排入大气中,处理简单,不污染环境。空气流动损失小,压缩空气便于集中提供和实现远距离传输和控制。

(2)与液压传动相比,气压传动具有动作迅速,反应快等优点,液压油在管路中流动的速度一般为 1~5m/s,而气体流速可以大于 10m/s,甚至接近声速,在 0.02~0.03 秒的时间内即可以达到所要求的工作压力及速度。

(3)工作环境适应性强,特别是在易燃、易爆、多尘埃、强辐射、振动等恶劣环境下工作时要比液压、电子、电气控制优越。

(4)结构简单、轻便、安装维护简单,压力等级低,使用安全可靠。气体传动维护简单、管路不易堵塞,且不存在介变质、补充和更换等问题。空气具有可压缩性、气动系统能够实现自动过载保护。

2. 缺点

(1)由于空气具有可压缩性,所以气缸的运动稳定性较差,动作速度易受负载变化的影响。

(2)工作压力较低(一般为 0.4~0.8MPa),系统输出力较小,传动效率较低。

(3)气动系统具有较大的排气噪声。

(4)工作介质空气本身没有润滑性,需要加油雾器进行润滑。

第四节 中药炮制学热力学基础

中药加热炮制包括蒸、煮、炖、炒(炒黄、炒焦、炒炭)、炙(醋炙、蜜炙、酒炙、姜汁炙)、煅(煅淬)、干燥、浸润(气相置换软化)等过程。通过热能或热能与辅料对药物的作用使其产生性状变化,达到炮制所需的目的,是中药炮制的重要内容,几乎涉及中药"性质"炮制的全部内容。常采用火力、火候来描述热能的强弱和热的程度。

中药炮制热力学就是研究药物受热炮制过程的基础原理及其规律,研究火力、火候、时间及其相互关系,火力与火候对药物作用的基础原理及其必然规律的科学。本节运用一般热力学的基本原理,研究中药炮制过程与特点,形成和发展具有中医药特点的中药炮制热力学理论,进一步认识和揭示中药炮制的科学内涵,研究解决中药炮制工程的实际问题。

一、中药受热炮制热力学模型的建立

中药受热炮制虽然形式多样,设备各不相同,过程差异大,有蒸、煮、炖、炒、炙、煅之分,有使用液体辅料或固体辅料,也有不使用辅料的;有些过程只要几分钟,有些过程需要几小时或十几小时;炮制温度从几十到几百摄氏度(如煅至红透),但都离不开热的作用。因此,中药受热炮制都可以看成是由热源、受热体组成的二元炮制热力系统。其中:受热体包括装载容器、药物和辅料等,如图3-3所示。热源通过装载容器将热能传递给药物、辅料,使药物发生性状变化。

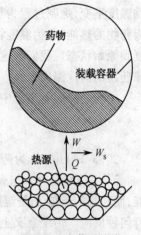

图3-3 中药受热炮制热力学模型

1. 热力学第一定律的应用 假设热源提供热能为 Q,根据热力学第一定律(能量守恒定律)得到炮制热力系统能量守恒公式:

$$Q = W + W_s \qquad 式(3\text{-}10)$$

式(3-10)中,W 为热源供给受热体的热能或设备输出的有效热能,W_s 为各种损耗热能,包括系统自身温度升高所需的热能。

在实际应用中,不可避免地存在各种热能损失,尤其是设备自身温度升高而增加的热能、向环境散发的热能、排放物带出的热能等。炮制热力系统需要关注的是热源供给受热体的热能 W 和药物吸收的热能 H,并尽可能减少各种损耗的热能,提高药物吸收的热能。根据式(3-11)整理得到热源能够供给受热体的热能为:

$$W = \eta \cdot Q \qquad 式(3\text{-}11)$$

式(3-11)中,η 为小于1的热效率系数,是与炮制设备的技术、质量水平有关的重要性能参数。

2. 药物吸收热能的表达式 药物吸收热能的多少除了与热源供给药物的热能 W 有关外,还与热源与受热体的温差,药物的形态与质地,装载方式,辅料的使用,热源与装载容器、装载容器与药物的传热系数等有关。故:

$$H = \beta \cdot W \qquad 式(3\text{-}12)$$

式(3-12)中,H 为药物吸收的热能;β 为综合热传导系数。是用于计算药物吸收热能的基本表达式。

二、中药炮制热力学的基础原理

1. 药物内能的组成 中药材是多组分物质的组合,中药受热炮制是一个较为复杂的物理化学过程。药物吸收的热能将转化为内能,一方面使其温度升高,同时散发部分热能至周围环境;另一方面伴随有物质的蒸发、氧化、分解、聚合、炭化等物理和化学反应,使药物由一个状态变化到另一个不同于原始的状态。药物内能的变化不仅仅停留在分子级,还要深入到分子内部。根据热力学第一定律,药物内能的表达式为:

$$H = H_0 + H_t \qquad\qquad 式(3-13)$$

式(3-13)中,H_0 为药物各组分的反应能,吸热反应取正号,放热反应取负号;H_t 为药物温度升高增加的热能,吸热取正号,放热取负号。

由式(3-13)得知,中药受热炮制的药物内能等于药物的反应能与热能之和。在大多数情况下,药物吸收的热能转化为反应能和热能,表明炮制过程既有药物温度升高,又有药物的物质发生变化。若 $H_t = 0$,则 $H = H_0$,表明药物吸收的热能全部转化为药物的反应能,药物温度不变,炮制过程为等温反应过程。若 $H_0 = 0$,则 $H = H_t$,表明药物吸收的热能全部转化为药物的热能,药物温度将升高,炮制过程中药物未进行任何反应,一旦热能释放,药物将恢复到原始状态。我们将这样的过程称为物理炮制过程,将物理炮制过程的最高温度称之为该药物的惰性温度。

中药受热炮制过程中的温度升高值可通过下式计算得到:

$$\Delta t = \frac{H_t}{c} \qquad\qquad 式(3-14)$$

式(3-14)中,Δt 为药物温度升高值;c 为药物的热熔。

2. 中药炮制火力与火候 式(3-13)显示,药物吸收的热能转化为药物的反应能和热能,而药物的热能 H_t 是温度的函数,温度指示了药物受热炮制过程中"热"的程度和药物进行何种反应。传统意义上的火力通常是指火的大小、强弱,针对火的应用,火力又是指对受热物体的加热能力。根据热力学第二定律得知,热能传递始终是从高温物体向低温物体进行。温差推动了热能的传递,温差越大热能传递速度越快。火力的作用使药物温度升高,温度升高的快慢除了与火力的大小有关外,还与药物的摩尔质量、持续时间有关。

(1)火力密度:单位时间作用于单位药物的热能,用 P 表示。

根据热能公式推导,得出火力密度的数学表达式:

$$P = \frac{\mathrm{d}t}{\mathrm{d}s} \qquad\qquad 式(3-15)$$

式(3-15)中,P 为火力密度,℃/min;$\mathrm{d}t$ 为受热体或药物的温度变化值,温度升高取正值,温度降低取负值,℃;$\mathrm{d}s$ 为单位时间,min。

式(3-15)给出了火力密度的另一种表达形式,即药物的温升速度。

(2)中药炮制火力:是火的大小、强弱,是使药物温度变化的能力。它可以用药物的温升速度予以量化、测量、控制。

中药炮制火力通常用文火、中火、武火表达其大小、强弱,也就是说炮制火力已经包含了大小、强弱的概念,因此火力应该被理解为火力密度。火力密度把传统的火力概念与药物的温升速度建立了联系,对于在工程应用中对火力的量化、测量、控制具有实际意义。

(3)中药炮制火候:火候是指炒药时锅的预热温度,炒制火力、时间以及药物形、色、气、味、质的变化。包含了加热程度和药物性状的改变多个方面。

根据火力的定义,不难导出火候的计算公式:

$$dt = P \cdot ds \qquad \text{式(3-16)}$$

火候是火力持续作用的结果,是药物在火力作用下达到的热的程度或温度。用手掌感知火候,用麦麸冒烟观察火候等经验测量锅壁热的程度的方法,即温度的一种测量方法。火力的持续作用产生火候,具有高火候的物体,对低火候物体产生火力。

3. 火力、火候与药物物质反应　在中药受热炮制过程中,药物自环境温度开始升高,在药物惰性温度以下,药物将不发生任何反应。当药物温度高于惰性温度,药物的不同物质将在不同温度下进行不同的反应。若 $P < 0$,药物温度降低释放的热能转化为反应能,是降温反应过程,直至反应停止;若 $P = 0$,药物吸收的热能全部转化为反应能,出现等温反应过程,直至反应趋于平衡或完全;若 $P > 0$,药物吸收的热能一部分转化为反应能,另一部分转化为热能,药物温度不断升高,呈现升温反应过程。在升温反应过程中,随温度升高药物物质将按反应能级由低向高进行。

由此可见:在中药受热炮制过程中,火候决定了药物进行反应的性质,即何种物质参加了反应,或在该温度下某种物质进行了什么样的反应;火力提供了药物进行反应所需要的热能,并为下一反应建立了新的火候。

中药受热炮制的火力通常用文火、中火、武火三种强度表示,文火的下限可以定义为 $P = 0$,文火的上限、中火与武火的范围应在进一步研究的基础上作出界定,用 P 值大小表示。

4. 中药受热炮制过程与药物状态变化　不同物质的反应温度及反应能是不同的。在炮制过程中,药物由一个状态变化到另一个不同于原始的状态,药物组成发生了变化,这种变化的结果表现为炮制要达到的药物状态(或性能、目的)。在药物的状态变化过程中,温度是指示剂,不同温度进行了不同的反应,提供的热能与热能作用时间决定了反应所进行的程度,温度与热能的协同作用,使药物由一个状态变化到另一个状态。中药受热炮制过程与状态变化见图3-3所示。

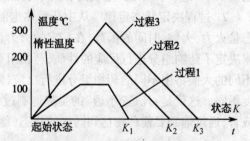

图3-4　中药受热炮制过程与状态变化图
（温度、时间、状态）

如图3-4所示,纵坐标表示中药受热炮制的温度,横坐标表示炮制过程时间 t 和药物达到的状态 K。凡是炮制温度低于药物惰性温度的炮制过程,炮制后的药物状态将回到起始状态,炮制温度高于药物惰性温度的炮制过程,炮制后的药物状态不同于其起始状态。

5. 中药受热炮制与药物组分变化　对于多组分药物的热力系统来说,当 $P > 0$ 时,随温度的升高进行了不同药物组分的反应,而且反应可能是不完全的(取决于 P 值的大小、该药物组分的数量与反应能、综合热传导系数等)。据此推断,多组分药物的受热反应可以分为三类。第一类:不参加反应,即反应前的物质 A 反应后仍然是物质 A。第二类:进行了完全反应,即反应前的物质 A 变成了反应后的物质 B,物质 A 不再存在。第三类:进行了不完全反应,即反应前的物质 A 的部分变成了物质 B,反应后成为 A + B 的混合物。若反应前有 m 种物质,反应中有 $n(n \leq m)$ 种物质参加了第一类和第二类反应,其余物质参加了第三类反应,则反应后的药物组分可由下式表示：

$$M = 2(m - n) + n = 2m - n \quad (m \geq n) \qquad 式(3-17)$$

式(3-17)中,M 为反应后的药物组分;m 为反应前的药物组分;n 为反应中参加第一类和第二类反应的组分总和。

式(3-17)显示了药物受热反应组分变化原理:药物经过受热炮制其组分将发生变化,其中一部分完全变化成与原组分不同的物质,另一部分的部分变化成与原组分不同的物质,其余组分不发生变化;药物反应后的组分大于等于反应前的组分。

三、中药炮制热力学的基本定律

1. 组分倍增定律　在中药受热炮制过程中,若药物吸收的热能小于药物组分进行反应所需的反应能,则该组分物质的反应是不完全的,该组分将变成两种组分,用表达式 A→A+B 表示。

中药受热炮制按照炮制程度,还可以划分为"透"与"不透"的炮制,是炮制过程需要控制的重点内容。如"炒至适当程度出锅"、"炒至微黄"、"煅至红透"等。都需要对炮制过程进行不同的控制。从理论上分析,凡是"不透"的炮制过程,即 $H < H_0$,药物吸收的热能不能满足药物组分进行反应所需的反应能,药物原组分部分变成了新的组分。凡是"透彻"的炮制过程,即 $H \geq H_0$,药物吸收的热能能够满足药物组分进行反应所需的反应能,药物原组分完全变成了新的组分。药物组分倍增定律,部分地揭示中药受热炮制药物的内部变化规律,也揭示了"透"与"不透"炮制过程的本质区别。

2. 过程决定状态定律　从中药受热炮制过程与状态变化得知,中药受热炮制过程的状态是火力、火候、时间的函数,在一定的火力、火候、时间范围内,火力与时间决定了火候,火候决定了药物组分进行反应的性质,药物组分反应的程度又取决于火力与时间。换而言之,不同的火候将由不同的药物组分进行反应,同一火候不同的火力或时间,药物组分反应的程度不同。这就是:凡是"不透"的受热炮制过程,不同的炮制过程将得到不同的药物(状态)。或者,通过炮制要使药物达到同样的状态(组分),则炮制过程必然相同。

（王　波）

中篇　中药炮制技术与设备

第四章　净　　制

净制是指中药在切制、炮制或制剂前，选取规定的药用部位、除去非药用部位和杂质，使其达到药用纯度标准的生产技术。净制过程是中药炮制生产的第一环节，由于中药材的天然属性，常含有非药用部位和杂质，因此净制过程直接关系到饮片的质量和药物疗效，甚至关系到临床用药安全。

第一节　净制技术与质量控制

中药的净制技术包含净选及分离技术，包括清除杂质，分离和去除非药用部位等。净制的方法主要包括：挑选、筛选、风选、水选、干洗、磁选等。具体有：摘、揉、擦、拭、撞、刮、刷、刮、碾、捣、研、颠簸、剪切、敲、挖、剥、轧、燎、水飞等操作。

一、净选技术

1. 挑选　挑选是用手工或机械清除混在药物中的杂质及霉变品等，或将药物按大小、粗细等进行分档，以便达到洁净或便于浸润等进一步加工处理。如桑螵蛸、莱菔子、蛇床子等含有木屑；苏叶、藿香、淡竹叶、香薷等常夹有枯枝、腐叶及杂草等；天南星、半夏、白附子、白芍、白术、大黄、木通等药物，都需按大小、粗细分开，以便分别浸润或煮制，便于在软化浸润时控制其湿润的程度或火候，确保中药饮片及其炮制品的质量。

2. 筛选　筛选是根据药物与其所含杂质的体积大小不同，选用不同规格的筛或罗，以筛去药物中的沙石、杂质，使其达到洁净。有些药物形体大小不等，须用不同孔径的筛子进行筛选分开，使其规格、大小接近一致，以便分别进行炮制，使药物受热均匀，质量一致。筛选也可以除去药物在炮制过程中加入的固体辅料，如麸炒中加入的麦麸、砂炒中加入的河砂、蛤粉炒中加入的蛤粉等。筛选的方法，传统均使用竹筛、铁丝筛、铜筛等进行筛选。目前，筛选多以机械操作。

3. 风选　风选是利用药物和杂质的比重不同，借风力将杂质除去，以达到纯净药物的目的。主要用于种子类药材中杂质的去除，如苏子、车前子、吴茱萸、青葙子、莱菔子、葶苈子、浮小麦等。有些药物通过风选可将果柄、花梗、干瘪之物等非药用部位除去。现代常用风选设备有滑栅吸式风选机、去石机、变频式风选机等。

干洗是对药材表面进行机械摩擦、挤压，使吸附、黏合、嵌入、夹带在药材表面、缝隙的杂物或药材自身表皮脱落并分离的一种方法。用干洗方法净制药材不需要药材与水接触，因此，可以避免用水清洗药材导致有效成分的流失，减少污水排放量。

4. 水选　水选是将药物通过水洗或漂除去杂质的常用方法。有些药物常附着泥沙、盐分或不洁之物，用筛选或风选不易除去，故用水选或漂的方法，以使药物洁净，如海藻、昆布、牡蛎、乌梅、山茱萸、大枣、川贝母等。一些有毒的药材，如半夏、天南星、川乌、草乌等，需浸漂较长的时间以降低毒性。洗漂应掌握好时间和水量，勿使药物在水中浸漂过久，以免损失药效，并及时注意干燥，防止霉变，降低疗效。现代常用水选设备有：循环水洗药机、喷淋式滚筒洗药机、籽实类药材清洗机等。

5. 磁选　利用磁性材料能够吸附含有原磁体物质，将药材与杂物进行分离的一种方法。磁选的主要作用是除去药材或饮片中的铁屑、铁丝、部分含有原磁体的砂石等杂物，以净制药材，保护切制、粉碎等加工机械和操作人员的人身安全。

二、分离和清除技术

分离和清除非药用部位，是根据中医临床用药的不同要求，结合原药材的具体情况而进行的，分别包括去根或茎、去皮壳、去心、去毛、去枝梗、去芦、去瓤、去核、去头尾足翅、去动物药的残肉等。

1. 去残根或残茎　用根、根茎的药材须除去非药用部位的残茎、地上部分。一般在产地加工时，采用挑选、风选、剪切、搓揉等方法除去残根或残茎。

（1）去残根：用茎或根茎部分的药物一般须除去残根，一般包括主根、支根、须根等非药用部位。如荆芥、黄连、芦根、石斛、薄荷、藕节、马齿苋、马鞭草、益母草、泽兰等。

（2）去残茎：药用部位为根部的药物须除去残茎，使药物纯净。如柴胡、防风、龙胆、丹参、秦艽、白薇、广豆根、威灵仙、续断等，均须将残茎除去。

2. 去皮壳　是指除去残留的果皮、种皮等非药用部位。有些药物的皮有毒，如苦楝根皮、雷公藤皮，剥除其红黄色外皮不完全，会引起中毒。白首乌中含有有毒金属元素高达946.11mg/kg，去皮白首乌饮片有毒金属元素为36.50mg/kg，含量大为降低。有些药物的表皮（栓皮）及果皮、种皮属非药用部位，或果皮与种子两者作用不同，如苦杏仁、白扁豆等，须除去或分离，以纯净药物或分离不同的药用部位。

有些药材为便于保存，常在临用时去皮壳；有些药材如知母则需趁鲜及时去皮，否则干后不易除去。树皮类药材，可以用刀刮去栓皮、苔藓及其他不洁之物。果实种子类药材，如巴豆、益智、草果、使君子等，可砸破皮壳，去壳取仁；豆蔻、砂仁等，则采用剥除外壳取仁的方法。苦杏仁、桃仁等，可用燀法去皮。

3. 去毛　去毛主要是避免因毛绒机械性刺激咽喉而引起咳嗽而采取的一种操作。如枇杷叶、石韦等。根据不同的药物，去毛可分别采取下列方法。

（1）根茎类药材的去毛：如骨碎补、香附、知母等，可用砂烫法烫至鼓起，撞去毛。可用转筒式炒药机砂烫法，由于转锅带动河沙与药材快速均匀地摩擦，待茸毛被擦净时取出过筛。

（2）叶类药材的去毛：部分叶类药材如枇杷叶、石韦等，少量时可用棕刷刷除绒毛，洗净,润软,切丝,干燥。

(3)果实类药材的去毛:金樱子果实内部生有淡黄色绒毛,产地加工时,纵剖二瓣,用手工工具挖净毛核。习称"挖去毛"。现代方法是将金樱子用清水淘洗,润软,置切药机上切2mm厚片,筛去已脱落的毛、核,置清水中淘洗,沉去种核,捞出干燥,再进行筛选。现代工业上常用除毛机。图4-1为除毛机原理图。

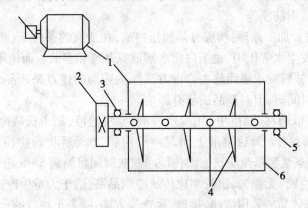

图4-1 除毛机原理图
1. 电机 2. 转动皮带盘 3. 轴承 4. 齿 5. 齿轴 6. 活动圆筒

4. 去芦 "芦"一般指药物的根头、根茎、残茎、茎基、叶基等部位。通常认为需要去芦的药物有桔梗、续断、牛膝、人参、党参、玄参、西洋参、苦参、山药、地黄、仙茅、红芪、黄芪、草乌、地榆、紫菀、赤芍、茜草等。历代医药学家认为"芦"是非药用部位,故应除去。《修事指南》谓:"去芦头者免吐"。如前人将人参与参芦分别入药,把参芦作为涌吐剂,用于虚弱患者的催吐。也有观点认为:人参根和人参芦有效成分相近,但在人参皂苷、挥发油、无机元素的含量方面人参芦比人参高,去芦没有必要。现代研究认为,参芦中所含的三醇型皂苷较人参高,有明显的溶血作用,不宜和人参同用或代替人参作为注射剂。

5. 去枝梗 去枝梗是指采用挑选、切除等方法除去某些果实、花、叶类药物非药用部位的枝梗,以使其纯净。如桑枝、桑寄生、槲寄生、桂枝、钩藤、西河柳中常混有老的茎枝;桑叶、侧柏叶、荷叶、辛夷、密蒙花、旋覆花、款冬花、槐花、五味子、花椒、连翘、槐角、夏枯草、女贞子、淫羊藿、栀子等混有叶柄、花柄、果柄等。

6. 去心 一般指根类药物的木质部或种子的胚芽。去心的作用主要有两个方面,一是除去非药用部位,如五加皮、地骨皮、白鲜皮、牡丹皮、巴戟天的木质心,在产地趁鲜除去,以保证调剂用量准确。二是分离药用部位,如莲子心和肉作用不同,莲子心能清心热,而莲子肉能补脾涩精,须分开入药。

7. 去瓤 有些果实类药物须去瓤。去瓤的目的是除去非药用部分。如枳壳,通常用果肉而不用瓤,瓤无治疗作用。

8. 去核 去核一般指除去果实类药物中的种子,目前认为核系非药用部位,应除去。如山茱萸、金樱子、诃子、乌梅、山楂、龙眼肉等中药。去核方法,质地柔软者可砸破,剥取果肉去核;质地坚韧者可用温水洗净润软,再取肉去核。

9. 去头尾足翅 部分动物类或昆虫类药物,有些需要去头尾或足翅,其目的是为了除去有毒部分或非药用部分。如乌梢蛇、蕲蛇等去头及鳞片;蛤蚧除去头、足及鳞片;斑蝥、红娘子、青娘子等去头、足、翅;蜈蚣去头、足。

现代研究表明,并非所有昆虫类药物都需要去头尾或足翅,如毒性药物斑蝥,传统炮制都要求去头、足、翅,认为可以降低毒性。但现代研究表明,斑蝥头、足、翅中斑蝥素的含量较低,因此头、足、翅部分的毒性并不比虫身强,只是有效成分含量略低。作为斑蝥素提取的原料药时,可以直接入药。

10. 去残肉　某些动物类药物,须除去残肉筋膜,如龟甲、鳖甲等。可以采用胰腺净制法或酵母菌法除去残肉筋膜等。

(1)胰腺净制法。加工原理:胰腺分泌胰蛋白酶,在适宜的条件下(温度40℃,pH8.4),对不同形式的肽链发生水解作用,使蛋白质水解成氨基酸和多肽。而龟甲上的残肉、残皮含有丰富的蛋白质,可被胰酶水解而除去。该方法除去残肉的优点是产品色泽好,无残肉,设备简单,操作方便,时间短,但对产品质量有影响。

(2)酵母菌法。取药材(如龟甲)用冷水浸泡,弃浸泡液,加卡氏罐酵母菌,加水淹过龟甲1/6~1/3体积,密封。2天后溶液上面起一层白膜,7天后将药物捞出,用水冲洗4~6次,晒干即得。其优点是酵母菌法比原来传统净制法时间可缩短5~6倍,设备简单,去腐干净,对有效成分(动物胶)无损失,出胶率比传统净制品高,适于大量生产。

11. 去杂质及霉败品　采用洗净、挑选、风选等方法,除去土块、沙石、杂草及霉败品。

经过上述处理,可使药材"纯净化",有利于饮片调配时剂量使用的准确性,减少使用的毒副作用。

三、质量控制

中药饮片的净度指的是饮片的纯净度,即炮制品中所含杂质及非药用部位的限度。炮制品应有一定的净度标准,以保证调配剂量的准确。饮片的"质"与"量"是影响临床疗效的主要因素。炮制品中不应夹带泥沙、霉烂品、虫蛀品、灰屑、杂质。应该剔除非药用部位如芦头、壳、栓皮、核、头、尾、足、翅等。饮片中所含的杂质,必须符合有关规定。

中药的纯净度将会直接关系中医的临床疗效和安全性。中药净制必须符合《中国药典》2010年版(一部)、《全国中药炮制规范》(1988年版)和国家中医药管理局关于《中药饮片质量通则》(试行)(1994年版)中的规定要求。

(一)质量要求

经净制后的药材必须按大小粗细分档,无虫蛀、无霉变、无走油泛黑,无杂质。《中国药典》2010年版(一部)附录ⅨA杂质检查法中,对药材中混存的杂质规定:①来源与规定相同,但其性状或部位与规定不符;②来源与规定不同的有机质;③无机杂质,如砂石、泥块、尘土等。

(二)质量指标

1.《中国药典》2010年版(一部)对部分药材的质量指标作了具体规定:五味子杂质不得超过1%;山茱萸杂质(果核、果梗)不得超过3%;女贞子杂质不得超过3%;小茴香、穿山甲杂质不得超过4%;草乌杂质(残茎)不得超过5%;酸枣仁杂质(核壳等)不得超过5%;蒲黄不能通过七号筛的杂质不得超过10.0%。

2. 国家中医药管理局关于《中药饮片质量通则》(试行)(1994年版)。该《通则》规定的各类"净药材的质量指标":

(1)按不同用药部位规定:①根、根茎、藤木类:含药屑、杂质不得超过2%。②果实、种子类:含药屑、杂质不得超过3%。③全草类:含药屑、杂质不得超过3%。④叶类:含药屑、杂质不得超过2%。⑤花类:含药屑、杂质不得超过2%。⑥皮类:含药屑、杂质不得超过2%。⑦树脂类:含杂质不得超过3%。⑧动物类:含杂质不得超过2%。⑨矿物类:含杂质不得超过2%。⑩菌藻类:含药屑、杂质不得超过2%。

(2)按不同炮制品种规定:①炒制品中炒黄品、米炒品:含药屑、杂质不得超过1%。②炒焦品、麸炒品:含药屑、杂质不得超过2%。③炒炭品、土炒品:含药屑、杂质不得超过1%。④药汁煮品、豆腐煮品:含药屑、杂质不得超过2%。⑤煨制品:含药屑、杂质不得超过3%。⑥煅制品:含药屑、杂质不得超过2%。⑦发酵制品、发芽制品:含药屑、杂质不得超过1%。

3. 表面泥土较重的药材,取定量样品置清水中淘(冲)洗,洗水不得有明显沉积物。

(三)杂质检查法

杂质检查法按《中国药典》2010年版(一部)附录ⅨA中规定的方法进行。①取规定量的供试品,摊开,用肉眼或放大镜(5~10倍)观察,将杂质拣出;如其中有可以筛分的杂质,则通过适当的筛,将杂质分出。②将各类杂质分别称重,计算其在供试品中的含量(%)。

【注意】 ①药材中混存的杂质如与正品相似,难以从外观鉴别时,可称取适量,进行显微、化学或物理鉴别试验,证明其为杂质后,计入杂质重量中。②个体大的药材,必要时可破开,检查有无虫蛀、霉烂或变质情况。③杂质检查所用的供试品量,除另有规定外,按药材取样法称取。

第二节 净制机械设备

现代中药饮片生产应遵循"继承不泥古,发扬不离宗"的原则,根据现有条件对饮片炮制生产工艺选用相应先进的机器设备,按《药品生产质量管理规范》(GMP)的要求提高其档次,生产中应"药不落地",润药达到"药透水尽"。设备的使用,要避免药物的交叉污染,与药物接触的机器表面材料应不吸附药材、不与药材起化学反应、不应有腐蚀脱落。炮制后的药材不应露天干燥,采购设备应根据中药材、中药饮片的不同特性及炮制工艺需要,选用能满足工艺参数要求,结构性能符合GMP要求的生产设备,提高自动化程度及防污染能力。

中药材种类繁多,净制方法和工艺条件各不相同。目前,一部分中药材的净制生产仍是采用手工操作。因此研制中药材净制设备和机组,提高工作效率,是中药炮制工程学的重要任务。生产中对净制设备要加强保养:运行时,电动机温度不得超过65℃,滚动轴承温度不得超过70℃,若有异常现象应停机检查;机器长期搁置后首次使用或使用每隔6个月,应更换轴承处和输送机电机中的润滑油(脂);设备外壳必须可靠接地,避免发生意外事故;严格遵守维护和保养制度,机器每年应做一次保养。要认真执行安全操作规程、加强安全教育,做好生产安全工作,防止意外发生。

一、挑选机械设备

被挑选的杂物包括夹杂、缠绕在药材中的杂物和非药用部分等,很难用一般的机械方法除去,因此,目前挑选工作主要由人工操作来完成。

人工挑选用的工作台一般台面为1m×2m的不锈钢工作台,分平面、凹面、带落料孔三种形式,可配置照明装置。其中,凹面工作台可防止药材撒落地面,带落料孔工作台可及时收集被分拣的物料。

　　机械化挑选机由上料输送机、振动送料器、照明装置、变频调速电机和输送带组成。药材由输送机自动上料,并可控制流量,经振动送料器将药材均匀地落在正向输送带上,人工挑拣杂物将其放在反向输送带上,纯净药材由出料口装入料筐,杂物进入匀料器两边的杂物收集箱。上料输送机采用斗式胶带传动,变速电机通过三角皮带带动胶带及装在胶带上的小料斗,在上料输送机的下半部装有料斗,运转时物料随输送带提升。

　　机械化挑选机的操作:①在挑选机出料口放置接料容器,打开电源开关,按下挑选机启动按钮。②挑选人员在挑选输送带边上坐好。③根据挑选的难易程度,调节上料机的上料速度和挑选输送带速度,启动上料机、振动匀料装置和输送机。④将药材放在输送机的挑选输送带上,向进料斗进料。⑤调节振动器旋钮,使物料及时进入输送带。⑥挑选人员将杂质、变质的药材挑出,放在边上小的反向输送带上。纯净药材由出料口装入接料容器,在接料容器满了以后及时更换容器。⑦操作完毕,清理输送机下的回料,待输送机上的物料输尽,关闭输送机、挑选输送带,待挑选机上的物料全部落入料箱,再关闭挑选机和总电源开关。图4-2是机械化挑选机的工作原理图。

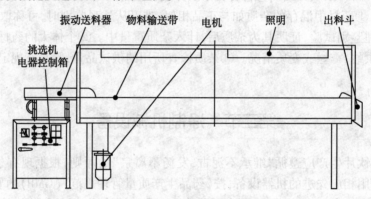

图 4-2　机械化挑选机的工作原理图

二、风选机械设备

　　1. 风选原理　风选净化药材的原理是基于物料(药物与杂质混合物)因存在质量或体形(包括形状和尺寸大小)差异,在适当风力作用下产生不同位移将物料与杂物分离,以达到净化药材的目的。物料在风(即空气流)的作用下会产生一个沿空气流方向的作用力,简称风力。风力大小取决于物料的形状与尺寸大小。质量相同体形不同的物料产生的风力不同,将产生不同的加速度与位移;体形相同质量不同的物料产生的风力基本相同,但产生的加速度与位移不同。

　　中药材与杂物通常存在形体或质量的差异,这种差异在风力作用下使药材与杂物产生不同的位移,产生的位移差别越大,药材与杂物就越容易被分离,风选效果优差在很大程度上取决于药材与杂物的特性。适中的风力使药材与杂物产生的位移差别最大化,以便达到物料与杂质分离的目的。

　　风选率与风选速度是反映风选效果的主要表现因素:风选速度 = 单位时间投料量(即投料速度,单位 kg/h);

$$风选率 = \frac{一次风选分离的物料}{理论风选分离的物料}(\%)$$

理论风选分离的物料可以采用低风选速度进行风选或进行多次风选获得。

根据风选分离过程中气流的方向,风选分离可以采用水平气流风选和垂直气流风选两种方式。水平气流风选原理见图4-3。

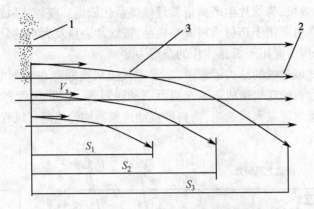

图4-3 水平气流风选原理图
1. 物料 2. 空气流 3. 药材及杂质运动轨迹

不同质量或体形物料在气流层的风力作用下产生水平速度 V_s 和水平位移 S。风速高、物料体形大,作用于物料的风力就大,气流层相对落地点越高,持续时间越长,物料产生的水平速度与位移就大。在相同的风速与同一高度的气流层下,不同形状、尺寸大小的物料都存在一定的迎风面积 S_0,迎风面积越大,作用于物料的风力就大;质量越大产生的水平加速度越小,水平速度 V_s 也越小,物料所产生的水平位移 S 就越小。水平气流风选是根据物料在各种相关因素的作用下所产生的不同位移进行选别。

$S \propto FS_0H/m$,其中 F 为风速;S_0 为物料迎风面积;H 为气流层相对高度;m 为物料质量。

除了上述因素外,影响水平位移的因素还包括气流方向、风选箱形状、投料速度等,各影响因素之间关系十分复杂。如风选箱中心部位与边缘的风速存在差异,而且这种差异随风量的变化而变化,投料速度变化会影响气流方向的变化等。只有根据物料的质量与体形特性,选择适当的风量并控制投料速度,才能达到较好的风选净化药材的效果。

垂直气流风选原理是不同质量或不同体形的物料受气流层风力的作用下,作用于物料上的风力大于物料自身重力的随气流上行被带出,小于物料自身重力的则下行,以分离不同质量与体形的物料。图4-4是垂直气流风选原理图。

药材净制生产中,水平气流风选主要用于药材的净制与分级,垂直气流风选主要用于饮片包装前的净制,除去饮片中的药屑和生产过程混入的毛发等。净制效果上,垂直气流风选一般优于水平气流风选。

2. 风选机械 风选机械主要用于质量、体形差异大的物料,尤其是同等体形而质量差异大的物料,也可以对药材、半成品或饮片,按其

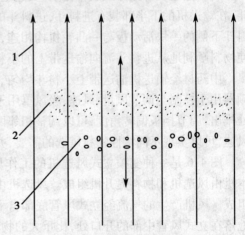

图4-4 垂直气流风选原理图
1. 空气流 2. 上行物料 3. 下行物料

体形大小分级,或除去药材、半成品、饮片中的药屑、泥沙、毛发、棉纱等杂物,具有生产能力大、成本低,设备投资和维护费用少的特点。

变频式风选机是常用的风选机械。利用变频技术,可根据需要调节和控制风机、风速和压力,使达到最佳净选效果,为饮片生产质量管理提供量化依据。变频式风选机有卧式及立式两种机型。卧式风选机可用于药材原料或半成品,按饮片轻重及大小的分级选别,并将部分杂质除去;立式风选机主要用于成品饮片的杂质去除。

图4-5是变频卧式风选机的结构示意图,是水平气流风选原理在实际中的一个应用实例。本机由风选机和物料输送机组成。风选机由震动送料器、风机、风管和风选箱等组成。风机产生的气流经风管匀速进入风选箱,物料经震动送料器均匀地落在风管上,随气流带入风选箱。

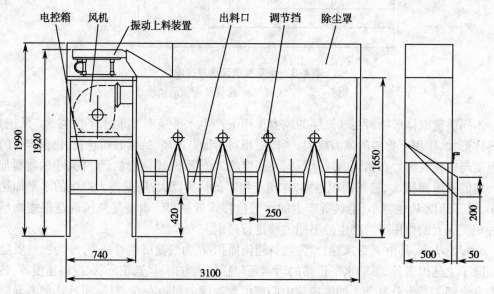

图4-5 变频卧式风选机(配除尘罩)结构示意图

物料输送机采用斗式胶带传动,变速电机通过三角皮带带动胶带及装在胶带上的小料斗,在输送机的下半部装有进料斗,进料斗的出口处装有出料调节门,用以控制出料数量,进料斗下侧的一块活动板与一凸轮机构相连,运转时活动板不断地摆动,防止物料阻塞,以便使物料顺利地从进料斗流向输送带上的小料斗。

中药材经输送机输送带上小料斗均匀、连续地加入卧式风选机的振动给料机构中。变频器用于控制与调节风量、风速,吸风罩用于平衡风选箱内的空气压力,避免气流从出料口处排出,调节挡板偏转角度,可以调整相邻两出料口的出料量。控制物料流量,调节风量与风速,可以实现不同特性物料风选的需要,并能连续自动化作业。

图4-6是一种变频立式风选机的工作原理图,是垂直气流风选原理的一个应用实例。本机由风选机和物料提升机组成。风选机由振动送料器、电机、风机、立式风管和风选箱等组成。风机产生的气流经立式风管底部自下而上匀速进入风选箱,物料经振动送料器均匀地落在立式风管中部的开口处,比重大的物料在立式风管底部的下出料口排出,比重较小的物料随气流带入风选箱,经分级后在风选箱下侧的上出料口排出,风选箱两上出料口之间设有调节挡板,以人工方式调节两出料口的等级。物料输送机采用斗式胶带传动。

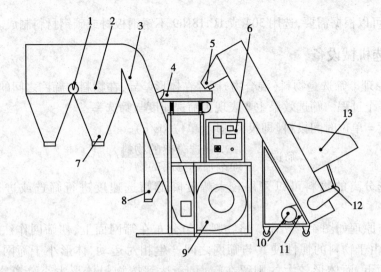

图4-6 变频立式风选机的工作原理图

1. 摇臂 2. 风选箱 3. 立式风管 4. 振动送料机构 5. 输送机出料斗
6. 电器控制箱 7. 上出料口 8. 下出料口 9. 风机 10. 变速电机
11. 三角皮带 12. 凸轮机构 13. 提送机大料斗

药材经输送机提升输入立式风选机的振动送料器。药材在振动料斗中被散布后流向前方落下,振动料斗下方配置有变频离心式鼓风机。气流从下往上吹送,比重较大的物料,直接下落从重料出口流出,比重较轻的物料被气流顺管道吹向上方,根据物料的不同比重,较轻的吹向较远处的出口,较重的则从另一出口出料。

输送机送料速度、振动给料斗的振幅,变频离心风机鼓风量及风压都是无级可调的。风选机与输送机的相互位置,根据车间场地或操作需要可排列成"一字"形或"L"形。

立式风选机根据不同的使用要求及物料含杂质情况有两种使用方法。

(1)除重法:主要目的是为了除去物料中的泥砂、石块、铁钉、铁屑等非药物的重杂质。使用时可以逐渐提高风机的风压与风量(风速),使物料能被吹向上方,从出料口排出,而重杂质则不能被风吹走,直接下落从下面重料出口排出。

(2)除轻法:主要目的是除去物料中的毛发、塑料绳头、细灰尘、草屑等较轻的杂质。使用时,可逐渐减小风压与风量(风速),直至物料在离开振动料斗后,能直接下落至重料出口处,不从上出料口处排出为止。此时,上出料口排出的都是物料中上述这些较轻的杂质。由输送机控制物料流量,匀料器使物料均匀下落到风选箱进行风选,变频器用于控制与调节风量和风速。控制物料流量,调节风量与风速,可以实现不同特性物料风选的需要,并能连续自动化作业。

采用多次风选或将水平与垂直气流风选组合使用,可以提高风选效果。另外,对于药屑、灰尘等杂质,采用其他分离机械会污染生产环境,风选机械不仅能有效除去这些杂质,还可避免生产环境污染。

风选机组(包括卧式或立式)在工作中由于输送机的出料口、振动给料斗的振动、离心风机对喂料口的反吹以及对几个出料口的排气,会将细小的粉尘排向周围环境,对车间工作环境造成一定的污染,因而在车间内应设置一些除尘或换气装置。在出料口处接扎上接料布袋可减少粉尘飞扬,或者将风选机组设置在空旷场地使用,以便及时散去粉尘。整机箱体、物料通道可以根据需要,选用304或1Cr18Ni9不锈钢板材或碳钢材料制成。

三、筛选机械设备

1. 筛选原理　筛选是物料(混合物)因存在体形差异,在物料与筛网之间的相对运动将物料分离的一个过程。筛选效果主要表现为筛选速度与筛选率:

筛选速度 = 单位时间投料(即投料速度,单位 kg/h);

$$筛选率 = \frac{一次筛选分离的物料}{理论筛选分离的物料}(\%)$$

理论筛选分离的物料可以采用较大幅度降低筛选速度进行筛选或进行多次筛选获得。

筛选工作原理如图4-7所示。将物料均匀分布在筛网面上,使筛网作往复振动或平面回转运动,由于物料的惯性使其与筛网之间产生相对运动,体形小于筛网孔的物料就会落到筛网面下,而体形较大的则留在筛面上,达到按物料体形大小分离物料的目的。物料与筛网的相对运动是筛选的必要条件,根据物料体形选择适当大小的网孔是筛选的目的。物料与筛网相对运动的特性主要表现为物料与筛网的相对位移与速度,位移越大则筛选率越高;在一定限度内,速度越高则筛选越快,但当速度达到某一极限时,筛选率反而会下降。

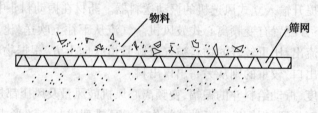

图4-7　筛选工作原理图

从理论上分析,往复振动式筛选物料与筛网只有一个方向的位移,而平面回转式筛选物料与筛网具有两个方向的位移,因此,平面回转式筛选的效果优于往复振动式筛选。如果将不同网孔尺寸的筛网自上而下按由大到小组合,则可将物料按体形大小分级筛出。工业用的连续运行筛选设备,筛网面与水平面成一定的倾斜角,以便于体形大于网孔的物料自动排出。

2. 筛选机械　图4-8是三层四出式平面回转式筛选机工作原理图。筛选机由机架、传动机构、床身、筛网、出料斗和柔性支承等组成。电机通过皮带传动驱动偏心转轴,使筛床、筛网作平面回转运动,三层筛网从上到下依次由疏到密放置,物料在第一层筛网的高端投料,经一层筛网筛分的物料下落到二层筛网进行二次筛分……直至完成三次筛分,在3层筛网面与底板排出不同体形大小的物料,达到筛选分级的目的。倾斜度调节装置用于调节筛选机、筛网面的倾斜度,使物料在筛网面上获得不同的下滑速度,以适应不同物料筛选的需要。

图4-9是一层二出口往复振动式筛选机工作原理图。电机通过皮带传动驱动曲柄连杆装置,使筛床、筛网沿支撑弹簧钢板的垂直方向作往复振动,物料在筛网的高端投料,经筛网筛分的物料落在底板上,在筛网面与底板排出不同体形大小的物料,达到筛选分级或除去杂质的目的。

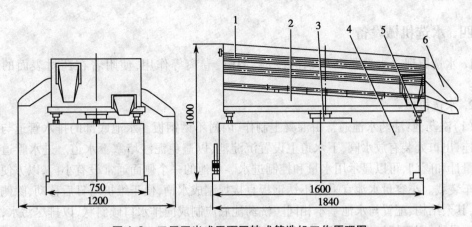

图 4-8　三层四出式平面回转式筛选机工作原理图

1. 筛网　2. 床身　3. 传动机构　4. 机架　5. 柔性支撑　6. 出料斗

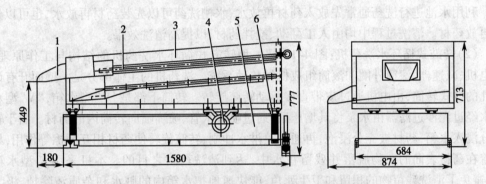

图 4-9　一层二出口往复振动式筛选机工作原理图

1. 出料口　2. 筛网　3. 床身　4. 振动电机　5. 机架　6. 支撑弹簧

　　筛选物料的效果除了与筛网的运动方式(包括平面回转式、往复振动式)、运行频率与幅度、筛网倾斜度、筛网面上物料的堆积厚度、物料与筛网面的摩擦系数、物料的质量、体形与大小、筛网面长度、筛网开孔率等有关。一般情况下,物料的堆积厚度越小,物料与筛网面接触就越充分,筛选率就高,但产量降低;质量大、体形趋向于圆形或立方形的物料与筛网容易产生相对位移,利于筛选;筛网面越长、开孔率高,增加筛选几率,可提高筛选率;物料与筛网面的摩擦系数大,如湿物料、含糖分或质软等物料,需要增大筛网运行幅度才能达到较好的筛选效果。

　　筛选机械的用途:一是对原药材按体形或大小进行分级;二是去除夹杂在原药材中体形、大小与原药材不同的杂质,如泥沙、碎屑等;三是在饮片切制过程中分离出较大尺寸部分,以便进行再次切制;四是分离炒制饮片的固体辅料、药屑或饮片干燥后的药屑。由于平面回转式筛选机运行频率相对较低而运行幅度较大,适合体形大、与筛网面摩擦系数大的药材或饮片的筛选,如原药材筛选、切制过程中的分级筛选;而往复振动式筛选机的运行频率较高而运行幅度较小,适合于体形较小饮片的筛选,如干燥、炒制后的饮片。

　　振动筛在工作中,会产生粉尘,影响车间的环境。因此,筛选粉尘较大的物料时,可在振动筛床身上方安置吸尘罩或把筛床上面封闭起来留出加料口及排尘口,可以减少扬尘对环境的污染。

四、水选机械设备

1. 水选原理 水选是利用水的浸泡、溶解、卷离等作用,使附着在药材表面的杂物脱离。

2. 水选机械

(1)洗药池:洗药水池通常由混凝土制作,内衬不锈钢板。水池底部的排水管道与下水道相连,出口处装有放水阀,下水道上设置沉淀池,以避免泥沙堵塞下水道。进水管道上装有流量计和阀门,可以显示用水量和控制进水。水池的一个侧面通常设有小门,以方便药材用小车装载。小容量水池宜采用不锈钢板直接焊制成水槽,便于维护与日后移动,除侧面开门外,其余结构、配置与水池基本相同。洗药池底应制成向排水口倾斜状,以排尽污水,便于清理。另外,用不锈钢板衬里洗药池时,应预埋金属嵌件,不锈钢板衬里应与水泥池施工同时进行,以便不锈钢板与水泥面牢固结合,提高其使用寿命。

利用水池进行洗药通常先放入药材再放水,水槽洗药可以先装药材再放水,也可以先放水再放药材。清洗过程中均由人工翻动、搅拌药材,以提高清洗效果。

(2)转鼓式循环水洗药机:图4-10是一种转鼓式循环水洗药机的结构与工作原理图。由电机、减速器、滚筒外圈和滚筒组成机械传动系统。洗药机的主体部分是一壁面开有许多小孔的鼓式转筒,由电机通过皮带直接驱动转筒旋转。转筒下部是"V"型水箱,"V"型水箱的水经过泥沙过滤器由水泵将其增压后,通过喷淋水管、喷嘴喷向转筒内的药材。由于转筒部分浸入水箱,药材被充分浸泡,再通过喷淋水冲刷、转筒旋转使药材相互摩擦等作用,易于附着在药材表面的杂物脱落并残留在水中,达到清洗药材之目的。本机采用V型水箱结构,避免了清洗残留物的积留和卫生死角,能快速地把水箱内的脏水和杂质清除掉,极大减小了清理的难度和工作量。

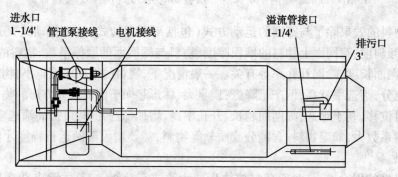

图4-10 转鼓式循环水洗药机的结构与工作原理图

图4-11是一种喷淋式滚筒洗药机的外形结构图。

用水浸泡、溶解附着在药材表面的杂物是水洗药材的必要条件。但水浸泡附着在药材表面杂物的同时也浸泡了药材,可能会导致药效成分流失,增加后续干燥能耗。为避免药材"伤水",可以采用提高转筒旋转速度、缩短水洗时间等进行抢水洗药,缩短药材被水浸泡的时间。提高洗药机喷淋水的冲刷力,增强药材之间及药材与转筒的摩擦作用,加强人工翻动、搅拌药材等,都十分有利于洗净药材。

洗药机一般适合于形状规则、形态短小、不易缠绕等药材的清洗,生产效率高、清洗均匀、不易"伤水",物料被筒体内螺旋板推进,受高压水流喷淋冲洗,污水进入水箱经沉淀、过

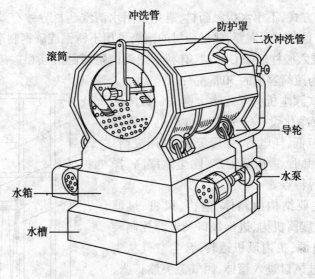

图 4-11 喷淋式滚筒洗药机外形结构图

滤后可重复使用。水池、水槽一般适合于形状复杂、形态细长等药材的清洗,生产效率低、劳动强度大、清洗时间长、药材含水率高。

五、干洗机械设备

1. 干洗原理 干洗是对药材表面进行机械摩擦、挤压,使吸附、黏合、夹带或嵌入在药材表面、缝隙的杂物或药材自身表皮脱落并分离的一种方法。

2. 干洗机械 图 4-12 是转筒式干洗机的工作原理图。从进料口投入药材,转筒内壁装有螺旋板,当转筒作正向旋转时螺旋板将药材推入转筒内,转筒横截面形状可以是圆形、方形或多角形,控制转筒旋转速度,使药材在转筒内翻滚,利用药材之间、药材与筒壁之间的挤压、摩擦等作用,使吸附、黏合、夹带、嵌入在药材表面、缝隙的杂物或药材的表皮剥离、脱落。转筒作反向旋转便将药材和杂物一起推到出料口处排出,经筛选得到干法净制药材。控制转筒运行速度与时间,可以达到理想的净制效果。转筒尾部连接的除尘器,用于除去灰尘、净化作业环境。

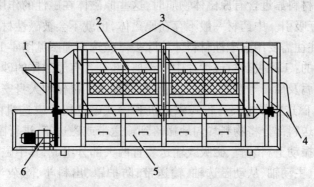

图 4-12 转筒式干洗机的工作原理图
1. 进料口 2. 筛网 3. 除尘口 4. 出料口
5. 除尘收集抽屉 6. 传动电机

　　由于这种干洗方式,不用水接触药材,避免了用水清洗药材导致有效成分的流失,减少饮片厂的污水排放量。根据需要,接触药材的滚筒可用不锈钢或碳钢制造,滚筒形状可制成方形柱(XGF型)或六棱柱形(XGL)型,有利于滚筒内物料翻滚互相擦碰,物料不宜装得过多,一般装料体积为滚筒容积的30%左右。

　　图4-13为干式除尘机。干式除尘机是一种国内外广泛使用的高效净化设备。采用半自动电动震荡清灰方式,具有噪声低、耗电省、外形美观、使用灵活、清灰简便、占地面积小、适用范围广、除尘效率高、操作灵活、使用方便等特点。

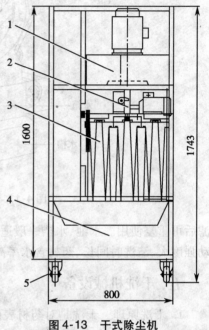

图4-13　干式除尘机
1. 风机　2. 振打机构　3. 布袋
4. 盛灰抽屉　5. 前后脚轮

　　干式除尘机主要结构由箱体、电机、风机、过滤器、盛灰抽屉、清灰震荡机构、进出风口及电器控制装置等组成。插上电源,机内风机运转,含尘空气从尘源经吸尘罩、管道进风口进入箱体,因气流突然扩张,流速骤然降低,大粒粉尘在其自重的作用下从含尘空气中分离而沉降至盛尘抽屉中。其余尘粒由于滤袋的筛滤、碰撞、钩挂、静电等作用,被滞留于滤袋内壁,净化后的空气由风口经出风口排出。当滞留在滤袋内壁的尘粒不断增加时,除尘器的阻力也相应增大,吸尘罩口吸力逐渐降低,为保证除尘器的效果,应视情况定期进行振荡清灰,使粉尘落入盛灰抽屉之中,完成了除尘回收的任务。

六、磁选机械设备

　　中药材的磁选是利用磁性材料能够吸附含有原磁体物质,将药材与杂物进行分离的一种方法。

　　1. 磁选原理　对外产生磁性的物质被称为磁性材料。在铁、钴、镍等金属和部分矿物中存在有原磁体,在无外磁场作用时,这些原磁体排列紊乱,它们的磁性相互抵消,对外不显示磁性。当把磁性材料靠近含有原磁体物质时,这些原磁体在磁性的作用下,整齐地排列起来,与磁性材料相互吸引。中药材一般不存在原磁体,也就不会被磁性材料吸引。砂石中所含的原磁体较少,往往需要用强磁性材料才能除去。磁选原理图见图4-14。

　　磁选的主要目的:①除去药材或饮片中的铁屑、部分含有原磁体的砂石等杂物。②除去药材中的铁丝等金属及砂石等杂物,保护切制、粉碎等加工机械和人身安全。

　　2. 磁选机械　磁选机械主要有带式磁选机和棒式磁选机。磁选机由振动送料和磁选两部分组成。振动送料部分将物料均匀地撒落到输送带或磁选箱,进行磁选。

　　带式磁选机由振动上料装置、磁吸式输送装置两大部分组成,其中磁吸式输送装置由机架、脚轮、驱动电机、主动轴、从动磁选轴、输送带、防护罩、出料斗、除杂斗等组成见图4-15(a)。带式磁选机的一只轧辊具有强磁性,当物料经振动装置匀料后送入输送带,输送带下方的强磁性从动磁选轴在转动过程中将物料中的铁磁性杂物吸附在输送带上,其他物料在重力作用下经出料斗排出,而吸附在输送带上的杂质继续沿着辊轴圆周转动到辊轴的下方,随着辊轴继续旋转,吸附在输送带上的杂质远离磁性辊轴,当吸引力小于杂物重力时,杂物

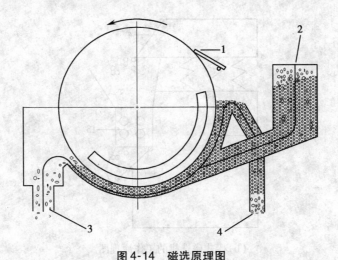

图 4-14 磁选原理图
1. 刮板　2. 投料口　3,4. 物料及杂质出口

便脱离输送带,下落在杂物出料口排出,自动除去药材中的铁性杂质,实现金属杂质与物料的自动分离。未自动掉落铁磁性杂质及灰尘等被清洁刷刷净落入除杂斗。带式磁选机适用于中药材原料、半成品或饮片成品中非药物杂质的净选,对铁性杂质除净率可达到99.9%,便于实现自动化流水作业。

棒式磁选机的磁选箱均匀地安装了磁棒,当物料受重力作用下落、经过磁选箱时,含原磁体杂质受强磁力作用被吸附在磁棒上,物料则通过磁选箱进入料框,使杂质与物料自动分离。被吸附在磁棒上的杂质,由人工定期进行清除。工作原理见图4-15(b)。

另外,机械化净选机组是将风选、筛选、挑选、磁选等单机设备,经优化组合设计,配备输送装置、除尘器等,组成以风选、筛选、磁选等机械化净选为主,人工辅助挑选相结合的自动化成套净选设备,可对饮片进行多方位的净制处理。该机组对不能用机械方式除净的杂质由人工进行处理,如挑拣、刮削、剪切、刷、擦等。该机组将传统的净制要求与现代加工技术有机地结合起来,使中药饮片的净制加工朝着机械化、自动化、高效率方向发展。

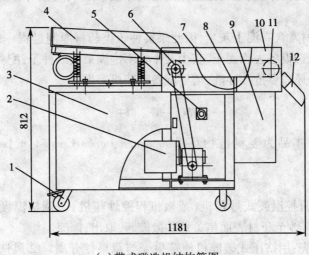

(a)带式磁选机结构简图

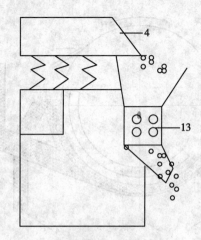

（b）棒式磁选机的工作原理图

图4-15　带式和棒式磁选机的工作原理

1. 脚轮　2. 驱动电机　3. 机架　4. 振动上料装置　5. 电源开关　6. 主动轴　7. 输送带
8. 毛刷　9. 除杂斗　10. 防护罩　11. 从动磁选轴　12. 出料斗　13. 磁棒

第三节　不同种类药材净制举例

净制是中药炮制第一道工序,是中药材切制成饮片或制剂前的基础工作,也是保证饮片质量的关键一环,对保证饮片质量将起到至关重要的作用。中药材来源复杂,药用部位形状大小不同,非药用部位的质地、含量多少也不相同,因此需要根据药材质地与性质,确定净制工艺和设备。《中国药典》炮制通则项下把净选列为三大炮制方法之一,要求以净选后的"饮片"入药或进一步加工炮制。

一、果实、种子类药材的净制

果实、种子类药材的净制,主要是去除附带的果皮、果核、枝梗等非药用部位,以及干瘪不饱满颗粒等。

果实种子类药材常含有泥土灰尘,因此果实种子类药材净制过程一般需要挑选去除非药用部位,须配备风选设备去除泥土、灰尘及干瘪不饱满果实或种子;配备筛药设备,分开大小;表面粘有泥土者还需要抢水冲洗,需要配备洗药机等设备。

草　果　仁

【药材来源】　本品为姜科植物草果 *Amomum tsaoko* Crevost et Lemaire 的干燥成熟果实。

【操作方法】

1. 炒制　启动自控温鼓式炒药机(或微机程控炒药机)。调整温度,取净草果置转桶中,控制温度和时间,炒至药材表面焦黄色并微鼓起,取出,摊凉。

2. 净选　①去壳:用挤压式破碎机使草果壳与草果仁分离。②风选:使用变频卧式风选机吹去草果壳。

3. 过筛　净选后的草果仁过孔径3mm筛。

4. 包装 取草果仁饮片,按每包 1kg 称重,装入相应的塑料包装袋内,封口,贴上标签。

【质量要求】 呈圆锥状多面体,直径约 5mm;表面棕色至红棕色,有的可见外背残留灰白色膜质的假种皮。种脊为一条纵沟,尖端有凹状的种脐。胚乳灰白色至黄白色。有特异香气,味辛、微苦。水分不得过 10.0%,总灰分不得过 6.0%,挥发油含量不得少于 1.0%(ml/g)。

【炮制作用】 草果仁性味辛,温。归脾、胃经。具有燥湿除寒,祛痰截疟之功。用于寒湿内阻、痞满呕吐,脘腹冷胀痛,疟疾寒热。经加热炒制,便于使草果壳与草果仁分离,除去皮壳,提高疗效。

紫 苏 子

【药材来源】 本品为唇形科植物紫苏 Perilla frutescens (L.)Britt. 的干燥成熟果实。

【操作方法】

1. 净选 ①挑选:称取紫苏子,将药材置挑选工作台上,人工挑出杂质。②清洗:用清水冲洗挑选好的紫苏子,除去泥土等杂质。

2. 干燥 将紫苏子摊放于烘箱内,控制温度干燥。

3. 包装 紫苏子按每包装袋 1kg 称重,装入相应的塑料包装袋内,封口,贴上标签。

【质量要求】 呈卵圆形或类球形,外表灰褐色,压碎有香气,味微辛。水分含量不得过 2.0%,以干燥品计迷迭香酸含量不得少于 0.20%。

【炮制作用】 紫苏子性味辛,温。归肺经。具有降气化痰,止咳平喘,润肠通便之功效。用于痰壅气逆,咳嗽气喘,肠燥便秘。经净制,除去杂质。

使 君 子 仁

【药材来源】 本品为使君子科植物使君子 Quisqualis indica L. 的干燥成熟果实。

【操作方法】

1. 净选 ①压扁:称取使君子药材,使用破碎机砸碎外壳。②挑选:将压扁后的使君子置挑选工作台上,去壳,人工挑出壳及杂质。

2. 包装 取使君子仁饮片,按每包 1kg 称重,装入相应的塑料包装袋内,封口,贴上标签。

【质量要求】 使君子呈长椭圆形或者纺锤形,长约 2cm,直径约 1cm。表面黄白色,有多数纵皱纹,有时可见残留有棕褐色种皮,气香,味微甜。本品种子含胡芦巴碱不得少于 0.20%。

【炮制作用】 使君子性味甘,温。归脾、胃经。具有杀虫消积之功。用于蛔虫、蛲虫病,虫积腹痛,小儿疳积。经净制,除去外壳及杂质。

二、全草、叶、花类药材的净制

全草、花叶类一般比重较小,产地包装将其压实打捆,以便运输。净制前,需要首先将其打包松动,然后挑选除去杂质,必要时要进行清洗,须配备洗药设备。比较大的叶片要软化切制、干燥后包装。

大 青 叶

【药材来源】　本品为十字花科植物菘蓝 *Isatis indigotica* Fort. 的干燥叶。

【操作方法】

1. 净选　①挑选:称取大青叶置挑选工作台上,人工挑出杂质。②水洗:挑选后大青叶用循环水洗药机洗去尘土杂质。

2. 软化　①喷淋:用清水喷淋净大青叶。②润:经喷淋后的净大青叶,放置适当时间至软化合格。

3. 切制　启动高速截断往复式切药机,将净大青叶切成规格为 5 ~ 10mm 段。

4. 干燥　将大青叶饮片摊放在烘干箱,控制温度和时间干燥。

5. 过筛　将大青叶饮片过孔径 2mm 筛。

6. 包装　大青叶饮片按每包装袋 1kg 称重,装入相应的塑料包装袋内,封口,贴上标签。

【质量要求】　为不规则的碎段,叶片暗灰绿色,叶上表面有的可见色较深,稍突起的小点;叶柄碎片淡棕黄色,质脆气味。味微酸苦涩。水分不得过 10.0%,浸出物不得少于 16.0%,本品按干燥品计算,含靛玉红不得少于 0.020%。

【炮制作用】　大青叶性味苦,寒。归心、胃经。具有清热解毒,凉血消斑之功。用于温病高热,神昏,发斑发疹,痄腮,喉痹,丹毒,痈肿。经净制,除去杂质,切段,便于调剂和制剂。

三 白 草

【药材来源】　本品为三白草科植物三白草 *Saururus chinensis*(Lour.)Baill. 的干燥地上部分。

【操作方法】

1. 净选　①挑选:称取三白草置挑选工作台上,人工挑出杂质。②水洗:挑选后三白草用循环水洗药机洗去尘土杂质。

2. 软化　①水淋:用清水喷淋净三白草。②润:喷淋后的净三白草,放置适当时间之软化合格。

3. 切制　启动高速截断往复式切药机,将净三白草切成规格为 5 ~ 10mm 段。

4. 干燥　将三白草饮片摊放在烘干箱,控制温度和时间干燥。

5. 过筛　将三白草饮片过孔径 2mm 筛。

6. 包装　三白草饮片按每包装袋 1kg 称重,装入相应的塑料包装袋内,封口,贴上标签。

【质量要求】　为不规则的段,叶片暗灰绿色,茎圆柱形,有纵沟 4 条,一条较宽广。切面黄棕色至棕褐色,中空。叶多破碎,完整叶片展平后成卵形或卵状披针形,先端渐尖,基部心形,全缘,基出脉 5 条。总状花序,花小,棕褐色。蒴果近球形。气微,味淡。水分不得过 13.0%,总灰分不得过 12.0%,酸不溶性灰分不得过 3.0%,醇溶性浸出物不得少于 10.0%,本品按干燥品计算,含三白草酮不得少于 0.10%。

【炮制作用】　三白草性味甘、辛,寒。归肺、膀胱经。具有利尿消肿,清热解毒之功。用于水肿,小便不利,淋沥涩痛,带下;外治疮疡肿毒,湿疹。经净制,除去杂质,便于调剂和制剂。

三、其他类药材的净制

　　根和根茎类药材、矿物类药材以及动物类药材的净制过程常与软化等过程联系在一起，尤其根和根茎类药材又分为长条状、团块状等，个性差异较大，工艺的设计和设备的选配要根据药材外形、质地进行。某些药材的净制，如远志、莲子的去心，最好趁鲜，知母需趁鲜及时去皮，干后不易除去。

（王延年）

第五章 切 制

　　切制是将净制过的植物类中药材进行软化,并切成一定规格的片、块、段、丝的炮制过程。古称"㕮咀"。切制饮片传统多用手工方式。目前,为了适应生产需求,除了特殊要求和实验室研究外,大都采用机器切制,并出现了具有机械化、自动化规模的中药材饮片切制工艺和生产线。

第一节 切制目的和分类

　　饮片切制是中药材加工炮制的工序之一,根及根茎、坚硬的藤木类和肉质的果实类药材较大,如:甘草、大黄、佛手、鸡血藤等应用不便,必须切制。

一、目的

　　1. 便于有效成分煎出　饮片切制的厚薄直接影响到临床疗效,一般按照药材的质地不同而采取"质坚宜薄"、"质松宜厚"的切制原则,以利于煎出中药材的有效成分。
　　2. 提高煎药质量　饮片与溶媒接触面增大,有利于提高有效成分的煎出率。并可有效地避免药材粉末在煎煮的过程中糊化、粘锅等现象,显示出饮片"薄而不粉"的特色。
　　3. 利于炮炙　药材切制饮片后,便于炮炙时控制火候,使中药材受热均匀。还有利于各种辅料的均匀接触和吸收,提高炮炙效果。
　　4. 利于调配和贮藏　药材切成饮片后,体积适中,洁净度提高,含水量下降,既方便配方,又减少了霉变、虫蛀等因素而利于贮藏。配合饮片小包装,还进一步提高调剂速度。
　　5. 便于鉴别　对性状相似的药材,切制成一定规格的片型,而显露了组织结构的特征,有利于区别不同药材,防止混淆。
　　6. 利于制剂　在制备液体剂型时,药材切制后能增加进出效果。制备固体剂型时,由于切制品便于粉碎,可使处方中的中药材比例相对稳定。

二、分类

　　根据药材的性质、入药部位、采集加工以及所含成分的不同,切制饮片的原料、方式和过程也有不同。一般而言,以药材状态进行划分,饮片切制可分为趁鲜切制、软化切制和炮炙后切制三种途径;以切制工具进行划分,饮片切制可分为手工切制和机械切制。
　　（一）以药材状态划分的切制方法
　　1. 趁鲜切制　趁鲜切制是指将新鲜的药材在产地直接切成所规定的饮片。趁鲜切制可以省去干燥药材再浸润软化的工艺,减少有效成分的损失,改善饮片质量,同时节省人力、物力等。适宜趁鲜切制的药材富含水分的草类,如白茅根、芦根、青蒿、薄荷、藿香、益母草、稀莶草、旱莲草等;质地坚硬的块根、块茎类,如白附子;果实种子类药材,如枳实、枳壳等。

2. 软化切制 利用水处理软化、砂润软化等方法,对干药材进行软化后进行切制。其中水处理软化方法是指通过喷淋法、淘洗法、浸漂法、润法、泡法或者通过蒸煮、烘烤加热等使药材软化再进行切制,如薄荷、五加皮、瓜蒌皮等;砂润软化是将待软化的药物埋入含水充分的砂中,利用渗透的原理,使砂中的水分逐渐渗入药物组织内部达到软化后进行切制,如槟榔、大黄等。通过软化处理,可使药材软硬适度,利于切制。

3. 加热炮炙后切制 某些有毒或者需要改变药性的药材,生品常为个货或者需要浸泡、蒸煮等长时间炮炙过程,切片后炮制易造成有效成分流失或者不能保证饮片外观,需要在加热炮炙后切成饮片,如制川乌、制草乌、姜半夏、制天南星、淡附片以及熟地黄等。

(二) 以工具划分的切制方法

1. 手工切制 手工切制刀为具有把柄的切刀。右手握刀柄,左手将药材向前推进按下刀片即可。饮片的长度以推进距离控制。

手工切制的主要工具为刀具,主要包括:①切药刀(铡刀):主要由刀片、刀床(刀桥)、压板、装药斗、控药棍等部件组成。操作时,人坐在刀凳上,左手握住药材向刀口推送,同时右手拿刀柄向下按压,即可切出饮片。较多用于切横薄片及草类药物,如桂枝、白芍、荆芥、香薷等。②片刀(类似菜刀):多用于切厚片、直片、斜片等,如浙贝母、白术、甘草、黄芪、苍术等。

除了特殊要求和实验室研究外,手工切制还适用于机器不好切的药材,如太软、太黏及粉质药材和少量药材,其操作方便,灵活,不受药材形状的限制,切制的饮片均匀、美观,损耗率低,类型和规格齐全,弥补了机器切制的不足。缺点是劳动效率较低。

2. 机械切制 机械切制的基本操作大致相同,即将药材整齐地放于刀床上或药斗里,调好推进距离即可切制。机械切药种类较多,如剁刀式切药机、直切式切药机、往复式切药机、直线往复式切药机、变频往复式直线切药机、数控高速截断往复式切药机、纵片切药机、旋转式切药机、滚刀式切药机、转盘式切药机、多功能中药切药机、多功能斜片切药机等,基本特点是生产能力大,速度快,节约时间,减轻劳动强度,提高生产效率。

第二节 中药材的软化原理与要求

中药材软化是指使干燥药材吸收水分使其软化,从而达到切制要求而采取的处理过程。药材软化得当,既便于切制,又可减少有效成分损耗,确保饮片质量,故有"七分润工,三分切工"之说。

一、软化原理

干燥的药材细胞壁皱缩,不但硬度增加,且容易破碎。但由于动植物药材几乎都含有蛋白质、淀粉、纤维素等大量亲水物质,遇水后易吸收水分,增加药材柔软性,降低硬度,便于切制。因此传统软化药材方法多采用自然水浸润处理,而在生产中则多倡导气相置换润药进行药材软化等方法。

1. 自然水浸润 是将药材直接与水接触进行软化的一种方法。药材表面先湿润、吸水,从而在药材表面与中心之间产生湿度差,使水逐渐向中心部位渗透,药材表面水分先达到饱和,直至药材全被浸透。传统自然水浸润方法包括淋润、洗润、漂润、泡润等,个别药材的软化也有特殊需要,如通过蒸煮加热、加酒等进行软化。药材被全浸透的过程除了与其体形大小有关外,还与水温、药材的组织结构等有关,往往需要较长时间。

2. 气相置换法　植物中活体细胞的原生质层(主要包括细胞膜、液泡膜及两层膜之间的细胞质)是一层半透膜,只能渗透水、植物所需的营养成分等,空气几乎不能穿透;而死亡细胞的原生质层是一层全透膜,所有气、液体都能通过。大部分新鲜的植物经干燥后,失水重量达60%~95%,而体积的收缩一般只有10%~50%,故其密度远远小于干燥以前,因此干燥的植物体内必然存在大量的空隙。干燥植物的这两个特性成为"汽——气"置换软化药材的必要条件。

气相置换法软化药材是将装有药材的密闭箱体抽成真空,使药材内部空隙也成真空状态,而形成空穴,当有水蒸气注入时,水蒸气进入药材内部的空隙,药材的亲水物质便吸水而软化。在软化过程中,水蒸气被吸收后药材内部空隙的压力小于外部水蒸气的压力,外部水蒸气就会不断的补充这些空隙,直至水分饱和。从理论上讲,这种软化过程仅取决于亲水物质吸收水分、软化所需的时间,与药材的组织结构、体形大小、温度等无关。

用液态水浸泡药材,水是沿着植物细胞壁或微小空隙壁面进行缓慢流动、渗透,这种由外向内的流动或渗透,药材体积越大、空隙越多,流程越长、时间越长,而且药材内部的空气还会阻碍水的流动,不仅延长软化时间,而且易造成含水量不均匀。而气态水则能沿着微小空隙进行扩散和漂移,不仅分子运动快速,路程也最短,软化时间短,含水量也比较均匀。这是水浸泡法与气相置换法软化药材的最大区别。另外,气态水的密度远远小于液态水,通过控制吸水时间可以很好地控制药材的含水量。

二、软化要求解析

药材软化的总体要求是"软硬适度"、"药透水尽"和"避免伤水"。通过对软化要求进行解析,将更利于在软化处理过程中掌握好药材软化的程度,确保饮片的质量。

1. "软硬适度"　是指药材的切制硬度,即药材达到适合切制所需的硬度值,是一个硬度指标。药材的硬度与含水率一般成反比关系,即含水率低药材硬度高,含水率高药材硬度低,药材的不同含水率都对应了一个硬度指标。不同药材切制所需的硬度值需要通过切制试验确定。"软硬适度"是对药材硬度的规定,同时也可以看作药材平均含水率指标。

2. "药透水尽"　是指药材经过适当水处理后,药材内部各部分水分的渗透速度为零,即药材各部分的含水量均相同。干药材和全浸透药材是两种极端状态。采用水浸泡法软化干药材时,在达到全浸透以前,水分始终从高浓度向低浓度方向渗透,直至全浸透药材,达到"药透水尽"要求。为了避免药材渗透过多的水分而"伤水",传统常采用淋润、堆润、闷润、少泡多润等方法进行药材软化。

3. "避免伤水"　是指避免药材因其中所含成分大量溶于水或发生水解等变化而影响药性。从药性、功效角度进一步规定了药材软化所需要控制的含水率。药材软化程度适中,才更利于饮片的切制,保证饮片质量,否则"伤水"将从根本上破坏饮片药效成分,降低其临床疗效,并引起各种饮片变异现象等。

因此,"软硬适度"、"药透水尽"和"避免伤水"是药材软化所应遵循的基本准则,其高度概括和总结了药材软化的技术要求,构成了中药材软化技术要求体系。"软硬适度"需要"药透水尽","药透水尽"是以"软硬适度"为前提条件,"避免伤水"使"软硬适度"、"药透水尽"更具有炮制学意义,三者缺一不可。

三、药材软化的质量控制

经软化后的药材,必须无泥沙等杂质,无"伤水",无腐败,无霉变、异味,软硬适度,达到"药透水尽"要求。

1. 检查方法　取定量样品,用下列方法拣出未润透和水分过大的药材,合并称重计算。

(1)刀劈:质地坚硬药材用刀劈开,内心应有潮湿痕迹,达到内无干心。

(2)指掐:团块状药材用指甲应能掐入药材表体。

(3)穿刺法(针刺法):用钢针穿刺药材中心,应无坚硬感。

(4)弯曲:长条形药材用手弯曲,应曲而不折断。

(5)口尝:断面应无异味。

(6)鼻闻:应有药材特有气味,无异味。

2. 质量指标

(1)喷淋:即用清水喷淋或浇淋药材。操作时,将药材整齐堆放,用清水均匀喷淋,喷淋的次数根据药材质地而异,一般为 2 ~ 3 次,均需稍润,以适合切制。采用喷淋法软化的药材,即以未润透或水分过大的药材不得超过总药材的 5% ;

(2)淘洗(抢水洗):即用清水洗涤或快速洗涤药物的方法。操作时,将药材投入清水中,经淘洗或快速洗涤后,及时取出,稍润,即可切制。由于药材与水接触时间短,故又称"抢水洗"。采用淘洗法软化的药材,药材水分过大或未透者不得超过总药材的 5% ;

(3)浸泡:即将药材用清水泡一定时间,使其吸入适量水分的方法。操作时,先将药材洗净,再注入清水至淹没药材,放置一定时间,视药材的质地、大小和季节、水温等灵活掌握,中间不换水,一般浸泡至一定程度,捞起,润软,再切制。采用浸泡法软化的药材,未泡透的不得超过总药材的 5% ,伤水的不得超过总药材的 3% ;

(4)闷润:即把泡、洗、淋过的药材,用适当器具盛装,或堆积于润药台上,以湿物遮盖,在基本密闭条件下闷润,使药材外部的水分徐徐渗透到药物组织内部,达到药材内外软硬一致而利于切制的方法。采用闷润法软化的药材,未润透的不超过总药材的 10% 。

第三节　软 化 设 备

传统自然浸润方法多在饮片厂建有洗、泡药池,把净制去杂后的药材经过淋、洗、泡后配合润法,使药材外部的水分徐徐渗透到其组织内部,达到内外湿度一致,在生产过程中多采用软化设备进行药材软化处理。

传统软化设备包括铜锅、铁锅、蒸笼等,利用其来蒸煮药材,以达到软化切制要求,又称为湿热软化法。目前,大生产中及新建的中药饮片厂,除了继承、改造传统加工方法外,已引入了一些先进合理的药材软化方法,如高真空气相置换润药法、卧式真空(加压)加温润药机、减压冷浸软化机、药材蒸煮箱等。通过工业化的可控操作可确保软化药材必要的含水率,使润药能达到"药透水尽",同时又使药材的有效成分损失降为最低。

一、卧式真空加温(加压)润药机

1. 原理　设备工作时将药材装载于圆柱筒体内,关上密封门抽真空,当筒体内减压至负压 0.07MPa(表压)时,注水浸润适当时间,放水、取出药材,完成水浸泡法药材软化过程。由于是减压注水润药,其过程比水池浸润、洗润更加快捷。为了进一步提高减压注水润药工作效率,该机还能进行加压、加温润药。其方法是在注水浸润的同时通入水蒸气进行适当加温或利用蒸汽压力对筒体进行适当加压。该机采用的水环式真空泵,其极限真空度受限于水的饱和蒸汽压,一般为 -0.07MPa,不适合于气相置换法软化药材。

2. 构造　见图 5-1。该机是用一直径 100cm、长 200cm 的铁筒制成,一头固封,一头是可开闭的密封盖,横卧在固定架上。铁筒内底部铺有多孔钢板,便于排水和通蒸汽;筒内铁板上装有滚轴,便于药物进出。筒底部接蒸汽管,上部接真空管,并装有真空表和温度计。药材通常由料筐、料车装载。

3. 操作　将净选的药材冲洗后,用盛器或整捆堆放在筒内,盖紧。启动真空泵,当筒内减压至负压 87kPa(650mmHg)时,放入蒸汽至筒内温度升高到预定要求(一般 60℃左右)时,关闭真空泵和蒸汽,闷润 10～20 分钟即可放出切片。主要适用于整捆或长条形药材,如夜交藤、忍冬藤、木通、鸡血藤、甘草等。

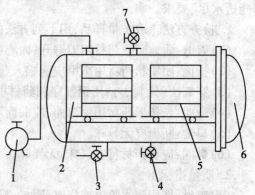

图 5-1　卧式真空加温(加压)润药机
1. 真空泵　2. 润药箱　3. 进水阀　4. 排水阀
5. 药材　6. 快开门　7. 蒸汽阀

二、水蓄冷真空气相置换式润药机

1. 原理　采用气相置换法软化药材,润药箱内的空气几乎为真空,注入的水蒸气必定全部占据药材内部原先被空气占据的空间,使药材与水的接触面积达到最大值。任何残留的空气都会影响药材与水的接触,因此较高的真空度是进行气相置换法软化药材的前提条件,对于不同的药材具有不同的真空度,一般为 ≤ -0.07MPa,理论上真空度越高气相置换润药效果越好。见图 5-2。润药箱一般是方形箱体,润药箱负压可达到 -0.095MPa 以上,注入水蒸气,适当时间后取出药材,完成气相置换法药材软化过程。润药机配套的蓄冷式真空气流除水装置用于除去真空气流中的水分,以确保润药过程所需真空度。

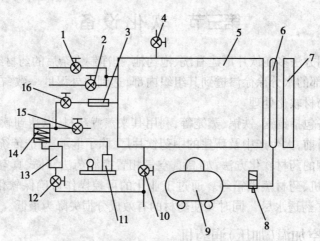

图 5-2　水蓄冷真空气相置换式润药机
1. 蒸汽阀　2. 进水阀　3. 压力指示器　4. 安全阀　5. 真空润药箱　6. 密封条
7. 箱门　8. 充放气电磁阀　9. 空气压缩泵　10. 排污阀　11. 真空泵
12. 出水阀　13. 集水箱　14. 冷凝设备　15. 放空阀　16. 真空阀

气相置换润药的特点是水蒸气完全占据了药材内部的空隙,药材组织完全暴露在"水分"环境中,水分无须借助于药材组织的渗透,而是通过药材内部空隙扩散、漂移到达药材组织,因此具有快速与均匀性特点。由于水蒸气的密度远远小于液态水,通过控制润药时间很容易控制药材含水率。

气态水液化成液态水才能被药材吸收,液化过程是水蒸气的一个放热过程,因此,气相置换润药过程还是药材的一个吸热过程,一定量的药材吸水越多、吸热越多,则升温越高,故不适合热敏性药材的软化。在实际应用中必须根据药材的性质,按照"软硬适度"的润药要求确定药材含水率来控制蒸汽用量,可以避免药材升温过高而影响药效。

润药机在连续使用时,由于润药箱内免不了存在积水和残余水汽,加上药材自身含有的水气,在抽真空时,就会将大量水分吸入真空泵内,凝结的水分就混在真空泵的润滑油池内,润滑油内水分超过一定限度会大大影响真空泵工作能力,以致达不到一定的真空度。为此,必须重新换润滑油,从而造成时间和物料的损耗。水蓄冷除湿装置能很好地解决这一问题。其工作原理见图5-3。制冷压缩机将制冷量提供给冷水箱,使冷水箱保持5℃左右的温度,真空泵从润药箱内抽出来的湿空气,使其经过一冷凝盘管后再引入真空泵,冷凝盘管则浸在冷水机的恒温冷水槽中,盘管内的湿空气经换热后到达露点,使湿空气中的水分不断凝露在出口中积集并被排出,经过处理的湿空气,出口时已是含湿量很低的"干"空气,能确保真空泵的正常工作。

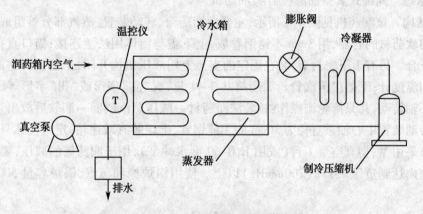

图5-3 水蓄冷除湿装置工作原理

2. 结构 QRY型(水蓄冷)真空置换式润药机是具有国内先进水平的润药设备。外形为一长方体,分为前后两部分,前部为可密封的润药箱体,箱体容积可按需要制成 $2 \sim 6m^3$ 的容积,端部有带铰链的气压密封门装置,将需润的药材放在带通气孔的层叠料筐中,层叠的料筐置于底部开通的手推小车上,手推小车则立于运输平板车的导轨上,润药箱内有同样的小车导轨,装料时,只要将运输平板车的导轨与润药箱内的小车导轨对齐,将手推小车连同车上层叠料筐,一起推入润药箱,然后封闭润药箱门。润药箱底部除小车导轨外还有一根两侧带孔的蒸汽引入管、排水(污)孔。箱顶有蒸汽压力表、减压阀及安全阀门,保证箱体工作压力为常压,抽真空时箱内负压允许达 $-0.1MPa$。润药机的另一头则为润药箱体的抽真空装置、压缩空气泵、水蓄冷空气除湿装置、蒸汽引入管接头及各管道的电子及气压控制阀,外侧面配置有仪表控制盘,可显示润药箱内真空度、温度、时间,显示所设定的操作时间以及各操纵开关。

3. 操作　①进料:先将内推车放在外推车上,固定,把药材装入专用的放料箱中,再放置于内推车上,打开箱门,用外推车推至箱体门口,推入内推车,锁闭箱门。②参数设定:调节抽真空时间开关,设定在 20~30 分钟;调节软化时间开关,设定在 10~60 分钟,并根据不同药材的软化要求确定其软化(润药)时间;调节压力开关,控制器压力设定在 0.005~0.01MPa。按下启动按钮,软化(润药)过程便可自动完成。③开机:按下启动按钮。并自动完成以下过程:门密封、抽真空、充蒸汽、药浸润、结束报警。④停机取药:按下停止按钮,关闭真空阀开关、蜂鸣器、切断电源,等 3~5 分钟,打开润药箱的门,用外推车把内推车从润药箱内拉出,并挂上待验状态标志。如需多次润药,则重复上述"标准操作过程"的步骤。

注意运行时,务必确认机门是否紧闭,否则密封条将有可能承受不住密封压力而破裂,以致设备不能正常运转。正常运行时,如真空仪表的指针未指向高真空度端,请检查箱门密封是否良好或蒸汽阀、出水阀、放空阀是否处于关闭状态,如出现故障应及时排除。本机的密封适合高真空密封,箱体不得承受内压力或用水来浸润药材。开关箱门的时候应轻轻开合,避免箱门撞击变形和密封圈破损。润药过程中严禁开启箱门。应保持真空泵的干燥、清洁,设备外壳必须可靠接地,避免发生意外事故。

三、立式真空加温润药机

1. 原理　同卧式真空加温(加压)润药机。

2. 结构　该润药机见图 5-4 所示,主要由润药筒、转动装置、蒸汽部分等组成。其中润药筒是润软药材的容器,用 3mm 不锈钢卷成,上下盖与筒体用法兰连接;筒口直孔活板,可沥水和开合。另有上下密封盖,装在固定的支架上用液压机构开闭,上盖接真空筒,并装有真空表和温度计;下盖接蒸汽管。润药筒共 3~4 只,成"品"字形或"田"字形等距离排列,通过中心轴转动,几只筒轮流操作:接装洗净药材→减压蒸汽闷润→润软后放出切片,依次循环。转动装置中心轴系直径为 30cm 的无缝钢管,上端装有减速箱,定时使几只润药筒转动定位。采用 W₃ 型真空泵 1 台(或用 E₅B-60 型水冲泵),用于润药筒的减压,要求在 2 分钟内使筒内达到负压 93kPa(700mmHg)以上。使用锅炉饱和蒸汽,锅炉容量 500~1000kg即可。

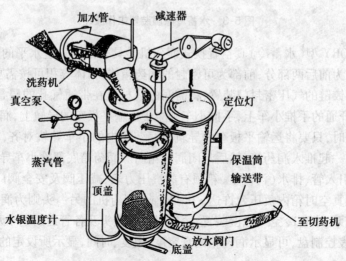

图 5-4　立式真空加温润药机

3. 操作　药材经洗药机洗净后,自动投入圆柱形筒内;待水沥干后,密封上下两端筒盖;然后打开真空泵,使筒内真空度上升至83kPa以上(即不到一个大气压);约4分钟后,开始放入蒸汽,这时筒内真空度逐步下降,温度逐步上升到规定的范围(可自行调节),此时真空泵自动关闭;保温15~20分钟后,关闭蒸汽(时间可根据药物性能掌握);然后由输送带将药材输送到切药机上,进行切片。

真空温润是在低压蒸汽下浸润药材的,浸润时间短,水溶性成分流失少。吸水迅速均匀,便于操作。可减轻劳动强度,缩短生产周期,省工节时,提高劳动生产率。

四、回转式全浸润罐

1. 原理　由浸润罐体、真空系统、加压系统和控制系统组成,并配有自动定量供水装置及自动加热保温装置,可控制生产中的压力、时间、水量、温度等参数,实现中药材浸润。

2. 结构　见图5-5。该设备由主罐体、左右支座、自动控制装置、电机及减速装置组成。辅助设备有真空泵、空气压缩机等。主罐体为中间圆柱两头圆锥体组合而成,全部用0Cr19Ni9不锈钢材料制造,长经比约为1:1。罐体为夹层结构,内通热蒸汽或热水可对罐体内物料实现加温,罐体两头的圆锥体使罐体在回转的过程中,有利于罐内物料定时作分流及合流,回转式全浸润罐使物料充

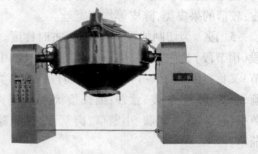

图5-5　回转式全浸润罐外形图

分地得到浸润液的浸润。主罐体的圆柱体表面中间固定两个水平方向的横轴,罐体可以绕着此横轴作慢速正反回转。主罐体的加料和排料采用一口两用的快开门机构,门的开启与关闭采用气动操作。左、右支座作为回转主罐体的机架,又装有自动控制操作面板及电机传动减速装置。主罐体的双向运转采取两级传动,即电动机-减速器-罐体主轴。它们分别用标准套筒滚子链条和V型带传动。在传动环节中装有制动器,可以使主罐体停在任何位置上,以方便加料、排料、安装和维护。罐体的启动、报警、转向、自动、手动及空压机和真空泵都设置于配套的控制柜中,便于操作。

3. 操作　将净药材加入主罐,封盖后对罐体抽真空减压,达-0.07MPa静置30分钟,开启进水阀,向罐体注入定量的浸润水,按每间隔5分钟慢速旋转一周(约1分钟),旋转数周,再对罐体加压或加温,将主机转到自动状态,经50分钟后出料。注入药材的水量需先行试验,以保证做到润药结果"药透水尽"。

该机通过试验可确定正确的加水量,达到润药"少泡多润,药透水尽"的目的,减少中药材浸泡带来的损失。能在动态情况下,满足多种中药的加压、减压、加温及常压浸润等工艺要求。

第四节　饮片类型及药材适用原则

中药饮片类型规格丰富多样,根据切制后成品的不同形状,形成各具特色的饮片类型,不仅美观,而且会直接影响到药材疗效。饮片的厚薄、长短及粒度的大小、粗细与煎出物都

有着密切的联系。中药是特殊商品,在保证饮片内在质量的同时,也要注重外在质量,中药传统切制方法是提高饮片外在质量的重要途径。

一、中药饮片类型

（一）按饮片切制厚度划分

1. 极薄片　厚度为 0.5mm 以下,如:羚羊角、鹿角、松节、苏木、降香等。

2. 薄片　厚度为 1～2mm,如:土茯苓、川木通、射干、白芍、槟榔、当归、天麻、三棱等。

3. 厚片　厚度为 2～4mm,如:茯苓、山药、葛根、防己、天花粉、泽泻等。

4. 丝片　指丝条状的饮片。包括细丝片和宽丝片。适宜皮类、叶类和较薄果皮类药材,细丝片为皮类切制而成,宽 2～3mm,也称皮丝片,如黄柏、厚朴、桑白皮、青皮、合欢皮、陈皮等均切细丝;宽丝片为叶类切制而成,宽 5～10mm,也称叶丝片,如较大的叶类药材,荷叶、枇杷叶、淫羊藿;较厚的果皮类药材,瓜蒌皮、冬瓜皮;树皮类药材,黄柏、厚朴、桑白皮、秦皮;较薄的果皮类,陈皮等均切宽丝。

5. 段　为切制的短节状饮片,古时称度。传统将段分为长段、中段和短段三种,其中长段(雨节段)又称"节",长 3cm,如白茅根段;中段长 15mm,如天冬段;短段(小段、米粒段、米节)又称"咀",长 5～14mm,如麻黄段。全草类药材,如薄荷、荆芥、香薷、益母草、麻黄、大小蓟、青蒿、佩兰、瞿麦、藿香;细长条状,成分易溶出的药材,如桑寄生、党参、北沙参、怀牛膝、芦根、忍冬藤、大血藤、小通草、肉苁蓉、青风藤、钩藤、高良姜、通草、黄藤、锁阳、槲寄生、颠茄草。

6. 块　指近方形或不规则的块状饮片,边长 8～12mm。如葛根、茯苓、何首乌、商陆等。

（二）按切制方法划分

1. 顶刀片　又称顶头片、圆片、横片,将药材长轴与切药刀成垂直方向所切出的横片,如白芍、白芷等药材横切的片,其片形为药材的横断面。

2. 顺刀片　将药材长轴与切药刀成平行方向所切出的片,如白术、川乌等。

3. 直片　先将药材腰断,然后再纵切成的片,厚度为 2～4mm,如大黄、天花粉、何首乌、防己等。

4. 斜片　将药材与刀成一定倾斜度切制的片型,厚度为 2～4mm,如干姜片等。倾斜度小的称瓜子片,如桂枝、桑枝等;倾斜度稍大而药材较细者称柳叶片,如甘草、黄芪、川牛膝等;倾斜度更大而体粗者称马蹄片,如鸡血藤、山药等。

（三）按切成饮片的形状划分

为了突出药材及饮片的固有特征,在切制过程中,遵循切制的法度,掌握好恰当的切面,使饮片形如其物,并具有一种特殊形状,从而提高饮片的切制质量和商品质量,又称特型饮片。

1. 蝴蝶片　适用于不规则块根或菌类药材,如白术、川芎等饮片。川芎药材"呈不规则结节状拳形团块,节盘突出,茎常数个丛生(近似并排分枝),中间高,两边低,顶(底)端有类圆形凹陷的茎(根)痕。以拳形正面为切面,纵切,厚约 0.2cm,饮片与蝴蝶相似而得名。

2. 凤眼片(鸡眼片)　指细条圆筒状皮类药材的横切薄片,中间有圆孔,形似鸡眼,如丹皮、枳壳等饮片。

3. 燕窝片 软化的某些药材以小刀逢中顺切一定深度去掉木心,将其内部向外翻转,形似燕窝,如天冬、麦冬等。

4. 盘香片 指卷筒形皮类药材的横切丝片,呈圆形盘状似蚊香,如厚朴。

5. 肾形片 扁圆球形药材直切成1mm厚的片型,形似肾脏,如浙贝母。浙贝的单瓣鳞叶可分为高、宽、基底(根)部与顶部。宽面的外表面凸出,内表面凹入;基底部微微凹入,尤以根处最甚,相当于肾脏的肾门和蚕豆的种脐;鳞叶顶部呈弧形微微凸出。以鳞叶的宽面为切面,纵切,厚约0.3cm,片形形如肾、且最大。如以鳞叶的横切及厚度的纵切,片形虽有凹凸的形状,但失去了肾形的特征,为弯月形和牛角形。

6. 铜钱片 泽泻药材的形状有圆形、椭圆形和倒卵形,在切制过程中,根据泽泻的形状特征,只能横切,所有饮片呈圆形,厚约0.4cm,形似于我国清末以来所铸造的各种新式铜币——铜元(钱)而得名。

7. 鬼脸片 为升麻的斜片,其片面色灰黑兰草绿,边缘微黑色,内有青绿空洞及网状花纹,纹内呈交叉的青绿黄色,形似鬼脸。

8. 纽襻片 枳壳药材“为半圆球形,翻口似盆状”。将净药材抢水洗,润软后翻口对齐折拢,置特制的压架中,数个相叠,数叠一架,悬挂于通风干燥处,每日加压挤紧(以防饮片干后翻口处张开),干透后拆开压架,枳壳形似钟面。将枳壳再均匀喷洒清水润软后,以钟壁纵切,厚约0.2cm,饮片形似我国传统服装的布纽扣而得名。

9. 阴阳片 将药材切制成具两种不同颜色表面的饮片,如黄柏阴阳片、黄芪阴阳片。

10. 桔梗双飞片 软化后的桔梗药材,以小刀逢中顺切一定深度,将其内部向外翻转并砸扁平,称为桔梗双飞片。

11. 骨牌片 杜仲、黄柏等长方形片状药材,先切成长段,再纵切成的片。

二、饮片类型的适用原则

1. 对于木质类及动物骨、角质类药材,根据需要,入药时,可分别制成极薄片。

2. 质地致密坚实、切薄片不易破碎的药材,宜切薄片。如乌药、槟榔、当归、白芍、木通等。

3. 质地松泡、粉性大者、切薄片易破碎的药材,宜切厚片。如山药、天花粉、茯苓、甘草、黄芪、南沙参等。

4. 形状肥大、组织致密、色泽鲜艳和需突出其鉴别特征的药材,为了突出鉴别特征,或为了饮片外形的美观,或为了方便切制操作,视不同情况,选择直片、及特型饮片等。如大黄、何首乌、川芎、升麻等。

5. 长条形而纤维性强或组织致密的条形药材,可切成斜片,如黄芪、桂枝、桑枝、山药等。

6. 全草类和形态细长,内含成分又易于煎出的药材,可切制成一定长度的段。如木贼、荆芥、薄荷、麻黄、益母草等。

7. 皮类药材和宽大的叶类药材,可切制成一定宽度的丝。如陈皮、黄柏、荷叶、枇杷叶等。

8. 为了方便对药材进行炮炙(如酒蒸)或避免煎煮糊化,切制时,可选择一定规格的丁块。如大黄、何首乌、葛根、茯苓等。

第五节　切制原理与切制设备分类

一、切制原理

切制是使药材形态发生变化的一种加工形式,如图5-6所示。刀具具有锋利的刀刃,其硬度远远高于药材,刀具接触药材并施加压力,刀刃克服药材组织的结合力(即切制阻力),使物料一分为二。

刀具的两个面所构成的刀刃角 θ,切片厚度用 δ 表示,在理想切制状态下(即刀刃自接触药材至药材被完全被切开,母材与刀刃只有一个方向的自由度,且药材的质地是均匀的),切片的效果及切制难易程度除了与药材自身的质地有关外,还与刀刃角 θ、切片厚度 δ、药材软化程度密切关系。在相同材质及同一软化程度的情况下,刀刃角 θ 越小,见图5-6(a)、(b),切片所形成的折弯半径小,与刀具斜面产生的摩擦力就越小,切片不易破碎,切制阻力也小,药材容易被切制。切片厚度 δ 越小,见图5-6(a),切片的变形能力相对较大,切制阻力小,药材也容易被切制。反之,刀刃角 θ 与切片厚度 δ 越大,见图5-6(c),切片的片形能力小,切片容易破裂,切制阻力大,药材不易被切制。

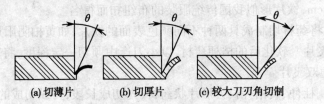

(a) 切薄片　　　(b) 切厚片　　　(c) 较大刀刃角切制

图5-6　切制原理示意图

采用机器切制药材,由于机器的结构、刀具与切制面的摩擦、药材进给方式、刀具运动轨迹的不同等,切制的实际破碎率要高于理论破碎率。药材在切制前通常需要进行软化处理,其目的是提高其柔软性,增强抗弯曲能力,减少切片破碎率。另外,在机器切制过程中,为了保持药材相对固定,通常需要施加外力,外力越大易将药材压碎,药材过度软化或软化不足也易将药材压碎或切碎。药材软化要求中的"软硬适度"是以适合切制为前提的,首先,应根据药材的质地和刀具的耐磨性选择刀刃角 θ,其次是制定药材的软化技术要求,根据切片厚度和片形完整性要求确定药材的软硬程度。

二、切制机械分类

1. 切制机械分类　按药材与刀具的相对运动关系,切制机械可以分为刀具运动和药材运动两种形式;按药材或刀具的运动轨迹,又可以分为往复式(摆动往复、直线往复)和旋转式(刀具旋转、物料旋转)两种;按药材的进给方式还可以分为柔性带切药机和金属履带切药机等,见表5-1。

2. 切制刀口的分类　主要有切口式和切垫式。

(1)切口式:如图5-7所示。输送带一般为金属履带,输送带一端进料,另一端为出料口即切口,药材被两条具有一定夹角、同向运动的输送带压紧并输送至切口处,刀具在切口外侧作往复或旋转运动切制药材。

表5-1 主要切药机的类型

类型	名称	结构特征
柔性带切药机	柔性带直线往复式切药机	柔性带、刀具直线往复式、切垫式
	高速万能截断机	柔性带、刀具直线往复式、切垫式
金属履带切药机	金属履带往复式切药机	金属履带、刀具摆动往复式、切口式
	金属履带旋转式切药机	金属履带、刀具旋转式、切口式
旋料式切片机	旋料式切片机	物料旋转式、切口式

切口式切药机的刀具需要越过切口才能切断药材,刀刃与切口构成剪切口,故称为切口式。刀具平面与切口需要保持一定的间隙才能保证机器正常运行,切制时药材的一端被压紧在切口处,另一端相对自由,作用在药材上的切制力与托力呈不对称状态,较短小的药材在切制时易产生移动,影响切制片形。药材进给需要均衡,进给不足,药材在切口处不能被压紧,也会影响切制片形。

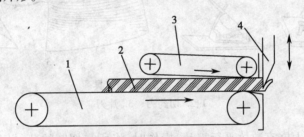

图5-7 切口式切药机切口
1. 金属履带 2. 物料 3. 压紧装置 4. 切刀

(2)切垫式:如图5-8所示。输送带一般为柔性带,由无毒橡胶材料制成,输送带一端进料,另一端装有压料机构,压料机构由加压装置、刀门、压料滚轴等组成,加压装置使压料滚轴与刀门始终以恒定的压力压紧药材,刀门与输送带之间形成药材通道,通道高度可随药材数量的增减而变化,输送带和具有与输送带相同线速度的压料滚轴将药材压紧并送至药材通道,刀具在刀门外侧的药材通道处作往复运动切制药材。

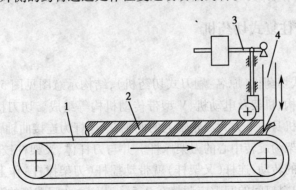

图5-8 切垫式切药机刀口
1. 输送带 2. 物料 3. 压料机构 4. 切刀

切垫式切药机刀具的切制力通过药材直接作用在输送带上,故称为切垫式。切制时药材的一端被压紧在药材通道上,另一端仍然被衬托在输送带上,作用在药材上的切制力与托力呈对称状态,适合切制药材的范围较宽。

第六节　常用切制设备

一、传统切制工具

手工切制根据所需切制药物特点选择合适的切制工具,切制工具(图5-9)主要有:

1. 切药铡刀　主要由刀片、刀床(刀桥)、压板、装药斗、控药棍等部件组成。
2. 片刀(类似菜刀)　多用于切厚片、直片、斜片等。

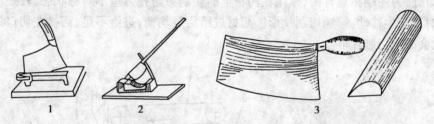

图5-9　传统切制工具
1,2. 切药刀　3. 片刀

3. 镑刀　刀座上嵌有数枚平行刀片,操作时,将所需切制的药材用水处理软化后用钳子夹住,另一只手持镑刀一端,来回镑成极薄的饮片。

4. 刨刀　由基座和刀片做成,操作时,将药材固定,用刨刀刨成薄片即可。木质或角质坚硬类药材,如檀香、松节、苏木、牛角等,适用于本法切制。若使用机械刨刀,药材则需要预先进行水处理。

5. 锉刀　有些药材,习惯上用其粉末,但由于用量较小,一般不事先准备,而是随处方加工,如水牛角、羚羊角等。在调配时,用钢锉将其锉为末,或再加工继续研细即可。

6. 斧类工具　利用斧头等类似工具将动物骨骼类或木质类药材劈成块或厚片。

二、金属履带往复式切药机

(一)结构

金属履带往复式切药机(原名:剁刀式切药机),结构示意图见图5-10。该机主要由切刀机构、药材输送机构、机架及电动机、V型带传动机构等组成。切刀机构为一曲柄——摇杆机构,曲柄为装在机身左下方大飞轮轴上的曲轴臂,连杆为连接曲轴臂与刀架体之间的叉架杆,摇杆则是以机架为旋转中心的刀架撑杆。并与刀杆体、叉架杆铰接,切刀就装在刀架体上,随着曲柄曲轴的转动,连杆(叉架杆)就带动摇杆(刀架撑杆)作上下弧形摆动。切刀与固定在机体上的出料口间的间隙应调整在0.5mm以上,此间隙值的调整由两边刀架撑杆的撑杆调节螺丝实现。切刀下方紧挨出料口处装设有一条用硬橡胶制成的"砧板",物料将在此处被切断。药材输送机构由料盘、上输送链、下输送链及输送链步进机构组成。两输送链轴端装有一对互相啮合的转动齿轮,转动齿轮由与五星轮同轴的间歇运动小齿轮带动。

大飞轮端面装有偏心调节机构,形成与飞轮转动中心有一定偏心距的曲柄,此曲柄与步进机构连杆、五星轮组成间歇进给的另一个曲柄—摇杆步进机构。待切药材排放在用 304 或 1Cr18Ni9 不锈钢制成的料盘上,靠人工将药材送入输送链入口,上、下输送链呈张口喇叭形,将药材压送向出料口,经出料口后由切刀切制,切刀下切时,输送链不运动,待切刀上行时,输送链作药材送进运动,送进量的大小根据所需切制药材的片厚或段长去调节步进机构的曲柄偏心量。切片机机座底部放置电动机,动力由电动机上小 V 型带轮通过 V 型带带动大飞轮上的大 V 型带轮,使整机协调运动,被切割过的药材通过出料斗引出。

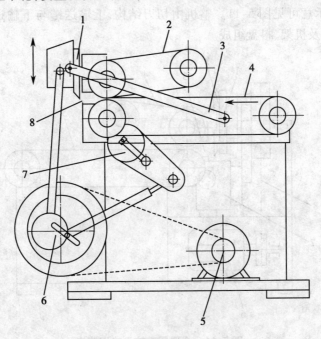

图 5-10 金属履带往复式切药机
1. 切刀   2. 副输送带   3. 刀架连杆   4. 主输送带
5. 电机 6. 曲柄连杆机构 7. 超越离合器 8. 切口

（二）操作

将软化好的药材整齐均匀地排放在料斗上,再由人工将药材推送入输送链的入口,药材将被上、下作对滚运动的链辊压紧,由输送链把物料步进输送向刀口,对药材进行截切。切出药材的厚薄由步进机构上的曲柄具有的偏心量决定,将偏心量减小则切片厚度变小,反之则片厚增大。切药中途若需停顿或欲退出刀门内的物料时,可选停机,然后将五星轮上的手柄拨至"退"挡,启动机器可将未切物料退出刀门。若将五星轮手柄拨至"停"挡,则仅有切刀上下往复运动,输送链则不运动。生产中加料需加足,铺排应均匀,若遇超负荷,应立即停机。

（三）特点

1. 结构刚度大,配用电机功率大,切制力强。

2. 主要适用于截切全草、根茎、皮叶类的药材,不适用于颗粒状、果实类药材的切制。

3. 切刀运动轨迹弧形,药材切片形状也带弧形,要求切片薄且平直者难以达到。

4. 每次送料时,要求使物料均匀充满出料口,加料不足,易导致切制的片形差。由于药材的一对输送辊链与切刀刀口之间存在一段距离,药材切到最后,这段距离的药材无法切制。

5.由于输送链节之间、输送链与挡板之间存在缝隙,药材容易嵌塞其中,易造成堵塞,输送药材不畅,甚至引起机器超负荷、漏料。此时应停机,将五星轮上手柄位置换到"退"这一挡位,再开机退出物料,进一步清理输送链各部位。

三、金属履带转盘式切药机(原名:转盘式切药机)

(一)结构

切药机结构示意可见图5-11。整机由切刀结构,上输送链与下输送链组成的送料装置、动力与变速箱及机架、料盘组成。

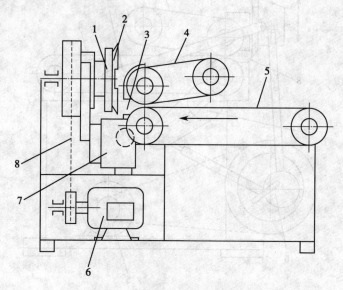

图5-11　金属履带转盘式切药机
1. 刀盘　2. 切刀　3. 切口　4. 副输送带　5. 主输带
6. 电机　7. 蜗轮减速箱　8. 皮带传动

1. **切刀机构**　切刀机构由动刀盘及定刀口(出料口)组成剪切药材的装置,定刀口即矩形的出料口与上、下输送链出口相接,切刀为一旋转圆盘,其上在180°方向装有二把直刀,刀刃凸出刀盘压板表面一定距离,这一距离即切片厚度。根据所需饮片厚度调整刀盘压板与刀口的距离。调整方法是先松开转盘空心轴后的锁紧螺母,再松开顶头螺钉,然后旋转调节螺母,使刀口与刀盘压板产生相对位移。若使调节螺母作顺时针旋转,则刀盘压板向前,刀口与压板距离变小,切出饮片由厚变薄。当达到所需距离时,拧紧顶头螺钉,再将锁紧螺母拧紧,如果调节螺母作逆时针旋转时,则刀盘压板往后退,刀口与压板距离增大,切出饮片的片厚也增大,间距调整好后,调节螺母应向顺时针方向稍微转动一下,将螺纹间隙消除,最后将顶头螺钉及锁紧螺母拧紧。

2. **输送链**　下输送链由装在机架轴承上的前后链轴支承为水平位置,链条由不锈钢或碳钢铸成,不易生锈或打滑,输送能力强。链条松紧由下输送链调节螺钉进行调节。上输送链也由前后两根链轮轴支承,但稍作倾斜使与下输送链组成喇叭口状。上输送链的松紧也由后面的调节螺母调节。位于前面的两根链轮轴一端装有一对相互啮合的齿轮使上下两输送链等速运动。在输送链后有进料盘与之相接,将料盘上的物料布排均匀,再以手工送料入输送链。

3. 动力传送变速系统　动力传送变速箱安装在机架的右侧。动力由电动机通过 V 形带带动刀盘驱动机构使刀盘转动,刀盘轴上还装有宝塔变速箱,通过 V 带带动位于切药机右侧。变速箱的动力由电动机,通过 V 带驱动刀盘驱动机构,使刀盘旋转,刀盘轴上还装有宝塔 V 带轮,可选择两挡速度,以 V 带去驱动减速箱上的输入宝塔 V 带轮。变速箱由齿轮-蜗杆二级变速器组成。先经滑移齿轮实现一级变速后,再经蜗杆蜗轮进行二级变速,动力由蜗轮轴输出。下输送链的前链轮轴,右端与蜗轮轴同轴,左端装有齿轮与上输送链链轮轴上装有的齿轮互相啮合,使上、下输送链同步将待切物料压送入切刀口。

（二）操作

根据需要切制的饮片的厚度,调整好转盘上刀盘压板与刀口的距离、刀口与刀门出口的距离,一般调整在 0.5～1mm 间,然后调整变速箱手柄到相应切片厚度位置。经过润药软化的药材均匀地排放在进料盘上,由人工将药材推送输送链的入口,药材被上、下输送链压送进入刀门,刀门相当于定刀口,转盘刀相当于动刀,药材被输送链推出顶着刀盘压板,动刀截切得到预先调节好的一定片厚的饮片。

根据切制药材的不同,调整时应注意以下几点。

1. 如切丹参、当归、川贝、毛香附等药材时,刀面与刀盘压板表面的间隙如为 1mm,减速箱变速手柄亦应拨到 1mm 挡,二者必须相符,否则片型会不符要求或因超负荷停机,长期过载而损坏电动机。

2. 切制半夏、槟榔、延胡索之类表面较光滑的药物,则输送链的进给度应超过刀盘口与压板间距离。如饮片要求切片厚度为 3mm 则变速手柄应拨至 4～6mm,这样可减少斧头片情况。

3. 切长草类、茎秆类药材,可将盘面退到底,不使药材接触磨损台面,以期减少摩擦发热及切削阻力,减少盘面磨损。

操作中若遇堵料、停机等情况,应停机后倒车退出物料,对刀门、输送链等部位进行清理,检查原因,排除故障后再进行开机。例如,可检查刀口是否锋利,动刀与刀门间距是否过大或超过 1mm,或刀门是否磨损过度,皮带是否松动、未张紧等,上述原因均可导致堵料及停机故障。

（三）特点

1. 该切药机的切制原理为动、定刀间的剪切,配用电机功率大,产量高。

2. 可适用切制全草、根茎、颗粒及果实类药材。由于输送链是连续送料,而切刀则是每转二次的断续切制,因此无法避免物料与刀盘压板的挤压与摩擦,产生药屑与不规则片,同时还会造成电机能耗及刀盘的发热、磨损。

四、柔性带直线往复式切药机

该机一改以往剁刀式及剪切式切割药材原理,采用切刀作上下往复运动,而物料由食品级橡胶带或聚氨酯带输送入刀口,切刀直接在输送带上切料,模仿在砧板上切料的原理切制药材。

（一）结构

该机由切刀作上下往复运动的刀架机构、输送带及同步压送机构、步进送料变速机构及机架传动系统等组成。该机结构见图 5-12。

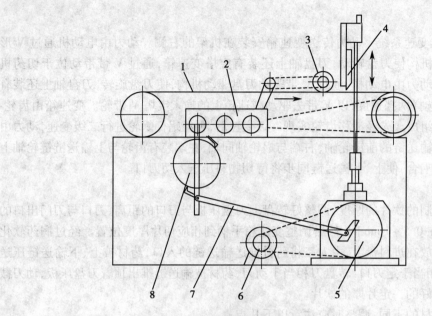

图5-12　柔性带直线往复式切药机
1. 输送带　2. 变速箱　3. 压料辊轴　4. 切刀
5. 主轴箱　6. 电机　7. 连杆　8. 棘轮机构

1. **刀架机构**　刀架机构为一双柱刀架,双柱在机身导套上可以上下运动,刀架上有装刀杆,其上装有切刀、压刀杆。刀架机构双柱的下方与曲轴箱上左右两个上下运动滑块连接提供刀架的上、下运动。

2. **输送带及压送机构**　输送带支承在前后二个输送带轮上,输送带轮装在机架轴承上,靠近刀架的输送带轮为主动轮,作间歇运动,动力由齿轮箱输出轴通过链条传动提供。压送机构紧靠在刀架机构的后面,也是一个带双柱的横梁,横梁上装有带齿的压料小滚轮、引导药材的 L 型铝块,双柱可以在机架的导套上下滑动,压料小滚轮也由齿轮箱输出轴通过链条提供间歇转动。压料机构附加一定的配重以保持对药材的一定的压送力,整个压料机构由一杠杆手柄操纵其升抬位置。

3. **步进送料变速机构**　在切药机的左侧装有一个步进送料变速齿轮箱,内有三根齿轮轴,九只齿轮,左、右两轴上装有可用手柄操作的滑移齿轮,每个手柄有三个位置,不同的手柄位置可以搭配出七种不同的传动比。变速箱左边轴为动力输入轴,轴上装有棘轮、驱动棘爪和止动棘爪,变速箱的动力来自刀架机构下的曲轴箱,其左侧伸出一装有大 V 型皮带轮的传动轴,大 V 型皮带轮上装有一偏心调节机构,见图5-13。它与变速箱上的棘轮摆动轴和连杆组成"曲柄-摇杆"机构。改变偏心调节螺杆上滑块的偏心距即可调节曲柄摇杆机构中曲柄的长短(即偏心的大小),也就调节了摇杆(即棘轮摆动轴)的摆动角度。变速箱右边的输出轴通过变速的间歇转动转角,输出轴上装有两个链轮,一个带动输送带前面的主动轮作

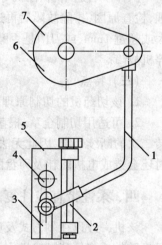

图5-13　步进送料变速机构
1. 连杆　2. 调节丝杆
3. 偏心调节块　4. 曲轴
5. 偏心块　6. 逆止器
7. 前输送带轮

间歇转动,从而使其上的输送带作步进运动。另一个链轮则带动压送机构上的压料滚轮一端的链轮,使压料滚轮与输送带作同步的间歇运动,将物料推向刀门供切制。

由于变速箱为有级调速,因此切制的片厚也是有级的。但通过改变偏心螺杆上滑块的偏心量可以改变曲柄摇杆机构中摇杆的摆角(即驱动棘轮每次能拨过的齿数),也可以调节切片厚度,因此可切制多种规格片形的饮片。棘轮机构中摆杆上装的驱动棘爪可推动棘轮作间歇转动,在机架上还装有止动棘爪,可以防止摆杆回摆时因摩擦带动棘轮反向转动。

4. 机架、动力及曲轴箱　机架由槽钢焊成一整体构架,具有足够的强度与刚度,在底座上装有电动机,通过 V 型带带动曲轴箱外的大带轮,曲轴箱内为"曲柄——滑块机构"。曲轴为机构中的曲柄,箱内连杆一头与之铰接,另一头与箱体左右两侧作上下运动的导杆(滑块)相联。伸出箱外的左右两导杆,再与刀架机构上的双柱连接在一起,带动切刀作上下往复运动。切刀的上下运动与输送带的进给运动应相互配合,这在机器装配时已调整好,即切刀下切时送料进给运动停止,切刀退出时,输送带才进给。

机架可以全用不锈钢制成,除切刀外,其余与药材接触的金属部件如装料盘、导向罩、出料口等均用不锈钢制成。

(二) 操作

1. 装料与切片长度　将已经软化的药材整齐均匀排布在装料盘上,装料厚度宜在 5cm 以下,如料层较松可稍为超出 5cm,经压送机构压出料层厚度保持在 4cm 以下,以保证不超过刀片升起高度。待切物料由输送带及压料机构自动压送进入刀口切制,切片厚度可调节变速箱的左、右手柄位置搭配及调节偏心螺杆上滑块的偏心量达到要求。变速箱上的"截断长度-齿轮挡位配位表"所载的切片厚度是指棘轮转动一个齿时的数据,当调节偏心块调节机构的偏心量(曲柄摇杆机构的曲柄长度),使摇杆每摆动一次能拨过 2 个齿时,表列切片厚度应乘 2,同样如能调节到棘轮拨过 3 个齿则表列值乘 3,以此类推可获得应有的切片厚度。推动棘轮齿数最大不超过 10 齿。

2. 切刀安装与调整　切刀切入输送带深度应调整准确。切入过浅则药材切不断,切入过深则易伤及输送带,影响输送带使用寿命,切刀深度应针对不同物料仔细调试,以能切断药材又不伤及输送带为度。此外,装刀的刀刃与输送带平齐与否,以及刀刃的锋利程度等,也与切药功能否正常工作有很大关系。

3. 精制饮片切制　该机切制的最薄片为 0.7mm,最大长度为 60mm。由于采用齿轮——棘轮机构进行步进式输送药材,送料尺寸十分精确,误差可以控制在切制尺寸的10% 以内,能切制尺寸统一、片形整齐的精制饮片。将已经软化的药材整齐均匀排布在输送带上,药材的长度方向与切刀面需垂直(否则易出现斜切现象),除草类、叶类药材外料层厚度不宜过高外,一般为药材当量直径的 2 倍左右。为避免高速切制时切片被切刀粘连,在切刀下落时被切碎,可适当放慢切刀的速度。

4. 颗粒饮片切制　将已经软化的药材堆放在输送带上,在理想情况下,经一次切制成片状饮片,经二次切制成为条状饮片,再经三次切制便成为颗粒饮片。但在实际切制时药材不可能排布的非常整齐、均匀,因此经第三次切制的饮片需要筛选后进行再次切制,直到全部过筛为止。通常情况下,颗粒饮片的尺寸是指平均尺寸,颗粒饮片的最大和最小尺寸由筛网孔的大小决定,切药机的切制尺寸宜适当大于颗粒饮片的平均尺寸,一般为 10% ~ 20%,这样可以减少切制的碎末,提高生产效率。

(三) 特点

1. 该机可切药材种类范围广,如根茎、草叶、块根、果实类药材都可以切制。切药原理为"切刀＋砧板"方式，切刀直落在输送带上，切制片型平整，切口平整光洁，切制碎末较其他切制方法少5%~8%。

2. 切刀运动与输送带运动得到较好配合，不会产生切刀下切时物料还在运动的情况，采用齿轮——棘轮机构进行步进式输送药材，故切片尺寸准确、片型好、成品得率高。

3. 输送带替代输送链，物料输送面平整光滑，避免了药材的嵌塞、漏料等弊病。

4. 该机的电动机带有变频调速器，因而电机转速可以无级调速，用户可以根据药材的物理性能、切片厚度、产量等调节合适的切制速度。但若调至最高工作频率时截切药材的片厚（长度）应限制在6mm以下，切制料段长度越长，切刀的工作频率（电机转速）应越低。

5. 机器运转时，应注意防止物料漏入下侧输送带上，及时清理之，尤其对一些黏性的药料，粘在输送带内侧，不及时清理，会带到前面的主动输送带轮表面上，引起砧切面抬高而切伤输送带。

6. 该机可配用切制颗粒饮片的专用成形刀具，可切制出4~12mm见方的颗粒饮片。

五、高速万能截断机

该机是在直线往复式切药机的基础上改进而成，具有易清洗、不漏料、噪声小等特点。

（一）结构

整机由上、下往复运动的切刀机构、输送带及同步压送机构、送料曲柄摇杆机构及机架与传动系统组成。机器结构简图见图5-14。

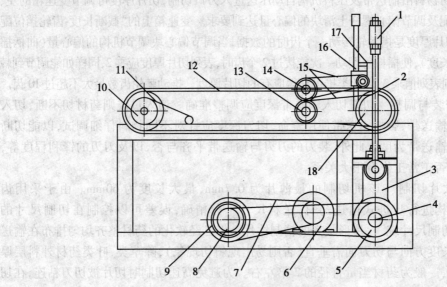

图5-14　高速万能截断机

1. 机构　2. 架杆　3. 连杆　4. 曲轴　5. 大带轮　6. 电机　7. "V"型带　8. 从动小带轮
9. 从动大带轮　10. 反向逆止器　11. 后输送带轮　12. 输送带　13. 齿轮
14. 中链轮　15. 链条　16. 压送机构　17. "L"形铝块　18. 输送带轮

1. 切刀机构　该机切刀机构为一双柱，刀架用一对连架杆固定在机身的上、下两个导套间作上下滑动，刀架上有装刀钩头便于刀片定位并用压刀板将其固定在刀架上。刀架机构的双柱连架杆下端与下方的两个连杆以铰链连接。连杆再和曲轴、曲柄组成切刀的曲柄—滑块机构。当曲轴旋转时，带动其上的偏心轮（曲轴）转动，连杆就带动滑块（刀架的双柱）上下作往复运动。曲轴中间另装有配重块，以平衡曲轴的偏心力，减少机器的振动与噪声。

2. 输送带及同步压送机构　输送带支承在机架的前后两个输送带轮上,输送带轮由轮轴支承在机架滚动轴承座上,近切刀机构处的带轮为主动轮,轮轴一端装有链轮。输送带的步进机构为"曲柄——摇杆机构",机构的曲柄为装在曲轴上的偏心调节块,偏心调节块铰链中心与曲轴旋转中心形成一定的偏心距,该偏心距即为机构的曲柄。连杆是一个被折弯的两头带铰链的刚性杆件,摇杆为一单向转动的逆止器。当偏心调节块绕着曲轴中心旋转时,连杆就带动逆止器作上、下一定幅度的摆动,调节偏心块的偏心量(即机构的曲柄长短),可以调节逆止器的摆动角度,进而就可控制输送带的进给量,在偏心块的偏心调节丝杆处固定有标尺,按此示值即可切出相应厚(长)度的饮片。

为了防止在逆止器向下摆动的空行程中,可能因为摩擦作用带动主动带轮反转,在输送带的后带轮轴上,还装有另一个反向逆止器,它可以确保输送带只能向一个方向运动,不能反向运动。紧挨在切刀机构后面的压送机构也是一个带双柱的横梁,横梁上装有带齿的压送滚轮,引导药材的 L 型铝块,双柱可以在机架的导套上下滑动,压料滚轮与输送带作同步间歇运动,以便可靠地将待切药材送向切刀口。为使输送带带速与压料滚轮线速度保持一致,从输送带轮通过两级链传动并一对齿轮传动,再传至压送滚轮。压送机构加有一定的配重,使压送滚轮对待切药材施加一定压力,能可靠地压送药材,压送机构上方配置一杠杆手柄,可以方便地提升压送滚轮以便喂进药材。

3. 机架、动力及传动系统　机架由槽钢及角钢焊接成一整体构架,整机具有足够的强度与刚度,在底座上装有电动机,电动机上的小 V 型带轮通过 V 型带,带动中间轴上的大 V 型带轮,实现一级减速,再从中间轴另一头上的小 V 型带轮带动曲轴一端的大 V 型带轮二次减速。曲轴转动通过"曲柄—滑块机构"使切刀机构作上、下往复运动。曲轴另一端的"曲柄—摇杆机构"则通过逆止器带动输送带及压送滚轮作同步间歇运动。机器设计装配中应保证在切刀下切时输送带停止运动,只有待切刀上移后输送带方作进给运动。

机架料斗及侧板可用不锈钢制成,为了清理及清洗机器方便,该机输送滚轮带作为整体与机器的其他部分用一个整体料斗分隔,这样可用水冲洗输送带,不怕水进入电机等传动部分,而且所切制物料也不会漏到机身其他部位,全部可以承接在整体料斗中,清理维护方便,物料损耗减少。也可用于带水物料的切制,例如水产品的切制。

(二)操作

该机的操作方法与直线往复式切药机基本相同,不同的是物料步进输送装置。该物料步进输送装置采用"曲柄—摇杆机构"和逆止器,通过偏心调节块的位置即逆止器摆动角度调节切制尺寸。

(三)特点

该机除具有与直线往复式切药机相同的特点外,还具有以下特点:

1. 切制尺寸无级可调,以适应各种不同起制尺寸的需要。

2. 采用逆止器作步进送料机构,机器噪声比直线往复式切药机低 5dB(A)以上。

3. 该机有一个整体料斗使输送切制部分与机器、其他部分隔开,物料不易落入传动部位,使机器更容易清理,甚至可以用水冲洗,而且减少了药物的切制损失,更符合 GMP 要求。

六、旋料式切药机

(一)结构

上述切药机在药材切制过程中都是切刀运动,物料不动待切,旋料式切药机一改上述切制原理,切刀固定不动,物料相对切刀作切向圆周运动,模仿人手持水果用刀削片的原理。图5-15为其右视的外形结构图。本机整机由投料、切片、出料及机架、动力传动系统组成。

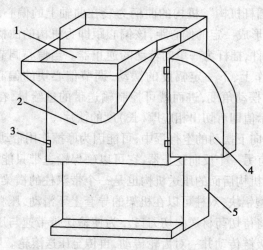

图5-15　QXL-250型(自适应)旋料式切片机右视外形结构图
1. 进料斗　2. 料斗前盖门　3. 料斗盖扣　4. 出料口　5. 机架

　　1. 切片机构原理　切片机结构原理图见图5-16。切片机由定子外圈、转盘及推料块组成。定子外圈为一内圆外方的机匣,用不锈钢材料制成被固定在机体上,上面装有外圈银块、切刀片、压刀块及压紧螺母,刀片处于内圆的切线方向,刀刃处于内圆柱母线上。与刀刃相对装有活动外圈。活动外圈约占整个定子外圈的1/4。一头以铰链与定子外圈铰接,另一头与刀刃靠平,活动外圈中间连接有调节螺栓,其把手伸出在机壳外,旋转调节螺栓可使活动外圈绕着铰链转动,可以控制切口的大小,从而调节物料切片厚度。

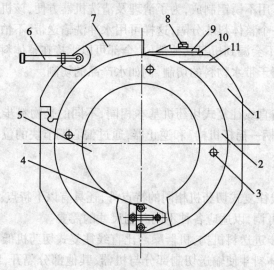

图5-16　旋料式切片机结构原理图
1. 固定外圈　2. 转盘盖板　3. 盖板螺母　4. 推料块　5. 转盘
6. 活动外圈调节螺栓　7. 活动外圈　8. 压紧螺母　9. 压刀块
10. 切刀片　11. 外圈镶块

切片机的转盘为一圆盘,其上装有四周均布的2~4块推料块,推料块为角铁状,一面与圆盘面以螺钉固定,另一面则与圆盘面垂直,旋转时起推料作用,此面顶端开着螺纹孔用以固定转盘盖板,推料块竖直高度加转盘盖板的厚度与定子端面齐平。盖板为中空园环,中空部分为切片机入料口,转盘高速旋转时,进入转盘的物料受自身离心力作用将贴向四周定子内圆柱壁上,转盘上的推料块将物料推向定子上的切刀口,物料就被"削"去一片。被切下的片状物料飞出定子外进入出料口。根据需要,切片机构的刀盘轴线可做成水平状的卧式旋料式切片机,也可做成刀盘转轴为竖直的立式旋转式切片机。刀盘及推料块全部用不锈钢制成。

2. 进出料斗、机架及动力传动装置　在刀盘端面、盖板中空处,进料斗的投料口由此伸入。进料斗与料斗前盖门做成一体,旁侧有门铰接及盖扣,只有在停机需清理维护机器或需要换刀时,才能打开前盖门。机身右侧装有出料口,切成的饮片由此出料口导出,出料口两侧也各装有门铰接及锁扣,以便于清理、维护。进出料斗及导向板均用不锈钢制成。机架用角钢及槽钢焊接而成,整体强度及刚度好。在机座上有电动机底座,其上安装电动机,电动机轴通过联轴器与切片机构的转盘相联。在机身出料斗反面-侧面板上装有控制按钮,电表及切片厚度调节旋钮。

（二）操作

将经过软化的块、段状药材逐渐投入进料斗,经投料口进入转盘中心,进入盘中的物料被转盘高速带动,物料自身质量产生的离心力把物料甩向四壁,在转盘上推料块的推动下,物料被推向定子上的刀口,被切下的切片顺着刀刃口的切向飞向出料口。

在大量切制某种药材前,应先行试切,先开动机器,待切药机转盘达到稳定转速时,调节切片厚度旋钮,切出的片厚达到要求后,即可进行正式切制。

有的被切药材具有较大的黏性,机器切制中会发出异常响声,只要在进料口加入少量清水即可顺利切制。切忌投入棉纱、布料、石块、铁器等杂物,它们将会引起切刀损坏或机器卡死。

（三）特点

1. 该机切药原理为旋片式切削,切片厚度调节方便可靠,物料产生的离心力、切制力与料自身质量成正比,故具有自适应性,单机产量高。

2. 整机由于动力传动方式简单,结构相当紧凑,设备占地面积小,结构部件少,运动件平衡,运转稳定,操作方便,故障少,易清洗及保养,免维护性好。

3. 该机适用于切制根茎、果实、大粒种子及块状物料,如川芎、泽泻、半夏、延胡索、生(熟)地、玄参、生姜、芍药等或类似的药材,生产率高。

4. 该机切制物料的部位具有随机性,环状或块状物料尽管切片厚度可以保持均匀一致,但初始切片的面积较小,随着被旋切表面的增大,切片面积会增大,因而切片的大小不太均匀。

七、多功能切药机

多功能切药机属于小型的中药切片机,整机体积小、重量轻,便于搬动及携带,多用于切制少量药材或贵重药材,有不少小型的多功能切药机被一些中药房配置使用。

（一）结构

切制原理其实与前述的转盘式切药机一样,只是将转盘及切刀轴线由卧式改为立式,没有转盘式切药机的输送装置,改为用手工输送切片,一般在转盘上呈180°方向上装有两把切刀,进药的输送口一般开有多种形式:竖直进药、不同倾斜角度进药及方管或圆管状进药口等。为安全起见,防止手送药时误将手指送入下面的转盘刀口伤手,该机还配备有各个与输药口形状相应的送药压手柄,以便将药材料头全部切净。药材的切片厚度可通过调节切刀与刀下的刀盘压板之间的距离控制,刀盘压板联有调整螺杆,其手柄伸出在台面上方,与之相配的螺旋副则固定在机架上,旋转调整螺杆手柄即可方便地改变切片厚度。经切过的饮片就从切刀盘下方落到下面的接料斗内。切药机的电动机功率通常较小,不超过1kW,一般多在0.5kW左右或在0.5kW以下,可以根据需要使用单相220V或三相380V的电源。

(二) 操作

小型的多功能切药机操作简单,接通电源后,打开电动机开关使刀盘旋转,根据要求可先对软化了的药材进行试切,有的切片机调节杆上还有切片厚度参考刻度可供借鉴。开始时可先行试切,试切成功后,根据不同切片片型要求如直片、斜片(瓜子片、柳叶片)等不同要求,将药材送入不同的进药口,进药时最好使药材充满入药管,切出片型较整齐,药材送入料口后,应用推料手柄继续推送药材,直到料头全部切完。

(三) 特点

该切药机有如下特点:机器尺寸紧凑、重量轻、结构简单、容易操作。可切制各种茎秆、块根、果实类药材。切药机不同的进药口可以切制瓜子片、柳叶片、正片及斜片。电机功率小、产量小,适宜于药房等地作代客加工饮片之用。

第七节　切制操作常出现的问题及原因

一、机器切制

机器切制饮片具有节省劳动力、减轻劳动强度、生产速度快、产量大、效率高、适用于机械化的工业生产等特点;但存在切制的饮片类型较少、片形不能满足临床使用的需要等不足。

现在的切药机器种类较多,切制原理不同,功率不等。操作时要严格按照说明书,建立岗位操作SOP。机器切制易出现的败片及其原因如下:

1. 拖须　如黄芪、甘草、桑皮、丝瓜络等含纤维多的药材易出现拖须。原因多是药材的"水头"太过,刀刃不锋利,或刀片与刀床不"合床"所致。

2. 破碎　如黄连、川芎、防风、苍术、羌活等药材易出现破碎片。原因是润药不足、含水过少、刀刃不锋利或传送带送药挤压过度所致。

3. 斜长　如白芍、大黄、广木香、当归、独活、佛手等药材易出现斜长片。原因是药槽内的药材未捋顺,或斜放,或横放所致。

4. 连刀　原因是切刀深度不够或者刀刃不锋利,形成连刀块,再就是刀刃刃磨时未控制好刀刃的平直度,刀刃凹入的部分就会切不断药材。

广大药工人员把切药机的操作技能、减少败片出现的技巧用歌诀的形式概括为:"刀快上线喂药匀,中速操作饮片平,时多时少厚薄片,刀钝曲线斧头形"。

二、手工切制

手工切制能切出整齐、美观的特殊片型和规格齐全的饮片。但操作中的经验性很强,且生产效率低,劳动强度大,只宜于小批量饮片的生产。

操作时,一般左手把药或把持压板,视水平向或竖直向进料,右手握铡刀柄下铡或横铡。手法一般分为"把活"操作和"个活"操作。

1. "把货"与"把活"　指切制时需要打成一束(把)后,再放刀床上,进行切片的货物(中药材),俗称"把货"。所干的这项工作(活计),俗称"把活"。

"把活"操作手法:用左手捏起长条形的"把货"药材,捋顺放刀床上,用右手压住,待堆至一大把后,左手拿压板压住、掐紧,并推送至刀口,右手握刀下压,"把货"药材即被切制成饮片。

2. "个货"与"个活"　指切制时,一般是单个或 2~4 个平整地排列在刀床上,进行切片的货物(中药材),俗称"个货"。所干的这项工作(活计),俗称"个活"。对于完整的中药材,也可称之为"个货"。

"个活"操作手法:一种手法是,将团块状的"个货"药材用蟹爪钳住放在刀床上,左手拿压板压住,并推送至刀口,右手握刀下压,"个货"药材即被切制成饮片。另一种手法是,先将"个货"药材切一平底,或一剖为二,竖起放在刀床上,或将小团块状的"个货"药材平整的排列在刀床上,左手拿压板压住,并推送至刀口,右手握刀下压,"个货"药材即被切制成饮片。

此外,对于坚硬木质类及动物的角、骨类药材,一般采用劈、刨、镑、锉等方法,切制成不同规格类型的饮片。如苏木、降香、檀香等,多劈成小碎块,或用刨刀刨成带状的刨片。羚羊角、鹿角、水牛角等,用镑刀镑成极薄片,或用刨刀刨成极薄片,亦可用锉刀锉成细粉。

3. 手工切制易出现的败片及其原因

(1)连刀(连刀片、胡须片、蜈蚣片、挂须儿):连刀是饮片之间相互牵连,药材纤维未完全切断的现象。甘草、黄芪、桑白皮、厚朴、麻黄等含纤维多的药材易出现。原因是药材皮部过软,刀刃不锋利,或药刀与刀床不"合床"所致。

(2)掉边(脱皮)与炸心:饮片的外层与内层相脱离,成为圆圈和圆芯两部分称为掉边。郁金、白芍、泽泻等药材易出现掉边。饮片髓芯破碎称为炸心。原因是闷润的"水头"不当,药材内外软硬不一致所致。

(3)翘片(马鞍片):饮片边缘卷翘而不平整,或呈马鞍状的现象。槟榔、白芍、泽泻等药材易出现翘片。原因是药材切制前闷润不当,内部"水头"太过所致。

(4)皱纹片(鱼鳞片):饮片的切面粗糙、具鱼鳞样斑痕的现象。三棱、莪术等药材易出现皱纹片。原因是药材软化的"水头"不及,或刀刃不锋利所致。

(5)油片:饮片的切面有油分或黏液质渗出的现象。当归、白术、独活等药材易出现油片。原因是药材软化时"伤水"所致。

(6)斧头片:饮片一边厚、一边薄,形如"斧刃"的现象。原因是药材闷润的"水头"不及,或刀刃不锋利,或操作技术不当所致。

操作时出现上述败片,要立即查找原因,及时纠正。已切出的败片及时改刀,加以补救,使之符合饮片质量要求。

第八节　干　燥

从广义讲,干燥过程是除湿的过程,即除去物料中的湿分。工程干燥是利用热能将湿物料中湿分(水分或其他溶剂)去除,以获得固体成品的操作。被除去的湿分从固相转移到气相中,固相为被干燥的物质,气相为干燥介质。

中药饮片的干燥通常是指将热能作用于含水饮片,部分或全部除去水分而获干燥饮片的过程。干燥的目的是除去药中的大量水分,避免发霉、变色、虫蛀等,在干燥过程中要特别注意有效成分尽量少损失或不损失,保证药材质量。干燥工程一般是饮片加工的最后环节,在这一环节中对于确保饮片干燥,高效节能,有效成分损失最少十分重要。为此,不仅应选择先进的干燥设备,还应对常用的中药饮片分门别类进行干燥基础数据的实验研究,以获得能对工厂饮片干燥实践有指导意义的工艺参数,既保证中药饮片成分含量,又可节省资源。

一、干燥原理与方法

水分通常以三种形式存在于药物之中,一是水分与药物组织以化合物形式存在的水合物,称之为化学结合水;二是水分以液态存在于药物的毛细结构中,称之为物理结合水或毛细管水;三是水分以液态存在于药物的表面、夹缝等,称之为游离水。虽然毛细管水与游离水都是液态水,但毛细管水的蒸汽压低于游离水,比游离水更难干燥。水分干燥从易到难的次序为:游离水→毛细管水→化学结合水。药材内部存在大量毛细孔结构,药材被湿润后水分主要以毛细管水的形式存在,只有少量的化学结合水和游离水。因此,饮片干燥主要是除去毛细管水。

除真空微波等干燥方式外,大多数干燥设备的干燥原理是以空气为湿热载体,即以空气为介质将热能传递给药物,药物散发的水蒸气又融入空气被带走。空气的饱和蒸汽压是温度的函数,空气的含水率或相对湿度会随温度的升高而增加,药物水蒸气的散发速度随空气含水率的增加而降低,直至空气水分饱和。因此,控制干燥用空气的相对湿度和流速是干燥设备关键技术之一。

当热能作用于湿润药物时,将发生药物吸收热能,游离水汽化、散发并脱离药物表面;以及热能从药物表面向中心传导,毛细管水吸热并汽化、扩散至药物表面再散发脱离药物表面的两个过程。过程1中,液态水以蒸汽形式从药物表面散发,此过程的速率取决于药物温度、空气温度与相对湿度、空气流速、药物的表面积和空气压力等外部条件,此过程称外部条件控制过程,也称恒速干燥过程。药物温度高水分易获得热能而快速汽化,空气温度高其相对湿度低,携带水分能力强,水分易于散发,空气流速高,水分易于脱离药物表面,加速药物表面水分散发过程。在一定的空气温度条件下,药物水分的蒸发会提高空气的相对湿度,因此及时排除空气中的水分或更换新鲜空气十分重要。过程2中,热能传递、药物内部水分向物料表面迁移、扩散的速率是药物性质、温度和湿含量的函数。此过程称内部条件控制过程。药物形态小、质地疏松有利于热能传递和水分迁移、扩散,药物温度高,水分易获得热能而快速汽化,药物含水量低,干燥时间短。通常过程2的干燥速率会低于过程1的干燥速率,也称降速干燥过程。饮片的干燥速率由上述两个过程中较慢的一个速率即过程2控制。干燥温度、药物的体形大小与质地、空气流速、药物的含水量等是影响干燥速率的主要因素。其中温度最为重要,温度是水分汽化的基础条件,但过高的温度会导致药效成分流失,必须严格掌握好干燥温度。其次才是药物的含水量、体形大小与质地、空气相对湿度与流速等。

将热能传递到湿润药物的方式有对流、传导或辐射,在某些情况下可能是这些传热方式联合作用。工业干燥设备在型式和设计上的差别与采用的主要传热方式有关,在大多数情况下,热量先传到湿润药物的表面,然后传入物料内部,但是介电、射频或微波热传导方式的能量能在药物内部产生热量然后传至外表面,十分有利于毛细管水分和化学结合水分的干燥,但干燥成本相对较高。

中药炮制生产中干燥方法及分类常用的有以下几种。

1. 按操作压强分为常压干燥和真空干燥,工业生产中应用最为广泛的干燥是常压干燥。其次是真空干燥,适用于热敏性、易氧化等物料干燥。

2. 按操作方法分为连续干燥和间歇干燥,连续干燥常用网带、隧道等设备干燥,热风循环烘干箱则属于间歇干燥。

3. 按传导方式分为传导干燥,如:炒、焙等;对流干燥,即以空气为介质的干燥,如:烘、烤等;辐射干燥,如:微波、红外干燥等;介电加热干燥,如:电磁炉干燥;联合干燥,使用两种或以上方法干燥。

二、主要干燥设备

由于微波、红外等干燥设备的造价、使用成本高等原因,未能广泛应用于中药饮片干燥。当前我国中药饮片工业常用的干燥设备主要有烘房、热风循环烘干箱等,具有易操作、不受气候影响、适合批量生产、适应多种中药饮片的干燥等特点,但干燥效率低、能耗高、劳动强度大。翻板式烘干机、网带式烘干机、隧道式烘干机等也有一定的应用,具有温度比较均匀、适合连续生产等优点,存在的主要问题是设备的投资大、使用成本高、不易清洗,要达到一定的干燥能力其干燥温度偏高等。敞开式烘干箱、滚筒式烘焙机、转筒式烘干机,具有热效率高、干燥成本低、易于清洗、适合低温与连续干燥等,是新型饮片干燥设备。

1. 热风循环烘干箱 结构与工作原理:热风循环烘干箱是厢式干燥器的一种形式,其工作原理与烘房相同,热风循环烘干箱的结构与工作原理示意图见图5-17。其外形是一个方形箱体,箱内框架上逐层可排放装载药物料的带孔(或网)的料盘,还有蒸汽加热翅片管(或无缝换热钢管)或裸露的电热元件加热器,箱体四壁包有绝热层以减少散热。由吸气口吸入的空气(常在吸气口装空气滤清器)经循环风机出风口鼓至加热器,空气被加热,顺着箱内流道吹过各层料盘,料盘的层间距决定了空气流通通道的大小,它对空气流速影响很大,适当分配料层间距和控制风向是保证流速的重要因素。最后湿空气汇集到左侧排气道从排气口排出。风机产生的循环流动热风,吹到潮湿物料的表面,不断带走药物散发的水分,从而达到干燥的目的。在大多箱式设备中,为降低能耗、充分利用热能,常采用进、排气节气门调控气流,仅排出一部分湿热空气,再补充入一部分新鲜空气,其余热空气被反复循环使用。

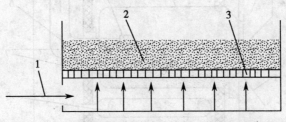

图5-17 热风循环烘干箱的结构与工作原理示意图
1. 热空气 2. 物料 3. 网板

这种干燥设备包括翻板式烘干机、网带式烘干机、隧道式烘干机,干燥原理是以空气为湿热载体,即同一股空气既是热能传递者,又是水分携带者,如不排出部分湿热空气,空气中的水分将很快饱和,干燥速度为零。如全部排出湿热空气,则能耗增加。因此,通常都需要控制好循环湿热空气的湿度,及时补充新鲜空气,处理好能耗与干燥速率的关系,使热空气的含水率适度。

2. 敞开式烘干箱　结构与工作原理:敞开式烘干箱的结构示意图见图5-18。烘干箱为方形箱体,网板将箱体分为上下两部分,药物置于网板上,上口敞开,热空气从箱体的下部进入,穿过药物层排入大气。热空气将热能传递给药物的同时,带走药物散发的水蒸气,直至药物被干燥。

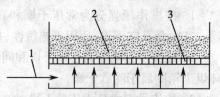

图5-18　敞开式烘干箱的结构示意图
1. 热空气　2. 物料　3. 网板

这种干燥设备的热空气将热能传递给药物并带走水分后,将不再循环使用。由于药物层具有一定的厚度,在干燥初期,药物吸收热能温度上升,热空气穿过药物层吸收水分,几乎达到饱和后排入大气;在干燥中期,药物与热空气温度基本平衡,热空气提供的热能等于药物水分汽化所需的潜热,水分蒸发速度加快,进入恒温、快速干燥阶段,热空气穿过药物层后仍然以较高的水分饱和度排入大气;在干燥后期,热空气穿过药物层带走的水分逐渐减少,直至药物被干燥。热空气通过穿过药物层的方式传递热能与带走水分,其工作效率高于其他方式。由此可见,这种干燥设备在初期和中期的热效率非常高,只有在后期有所下降,然而干燥的时间为中期最长、初期次之,后期最短。因此,干燥过程中热空气的平均含水率高于热风循环干燥,干燥能耗相对较低。

设备主要用于药材烘干或风干。适合多种小批量烘干,干燥成本低廉。配有燃油、燃气、电热、蒸汽等多种热量。符合GMP要求。

3. 滚筒式烘焙机　结构与工作原理:滚筒式烘焙机的结构示意图见图5-19。滚筒为不锈钢制圆柱筒体,热源位于滚筒下部,由炉膛热空气将热能传递给滚筒,再由滚筒将热能传递给药物,药物通过与滚筒的接触传导吸收热能,并随滚筒缓慢旋转而处于不断的翻动状态,利于热能传递与水分散发。药物的水分散发在滚筒内侧空气中,由抽湿风机排出。滚筒内壁装有导向板,滚筒反向旋转可排出药物。烘焙机的结构类似于炒药机,但滚筒的转速宜较低以避免药物破碎,滚筒的容量较大,能有效提高生产能力。采用燃油(气)燃烧热能,必须进行机外换热或采取蓄热措施等,避免高强度热能直接作用于滚筒,导致药物温度过高而破坏药效成分。

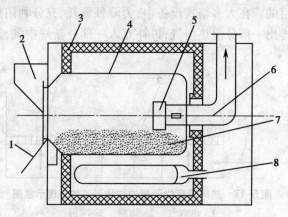

图5-19　滚筒式烘焙机的结构示意图
1. 出料口　2. 进料口　3. 保温层　4. 滚筒　5. 湿空气通道
6. 温度传感器　7. 物料　8. 蒸汽换热器

该机的特点是,滚筒内侧与外侧的空气分别用于水分携带与热能传递,避免了热空气的损失,具有热效率高、干燥成本低的优点。控制炉膛热空气温度或滚筒温度,可以有效地控制被干燥药物的温度。

设备主要用于药材烘干或风干,适合中等批量烘干,热效率高,干燥成本低廉,不漏料,易清洗,符合 GMP 要求。备有燃油、燃气、蒸汽等多种热源。

4. 转筒式烘干机　结构与工作原理:转筒式烘干机的结构示意图见图5-20。转筒为不锈钢制长圆柱筒体,供热、热能传递方式、水分散发与携带方式与滚筒式烘焙机相同。不同的是转筒两端是敞开的,药物由一端进另一端出,是一种连续式烘干设备。主要用于药材烘干或风干。适合大批量烘干,热效率高,干燥成本低廉。不漏料、易清洗,符合 GMP 要求。备有燃油、燃气、蒸汽等多种热源。

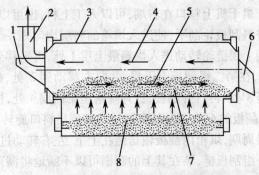

图 5-20　转筒式烘干机的结构示意图

1. 进料口　2. 湿气出口　3. 转筒　4. 湿气运动方向
5. 物料运动方向　6. 出料口　7. 物料　8. 热源

5. 其他干燥设备

（1）翻板式烘干机:该机由烘箱、传动装置、输送与出料装置、送风器及热源换热器组成,烘干机内部物料传送简图见图5-21。烘箱为本机主体,内部装有三圈六排输送链,每个链节距上装有带密布小孔的装料板,装料板可以绕链节翻转,最上面的一条输送链为进料输送带,物料在整机右端上料机处上料,由输送带送入烘箱,烘箱左边有热风入风口,从热源换热器吹来的热风由此进入烘箱的底部。热气能透过装料板小孔穿过料层,对物料进行加热干燥。烘箱顶端开有排风口,物料排出的湿气,由此排出,烘箱的右下部为经烘干后干燥物料的出料口,外接振动输送器。为了防止热风从出料口逸出,在出料口处装有十字形的不断旋转的关风轮,关风轮四翼与出料口始终有二个翼接触,可防热风逃逸,同时保证不断有料被刮出。

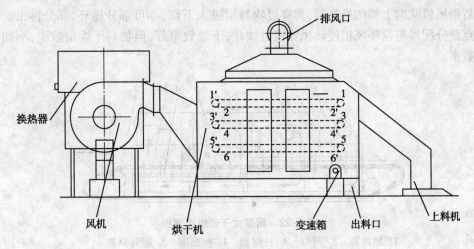

图 5-21　翻板式烘干机内部物料传送简图

整机的传输动力装置在烘箱右下部,电动机经过无级变速器,降速后通过链条将动力传送到中层输送链右轴,此轴再将动力传递到下层输送链右轴,下层输送链的右轴再通过链条将动力传递给箱底刮板右链轴,刮板链右轴再通过链条将动力传给出料口十字关风板刮轮。上层链的动力是由中层链的左轴通过链条传入上层链的左轴,上层链右轴又通过链条将运动传给进料口处的进料刮板轮。

烘干机上料口在右端,可以人工上料,也可以用提升输送机上料。物料送入输送带,经过进料刮板轮刮平,使进入烘箱的料层均匀划一。刮料厚度可经刮板轮调节手柄调节。饮片随上层链轮转动进入烘箱最上层 1 处,再平移到左端 1′,此时翻板打开,饮片降落到下层 2 处,在第二层翻板上干燥,并向右移动到 2′ 处,翻板又打开,饮片落至第三层翻板 3 处,左移至 3′ 处,再打开翻板,饮片降落至第四层 4 处,饮片如此来回循环干燥,一直到下层链的第 6 层翻板的 6′ 处,翻板落下,饮片落到出料口旋转着的十字形关风刮板轮上,出料,完成一个干燥周期,烘箱内翻板输送链在上下、左右转动过程中,会有一些物料跌落,烘干箱下部还装有一组刮板链,装在其上的刮刷可以不断地将漏落在箱底的物料扫向出料口。出料口下方接有一往复振动输送机,可以源源不断地将已烘干的饮片输向一侧,以便收集。

该机的热源可以有多种形式。可以用蒸汽加热,通过换热器得到热空气,也可以用燃油或燃气热风炉加热空气,还可以煤作燃料。

该机适用于根茎、枝叶类饮片的干燥作业,适合于烘干带湿润水的物料,不适合烘干含有结合水的物料和外形尺寸大于 8cm 的物料。干燥层数多,烘干面积大,占地面积却不大,且可连续作业。输送链及带孔翻板易积、卡料。每次更换烘干饮片品种时,清理较麻烦。

(2)网带式干燥机:网带式干燥机原理图见图 5-22。料斗 1 中的物料均匀地铺在网带上,网带采用 12~60 目的不锈钢网,由传动装置拖动,在干燥机内循环移动。干燥机由若干单元组成,每一单元热风独立循环,其中部分尾气由专门的排风机排出,而每一单元排出废气量均由调节阀控制,在干燥初期阶段,循环风机来的风由侧面风道进入下部,气流向上通过换热器加热,并经分配器分配后,成喷射流吹向网带,穿过物料后进入上部,热风穿过物料层,完成传热传质干燥过程。湿空气由风机排出,大部分仍由风机循环。干燥后期风机吹向上部的换热器,再穿过物料层进入下部,亦可部分循环、部分排出。该机的特点是分配器与循环风机使热风穿流过饮片,干燥效果好,但物料干燥层数少,不如翻板式层数多。

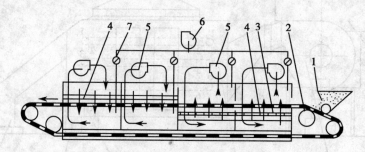

图 5-22　网带式干燥机原理图
1. 加料器　2. 网带　3. 分配器　4. 换热器　5. 循环风机
6. 排湿风机　7. 调节阀

当饮片初始含水率高时,可将多台网带式烘干机串联或制成总长度较长的单台网带机。图 5-22 是一种长度为 15m 的单台网带机,开有 3 个侧门用以观测与清理物料,第 1 门为循环风机,使物料在湿态下得到良好的换热。为了节约能量,干燥机排出的尾气在其露点温度以上,可以经外部换热器与新鲜干燥介质进行热交换,干燥介质经预热后再进入干燥机。

(3)振动流化型干燥机:流化床是 20 世纪 60 年代发展起来的一种干燥技术,已在化工、轻工、医药、食品以及建材工业获得广泛应用。其干燥原理是使用固体待干燥物料悬浮在干燥介质(例如干热空气流)中,因而流体与被干燥物接触面积较大,热容量系数可达 8000 ~ 25 000KJ/(m³·h·℃)(按干燥器总体积计算),又因为物料受到剧烈搅动,大大减少了水分蒸发时的气膜阻力,因而热效率高,可达 60% ~ 80%(干燥结合水时为 30% ~ 40%)。流化床干燥装置的密封性能好,传动机械又不接触物料,因此不会有杂质混入,这对要求纯洁度高的制药工业来说也是十分重要的。

目前,国内的流化床干燥装置,按类型可分为单层与多层(2~5 层)、卧式和喷雾流化床、喷动流化床等。从被干燥的物料看,大多数产品为粉状、颗粒状等。被干燥物料的湿含量一般为 10% ~ 30%。多层流化床与单层相比,设备占地面积小,热效率较高,但其制造较复杂,操作控制不容易掌握,因此单层应用较多。为了使待干燥物料在干燥机内"流动"起来,防止物料颗粒形成沟流、死区或出现返混现象,常用的方法是将机械振动施加于流化床上。调节振动参数,可使返混较严重的普通流化床,在连续操作时能得到较理想的活塞流。振动流化床常分为水平槽形振动流化床干燥机及水平圆运动流化干燥机。

(4)红外辐射振动流化干燥器:红外辐射振动流化干燥器的工作原理是使待干燥饮片或其他物料在激振状态下,从干燥箱内的导流螺旋片上产生流动,烘箱的热源则采用红外热辐射板,辐射加热干燥器的空气流及物料流,在运动下使物料得以干燥。红外辐射振动流化干燥系统图见图 5-23,红外辐射振动流化干燥原理图见图 5-24。

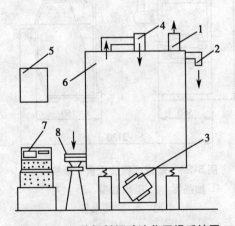

图 5-23 红外辐射振动流化干燥系统图
1. 排气口 2. 出料口 3. 振动电机
4. 循环风机 5. 电源箱 6. 干燥机
7. 数据采集系统 8. 给料机

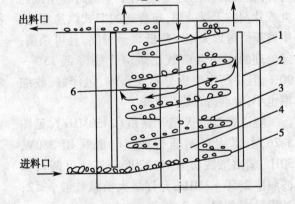

图 5-24 红外辐射振动流化干燥原理图
1. 外罩 2. 辐射器 3. 物料颗粒
4. 中心风管 5. 螺旋槽 6. 气孔

(5)介电干燥器:介电干燥原理是在高频电磁场作用下,物料吸收电磁能量,在内部转化为热,用于蒸发湿分(主要为水分)。一般用加热和干燥的无线电频率分为两个范围,即

1～100MHz(高频,RF)和300MHz～300GHz(微波MV),实际上将理论意义上的"高频"(HF,3～30MHz)和"超高频"(VHF,30～300MHz)都统称为高频(RF)。微波和高频也是电磁波,它们是一种能量形式,其自身不是热量,但当它们进入电介质中就可以转化出热量。介电干燥过程是物料内部产生热量,传质推动力主要是物料内部迅速产生的蒸汽所形成的压力梯度,见图5-25。如果物料开始很湿,物料内部的压力升高很快,则液体可能在压力梯度作用下被从物料中排出。初始含湿量越高,压力梯度对湿分排除的影响也越大,也即有一种"泵"效应,驱使液体(常以汽态形成)流向表面,加速干燥的进行。如果没有其他辅助热源,则该加热系统的空气温度保持不变,物料表面温度低于内部温度。

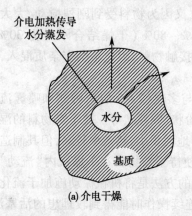 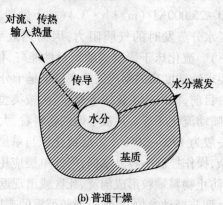

(a) 介电干燥　　　　　　　　　(b) 普通干燥

图 5-25　介电干燥原理图

典型介电干燥器分为高频真空干燥器和微波干燥器,前者多用于木材干燥,纺织造纸工业,也有用于食品工业。后者较多的用于食品工业的食品速效干燥,微波膨化干燥,微波杀菌与保鲜。在医药工业也有用于中药材和中成药丸或片剂的干燥处理,与普通的旧式烘房相比,微波干燥可以大幅度降低烘干时间,且可杀菌,经处理的中药含菌数比烘房干燥降低15%～90%,且中药主要成分不受影响,色泽好,收缩率也小,特别适合草药干燥。

隧道式微波灭菌干燥机(2450MHz),见图5-26,主要用于制药行业。电源采用380V,50Hz;输出微波功率10～20kw(连续可调);微波频率2450＋3MHz;允许最大负载驻波$\rho \leqslant 2$;外形尺寸4.12m×2.10m。

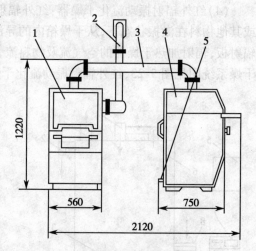

图 5-26　隧道式微波灭菌干燥机
1. 加热器　2. 吸风管道　3. 波导
4. 电源　5. 冷却水管

介电干燥虽被证明是有效的,但仍未被广泛采用,主要原因是出于经济方面考虑。这种设备投资大、操作费用高(主要是更换磁控管等元件)。介电干燥中物料的边角处可能出现过热或干透,会导致复水性差,加热速度过快会产生"喷爆"或物料焦化、燃烧现象,但也不失为一种可取的干燥方法。

第九节 不同种类药材切制工艺举例

一、长条药材切制饮片

甘草、苍术、枳实、白芍(赤芍)、人参、厚朴、黄柏等长条药材,常用洗药机、润药机以及剁刀式切药机、往复式切药机、筛药机等设备。

桔 梗

【药材来源】 本品为桔梗科植物桔梗 *Platycodon grandiflorum* (Jacq.) A. DC. 的干燥根。

【操作方法】

1. 净选 去芦,洗净。

2. 软化 ①水淋:用清水喷淋净桔梗。②润:喷淋后的净桔梗放置闷润。至挑大个的手捏有柔软感,并切开,内无干心为合格。及时摊开至一定程度后再切片。

3. 切制 净桔梗大小分开,用往复式刨片机,切制成厚度为 3~4mm 的厚片。

4. 干燥 将桔梗饮片摊放晾干,或放在烘干箱,控制温度和时间至干燥。

【质量要求】 呈椭圆形或不规则的厚片。外皮多已除去或偶有残留。切面皮部类白色,较窄,形成层环纹明显,棕色,木部宽,有较多裂隙,气微,味微甜后苦。水分不得过12.0%,总灰分不得过 5.0%,醇溶性浸出物含量不得少于 17.0%,含桔梗皂苷 D 不得少于 0.10%。

【炮制作用】 桔梗苦、辛、平。归肺经。具有宣肺,利咽,祛痰,排脓之功。用于咳嗽痰多,胸闷不畅,咽痛音哑,肺痈吐脓。净制除去芦头,切制饮片,便于临床调剂和制剂。

党 参

【药材来源】 本品为桔梗科植物党参 *Codonopsis pilosula* (Franch.) Nannf. 素花党参 *Codonopsis pilosula* Nannf. var, m odesta(Nannf.)L. T. Shen 或川党参 *Codonopsis tangshen* Oliv. 的干燥根。

【操作方法】

1. 净选 抢水洗净。

2. 软化 喷淋清水,放置润软,至将软化后药材握在手中,大拇指向外推,其余四指向内缩,以药材弯曲,不易折断为合格。

3. 切制 将净党参,大小分开,按切药机操作规程,切制成厚度为 3~4mm 的厚片。

4. 干燥 控制温度和时间加热至干燥符合要求。

【质量要求】 呈类圆形的厚片。外表皮灰黄色至黄棕色,有时可见根头部有多数疣状突起的茎痕和芽。切面皮部淡黄色至淡棕色,木部淡黄色,有裂隙或放射状纹理。有特殊香气,味微甜。水分不得过 10.0%,总灰分不得过 5.0%,醇溶性浸出物含量不得少于 55.0%。

【炮制作用】 党参甘、平。归脾、肺经。健脾益肺,养血生津。用于脾肺气虚,食少倦怠,咳嗽虚喘,气血不足,面色萎黄,心悸气短,津伤口渴,内热消渴。净制除去芦头,切制饮片,便于临床调剂和制剂。

板 蓝 根

【药材来源】 本品为十字花科植物菘蓝 *Isatis indigotica* Fort. 的干燥根。

【操作方法】

1. 净选   ①挑选:称取板蓝根,置挑选工作台上,人工挑出杂质。②水选:挑选后板蓝根用循环水洗药机洗去尘土杂质。

2. 软化   ①水淋:用清水喷淋净板蓝根。②润:喷淋后的净板蓝根放置闷润。

3. 切制   启动高速截断往复式切药机,将净板蓝根切成规格为 2～4mm 厚片。

4. 干燥   将板蓝根饮片摊放在烘干箱,控制温度和时间至干燥。

【质量要求】 呈圆形的厚片。外表皮淡灰黄色至淡棕黄色,有纵皱纹。切面皮部黄白色,木部黄色。气微,味微甜后苦涩。水分不得过 13.0%,总灰分不得过 8.0%,含(*R*,*S*)-告依春不得少于 0.020%。

【炮制作用】 板蓝根苦,寒。归心、胃经。清热解毒,凉血利咽。用于温疫时毒,发热咽痛,温毒发斑,痄腮,烂喉丹痧,大头瘟疫,丹毒,痈肿。净制除去杂质,切制饮片,便于临床调剂和制剂。

白   芷

【药材来源】 本品为伞型科植物白芷 *Angelica dahurica* (Fisch. ex Hoffm.) Benth. et Hook. f. 的干燥根。

【操作方法】

1. 净选   挑选:称取白芷,置挑选工作台上,人工挑出杂质。

2. 软化   ①水浸:用清水略浸净白芷。②润:喷淋后的净白芷放置至软。

3. 切制   启动直线往复式切药机,将净白芷切成厚片。

4. 干燥   将白芷摊放在烘干箱,控制温度和时间至干燥。

【质量要求】 呈类圆形的厚片,外表皮灰棕色或黄棕色,切面白色或灰白色,具粉性。形成层环棕色,近方形或近圆形,皮部散有多数棕色油点,气芳香,味辛微苦。水分不得过 14.0%,总灰分不得过 5.0%,浸出物不得少于 15.0%,含欧前胡素不得少于 0.080%。

【炮制作用】 白芷辛,温。归胃、大肠、肺经。解表散寒,祛风止痛,宣通鼻窍,燥湿止带,消肿排脓。用于感冒头痛,眉棱骨痛,鼻塞流涕,鼻衄,鼻渊,牙痛,带下,疮疡肿痛。净制除去杂质,切制饮片,便于临床调剂和制剂。

山 豆 根

【药材来源】 本品为豆科植物越南槐 *Sophora tonkinensis* Gagnep. 的干燥根和根茎。

【操作方法】

1. 净选   ①挑选:称取山豆根,置挑选工作台上,人工挑出杂质。②水选:挑选后山豆根用循环水洗药机洗去尘土杂质。

2. 软化   ①水淋:用清水喷淋净山豆根。②润:喷淋后的净山豆根放置闷润,润透。

3. 切制   启动高速截断往复式切药机,将净山豆根切成 2～4mm 厚片。

4. 干燥   将山豆根厚片摊放在烘干箱,控制温度和时间至干燥。

【质量要求】 呈不规则的类圆形厚片。外表皮棕色至棕褐色。切面皮部浅棕色,木部淡黄色。有豆腥气,味极苦。水分不得过 10.0%,总灰分不得过 6.0%,醇溶性浸出物不得少于 15.0%。按干燥品计算,含苦参碱和氧化苦参碱的总量不得少于 0.70%。

【炮制作用】 山豆根苦,寒;有毒。归肺、胃经。清热解毒,消肿利咽。用于火毒蕴结,乳蛾喉痹,咽喉肿痛,齿龈肿痛,口舌生疮。净制除去杂质,切制饮片,便于临床调剂和制剂。

木 通

【药材来源】 本品为木通科植物木通 *Akebia quinata*(Thunb.)Decne. 三叶木通 *Akebia trifoliata*(Thunb.)Koidz. 或白木通 *Akedia trifoliata*(Thunb.)Koidz. var *australis*(Diels)Rehd. 的干燥藤茎。

【操作方法】

1. 净选 ①挑选:称取木通,置挑选工作台上,人工挑出杂质。②水选:挑选后木通用循环水洗药机洗去尘土杂质。

2. 软化 ①水淋:用清水喷淋净木通。②润:喷淋后的木通藤茎放置闷润,润透。

3. 切制 启动高速截断往复式切药机,将净木通切成片。

4. 干燥 将木通片摊放在烘干箱,控制温度和时间至干燥。

【质量要求】 本品呈圆形、椭圆形或不规则形片。外表皮灰棕色或灰褐色。切面射线呈放射状排列,髓小或有时中空。气微,味微苦而涩。水分不得过 10.0%,总灰分不得过 6.5%。按干燥品计算,含木通苯乙醇苷 B 不得少于 0.15%。

【炮制作用】 木通苦,寒。归心、小肠、膀胱经。利尿通淋,清心除烦,通经下乳。用于淋证,水肿,心烦尿赤,口舌生疮,经闭乳少,湿热痹痛。净制除去杂质,切制饮片,便于临床调剂和制剂。

石 菖 蒲

【药材来源】 本品为天南星科植物石菖蒲 *Acorus tatarinowii* Schott 的干燥根茎。

【操作方法】

1. 净选 ①挑选:称取石菖蒲,置挑选工作台上,人工挑出杂质。②水选:挑选后石菖蒲用循环水洗药机洗去尘土杂质。

2. 软化 ①水淋:用清水喷淋净石菖蒲。②润:喷淋后的石菖蒲根茎放置闷润,至软化后的药材挑大个的手捏有柔软感,并切开,内无干心为合格。

3. 切制 启动高速截断往复式切药机,将净石菖蒲切成 2~4mm 厚片。

4. 干燥 将石菖蒲饮片摊放在烘干箱,控制温度和时间至干燥。

【质量要求】 石菖蒲呈扁圆形或长条形的厚片。外表皮棕褐色或灰棕色,有的可见环节及根痕。切面纤维性,类白色或微红色,有明显环纹及油点。气芳香,味苦、微辛。水分不得过 13.0%,总灰分不得过 10.0%,醇溶性浸出物不得少于 10.0%,挥发油不得少于 0.7%(ml/g)。

【炮制作用】 石菖蒲辛、苦,温。归心、胃经。开窍豁痰,醒神益智,化湿开胃。用于神昏癫痫,健忘失眠,耳鸣耳聋,脘痞不饥,噤口下痢。净制除去杂质,切制饮片,便于临床调剂和制剂。

北 沙 参

【药材来源】　本品为伞形科植物珊瑚菜 *Glehnia littoralis* Fr. Schmidt ex Miqd. 的干燥根。

【操作方法】

1. 净选　挑选:称取北沙参,置挑选工作台上,人工挑出杂质。
2. 软化　①水淋:用清水喷淋净北沙参。②润:喷淋后的净北沙参略润。
3. 切制　剁刀式切药机调节和固定刀口 7mm 的位置,切成 5～10mm 段。
4. 干燥　摊放晒干或控制温度和时间烘干。

【质量要求】　北沙参呈细长圆柱形,偶有分枝,长 15～45cm,直径 0.4～1.2cm。表面淡黄白色,略粗糙,偶有残存外皮,不去外皮的表面黄棕色。全体有细纵纹和纵沟,并有棕黄色点状细根痕;顶端常留有黄棕色根茎残基上;上端稍细,中部略粗,下部渐细。质脆,易折断,断面皮部浅黄白色,木部黄色。气特异,味微甘。

【炮制作用】　北沙参甘、微苦、微寒。归肺、胃经。养阴清肺,益胃生津。用于肺热燥咳,劳嗽痰血,胃阴不足,热病津伤,咽干口渴。净制除去杂质,切制饮片,便于临床调剂和制剂。

防 风

【药材来源】　本品为伞形科植物防风 *Saposhnikovia divaricata* (Turcz) Schischk. 的干燥根。

【操作方法】

1. 净选　挑选:称取防风,置挑选工作台上,人工挑出须根和杂质。
2. 软化　①水淋:用清水喷淋净防风。②润:喷淋后的防风根放置闷润透。
3. 切制　启动高速截断往复式切药机,调节和固定刀口 3mm 的位置,将净防风切成为 2～4mm 厚片。
4. 干燥　将防风饮片摊放在烘干箱,控制温度和时间至干燥。

【质量要求】　防风为圆形或椭圆形的厚片。外表皮灰棕色,有纵皱纹、有的可见横长皮孔样突起、密集的环纹和残存的毛状叶基。切面皮部浅棕色,有裂隙、木部浅黄色,具有放射状纹理、气特异、味微甘。水分不得过 10.0%,总灰分不得过 6.5%。酸不溶性灰分不得过 1.5%,醇溶性浸出物不得少于 13.0%。按干燥品计算,含升麻素苷和 5-O-甲基维斯阿莫醇苷的总量不得少于 0.24%。

【炮制作用】　防风辛、甘,微温。归膀胱、肝、脾经。祛风解表,胜湿止痛,止痉。用于感冒头痛,风湿痹痛,风疹瘙痒,破伤风。净制除去杂质,切制饮片,便于临床调剂和制剂。

二、叶类或草类药材切条或切段加工

如银杏叶、柿子叶、麻黄、鱼腥草、绞股蓝、仙鹤草等,常用风选设备、剁刀式切药机、筛药机等。

荷 叶

【药材来源】　本品为睡莲科植物 *Nelumbo nucifera* Gaertn. 的干燥叶。

【操作方法】

1. 净选　挑去杂质。

2. 软化　夏季用"吸湿回润法",将干净的荷叶放在洁净、潮湿的底盘上,吸湿变软。春秋季要用抢水洗或喷淋法软化。

3. 切制　荷叶切制宽丝。用"把货"的切制手法,将软化好的荷叶叠放在刀床上,打成把后,掐紧,横切成 10mm 左右的宽丝片,或将将净荷叶,大小分开,按切药机标准操作规程,切制成宽丝。

4. 干燥　控制温度和时间烘干。

【质量要求】　荷叶呈丝状。上表面深绿色或黄绿色,较粗糙,下表面淡灰棕色,较光滑,叶脉明显突起。质脆,易破碎。稍有清香气,味微苦。水分不得过 15.0%,总灰分不得过 12.0%,醇溶性浸出物不得少于 10.0%,按干燥品计算含荷叶碱不得少于 0.070%。

【炮制作用】　荷叶苦,平。归肝、脾、胃经。清暑化湿,升发清阳,凉血止血。用于暑热烦渴,暑湿泄泻,脾虚泄泻,血热吐衄,便血崩漏。切制饮片,便于临床调剂和制剂。

枇　杷　叶

【药材来源】　本品为蔷薇科植物枇杷 *Eriobotrya japonica* (Thunb.) Lindl. 的干燥叶。

【操作方法】

1. 净选　①挑选:称取枇杷叶,置挑选工作台上,人工挑出杂质。②除毛:取挑选后的净枇杷叶置自控温鼓式炒药机炒去其表面的细毛或刷去毛。

2. 软化　①水淋:用清水喷淋净选后的枇杷叶。②润:喷淋后的净枇杷叶放置至软。

3. 切制　启动铡刀式切药机,将软化后的枇杷叶切成规格为 5~10mm 丝。

4. 干燥　将切制好的枇杷叶置烘箱内摊平,控制温度和时间至干燥。

【质量要求】　枇杷叶丝条状,呈灰绿色、黄棕色或红棕色,革质,显脆性,味微苦。水分不得过 10.0%,总灰分不得过 7.0%,按干燥品计算含齐墩果酸和熊果酸的总量不得少于 0.70%。

【炮制作用】　枇杷叶苦,微寒。归肺、胃经。清肺止咳,降逆止呕。用于肺热咳嗽,气逆喘急,胃热呕逆,烦热口渴。净制去绒毛,减少刺激性,切制饮片,便于临床调剂和制剂。

蒲　公　英

【药材来源】　本品为菊科植物蒲公英 *Taraxacum mongolicum* Hand.-Mazz.、碱地蒲公英 *Taraxacum sinicum* Kitag. 或同属数种植物的干燥全草。

【操作方法】

1. 净选　挑选:称取蒲公英置挑选工作台上,人工除去杂质及黄叶。

2. 软化　①水淋:用清水喷淋净选后的蒲公英。②润:喷淋后的净蒲公英放置至软。

3. 切制　启动直线往复式切药机,将软化后的蒲公英切成段。

4. 干燥　将切制好的蒲公英置烘箱内摊平,控制温度和时间至干燥。

【质量要求】　蒲公英为不规则的段,根表面棕褐色,抽皱,根头部有棕褐色或黄白色的茸毛,有的已脱落,叶多皱缩破碎,绿褐色或暗灰绿色,完整者展平后呈倒披针形,先端尖或钝,边缘浅裂或羽状分裂,基部渐狭,下延呈柄状。头状花序,总苞片多层,花冠黄褐色或淡黄白色。有时可见具白色冠毛的长椭圆形瘦果。气微,味微苦。水分不得过 10.0%。酸不溶性灰分不得过 9.0%,75% 乙醇浸出物不得少于 18.0%,按干燥品计算,含咖啡酸不得少于 0.020%。

【炮制作用】　蒲公英苦、甘,寒。归肝、胃经。清热解毒,消肿散结,利尿通淋。用于疗疮肿毒,乳痈,瘰疬,目赤,咽痛,肺痈,肠痈,湿热黄疸,热淋涩痛。净制除去杂质,切制饮片,便于临床调剂和制剂。

冬　凌　草

【药材来源】　本品为唇形科植物碎米桠 *Rabdosia rubescens*（Hemsl.）Hara 的干燥地上部分。

【操作方法】

1. 净选　挑选:称取冬凌草,置挑选工作台上,人工挑出杂质。
2. 切制　启动高速截断往复式切药机,将净冬凌草切成短段。
3. 干燥　将冬凌草饮片摊放在烘干箱,控制温度和时间至干燥。

【质量要求】　冬凌草呈不规则的段。茎基部近圆形,上部方柱形,表面红紫色,有柔毛;断面淡黄色。叶对生,有柄;叶片皱缩或破碎,完整者展平后成卵形或卵状菱形,边缘具粗锯齿;有时带花,花冠二唇形。气微香,味苦、甘。水分不得过 12.0%,总灰分不得过 12.0%,酸不溶性灰分不得过 2.0%,醇不溶性浸出物不得少于 6.0%。按干燥品计算,含冬凌草甲素不得少于 0.25%。

【炮制作用】　冬凌草苦、甘,微寒。归肺、胃、肝经。清热解毒,活血止痛。用于咽喉肿痛,癥瘕痞块,蛇虫咬伤。净制除去杂质,切制饮片,便于临床调剂和制剂。

马　鞭　草

【药材来源】　本品为马鞭草科植物马鞭草 *Verbena officinalis* L. 的干燥地上部分。

【操作方法】

1. 净选　挑选:称取马鞭草,置挑选工作台上,人工挑出残根和杂质。
2. 软化　水淋:用清水喷淋净马鞭草。
3. 切制　启动高速截断往复式切药机,将净马鞭草切成短段。
4. 干燥　将马鞭草饮片摊放在烘干箱,控制温度和时间至干燥。

【质量要求】　马鞭草呈不规则的段。茎方柱形,四面有纵沟,表面绿褐色,粗糙。切面有髓或中空。叶多破碎,绿褐色,完整者展平后叶片 3 深裂,边缘有锯齿。穗状花序,有小花多数。气微,味苦。水分不得过 10.0%。总灰分不得过 12.0%,酸不溶性灰分不得过 4.0%,按干燥品计算,含齐墩果酸和熊果酸的总量不得少于 0.30%。

【炮制作用】　马鞭草苦,凉。归肝、脾经。活血散瘀,解毒,利水,退黄,截疟。用于癥瘕积聚,痛经经闭,喉痹,痈肿,水肿,黄疸,疟疾。净制除去杂质,切制饮片,便于临床调剂和制剂。

半　枝　莲

【药材来源】　本品为唇形科植物半枝莲 *Scutellaria barbata* D. Don 的干燥全草。

【操作方法】

1. 净选　①挑选:称取半枝莲,置挑选工作台上,人工挑出杂质。②水选:挑选后马鞭草用循环水洗药机洗去尘土杂质。

2. 切制 启动高速截断往复式切药机,将净半枝莲切成短段。

3. 干燥 将半枝莲饮片摊放在烘干箱,控制温度和时间至干燥。

【质量要求】 半枝莲呈不规则的段。茎方柱形,中空,表面暗紫色或棕绿色。叶对生,多破碎,上表面暗绿色,下表面灰绿色。花萼下唇裂片钝或较圆;花冠唇形,棕黄色或浅蓝紫色,被毛。果实扁球形,浅棕色。气微,味微苦。按干燥品计算,含总黄酮以野黄芩苷计不得少于1.50%。

【炮制作用】 半枝莲辛、苦,寒。归肺、肝、肾经。清热解毒,化瘀利尿。用于疔疮肿毒,咽喉肿痛,跌扑伤痛,水肿,黄疸,蛇虫咬伤。净制除去杂质,切制饮片,便于临床调剂和制剂。

三、皮类药材切制饮片

如牡丹皮、厚朴、肉桂、杜仲、黄柏等,常采用剁刀式切药机、多功能切药机等。

白 鲜 皮

【药材来源】 本品为芸香科植物白鲜 *Dictamnus dasycarpus* Turcz. 的干燥根皮。

【操作方法】

1. 净选 挑选:称取白鲜,置挑选工作台上,人工除去粗皮和杂质,留下根皮。

2. 软化 抢水洗:用清水快速洗涤白鲜皮,尽可能缩短白鲜皮与水的接触时间。

3. 切制 将净白鲜皮切成规格为0.1~0.5cm片。

4. 干燥 将白鲜皮饮片摊放在烘干箱,控制温度和时间至干燥。

【质量要求】 白鲜皮呈不规则的厚片。外表面灰白色或淡灰黄色,具细纵皱纹和细根痕,常有突起的颗粒状小点;内表面类白色,有细纵纹。切面类白色,略呈层片状。有羊膻气,味微苦。水分不得过14.0%,水溶性浸出物不得少于20.0%,按干燥品计算,含梣酮不得少于0.050%,含黄柏酮不得少于0.15%。

【炮制作用】 白鲜皮苦,寒。归脾、胃、膀胱经。清热燥湿,祛风解毒。用于湿热疮毒,黄水淋漓,湿疹,风疹,疥癣疮癞,风湿热痹,黄疸尿赤。净制除去杂质,切制饮片,便于临床调剂和制剂。

陈 皮

【药材来源】 本品为芸香科植物橘 *Citrus reticulata* Blanco 及其栽培变种的干燥成熟果皮。

【操作方法】

1. 净选 ①挑选:称取原药材置干净地面上,人工挑出变质药材及非药用部位等杂质。②水洗:启动循环水洗药机淋洗陈皮。

2. 软化 ①水淋:用清水喷淋净陈皮10分钟,喷淋次数2次。②润:水淋后的陈皮放置1小时。

3. 切制 启动高速截断往复式切药机,将软化后的陈皮切成规格为3mm细丝。

4. 干燥 将切制好的陈皮置烘箱内摊平,控制温度和时间至干燥。

【质量要求】 陈皮呈不规则的条状或丝状。外表面橙红色或红棕色,有细皱纹和凹下的点状油室。内表面浅黄白色,粗糙,附黄白色或黄棕色筋络状维管束。气香,味辛、苦。含橙皮苷不得少于2.5%。

【炮制作用】　陈皮苦、辛,温。归肺、脾经。理气健脾,燥湿化痰。用于脘腹胀满,食少吐泻,咳嗽痰多。净制除去杂质,切制饮片,便于临床调剂和制剂。

桑　白　皮

【药材来源】　本品为桑科植物桑 Morus alba L. 的干燥根皮。

【操作方法】　洗净,稍润,切丝,干燥。

1. 净选　挑选:称取桑的根,置挑选工作台上,人工除去粗皮和杂质,纵向剖开留下根皮。

2. 软化　水淋:用清水喷淋净桑白皮。

3. 切制　启动高速截断往复式切药机,将净桑白皮切成丝。

4. 干燥　将桑白皮饮片摊放在烘干箱,控制温度和时间至干燥。

【质量要求】　本品呈扭曲的卷筒状、槽状或板片状,长短宽窄不一,厚1~4mm。外表面白色或淡黄白色,较平坦,有的残留橙黄色或棕黄色鳞片状粗皮;内表面黄白或灰黄色,有细纵纹。体轻,质韧,纤维性强,难折断,易纵向撕裂,撕裂时有粉尘飞扬。气微,味微甘。

【炮制作用】　桑白皮甘,寒。归肺经。泻肺平喘,利水消肿。用于肺热喘咳,水肿胀满尿少,面目肌肤浮肿。净制除去杂质,切制饮片,便于临床调剂和制剂。

四、不规则团块状药材的切制

植物药材中的块根类、块茎类以及菌类药材等团块状药材,体积一般比较大,形状不规则,如贝母、泽泻、川芎、延胡索、半夏等。软化过程比较长,常用蓄冷式真空气相置换式润药机等软化,片型多切成片状,生产中可以往复式切药机、对于质地比较坚硬的药材也可以采用旋转式切药机。

川　芎

【药材来源】　本品为伞形科植物川芎 Ligusticum chuanxiong Hort. 的干燥根茎。

【操作方法】

1. 净选　除去杂质,分开大小。

2. 软化　浸泡、闷润至将软化后的药材挑大个的手捏有柔软感,并切开,内无干心为合格。

3. 切制　川芎切制直片。软化好的川芎切一平底,竖起,顺放在刀床上,以免将瘤状根切成碎粒。压板压住,纵切成片形似蝴蝶形的薄片,或按切药机标准操作规程,切制成厚度为2~4mm的厚片。

4. 干燥　阴干或低温烘干。

【质量要求】　川芎呈蝴蝶形薄片或不规则厚片。外表皮黄褐色,有皱缩纹。切面黄白色或灰黄色,具有明显波状环纹或多角形纹理,散生黄棕色油点。质地坚实,气浓香,味苦、辛,微甜。水分不得过12.0%,总灰分不得过6.0%,醇溶性浸出物不得少于12.0%,含阿魏酸不得少于0.10%。

【炮制作用】　川芎辛,温。归肝、胆、心包经。活血行气,祛风止痛。用于胸痹心痛,胸胁刺痛,跌扑肿痛,月经不调,经闭痛经,癥瘕腹痛,头痛,风湿痹痛。净制除去杂质,切制饮片,便于临床调剂和制剂。

玄 参

【药材来源】 本品为玄参科植物玄参 *Scrophularia ningpoensis* Hemsl. 的干燥根。

【操作方法】

1. 净选 除去杂质。

2. 软化 将净选过的玄参蒸至乌黑色。

3. 切制 玄参切制斜片。晾至外皮稍干的玄参,斜放在刀床上,压板压住,斜切成片面狭长,片形很像柳树叶样的薄片(蒸后的玄参质地黏滑,切片中要不断往刀上刷水,防止粘刀)或用转盘式切药机切制成厚度为 1～2mm 的薄片。

【质量要求】 玄参呈柳叶形薄片。外表皮灰黄色或灰褐色。切面黑色,微有光泽,有的具裂隙,气特异似焦糖,味甘,微苦。水分不得过 16.0%,总灰分不得过 5.0%,酸不溶性灰分不得过 2.0%,水溶性浸出物不得少于 60.0%,含哈巴苷和哈巴俄苷的总量不得少于 0.45%。

【炮制作用】 玄参甘、苦、咸,微寒。归肺、胃、肾经。清热凉血,滋阴降火,解毒散结。用于热入营血,温毒发斑,热病伤阴,舌绛烦渴,津伤便秘,骨蒸劳嗽。目赤,咽痛,白喉,瘰疬,痈肿疮毒。蒸至使药材软化,便于切片,切制饮片,便于临床调剂和制剂。

香 橼

【药材来源】 本品为芸香科植物枸橼 *Citrus medica* L. 或香园 *Citrus wilsonii* Tanaka 的干燥成熟果实。

【操作方法】

1. 净选 除去杂质,抢水洗净。

2. 软化 喷淋润软至将软化后的药材挑大个的手捏有柔软感,并切开,内无干心为合格。及时摊开至一定程度再行切丝。

3. 切制 将软化后的香橼,先切制成宽 8mm 左右的条状。切块时,用"把货"的切制手法,将香橼条捋顺,叠放刀床上,用手压着。叠放至一大把后,用压板压着向前推送,当香橼条被推送至 8mm 左右时,药刀下压,横切成边长 8mm 左右的平方块或丝。也可将净香橼,大小分开,按切药机标准操作规程,切制成丝。

4. 干燥 晾干或低温烘干。

【质量要求】 香橼呈平方块或丝状。外表皮黄色或黄绿色,边缘呈波状。

【炮制作用】 香橼辛、苦、酸,温。归肝、脾、肺经。疏肝理气,宽中,化痰。用于肝胃气滞,胸胁胀痛,脘腹痞满,呕吐噫气,痰多咳嗽。切制饮片,便于临床调剂和制剂。

猪 苓

【药材来源】 本品为多孔菌科真菌猪苓 *Polyporus umbelatus*(Pers.)Fries 的干燥菌核。

【操作方法】

1. 净选 ①挑选:称取猪苓,置挑选工作台上,用人工挑出杂质。②水选:用循环水洗药机淘洗挑选好的猪苓,除去泥土杂质等。

2. 软化　将净选后的净猪苓浸泡 3 小时,水淋 30 分钟,水淋次数 3 次,放置 4 小时。

3. 切制　启动直线往复式切药机。将猪苓切成规格为厚片约 2~4mm。

4. 干燥　将切制好的猪苓饮片在烘箱内摊平,温度 80℃,烘干时间为 4.5 小时。至干燥时取出。

5. 过筛　将猪苓饮片过孔径 2mm 筛。

6. 包装　猪苓饮片按每包装袋 1kg 称重,装入相应的塑料包装袋内,封口,贴上标签。

【质量要求】　猪苓呈类圆形或不规则的厚片。外表皮黑色或棕黑色,皱缩,切面类白色或黄白色,略呈颗粒状,气微,味淡。水分不得过 13.0%,总灰分不得过 10.0%,按干燥品计算,含麦角甾醇不得少于 0.050%。

【炮制作用】　猪苓甘、淡,平。归肾、膀胱经。利水渗湿。用于小便不利,水肿,泄泻,淋浊,带下。净制除去杂质,切制饮片,便于临床调剂和制剂。

龙　　胆

【药材来源】　本品为龙胆科植物条叶龙胆 *Gentiana manshurica* Kitag.、龙胆 *Gentiana scabra* Bge.、三花龙胆 *Gentiana triflora* Pall. 或滇龙胆 *Gentiana rigescens* Franch. 的干燥根和根茎。前三种习称"龙胆",后一种习称"坚龙胆"。

【操作方法】

1. 净选　挑选:称取龙胆,置挑选工作台上,人工除去杂质。

2. 软化　①水淋:用清水喷淋净龙胆。②润:喷淋后的龙胆放置闷润至将软化后的药材挑大个的手捏有柔软感,并切开,内无干心为合格。

3. 切制　启动高速截断往复式切药机,将净龙胆切成短段。

4. 干燥　将龙胆饮片摊放在烘干箱,控制温度和时间至干燥。

【质量要求】　本品呈不规则形的段。根茎呈不规则块片,表面暗灰棕色或深棕色。根圆柱形,表面淡黄色至黄棕色,有的有横皱纹,具纵皱纹。切面皮部黄白色至棕黄色,木部色较浅。气微,味甚苦。水分不得过 9.0%,总灰分不得过 7.0%,酸不溶性灰分不得过 3.0%,水溶性浸出物不得少于 36.0%。按干燥品计算,龙胆含龙胆苦苷不得少于 2.0%,坚龙胆含龙胆苦苷不得少于 1.0%。

【炮制作用】　龙胆苦,寒。归肝、胆经。清热燥湿,泻肝胆火。用于湿热黄疸,阴肿阴痒,带下,湿疹瘙痒,肝火目赤,耳鸣耳聋,胁痛口苦,强中,惊风抽搐。净制除去杂质,切制饮片,便于临床调剂和制剂。

白　　及

【药材来源】　本品为兰科植物白及 *Bletilla striata*(Thunb.)Reichb. f. 的干燥块茎。

【操作方法】　洗净,润净,切薄片,晒干。

1. 净选　挑选:称取白及,置挑选工作台上,人工除去杂质。

2. 软化　①水淋:用清水喷淋净白及。②润:喷淋后的白及放置闷润透。

3. 切制　启动高速截断往复式切药机,调节和固定刀口 2mm 的位置,将净白及切成规格为 1~2mm 薄片。

4. 干燥　将白及饮片摊放在室外,晒干。或者将白及饮片摊放在烘干箱,控制温度和时间至干燥。

【质量要求】 本品呈不规则的薄片。外表皮灰白色或黄白色。切面类白色,角质样,半透明,维管束小点状,三生。质脆。气微,味苦,嚼之有黏性。水分不得过15.0%,总灰分不得过5.0%。

【炮制作用】 苦、甘、涩,微寒。归肺、肝、胃经。收敛止血,消肿生肌。用于咯血,吐血,外伤出血,疮疡肿毒,皮肤皲裂。净制除去杂质,切制饮片,便于临床调剂和制剂。

五、其他类药材

根据各个药材的特点,进行不同的前处理后,再选取适合药材的切制方法。

丝 瓜 络

【药材来源】 本品为葫芦科植物丝瓜 *Luffa cylindrical*(L.)Roem. 的干燥成熟果实的维管束。

【操作方法】

1. 净制 取丝瓜络,洗净。

2. 浸润 稍浸,闷润至将软化后的药材挑大个的手捏有柔软感,并切开,内无干心为合格。及时摊开至一定程度再行切块。

3. 切制 将除去杂质及残留种子的丝瓜络,先横切成长条,再竖切成平方块或丝。或将净丝瓜络,大小分开,按切药机标准操作规程,切制成块。

4. 干燥 晒或控制温度烘干。

【质量要求】 丝瓜络呈灰白色。木纤维单个散在或成束,壁薄,螺纹导管和网纹导管直径8~28μm。水分不得过9.5%,总灰分不得过2.5%。

【炮制作用】 丝瓜络甘,平。归肺、胃、肝经。祛风,通络,活血,下乳。用于痹痛拘挛,胸胁胀痛,乳汁不通,乳痈肿痛。切制利于临床调剂和制剂。

鹿 角

【药材来源】 本品为鹿科梅花鹿 *Cervus nippon* Temminck 或马鹿 *Cervus elaphus* Linnaeus 的雄鹿未骨化密生茸毛的幼角。

【操作方法】

1. 净制 用清水洗净,小心将鹿角锯段。

2. 软化 用温水浸泡,捞出后放置闷润至软。

3. 切制 用镑刀镑片或刨片机刨成极薄片。

4. 干燥 压平,控制温度烘干。

【质量要求】 鹿角外圈骨质,灰白色或类白色,质硬,气微,味微咸。水溶性浸出物不得少于17.0%。

【炮制作用】 鹿角甘、咸,温。归肾、肝经。壮肾阳,益精血,强筋骨,调冲任,托疮毒。用于肾阳不足,精血亏虚,阳痿滑精,宫冷不孕,羸瘦,神疲,畏寒,眩晕,耳鸣,耳聋,腰脊冷痛,筋骨痿软,崩漏带下,阴疽不敛。净制除去杂质,切制饮片,便于临床调剂和制剂。

鹿 茸

【药材来源】 本品为鹿科梅花鹿 *Cervus nippon* Temminck 或马鹿 *Cervus elaphus* Linnaeus 的雄鹿未骨化密生茸毛的幼角。

【操作方法】

1. 排液茸的加工

(1)煮炸前的处理:①锯茸送入加工室后,宜抓紧时间进行编号、测重、登记入账、挂号、标号。②排液利用真空泵减压排液。③破伤茸处理如遇到破伤茸时,发现皮下出血、瘀血时,如呈现血肿可用注射针头抽出积血,若瘀血变色可用 40~50℃湿毛巾包裹伤部,使瘀血散开。④上架固定:为便于加工操作,锯茸在煮炸前先钉上四个钉在固定在茸架上。

(2)煮炸加工:用沸水煮炸鹿茸的目的,是应用热胀冷缩的原理,排除茸内残存的血液;经过高温处理,把生茸煮熟,又起到消毒防腐、加速干燥以及保持茸皮固有的形状和颜色等作用。

(3)回水烘烤:在鹿茸加工中,把经过第一次煮炸加工后第 2~4 日继续煮炸,统称为回水。1~3 日煮炸要连日进行,第四次煮炸可隔日或连日进行,每次回水均应烘烤,以促进鹿茸的干燥。

(4)风干、煮头:经过四次煮炸的鹿茸,含水量比鲜茸减少 50% 以上,以后靠风干为主,适当地进行煮头和烘烤。

2. 鹿茸片的切制

(1)净制:取鹿茸,燎去茸毛,刮净。

(2)软化:以布带缠绕茸体,自锯口面小孔灌入热白酒,并不断添酒,至润透或灌酒稍蒸。

(3)切制:鹿茸刀横切薄片或将净鹿茸,大小分开,按 QJXC-100 型转盘式切药机操作规程,切制成厚度为 1~2mm 的薄片。

(4)干燥:压平,干燥。

【质量要求】 鹿茸片呈圆形或椭圆形,片极薄。外皮为红棕色。锯口面为黄白至棕黄色,外围有一明显环状骨质或无、色较深,里面具蜂窝状细孔,中间渐宽或呈空洞状,有的呈棕褐色。体轻,质硬而脆。气微腥、味咸。

【炮制作用】 鹿茸甘、咸,温。归肾、肝经。壮肾阳,益精血,强筋骨,调冲任,托疮毒。用于肾阳不足,精血亏虚,阳痿滑精,宫冷不孕,羸瘦,神疲,畏寒,眩晕,耳鸣,耳聋,腰脊冷痛,筋骨痿软,崩漏带下,阴疽不敛。净制除去杂质,切制饮片,便于临床调剂和制剂。

(钟凌云 李 林)

第六章 炒 制

将净选或切制后的药物,置预热适度的炒制容器内,连续加热,并不断翻动或搅拌,使之达到规定程度的炮制方法,称为炒法。大部分中药材经净制、切制后,还需作进一步的炮制。其中炒制是基本而且是重要的炮制方法之一,在中药炒制过程中,火力的控制和火候的掌握是关键因素。根据药物的性质或临床用药要求等选择适宜的炒法,通过调整火力或火候控制炒制程度得到不同炮制品以满足临床应用的需要。

第一节 炒制方法与设备

炒法根据加辅料与否,分为清炒法和加固体辅料炒法。清炒法根据所用火候的不同分为炒黄、炒焦和炒炭。加固体辅料炒法根据所加辅料的不同分为麸炒、米炒、土炒、砂炒、蛤粉炒和滑石粉炒。炒法是通过加热改变药物的形状、颜色、气味和质地等,起到增强药效,缓和或改变药性,降低毒性或副作用,矫臭矫味,利于贮存和调剂制剂。

一、操作过程及工艺条件

炒制是药物在适当温度与热能强度环境中,吸收热能而引起理化反应,其形、色、味、质等性状发生明显变化的过程。药物性状变化取决于药物的性质、炒制温度高低、热能强度大小等。对于固体辅料炒制,可能还伴随着辅料与药物的结合、辅料对药物的催化作用等而改变饮片的性状。为了使药物能迅速获得发生理化变化的热能,一般炒制前锅体需要预热。在炒制过程中要翻动或搅拌,以确保药物受热均匀,使其理化变化尽可能保持一致。药物炒制到一定程度后应快速脱离锅体,以防止药物的继续受热而使饮片性状发生过火现象。在固体辅料炒制中,一般是先投入辅料,待辅料炒制达到一定标准后,再投入药物,使药物迅速获得热能,同时辅料可以增加热传导面积、增强热能传递能力,保证药物炒制标准的均一性。

(一)准备

1. 检查 操作工按进出一般生产区规程进行更鞋、更衣、洗手。检查操作间、所用设备、容器、器具的清洁情况和灵敏度、准确度。

2. 准备 将所用容器、器具按一般生产区容器、器具清洁规程进行清洁。按"生产指令"向仓库领取所需原药材,并按物料进入一般生产区清洁规程去掉药材的外包装,按大小分档并净制。

3. 辅料 按照要求领取或制备辅料。

(二)生产过程

1. 清洗 将炒药机洗净、擦光,每炮制一次或一种饮片后都要洗擦一次,以免影响饮片外观和气味。

2. 预热和投料　根据不同炒法选择适当火力,加热炒药机至工艺要求温度时即可投料。同种饮片应少量分批炮炙,投药太多受热不均匀;同时炒多种饮片时先炒色浅、后炒色深的中药。加固体辅料炒法需待锅体预热后先炒制辅料到一定程度后,再投入药物拌炒。

3. 翻炒　要严密注视药材或辅料色泽变化以掌握火力、控制炮炙温度。

4. 出料　炮炙至规定的要求后要迅速出锅,出锅后的饮片除特殊要求外,要立即摊开晾凉。冷透后用洁净容器盛装,标明品名、规格、批号、数量、工号、日期,并做好记录迅速转入下道工序。加固体辅料炒还需要及时将辅料去除。

5. 包装　按照来源不同分别采用不同材料和不同规格的包装。放入合格证后封口,将小包装装入大包装(纸箱)中。大、小包装外面都注明饮片品名、规格、生产批号、数量、厂名。

(三)清场

1. 不合格品　将不合格的原药材、饮片装入塑料袋内,标明状态标示,返回仓库。

2. 清洁　使用后的容器、器具设备按清洁规程进行清洁。工作区环境按清洁规程进行清洁。

3. 废物处理　将收集入废物贮器内按生产中废弃物处理规程进行处理,并对废物贮器进行清洁。

4. 记录　清场结束后详细填写清场记录,并由 QA 检查员检查清场情况,确认合格后,签字并贴挂"已清洁"状态标示及"清场合格证",并将"清场合格证"正本附于本批生产记录中。将"清场合格证"副本放于操作区指定位置。并按清洁规程将清洁工具进行清洁消毒并分区存放。

二、炒制设备

(一)平锅式炒药机

1. 用途和特点　主要用于植物类、动物类中药饮片的炒制加工,包括清炒、烫、加辅料炒和炙等,但不宜用于蜜炙药物的炒炙。该炒药机结构简单,制造及维修方便,出料方便快捷。对于不同的炒制中药品种,由于各自物理性状不同,或饮片大小、规格不一,为达到翻炒的目的,可以安装不同类型的刮板,以适应不同类型的药物。该机为敞口操作,故炒制过程中的油烟气很难由吸风罩吸净,故对车间环境会造成一定的污染。

2. 结构和工作原理　由平底炒锅、加热装置、活动炒板及电动机、吸风罩及机架组成。见图 6-1。

炒锅体为一带平锅底的圆柱体,锅体侧面开有卸料活门,便于物料从锅内排出。炒锅锅底下为炉膛内置加热装置,根据加热方式不同可以用煤加热、电加热或燃气加热。在平底锅内装有可旋转的有 2~4 个叶片的活动炒板,叶片带有一定旋向,底部贴着平锅底,活动炒板旋转的动力来自装在机架上的炒板电动机。锅体与炒板用

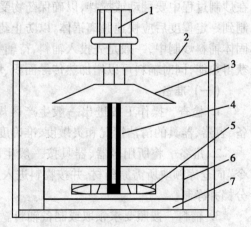

图 6-1　平锅式炒药机设备图
1. 电机　2. 机架　3. 吸风罩　4. 转轴
5. 活动炒板　6. 平底炒锅　7. 加热装置

304 或 1Cr18Ni9 不锈钢制成。锅体的上方,炒板电动机下的机架上,还装有方形的吸风罩,用来吸除炒药中产生的油烟废气。

上述各个部件都装在机架上,机架的两侧置有二块挡板,可减少对周围的热辐射,并具有较整洁的外观。点燃炉火或接通电源,启动炒板电动机后,从炒锅上方投入药物,炒板连续旋转,兜底翻炒药材,使锅内药材受热均匀不存在死角。待药物炒好后,打开锅体侧面的卸料活门,药物被很快刮出锅外。

(二) CGY-750 鼓式自控温炒药机

1. 用途和特点　主要用于植物类、动物类中药饮片的炒制加工,包括清炒、加辅料炒和炙等。光滑的筒体内表面便于清洁卫生,具有定时、控温、恒温、温度数显等功能,便于工艺操作和管理,外观整洁,易清洗。

2. 结构和工作原理　该机的炒药转筒轴线与平底炒药机不同,其转筒轴线为水平放置,炒药机由炒筒、加料与出料机构、加热炉膛、机架、动力传动机构、机壳除烟尘装置及控制箱组成。见图 6-2。

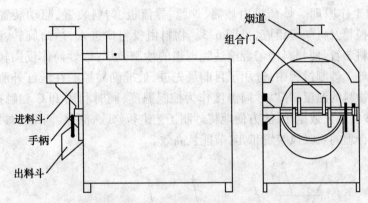

图 6-2　鼓式自控温炒药机结构简图及设备图

炒药机多用柴油加热,也可采用电、汽作为热源,加热炒筒,物料由投料口进入,炒筒旋转使物料翻滚达到炒制的效果,当炒筒作反向转动时,物料便自动排出炒筒外。

3. 安装与调试　①就位:机器应置于室内,地面须坚实、平整,四周留有足够的物流和操作空间。②连接电源和接地装置:先将控制箱与炒药机连接,将电源接入控制箱,按正转按钮炒筒应作逆时针转动,否则请更换任意两根相线。接地装置必须可靠接地。③加油:油箱内加足 0 号清洁柴油。④试机:合上电控箱内漏电保护开关,打开电源总开关,时间继电器和温控仪均通电显示。设定控制温度、炒制时间,启动炒筒正转按钮(逆时针方向),打开燃烧器开关,炒药机进行正常工作。当温度达到设定值时,炒药机进入自动恒温、控温状态,当炒制时间达到设定值时,电蜂鸣自动报警,并自动切断燃烧器电源,提醒操作人员出料。启动炒筒反转按钮(顺时针方向),炒筒作顺时针旋转。⑤运行:打开炒筒进料门,投入物料,炒制完毕,打开出料门,启动炒筒反转按钮,物料自动排出。出料完毕,按炒筒正转按钮进行第二次投料,投料完毕后按一下时间继电器的复零按钮位置,进入第二次炒制过程。⑥关机:先关闭燃烧器,再关闭炒筒及总电源开关。

4. 维护与保养及注意事项　①每次开机时,应先启动炒筒,再启动燃烧器,停机时应先关闭燃烧器,5～10 分钟后再关闭炒筒。②根据不同物料(同一种物料不同颗粒大小)要求设定调节最佳炒制温度和时间。③使用中燃烧器突然停机或油箱内油燃尽后停机,当再次开机时可能会有黑烟,属正常现象,片刻后黑烟会消失。④一般情况下,燃烧器非正常停机时,燃烧器面板上的红色指示灯会亮起,用手按一下红色指示灯,燃烧器就可重新启动。燃烧器的结构、工作原理和有关故障的排除请阅读其说明书。⑤炒药机周围严禁堆放各种易燃物品,避免发生火灾。⑥必须加清洁0号柴油料,每隔半年应清理油箱底部污垢一次。

(三) CGY(Q)-750Z智能红外线测温炒药机

1. 用途和特点　主要用于中药材的清炒、辅料炒法等。独特的筒体设计使物料均匀受热,并均匀翻炒;采用后吸风装置,使得以最少的吸风量带走最多的烟尘,节约能耗和净化工作环境。本机采用智能化控制,配备有PLC可编程控制器、触摸屏、变频器、在线红外测温探头等先进的控制原件,具有工艺数据采集和保存、升温曲线显示、定时、控温、恒温等功能,便于数据化工艺管理。外观整洁明快。

为了保证设备的安全运行及各温度传感器的正常运作,炒制温度<400℃,超过此温度将不能保证机体及各温度传感器正常工作。

2. 结构和工作原理　炒药机由炒筒、炉膛、导流板、匀料装置、驱动装置、传动变速装置、燃烧器、电控箱及机架等组成,见图6-3。物料由投料口进入,炒筒旋转,配以炒筒内的凹面三棱锥匀料装置,使物料均匀翻滚达到理想的炒制效果;当炒筒作反向转动时,物料便自动排出炒筒外。炒制过程中,选用了目前最先进、最准确易控的在线红外测温仪,真实地反映出炒筒和物料的温度,并以炒筒温度作为控制温度,同时利用PLC和触摸屏的强大功能,理想地将炒制工艺数据化,能方便地将炒制工艺进行修改、储存、调用。炒制过程产生的烟尘利用更加合理的后吸风装置带走,节能且高效。

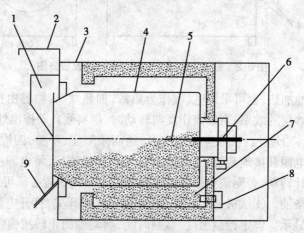

图6-3　智能红外线测温炒药机结构简图
1. 加料斗　2. 吸烟罩　3. 保温棉　4. 炒筒　5. 药材
6. 测温元件　7. 炉膛　8. 燃烧器　9. 出料斗

本设备炒筒温度会伴随着使用的时间(如粉尘、烟尘覆盖炒筒外壁)而产生一定测量误差,因此,当前炒筒温度并不是实际温度,而是经过一定算法得到的数据。药材温度是因为直接测量药材表面温度,因此精确度很高。在预热锅体时(没有药材),可以以当前"药材温度"即锅体内壁温度,作为当前实际锅体温度。

设备在"加热启动"以后,锅体温度是经过专业算法拟合以后的标准温度,因此,在炒制过程中,不要堵塞锅体红外测温探头口,以导致算法产生错误,引起测量误差;在设备没有进行加热时,是没有经过专业算法拟合的,因此此时测得的温度有一定误差,只能作为参考值。

3. 安装与调试

(1)就位:机器应置于室内,地面须坚实、平整,四周留有足够的物流和操作空间。

(2)连接电源和接地装置:先将控制箱与炒药机连接,将电源接入控制箱,按正转按钮炒筒应作逆时针转动,否则请更换任意两根相线,同时检查废气处理风机的转向。接地装置必须可靠接地。

(3)接燃烧器气路:接天然气管路至燃烧器(燃油型则只需在油箱里加油)。

(4)试机运行:①开启电源。合上电控箱内漏电保护开关,打开电源总开关,触摸屏开始工作。②设定参数。进入工艺卡界面,设定温度上限值、温度下限值、炒制时间、搅拌频率等参数,药材重量及药材编号根据需要而定。③下载配方参数:按"调用参数至 PLC"按钮或者"保存 PLC 参数至工艺卡"按钮,炒药过程将按照上述给定工艺参数进行。④启动炒药机,预热锅体。按下"模式选择",将切换至模式选择界面,可选择"手动模式"或"自动模式",按"加热启动"按钮,即加热启动,设备开始加热。如果需要设备同时开始计时,则将"计时启动"按钮也同时按下。(注意:加热启动必须是炒筒处于正转的状态下才能进行。)⑤炒制:将准备好的饮片倒入锅中,开始炒制。⑥炒制完成:当炒制时间达到设定值时,蜂鸣器就会鸣叫,按下"蜂鸣器复位"或"自动模式停止"按钮,蜂鸣器就停止鸣叫。按"炒筒反转"或"炒筒停止"、"加热停止"、"废气处理停止"按钮,炒药机将停止加热,开始反转,将药料旋出。⑦关机:在确保停止加温 15~20 分钟后,炒筒温度已冷却的情况下,进行停机(即停止炒筒转动),关闭操作面板上的电源开关钥匙,再关闭控制柜内的电源总开关。

4. 维护与保养及注意事项

(1)不得随意更改 PLC 和触摸屏程序以及变频器的设置,不得将程序调为他用。

(2)每次开机时,应先启动炒筒,才能启动燃烧器;应先关闭燃烧器,冷却 15~20 分钟后再停止炒筒转动(炒筒温度低于 150℃)。

(3)上下限温度差的设定不能过于接近,否则燃烧器将频繁启停,影响使用寿命,一般设定相差 10~30℃ 为宜。

(4)炒药机周围严禁堆放各种易燃物品,避免发生火灾。

(5)每次炒药完毕后,应该用刷子将炒筒内的吸风虑罩略加清扫,以免下次炒药时影响吸烟尘效果。

(四)中药微机程控炒药机

1. 用途和特点 该机根据需要可以手动或自动操作,可用于清炒法、加辅料炒法和炙法。加热采用锅底加热及上方烘烤加热的双热方式,它可以使药物在炒锅内温度场较为均匀,而且提高了加热速度,缩短炒制的时间,因而炒制批量较大的药物更具优越性。

2. 结构和工作原理 由平底炒药锅、电加热管或燃油器、烘烤加热器、搅拌器等组成。见图 6-4。

该机主体为一平底炒药锅,炒制药材的热源由两部分组成,其一为锅底加热,可用电或燃油加热,其二为炒锅上方设有烘烤加热器,以双给热的方式炒制药材。炒锅顶部装有锅内炒板的搅拌电动机,可对入锅药材进行兜底炒制。炒锅的左右侧分别有出料口及进料口,对着进料口有一台提升翻斗式定量加药机,它可以根据操作者的指令在炒药机操纵台上进行操作。加药量由设备所附电子秤控制。炒锅另一侧装有液体辅料供给装置,可为需要炙制的药材定量提供炙制所需的辅料。

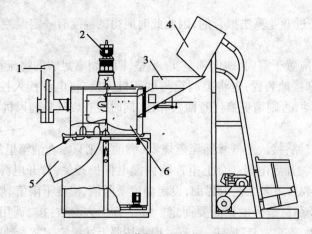

图6-4　中药微机程控机设备图
1. 烘烤加热器　2. 搅拌装置　3. 进料斗　4. 物料提升机
5. 出料口　6. 平底炒药锅

3. 操作要求　根据药物具体炒制要求,设定好锅底温度、炒制时间、烘烤温度及时间以及炙制所需液体辅料的流量等数据,并启动加热装置进行预热至一定温度后,加料入锅、转动炒板,待达到一定炒制时间后,输入称重的辅料,拌和、炒炙,到达设定的炒炙时间后,打开出料口,可获得合格炮炙的饮片。

第二节　清　炒

清炒是药物不加辅料炒制的操作,又称为单炒。根据受热程度不同,清炒包括炒黄、炒焦、炒炭。

一、炒黄

炒黄一般是指用文火将药物炒至"黄"的程度的一类操作。有"逢子必炒"之说,故一般果实种子类药物多炒黄。

(一)炮制作用

1. 增强疗效　炒制使药物易于粉碎和煎出有效成分,如种子类药物炒后种皮鼓裂,易于粉碎和煎出有效成分。加热可杀酶保苷,保存药效。如炒槐花、炒白芥子等。

2. 缓和药性　"炒以缓其性",如炒牛蒡子、炒葶苈子、炒瓜蒌子、炒决明子、炒蔓荆子等。

3. 降低毒性　如炒牵牛子、炒苍耳子、炒火麻仁、炒白果等。

4. 改变药性　如炒莱菔子等。

(二)操作方法

将净药物投入预热适中的炒锅内,文火炒至黄色或较原色加深后,迅即出锅,放凉,除去药屑。

炒至"黄"的程度,是指药物炒后的性状特征。表面呈黄色、或变色、或带火色、或微带焦色斑痕;鼓起、有裂纹、甚至爆裂,有的在炒制时能听到爆鸣声。用手捻之,比生品容易捻碎;内部基本不变色;嗅到发出香味,或透出药物固有的气味。对于炒后不易显露出黄色的药物(如莱菔子、牛蒡子、牵牛子等),一般是看形体是否鼓起,或表面带焦斑,嗅到药物固有气味。采用对比看、听爆声、闻香气、看断面等手段综合运用,可准确判定炒黄的程度。炒黄品含生片、糊片不得超过2%;含药屑、杂质不得超过1%。

(三) 注意事项

1. 炒前和炒后都要进行净选,使其符合净度标准。

2. 炒前饮片要大小分档,炒制容器要预热。

3. 手工炒制用"手掌控制火候法"控制好火候,使锅温保持均匀一致。炒制机械,经试炒可控制锅内温度仪表显示值。炒黄大多使用"文火";个别药物(如王不留行等)要用"武火"。

4. 翻搅要均匀,出锅要及时。炒制时要翻搅均匀,始终留意锅中药物的"色、形、质、味"等方面的变化。

炒王不留行

【药材来源】 本品为石竹科植物麦蓝菜 *Vaccaria segetalis*(Neck.)Garcke 的干燥成熟种子。

【操作方法】

1. 炒制 启动鼓式自控温炒药机,加热升温。将净王不留行置于已预热好的锅中,控制温度和时间,炒至王不留行大部分爆白花时,取出,摊凉。

2. 包装 取炒王不留行饮片,按每包1kg称重,装入相应的塑料包装袋内,封口,贴上标签。

【质量要求】 王不留行:呈球形。表面黑色,少数红棕色,略有光泽。种仁白色,质硬。气微,味微涩、苦。水分不得过12.0%,总灰分不得过4.0%,乙醇浸出物不得少于6.0%,按干燥品计算含王不留行黄酮苷不得少于0.40%。

炒王不留行:呈类球形爆花状,表面白色,质松脆。水分不得过10.0%,乙醇浸出物不得少于6.0%,按干燥品计算含王不留行黄酮苷不得少于0.15%。

【炮制作用】 王不留行味苦,性平。归肝、胃经。具有活血通经,下乳消肿,利尿通淋的功效。

王不留行:生品活血通经、下乳消肿。生用长于消痈肿,用于乳痈或其他疮痈肿痛。

炒王不留行:炒后质地松泡,利于有效成分煎出,而且走散力较强,长于活血通经,下乳,通淋。多用于产后乳汁不下,闭经,痛经,石淋,小便不利。

【炮制研究】 王不留行主要含三萜皂苷、黄酮苷、磷脂、豆甾醇、单糖等。

王不留行以炒用为主,要求爆花率达到80%以上。爆花率越高其水溶性浸出物含量就越高,完全爆花者较生品增加1.1倍,刚爆花者增加0.6倍,未爆花者增加0.2倍。炒王不留行的最佳工艺为120~130℃,用文武火,炒5~7分钟。

炒牛蒡子

【药材来源】 本品为菊科植物牛蒡 *Arctium lappa* L. 的干燥成熟果实。

【操作方法】

1. 炒制 启动鼓式自控温炒药机,加热升温。将净牛蒡子适量置热锅中,控制温度和时间炒至表面微鼓起,取出,放凉。

2. 包装　炒牛蒡子饮片,按每包装袋 1kg 称重,装入相应的塑料包装袋内,封口,贴上标签。

【质量要求】　牛蒡子:为长倒卵形,略扁,微弯曲。表面灰褐色,带紫黑色斑点,有数条纵棱。果皮较硬,破开后呈淡黄白色,富油性。气微,味苦后微辛而稍麻舌。水分不得过9.0%,总灰分不得过7.0%,按干燥品计算,含牛蒡苷不得少于5.0%。

炒牛蒡子:形如牛蒡子,色泽加深,略鼓起,微有香气,水分不得过7.0%,总灰分不得过7.0%,按干燥品计算,含牛蒡苷不得少于5.0%。

【炮制作用】　牛蒡子味辛、苦,性寒。归肺、胃经。具有疏散风热,宣肺透疹,解毒利咽的功效。

牛蒡子:生用长于疏散风热,解毒散结。可用于风温初起,痄腮肿痛,痈毒疮疡。

炒牛蒡子:缓和其寒滑之性,免伤脾胃,炒后气香使宣散作用更强,利于煎出药效,同时能杀酶保苷。长于解毒透疹,利咽散结,化痰止咳。用于麻疹不透,咽喉肿痛,风热咳嗽。

炒牵牛子

【药材来源】　本品为旋花科植物裂叶牵牛 *Pharbitis nil*(L.) Choisy 或圆叶牵牛 *Pharbitis purpurea*(L.) Voigt 的干燥成熟种子。

【操作方法】

1. 炒制　启动鼓式自控温炒药机,加热升温。将净牵牛子置热锅内,迅速翻动,控制温度和时间炒至药材表面呈黄色,取出,放凉。

2. 包装　取炒牵牛子饮片,按每包 1kg 称重,装入相应的塑料包装袋内,封口,贴上标签。

【质量要求】　牵牛子:似橘瓣状,表面灰黑(黑丑)或淡黄白色(白丑)。背面有一条浅纵沟,腹面棱线的下端有一点状种脐,微凹,质硬。气微,味辛、苦,有麻感。水分不得过10.0%,总灰分不得过5.0%。醇溶性浸出物不得少于15.0%。

炒牵牛子:形如牵牛子,表面黑褐色或黄棕色,稍鼓起,微具香气,水分不得过8.0%,总灰分不得过5.0%,乙醇浸出物不得少于12.0%。

【炮制作用】　牵牛子味苦,性寒;有毒。归肺、肾、大肠经。具有泻水通便,消痰涤饮,杀虫攻积的功效。

牵牛子:生用偏于逐水消肿,杀虫。用于水肿胀满,二便不通,虫积腹痛。

炒牵牛子:炒后降低毒性,缓和药性;长于消食导滞。多用于食积不化,气逆痰壅。炒后质地疏松,利于粉碎和煎出有效成分。

炒苍耳子

【药材来源】　本品为菊科植物苍耳 *Xanthium sibiricum* Patr. 的干燥成熟带总苞的果实。

【操作方法】

1. 炒制　启动鼓式自控温炒药机,加热升温。将净苍耳子置热锅中,控制温度和时间炒至表面焦黄色,刺焦时取出,放凉,去刺。

2. 过筛　将炒苍耳子过孔径 1mm 筛。

3. 包装　炒苍耳子饮片,按每包装袋 1kg 称重,装入相应的塑料包装袋内,封口,贴上标签。

【质量要求】 苍耳子:为纺锤形或卵圆形。表面黄棕色或黄绿色,全体有钩刺。体轻质坚。破开后内有双仁,有油性。气微,味微苦。水分不得过 12.0%,总灰分不得过 5.0%。

炒苍耳子:形如苍耳子,表面黄褐色,有刺痕,微有香气。水分不得过 10.0%,总灰分不得过 5.0%。

【炮制作用】 苍耳子味辛、苦,性温。有毒。归肺经。具有散风寒,通鼻窍,祛风湿的功效。

苍耳子:生用消风止痒力强,多用于皮肤痒疹、疥癣等皮肤病。

炒苍耳子:炒后降低毒性,偏于通鼻窍,祛风湿,止痛。常用于鼻渊头痛,风湿痹痛。

【炮制研究】 苍耳子含苍耳子苷、树脂、脂肪油、生物碱等。有研究表明,不同加热温度和时间均会影响苍耳子中绿原酸的含量,在 150℃ 加热 60 分钟可使苍耳子中绿原酸的含量最高。炒制后能降低羧基苍术苷含量,实验表明生品苍耳子中羧基苍术苷含量较高,不含苍术苷,炒黄后羧基苍术苷的含量降低约 90%,焦苍耳子基本不含羧基苍术苷,苍术苷有小幅下降,炒炭后术苷显著降低或检查不到。可能是加热使得羧基苍术苷转化为苍术苷,再进一步降低苍术苷含量,从而降低毒性。

苍耳子毒蛋白为其毒性成分之一,经水浸泡或加热处理,可降低毒性。有人认为须将其炒至焦黄令毒蛋白变性,凝固在细胞中不被溶出而去毒。另有研究认为,苍耳子炒品和炒去刺品水浸出物含量明显高于生品;而脂肪油含量则低于生品,镇痛作用强于生品,毒性低于生品。有研究报道,苍耳子的毒性部位是水提醇沉后的醇提物,苍耳子醇提物 LD_{50} 为 38.73g 生药/kg,炒苍耳子的 LD_{50} 为 116.34g 生药/kg,说明炒制能降低苍耳子的毒性。

经对苍耳子及其炮制品质量进行研究,认为水分一般在 5% 以下,水浸出物不低于 8%,脂肪油不低于 12%。

炒 芥 子

【药材来源】 本品为十字花科植物白芥 *Sinapis alba* L. 或芥 *Brassica juncea*(L.)Czern. et Coss. 的干燥成熟种子。

【操作方法】

1. 炒制 启动鼓式自控温炒药机,加热升温。将净芥子适量置锅中,控制温度和时间炒至深黄色,有香辣气,取出,摊凉。

2. 过筛 炒制后的芥子过孔径 1mm 筛。

3. 包装 取炒芥子饮片,按每包 1kg 称重,装入相应的塑料包装袋内,封口,贴上标签。

【质量要求】 芥子:呈球形,表面灰白色至淡黄色,具细微的网纹,有明显的点状种脐。种皮薄而脆,破开后内有白色折叠的子叶,有油性。气微,味辛辣。黄芥子较小,呈暗红棕色。研碎后加水浸湿,则产生辛烈的特异臭气。水分不得过 14%,总灰分不得过 6.0%,水溶性浸出物(冷浸法)不得少于 12.0%,含芥子碱以芥子碱硫氰酸盐计不得少于 0.50%。

炒芥子:形如芥子,表面淡黄色至深黄色(炒白芥子)或深黄色至棕褐色(炒黄芥子),偶有焦斑,有香辣气。水分不得过 8.0%,总灰分不得过 6.0%,水浸出物不得少于 12.0%,按干燥品计算,含芥子碱以芥子碱硫氰酸盐计不得少于 0.40%。

【炮制作用】 芥子味辛,性温。归肺经。具有温肺豁痰利气,散结通络止痛的功效。

芥子:生用辛散力强,善于通络止痛。多用于胸闷胁痛,关节疼痛,痈肿疮毒。

炒芥子:缓和辛散走窜之性,避免耗气伤阴,善于顺气豁痰,炒后杀酶保苷,易于粉碎和煎出药效。多用于痰多咳嗽。

【炮制研究】 芥子主要含芥子苷、芥子酶、芥子碱、芥子碱硫氰酸盐、脂肪油、蛋白质及黏液质等。芥子所含的硫苷化合物内服后刺激黏膜,引起胃部温暖感,增加消化液的分泌,有健胃作用。此苷本身无刺激性,酶解后生成异硫氰酸酯类(芥子油),具有辛辣味和刺激性。炒后可杀酶保苷,使其服用后,在肠胃道环境中缓慢分解,逐渐释放出芥子油而发挥治疗作用。

研究表明,芥子炒制后芥子苷含量高于生品;水煎液中芥子苷含量为:炒芥子粗粉 > 生芥子粗粉 > 炒芥子 > 生芥子,表明芥子入煎剂,以炒后捣碎用为宜。

炒 酸 枣 仁

【药材来源】 本品为鼠李科植物酸枣 *Ziziphus jujuba* Mill. var. *spinosa*(Bunge)Hu ex H. F. Chou 的干燥成熟种子。

【操作方法】

1. 炒制 启动鼓式自控温炒药机,加热升温。将净酸枣仁置锅中,控制温度和时间炒至有爆裂声,香气溢出,取出,摊凉。

2. 包装 取炒酸枣仁饮片,按每包 1kg 称重,装入相应的塑料包装袋内,封口,贴上标签。

【质量要求】 酸枣仁:呈扁圆形或扁椭圆形。表面紫红色或紫褐色,平滑有光泽,有的有裂纹。有的两面均呈圆隆状突起;有的一面较平坦,中间或有 1 条隆起的纵线纹;另一面稍突起。一端凹陷,可见线形种脐;另端有细小突起的合点。种皮较脆,胚乳白色,子叶 2,浅黄色,富油性。气微,味淡。杂质不得过 5.0%,水分不得过 9.0%,总灰分不得过 7.0%,按干燥品计算,含酸枣仁皂苷不得少于 0.030%,含斯皮诺素不得少于 0.080%。

炒酸枣仁:形如酸枣仁,表面微鼓起,微具焦斑,略有焦香气,味淡。水分不得过 7.0%,总灰分不得过 4.0%,按干燥品计算,含酸枣仁皂苷和斯皮诺素同酸枣仁。

【炮制作用】 酸枣仁味甘、酸,性平。归肝、胆、心经。具有养心补肝,宁心安神,敛汗,生津的功效。

生酸枣仁:偏于养心安神,敛汗。用于虚烦不眠,惊悸多梦,体虚多汗,津伤口渴。

炒酸枣仁:味香易服,其作用与生酸枣仁相近,养心安神作用强于生酸枣仁。炒制能杀酶保苷,炒后种皮开裂,易于粉碎和煎出药效成分。

【炮制研究】 酸枣仁含脂肪油、酸枣仁皂苷、黄酮类化合物、三萜类化合物、有机酸和维生素等。微炒或炒黄的酸枣仁,水提取物或乙醚提取物含量均高于生品,炒焦和炒黑品均低于生品。炒酸枣仁中的酸枣仁总皂苷含量明显高于生品,炒后成分易于煎提。生、炒酸枣仁均有镇静安眠作用,微炒更佳。这与酸枣仁炒制"不宜久炒,否则油枯则失效"的要求相吻合。

炒 使 君 子 仁

【药材来源】 本品为使君子科植物使君子 *Quisqualis indica* L. 的干燥成熟果实。

【操作方法】

1. 炒制 启动鼓式自控温炒药机,加热升温。取净使君子仁适量置预热后的锅中,控制温度和时间炒至有焦香气,取出,摊凉。

2. 过筛　炒制后的使君子仁过孔径5mm筛。

3. 包装　取炒使君子仁饮片,按每包1kg称重,装入相应的塑料包装袋内,封口,贴上标签。

【质量要求】　使君子仁:呈长椭圆形或纺锤形,表面棕褐色或黑褐色,有多数纵皱纹,种皮薄,种皮易剥离,子叶2,黄白色,有油性,断面有裂隙。气微香,味微甜。含胡芦巴碱不得少于0.20%。

炒使君子仁:形如使君子仁,表面黄白色,有多数纵皱纹,有时可见残留有棕褐色种皮,气香,味微甜。含胡芦巴碱同使君子仁。

【炮制作用】　使君子味甘,性温。归脾、胃经。具有杀虫消积的功效。

使君子:生品以杀虫力强,常用于蛔虫病、蛲虫病。

炒使君子仁:可缓和膈肌痉挛的副作用,长于健脾消积。多用于小儿疳疾及蛔虫腹痛。

炒蒺藜

【药材来源】　本品为蒺藜科植物蒺藜 *Tribulus terrestris* L. 的干燥成熟果实。

【操作方法】

1. 炒制　启动鼓式自控温炒药机,加热升温。将净蒺藜适量置热锅中,控制温度和时间炒至变黄色时,取出晾干。

2. 过筛　将炒蒺藜过孔径2mm筛。

3. 包装　炒蒺藜饮片,按每包装袋1kg称重,装入相应的塑料包装袋内,封口,贴上标签。

【质量要求】　蒺藜:由5个分果瓣组成,呈放射状排列,常裂为单一的分果瓣,分果瓣呈斧状,长3~6mm,背部黄绿色,隆起,有纵棱和多数小刺,并有对称的长刺和短刺各1对,两侧面粗糙,有网纹,灰白色,质坚硬。气微,味苦、辛。水分不得过9.0%,总灰分不得过12.0%。

炒蒺藜:多为单一的分果瓣,分果瓣呈斧状,长3~6mm,背部棕黄色,隆起,有纵棱,两侧面粗糙,有网纹,气微香,味苦、辛。水分和总灰分同蒺藜。

【炮制作用】　蒺藜味苦、辛,性平。有小毒。归肝经。具有平肝解郁,祛风明目的功能。

蒺藜:生品性发散,能散肝经风邪。用于风热瘙痒,风热目赤,白癜风等。

炒蒺藜:辛散之性减弱,长于平肝潜阳,开郁散结。用于肝阳头痛、眩晕、肝郁胸胁疼痛,乳汁不通。

炒莱菔子

【药材来源】　本品为十字花科植物萝卜 *Raphanus sativus* L. 的干燥成熟种子。

【操作方法】

1. 炒制　启动鼓式自控温炒药机,加热升温。将净莱菔子置热锅内,迅速翻动,控制温度和时间炒至药材鼓起,取出,放凉。

2. 包装　炒莱菔子饮片,按每包装袋1kg称重,装入相应的塑料包装袋内,封口,贴上标签。

【质量要求】　莱菔子:为类卵圆形或椭圆形,稍扁。表面黄棕色、红棕色或灰棕色。一端有深棕色圆形种脐,一侧有数条纵沟。种皮薄而脆,子叶2,黄白色,有油性。气微,味淡,味苦辛。水分不得过8.0%,总灰分不得过6.0%,酸不溶性灰分不得过2.0%,醇溶性浸出物含量不得少于10.0%,按干燥品计算,含芥子碱以芥子碱硫氰酸盐不得少于0.40%。

炒莱菔子:形如莱菔子,表面微鼓起,色泽加深,质酥脆,气微香。水分、总灰分、酸不溶性灰分和芥子碱硫氰酸盐同莱菔子。

【炮制作用】　莱菔子味甘、辛,性平。归肺、脾、胃经。具有消食除胀、降气化痰的功能。

莱菔子:生品能升能散,长于涌吐风痰。

炒莱菔子:性降,药性缓和,有香气,可避免生品服后恶心的副作用,并长于消食除胀,降气化痰。用于食积腹胀,气喘咳嗽。

【炮制研究】　莱菔子主要含脂肪油、挥发油和少量莱菔子素、芥子碱、黄酮类等成分。

据报道,莱菔子素的含量,以生品最高,烘制品次之,炒制品最低。莱菔子经清炒或烘制后,其脂肪油的含量,物理常数,化学组分均有不同程度的变化。薄层层析结果表明,烘制品比生品多一个斑点,清炒品比烘制品又多一个斑点,说明加热后对化学成分有一定影响。以硫代葡萄糖苷相对含量优选炒莱菔子的炮制工艺,以200~250℃炒1~1.5分钟为宜。

二、炒焦

炒焦是用文武火或中火将药物炒至焦黄或焦褐色的一类操作。有"焦香可醒脾健胃"之说,故一般健脾胃、消食类药物多炒焦。药物炒焦时,需要温度较高。为使炮制品内部和外部的色泽变化符合质量标准,先用文火后用武火的操作进行炒焦为好。如焦山楂等。

(一)炮制作用

1. 增强消食健脾作用:"炒者取芳香之性","芳香健脾","熟则芳香,香气入脾,故能归脾",如麦芽、神曲等。

2. 缓和药性,减少刺激性,如槟榔、山楂等。

3. 降低毒性,如川楝子。

(二)操作方法

将净药物倒入经预热好的炒锅内,中火炒至焦黄或焦褐色后,迅即出锅,放凉,除去药屑。焦化程度重的炮制品,出锅前还要喷淋少许清水。

炒至"焦黄或焦褐色"的程度,是指药物炒后表面色泽呈焦黄色、褐色、焦褐色;内部色泽为淡黄色或变色;嗅有焦香气味,需要炒至焦化面比较重的药物还能嗅到稍带焦糊气味。炒焦品含生片、糊片不得超过3%;炒焦品含药屑、杂质不得超过2%。

(三)注意事项

1. 药物炒前和炒后都要进行净选,使其符合净度标准。

2. 以往用"手掌控制火候法"控制火候,使用炒制机械,经试验可控制锅内温度仪表显示值。一般药物炒焦时,先用文火去除药物所含水分;待药物内部受热稍有变色后,再改用武火,使表面很快焦化,内部变为淡黄色。

焦 山 楂

【药材来源】　本品为蔷薇科植物山里红 *Crataegus pinnatifida* Bge. var. *major* N. E. Br.

或山楂 Crataegus pinnatifida Bge. 的干燥成熟果实。

【操作方法】

1. 炒制 启动鼓式自控温炒药机,加热升温。将净山楂适量置热锅中,控制温度和时间炒至表面焦褐色,内部黄褐色时,取出,放凉。

2. 过筛 将焦山楂过孔径 4mm 筛。

3. 包装 取焦山楂饮片,按每包 1kg 称重,装入相应的塑料包装袋内,封口,贴上标签。

【质量要求】 山楂:为圆形片,皱缩不平。外皮红色,具皱纹,有灰白色小斑点。果肉深黄色至浅棕色。中部横切片具 5 粒浅黄色果核,但核多脱落而中空。气微清香,味酸、微甜。水分不得过 12.0%,总灰分不得过 3.0%,铅不得过百万分之五,镉不得过千万分之三,砷不得过百万分之二,汞不得过千万分之二,铜不得过百万分之二十,醇溶性浸出物不得少于 21.0%,按干燥品计算,含有机酸以枸橼酸计不得少于 5.0%。

焦山楂:形如山楂片,表面焦褐色,内部黄褐色,有焦香气。含有机酸以枸橼酸计不得少于 4.0%。

【炮制作用】 山楂味酸、甘,性微温。归脾、胃、肝经。具有消食健胃,行气散瘀的功能。

山楂:生品长于活血化瘀,用于血瘀经闭,产后瘀阻,心腹刺痛,疝气疼痛,以及高脂血症。

焦山楂:不仅酸味减弱,且增加苦味,长于消食止泻。用于食积兼脾虚和治疗痢疾。

【炮制研究】 山楂主要含黄酮类、黄酮醇类、二氢黄酮醇、黄烷醇、三萜类、甾体类、氨基酸及含氮化合物、有机酸类、糖分、鞣质、维生素 C、微量元素及磷脂等。

炒制对山楂化学成分、药理作用均有一定影响。焦山楂黄酮类成分、有机酸、总磷脂含量明显下降。生山楂或炒山楂可增强小鼠的消化能力,焦山楂对小鼠胃排空和对离体肠肌的抑制作用突出。说明山楂入消食药以生品或炒品为宜,消食止泻以焦山楂为宜。

【备注】 尚有炒山楂,照清炒法炒至色变深。形如山楂片,果肉黄褐色,偶见焦斑,气清香,味酸、微甜。含有机酸以枸橼酸计不得少于 4.0%。炒山楂酸味减弱,可缓和对胃的刺激性,善于消食化积。用于脾虚食滞,食欲不振,神倦乏力。另有山楂炭,增强止血作用。

焦 栀 子

【药材来源】 本品为茜草科植物栀子 Gardenia jasminoides Ellis 的干燥成熟果实。

【操作方法】

1. 净选 将栀子置挑选工作台上,人工挑出杂质。

2. 炮制 启动鼓式自控温炒药机,加热升温,放入栀子药材适量,迅速翻动,控制温度和时间炒至药材表面呈深黄色,取出,放凉。

3. 包装 取栀子饮片,按每包 1kg 称重,装入相应的塑料包装袋内,封口,贴上标签。

【质量要求】 栀子:为不规则的碎块。果皮表面红黄色或棕红色,有的可见翅状纵横。种子多数,扁卵圆形,深红色或红黄色。气微,味微酸而苦。水分不得过 8.5%,总灰分不得过 6.0%,按干燥品计算,含栀子苷不得少于 1.8%。

焦栀子:形状同栀子或为不规则的碎块,表面焦褐色或焦黑色。果皮内表面棕色,种子表面为黄棕色或棕褐色。气微,味微酸而苦。水分和总灰分同栀子,按干燥品计算,含栀子苷不得少于 1.0%。

【炮制作用】　栀子味苦,性寒。归心、肺、三焦经。具有泻火除烦,清热凉血,解毒的功能。

栀子:生品长于泻火利湿,凉血解毒。用于温病高热,湿热黄疸,湿热淋症,疮疡肿毒;外治扭伤跌损。

焦栀子:缓和寒性,有清热除烦的功用。用于热郁心烦,肝热目赤。

【炮制研究】　栀子主要含环烯醚萜苷类、有机酸类、色素类、多糖及微量元素等。

栀子中的京尼平苷主要集中在栀子仁中,栀子壳含量低;炒栀子和焦栀子中京尼平苷含量降低,焦栀子比炒栀子降低明显。栀子炮制后绿原酸、栀子苷均显著下降,焦栀子中这两种成分的含量低于炒栀子,西红花苷Ⅰ在炒栀子和焦栀子中均未检测到。

生栀子与焦栀子水煎液可显著缩短家兔凝血时间,生栀子对注射酵母液引起发热的家兔解热作用明显,焦栀子无此作用,而抗炎作用生栀子水煎液最强。生栀子水煎液对胃总酸分泌和胃蛋白酶活性均有明显抑制作用。生栀子有明显对抗 CCl_4 引起动物肝急性中毒的作用,用于急性黄疸型肝炎以生栀子为宜。生栀子与焦栀子对金黄色葡萄球菌、链球菌、白喉杆菌的抑菌作用相似,生栀子对溶血性链球菌、伤寒杆菌、副伤寒杆菌的抑制作用强,而焦栀子对痢疾杆菌的抑制作用强,与中医对大便溏薄者用焦栀子经验一致。

【备注】　尚有炒栀子,照清炒法炒至黄褐色。形如栀子碎块,黄褐色。水分不得过8.5%,总灰分不得过6.0%,含栀子苷不得少于1.5%。炒后缓和苦寒之性,以免伤中,对胃的刺激性减弱,适于脾胃较虚弱者。炒栀子与焦栀子功用相似,炒栀子比焦栀子苦寒之性略强,一般湿热者可用炒栀子,脾胃较虚弱者可用焦栀子。

焦　槟　榔

【药材来源】　本品为棕榈科植物槟榔 *Areca catechu* L. 的干燥成熟种子。

【操作方法】

1. 切片　取原药材,除去杂质,用水浸泡3~5天,捞出,置容器内,经常淋水,润透,切薄片,干燥,筛去碎屑。

2. 炒制　启动鼓式自控温炒药机,加热升温。取净槟榔片适量置热锅中,控制温度和时间炒至表面焦黑色时,取出,放凉。

3. 包装　取焦槟榔饮片,按每包1kg称重,装入相应的塑料包装袋内,封口,贴上标签。

【质量要求】　槟榔:为类圆形的薄片。切面可见棕色种皮与白色胚乳相间的大理石样花纹。气微,味涩、微苦。水分不得过9.0%,按干燥品计算,含槟榔碱不得少于0.20%。

焦槟榔:形如槟榔片,呈类圆形薄片,表面焦黄色,可见大理石样花纹,质脆易碎,气微味涩,微苦。

【炮制作用】　槟榔味苦、辛,性温。归胃、大肠经。具有杀虫消积,降气,行水,截疟的功效。

槟榔:生品常用于绦虫、蛔虫、姜片虫病,虫积腹痛,积滞泻痢,里急后重,水肿脚气,疟疾。

焦槟榔:药性缓和,以免克伐太过而耗伤正气,并能减少服后恶心、腹泻、腹痛的副作用。焦品长于消食导滞。用于食积不消,痢疾里急后重。

【炮制研究】　槟榔主要含生物碱、鞣质、脂肪油、槟榔红色素及氨基酸等成分。

槟榔质地坚硬,传统浸泡方法需要时间长,易造成有效成分流失,影响饮片质量。研究表明,减压冷浸软化方法,能提高软化效果,缩短浸泡时间,生物碱比换水浸泡的传统方法损失小,能保证饮片质量。加热影响槟榔碱的含量,炒黄品中槟榔碱含量低于生品,炒焦品含量很低,炒炭品含量甚微。

正交试验法优化槟榔炒焦工艺为:以 29.5℃/min 的升温速度武火炒制 8 分钟为佳。

槟榔致死小鼠的中毒症状表现惊厥、抽搐,最后呈角弓反张状而死,与所含槟榔碱的拟胆碱样作用有关,故主要成分槟榔碱既是有效成分,又是致毒物质。炒槟榔、焦槟榔与生品相比较,毒性有所降低。从炮制学和药理学角度证实了,炮制是可通过降低生物碱的含量而达到降低毒性的目的。

对大肠杆菌、金黄色葡萄球菌的抑菌效果,炒槟榔、焦槟榔比生品好,炮制品间差异不大。故治疗肠炎和痢疾时应以炮制品入药为佳。

【备注】 尚有炒槟榔,照清炒法炒至微黄色。形如槟榔片,表面微黄色,可见大理石样花纹。水分不得过 9.0%,按干燥品计算,含槟榔碱不得少于 0.20%。炒后可缓和药性,以免克伐太过而耗伤正气,并能减少服后恶心、腹泻、腹痛的副作用。炒槟榔和焦槟榔功用相似。但炒槟榔较槟榔作用稍强,而克伐正气的作用也略强于焦槟榔,一般身体素质稍强者可选用炒槟榔,身体素质较差者应选用焦槟榔。

三、炒炭

炒炭是用武火或文武火将药物炒至"黑色、存性"的一类操作。有"血为赤色,见黑则止"之说。故一般理血类药物多炒炭。

(一)炮制作用

1. 改变药性 如干姜,炒炭后辛味消失,守而不走,具有止血温经中药。

2. 增强或产生止血、止泻作用 炒炭可使药物具有涩味,增强了收敛止血或止泻作用,如蒲黄炭、地榆炭、乌梅炭等;还能增加鞣质的含量,如槐花(米)炭等。

3. 降低毒性 如干漆炭。

(二)操作方法

将净药物倒入经预热好的热锅内,武火炒至呈黑色、存性时,喷淋少量清水,降温后出锅,及时摊开晾凉,散去余热,除去药屑。

炒炭需要高温,一般用武火加热,促使药物表面炭化、变黑,内部变成焦黄色。但有些药物只用"武火"炒炭,容易使药物内部的色泽过深,甚至变成黑色,失去"存性",故炒炭时,还需要用文武火(中火)加热。

要求炒至"黑色、存性"的程度。"黑色"是指药物炒炭后,表面色泽呈黑色、黑褐色、焦褐色、褐色、七至八成黑等。"存性"是指药物炒炭后,内部的色泽呈焦黄色、褐色、还能显示出原来色泽,口尝时仍具有原药物的性味,即保存原药材本来之性。对于花、叶类(如槐花、侧柏叶、蒲黄等)炭药,由于花瓣、叶片等很薄,受热后外表的变色与内部的变色基本一致,故炒炭一般是炒至表面呈焦褐色,以免失去存性。炒炭品含生片和完全炭化者不得超过5%;含药屑、杂质不得超过 3%。

(三)注意事项

1. 用文火与武火相结合的火候为好,并且炒制的时间宜长,可促使药物内部变色。花、叶类及薄片药物加热温度稍低,成品要保持原花形、叶形及片形。

2. 要灵活运用"手捻法"、"掰断法"及"口尝法"等检视技巧来控制炭药的质量,以免炒得"太过"或"不及",保证成品达到"黑色、存性"的质量标准。

3. 如出现火星过多,要及时喷淋适量清水熄灭火星,防止燃烧失去存性。

4. 出锅后,要及时摊开晾凉,待散尽余热和湿气,检查无复燃可能,再贮存。

大　蓟　炭

【药材来源】　本品为菊科植物蓟 *Cirsium japonicum* Fisch. ex DC. 的干燥地上部分。

【操作方法】

1. 净选　将原药适量平摊于挑选工作台上,人工挑出杂质。

2. 软化　用清水喷淋净大蓟 2 次,每次 5 分钟。淋后的大蓟放置 1 小时软化。

3. 切制　启动切药机,将软化后的大蓟切成规格为 2～4mm 段。

4. 干燥　将切制好的大蓟置于地面温度约 55℃ 的晒棚下日晒 2 小时。

5. 过筛　干燥后的大蓟过孔径 1mm 筛。

6. 炒炭　启动鼓式自控温炒药机加热升温。取净大蓟段适量置热锅中,控制温度和时间炒至表面焦黑色,内部焦黄色时,取出放凉。

7. 包装　取大蓟炭饮片,按每包 1kg 称重,装入相应的塑料包装袋内,封口,贴上标签。

【质量要求】　大蓟:为不规则的段。茎短圆柱形,表面绿褐色,有数条纵棱,被丝状毛,切面灰白色,髓部疏松或中空。叶皱缩,多破碎,边缘具不等长的针刺,两面均具灰白色丝状毛。头状花序多破碎。气微,味淡。按干燥品计算,含柳穿鱼叶苷不得少于 0.20%。

大蓟炭:为不规则的段。表面黑褐色。质地疏脆,断面棕黑色。气焦香。70% 乙醇浸出物不得少于 13.0%。

【炮制作用】　大蓟性味甘、苦,凉。归心、肝经。具有凉血止血,祛瘀消肿的功能。

大蓟:生品以凉血消肿力胜,用于热淋,痈肿疮毒及热邪偏盛的出血证。

大蓟炭:凉性减弱,收敛止血作用增强。用于吐血、咯血、尿血、崩漏等出血较急剧者。

【炮制研究】　大蓟主要含黄酮类、生物碱、挥发油、萜类及甾醇等成分。

正交试验法优选的大蓟炭的最佳炮制工艺为 190℃ 炒制 11 分钟,该炮制品的多种宏量元素及微量元素含量明显升高。采用柳穿鱼叶苷和蒙花苷炮制后转化成苷元的转化率为指标,以响应面分析法优化大蓟炒炭工艺,以(310±10)℃ 炒制 13 分钟为佳。

动物实验表明,大蓟炭能缩短出血和凝血时间,但其止血作用与鞣质含量无明显规律。

地　榆　炭

【药材来源】　本品为蔷薇科植物地榆 *Sanguisorba officinalis* L. 或长叶地榆 *Sanguisorba officinalis* L. var. *longifolia*(Bert.)Yü et Li 的干燥根。后者习称"绵地榆"。

【操作方法】

1. 炒炭　启动鼓式自控温炒药机,加热升温。将净地榆饮片适量置热锅中,控制温度和时间炒至表面棕褐色时,迅速装入已准备好的不锈钢桶内,密闭,放凉。

2. 过筛　将地榆饮片过孔径 1mm 筛。

3. 包装　取地榆炭饮片,按每包 1kg 称重,装入相应的塑料包装袋内,封口,贴上标签。

【质量要求】　地榆:为不规则的类圆形片或斜切片。外表皮灰褐色至深褐色。切面较平坦,粉红色、带黄色或黄棕色,木部略呈放射状排列,或皮部有多数黄棕色绵状纤维。气微,味微苦涩。水分不得过 12.0%,总灰分不得过 10.0%,酸不溶性灰分不得过 2.0%,乙醇浸出物不得少于23.0%,按干燥品计算,含没食子酸不得少于1.0%。

地榆炭:形如地榆片,表面焦黑色,内部棕褐色。具焦香气,味微苦涩。浸出物不得少于20.0%,鞣质不得少于2.0%,没食子酸不得少于0.60%。

【炮制作用】　地榆味苦、酸、涩,性微寒。归肝、胃、大肠经。具有凉血止血,解毒敛疮的功能。

地榆:生品以凉血解毒力胜。用于便血,痔血,血痢,崩漏,水火烫伤,痈肿疮毒。

地榆炭:长于收敛止血,常用于各种出血症及烫火伤。

【炮制研究】　地榆主要含鞣质、皂苷类、黄酮类及微量元素等成分。

地榆炒炭后止血作用增强,能缩短小鼠出血时间和凝血时间,对血小板有良好的促凝作用,且对于伤寒杆菌、肺炎双球菌、大肠杆菌等具有抑制作用。炒炭则以150℃烘制品止血效果为佳,但凝血时间以175℃、220℃烘制为好;也有实验指出,炒炭后随鞣质含量降低而止血作用减弱。

加工地榆片时,原药材泡洗的温度、泡洗时间,切制厚度等对鞣质影响很大。用药材4倍量的水,常温下泡洗15分钟后润透,切2~3mm薄片为好,可减少鞣质的损失。用正交实验法考察地榆的炮制工艺,结果最佳炮制条件为250℃,炒制7.5分钟,该法炮制品的鞣质含量及微量元素含量均有所增高,止血作用好。

侧 柏 炭

【药材来源】　本品为柏科植物侧柏 *Platycladus orientalis*(L.)Franco 的干燥枝梢和叶。

【操作方法】

1. 净选　将原药材置挑选工作台上,人工挑出杂质。

2. 炒炭　启动鼓式自控温炒药机,加热铁锅至180℃。将净侧柏叶适量置热锅中,180~185℃炒约20分钟至表面焦褐色,内部焦黄色时,喷淋少许清水,灭尽火星,取出,放凉。

3. 包装　取侧柏炭饮片,按每包1kg称重,装入相应的塑料包装袋内,封口,贴上标签。

【质量要求】　侧柏叶:多分枝,小枝扁平。叶细小鳞片状,交互对生,贴伏于枝上,深绿色或黄绿色。质脆,易折断。气清香,味苦涩、微辛。水分不得过11.0%,乙醇浸出物不得少于15.0%,按干燥品计算,含槲皮苷不得少于0.10%。

侧柏炭:形如侧柏叶,表面黑褐色,质脆,易折断,断面焦黄色,气香,味微苦涩。乙醇浸出物不得少于15.0%。

【炮制作用】　侧柏叶味枯涩,性寒,具有止咳祛痰、生发乌发、清热凉血等功效。

侧柏叶:以清热凉血,止咳祛痰力胜。用于咳喘、脱发以及血热妄行的吐血、尿血、便血、崩漏等出血症。

侧柏炭:寒凉之性趋于平和,专于收涩止血。常用于热邪不盛的各种出血证。

槐 花 炭

【药材来源】　本品为豆科植物槐 *Sophora japonica* L. 的干燥花及花蕾。夏季花开放或花蕾形成时采收,及时干燥,除去枝、梗及杂质。前者习称"槐花",后者习称"槐米"。

【操作方法】

1. 净选　将槐花置挑选工作台上,人工挑出杂质。

2. 炒炭　启动鼓式自控温炒药机,加热升温。将净槐花置热锅中,控制温度和时间炒至表面焦黑色,内部焦黄色或至规定程度,喷淋清水少许,灭尽火星,取出,放凉。

3. 包装　槐花炭饮片,按每包装袋 1kg 称重,装入相应的塑料包装袋内,封口,贴上标签。

【质量要求】　槐花:皱缩而卷曲,花瓣多散落,完整者花萼钟状,黄绿色,花瓣黄色或黄白色。体轻,味微苦、涩。槐米为卵圆形或椭圆形皱缩的小花蕾。花萼钟状,黄绿。萼上方为未开放的花瓣,黄白色。体轻。水分不得过 11.0%,总灰分槐花不得过 14.0%,槐米不得过 9.0%,酸不溶性灰分槐花不得过 8.0%,槐米不得过 3.0%,30% 甲醇浸出物槐花不得少于 37.0%,槐米不得少于 43.0%,按干燥品计算,含总黄酮以芦丁计,槐花不得少于 8.0%,槐米不得少于 20.0%,含芦丁槐花不得少于 6.0%,槐米不得少于 15.0%。

槐花炭:形如槐花,表面焦褐色。质轻,味涩。

【炮制作用】　槐花味苦,性微寒。归肝、大肠经。具有凉血止血,清肝泻火的功效。

槐花:生品以清肝泻火,清热凉血见长。用于血热妄行,肝热目赤,头痛眩晕,疮毒肿痛。

槐花炭:清热凉血作用极弱,涩性增强,以凉血止血力胜。用于咯血、衄血、便血、崩漏下血、痔疮出血等各种出血症。

【炮制研究】　槐花主要含黄酮类、植物甾类、鞣质、氨基酸、蛋白质及微量元素等。

槐米在 150～190℃ 范围内,鞣质含量随温度增高而增加,185～195℃,含量最高,超过 200℃,含量下降。测定 200℃ 槐米炭品中微量元素含量,Zn、Pb、Mn、Cr、Cu、P、K 含量均明显增高,Cd、Co 含量持平,Fe 含量稍降。对槐米中槲皮素含量进行测定,150～180℃ 炒制品含量增高;210℃ 炒制含量下降,但仍高于生品。槐花制炭后,大部分氨基酸、糖类成分被破坏。

研究报道,槐米水煎液凝血止血作用不明显,炒炭后凝血作用明显增强,与鞣质含量变化吻合。另有研究报道,槐米炒炭后,无论鞣质含量增减,止血作用均增强。槐米炒炭后,槲皮素含量有所升高,而槐花中具有抑制止血作用的异鼠李黄素在炒炭后其含量几乎减少一半,故认为槐米炒炭止血作用增强与止血成分增加和抗止血成分降低有关。槐米炭的止血作用可能是以上几个环节共同作用的结果。

【备注】　尚有炒槐花,照清炒法炒至表面深黄色。炒槐花苦寒之性缓和,不致伤中,利于有效成分保存。其清热凉血作用次于生品。

卷　柏　炭

【药材来源】　本品为卷柏科植物卷柏 *Selaginella tamariscina*(Beauv.)Spring 或垫状卷柏 *Selaginella pulvinata*(Hook. et Grev.)Maxim. 的干燥全草。

【操作方法】

1. 炒炭　启动鼓式自控温炒药机,加热升温。将净卷柏适量置热锅中,控制温度和时间炒至表面焦黑色时,取出,放凉。

2. 包装　取卷柏炭饮片,按每包 1kg 称重,装入相应的塑料包装袋内,封口,贴上标签。

【质量要求】　卷柏:为卷缩的段状,枝扁而有分枝,绿色或棕黄色,向内卷曲,枝上密生鳞片状小叶。叶先端具长芒。中叶(腹叶)两行,卵状矩圆形或卵状披针形,斜向或直向上排列,叶缘膜质,有不整齐的细锯齿或全缘;背叶(侧叶)背面的膜质边缘常呈棕黑色。气微,味淡。水分不得过 10.0%,按干燥品计算,含穗花杉双黄酮不得少于 0.30%。

卷柏炭:形如卷柏,表面焦黑色。卷柏为不规则的小段,表面绿色或黄绿色,枝扁,有鳞片状小叶,叶缘有细尖小锯齿,质脆,味淡。

【炮制作用】 卷柏味辛,性平。归肝、心经。具有活血通经的功能。

卷柏:生品偏于活血散瘀,用于经闭,痛经,癥瘕痞块,跌扑损伤。

卷柏炭:收敛止血作用增强,具有化瘀止血的功能。可用于吐血、崩漏、便血、脱肛。

蒲 黄 炭

【药材来源】 本品为香蒲科植物水烛香蒲 *Typha angustifolia* L.、东方香蒲 *Typha orientalis* Presl 或同属植物的干燥花粉。

【操作方法】

1. 净选 将蒲黄置挑选工作台上,人工挑出杂质。

2. 炒炭 启动鼓式自控温炒药机,加热升温。将净蒲黄适量置热锅中,控制温度和时间炒至表面棕褐色时,迅速装入已准备好的不锈钢桶内,密闭,放凉。

3. 包装 取蒲黄炭饮片,按每包 1kg 称重,装入相应的塑料包装袋内,封口,贴上标签。

【质量要求】 蒲黄:为黄色粉末。体轻,放水中则漂浮水面。手捻有滑腻感,易附着手指上。气微,味淡。水分不得过 13.0%,总灰分不得过 10.0%,酸不溶性灰分不得过 4.0%,乙醇浸出物不得少于 15.0%,按干燥品计算,含异鼠李素-3-O-新陈皮苷和香蒲新苷的总量不得少于 0.50%。

蒲黄炭:形如蒲黄,表面棕褐色,或黑褐色,具焦香气,味微苦、涩。乙醇浸出物不得少于 11.0%。

【炮制作用】 蒲黄味甘,性平。归肝、心包经。具有行血化瘀、利尿通淋的功能。

蒲黄:生品性滑,以行血化瘀,利尿通淋力胜。多用于瘀血阻滞的心腹疼痛,痛经,产后瘀痛,跌扑损伤,血淋涩痛。

蒲黄炭:性涩,止血作用增强。用于咯血、吐血、衄血、尿血、便血、崩漏及外伤出血。

【炮制研究】 蒲黄主要含甾类、黄酮类、氨基酸类、多糖等化学成分。蒲黄炒炭后黄酮苷含量减少而苷元减少不明显,香蒲新苷、异鼠李素-3-O-新橙皮糖苷、槲皮素、异鼠李素、山奈酚、柚皮素都可缩短血浆凝血原时间和家兔体外血浆凝血酶时间,在凝血酶原酶形成阶段,黄酮苷、黄酮苷元均能抑制显著缩短凝血酶原时间,黄酮苷对凝血活酶时间表现出抑制凝血作用,而其主要苷元却没有显著性影响,这可能是蒲黄炒炭后其活血化瘀作用减弱而止血作用增强的物质基础。另外,极性较大的小分子组分如琥珀酸、苯甲酸等变化也较为明显。

荆 芥 炭

【药材来源】 本品为唇形科植物荆芥 *Schizonepeta tenuifolia* Briq. 的干燥地上部分,亦有取干燥花穗入药,后者称荆芥穗。

【操作方法】

1. 净选 将蒺藜置于挑选工作台上,除去变质药材、杂质以及非药用部分。

2. 炒制 启动鼓式自控温炒药机,加热升温。将净蒺藜适量置热锅中,控制温度和时间炒至变黄色时,取出晾干。

3. 过筛 炒蒺藜过孔径 2mm 筛。

4. 包装 炒蒺藜饮片,按每包装袋 1kg 称重,装入相应的塑料包装袋内,封口,贴上标签。

【质量要求】　荆芥:为不规则的段。茎呈方柱形,表面淡黄绿色或淡紫红色,被短柔毛。切面类白色。叶多已脱落。穗状轮伞花序。气芳香,味微涩而辛凉。按干燥品计算,含挥发油不得少于0.30%(ml/g),胡薄荷酮不得少于0.020%。

荆芥炭:为不规则段,长5mm。全体黑褐色。茎方柱形,体轻,质脆,断面焦褐色。叶对生,多已脱落。花冠多脱落,宿萼钟状。略具焦香气,味苦而辛。70%乙醇浸出物不得少于8.0%。

【炮制作用】　荆芥味辛,性微温。归肺、肝经。具有解表散风,透疹,消疮的功能。

荆芥:生品具有解表散风的功能。用于感冒,头痛,麻疹,风疹,咽喉不利,疮疡初起等。

荆芥炭:辛散作用极弱,具有止血的功效。可用于便血、崩漏等证。

【炮制研究】　荆芥主要含挥发油、黄酮等类成分。有人采用正交设计,并以化学分析和药效学实验为综合指标,对荆芥炭、荆芥穗炭的最佳制炭进行研究。结果表明,荆芥炭的最佳炮制条件为210℃,加热10分钟;荆芥穗炭的最佳炮制条件为210℃,加热6分钟。荆芥炒炭后挥发油含量从0.43%下降到0.07%,下降率达到83.73%,而且挥发油成分也产生了变化。

【备注】　荆芥穗为穗状轮伞花序呈圆柱形。花冠多脱落,宿萼黄绿色,钟形,质脆易碎,内有棕黑色小坚果。气芳香,味微涩而辛凉。水分不得过12.0%,总灰分不得过12.0%,酸不溶性灰分不得过3.0%,乙醇浸出物不得少于8.0%,挥发油不得少于0.40%(ml/g),胡薄荷酮不得少于0.080%。荆芥穗,性微温。归肺、肝经。具有解表散风,透疹,消疮的作用。用于感冒,头痛,麻疹,风疹,疮疡初起。

尚有荆芥穗炭,照炒炭法炒至表面黑褐色,内标焦黄色。荆芥穗炭为不规则的段,长约15mm。表面黑褐色。花冠多脱落,宿萼钟状,先端5齿裂,黑褐色。小坚果棕黑色。具焦香气,味苦而辛。70%乙醇浸出物不得少于13.0%。性辛、涩,微温。归肺、肝经。荆芥炭辛散作用极弱,具有收涩止血的功能。用于便血,崩漏,产后血晕。

第三节　加辅料炒

加辅料炒是净饮片与固体辅料共同拌炒的一类操作。又称辅料拌炒,或拌炒。加辅料炒包括麸炒、米炒、土炒、砂炒、蛤粉炒、滑石粉炒等。其中将净选或切制后的药物与河砂、滑石粉、蛤粉等固体辅料共同加热,掩埋拌炒,烫至鼓起,质地酥松的炮制方法,称为固体辅料烫法。

一、麸炒

麸炒是将净制或切制过的饮片,与均匀撒布在热锅中已起烟的麦麸共同加热翻炒至规定程度的一类操作。麦麸味甘、淡、性平。能和中益脾,吸附油质。与药物共制,可缓和药物的燥性,增强疗效,除去药物不良气味,使药物色泽均匀一致。常用于炮制补脾胃或作用强烈及有腥味的中药。

麸炒法辅料,多直接使用干燥的净麦麸,称为"清麸",或者将麦麸经蜂蜜或红糖制过者称为"蜜麸"或"糖麸"。

（一）炮制作用

1. 增强疗效,如山药、白术等。

2. 缓和药性,如枳实。

3. 矫臭矫味,如僵蚕。

4. 增味赋色,如山药、僵蚕等。

（二）操作方法

先用中火或武火将炒制容器加热至撒入麦麸即刻烟起,均匀撒入定量麦麸,随之投入净制或切制过的饮片,迅速均匀翻动,炒至饮片表面呈亮黄色或深黄色,麦麸呈黑色时,立即取出,筛去麦麸,晾凉。

一般每100kg药物,用麦麸10~15kg。达到炒制要求时要迅速出锅,避免造成炮制品发黑。成品出锅后,若色泽偏浅,则暂不筛除焦麦麸,用余烟熏制,起到赋色的作用。麸炒品含生片、糊片不得超过2%;含药屑、杂质不得超过2%。

（三）注意事项

1. 麦麸用量适量,可根据不同的炮制习惯,选择净麦麸、蜜麦麸或糖麦麸进行炮制。

2. 药物注意大小分档,便于炒制均匀。

3. 采用"麦麸控制火候法",基本要点为"麸下烟起",即往中火或武火加热的锅底及周围各对称点上撒少量麦麸,出现麦麸焦化冒烟又无火星,或麸炒后筛下的焦麦麸呈现焦褐色,即为火候适中。

4. 操作中撒麸迅速且均匀,翻炒快速,达到要求迅速出锅。

麸 炒 苍 术

【药材来源】 本品为菊科植物茅苍术 *Atractylodes lancea*(Thunb.)DC. 或北苍术 *Atractylodes chinensis*(DC.)Koidz. 的干燥根茎。

【操作方法】

1. 净选 取苍术药材置挑选工作台上,拣去药材中的杂质、异物、非药用部位。

2. 软化 ①洗:将苍术药材用循环水洗药机冲洗。②润:将洗净的苍术药材用真空气相置换式润药机润至软硬适度。

3. 切制 启动剁刀式切药机,将软化后的苍术切成规格为4mm厚片。

4. 干燥 将切制后的苍术片置网带式干燥机上,设置蒸汽加热温度为70℃;网带走速为0.5m/min,干燥22分钟;或使用热风循环烘箱于70℃干燥,干燥后的饮片含水量控制在10%以下。

5. 麸炒 开启智能化炒药机,当锅体达设定温度时,取麦麸投入炒药机中,炒热,将苍术片埋入热麦麸中,加热煨炒至苍术片表面略带焦斑,取出。所需麦麸以能掩埋苍术片为度。

6. 过筛 用孔径2mm筛网筛去麦麸,晾凉。

7. 包装 取麸炒苍术饮片,按每包1kg称重,装入相应的塑料包装袋内,封口,贴上标签。

【质量要求】 苍术:不规则类圆形或条形厚片。外表皮灰棕色至黄棕色,有皱纹,有时可见根痕。切面黄白色或灰白色,散有多数橙黄色或棕红色油室,有的可析出白色细针状结晶。气香特异,味微甘、辛、苦。水分不得过11.0%,总灰分不得过5.0%;含苍术素不得少于 0.30% 。

麸炒苍术:形如苍术片,表面深黄色,散有多数棕褐色油室。有焦香气。水分不得过 10.0% ,总灰分不得过 5.0% ,含苍术素不得少于 0.20% 。

【炮制作用】 苍术味辛、苦,性温。归脾、胃、肝经。具有燥湿健脾,祛风散寒,明目的功效。

苍术:辛烈而温燥,长于燥湿、祛风、散寒,用于风湿痹痛、风寒感冒、肌体疼痛、肢节酸痛等。

麸炒苍术:辛散力减弱,燥性缓和,气变芳香,长于健脾和胃,用于湿阻中焦、脘腹胀满、夜盲、眼目昏涩等。

【炮制研究】 苍术含挥发油等成分,其中油中主要成分为苍术醇,还有苍术酮、苍术素、苍术素醇、β-桉叶醇、γ-榄香烯、乙酰苍术素醇、苍术烯内酯Ⅰ等多种成分。麸炒后挥发油总量降低,其中 β-桉叶醇、茅术醇等含量减低,物理常数(比重、比旋度、折光率)有所不同,挥发油的组分无明显改变,非挥发性成分明显减少或消失。此外,炮制前后微量元素的含量及价态也有不同程度的变化。另有研究表明,苍术经麸炒后低沸点成分含量降低,高沸点成分含量上升。

与生品比较,苍术的麸炒、米泔水制品能显著改善脾虚小鼠症状,延长游泳时间,抑制小肠推进并减轻泄泻程度,增强体液免疫等作用;麸炒苍术挥发油部位的保肝作用强于生品,但其乙酸乙酯部位的抗氧化活性显著低于生品。

【备注】 苍术尚有炒焦和米泔水炮制,焦苍术辛燥之性大减,长于固肠止泻;米泔水制苍术缓和辛燥之性,长于健脾和胃。

<h2 style="text-align:center">麸 炒 僵 蚕</h2>

【药材来源】 本品为蚕蛾科昆虫家蚕 Bombyx mori Linnaeus 4~5 龄的幼虫感染(或人工接种)白僵菌 Beauveria bassiana(Bals.)Vuillant 而致死的干燥体。

【操作方法】

1. 净选 取僵蚕药材置挑选工作台上,拣去药材中的杂质、异物、非药用部位。

2. 麸炒 开启智能化炒药机,当锅体达设定温度时,取麦麸投入炒药机中,炒热,将净僵蚕埋入热麦麸中,加热煅炒至僵蚕表面呈黄色,取出。所需麦麸以能掩埋净僵蚕为度。

3. 过筛 用孔径 2mm 筛网筛去麦麸,晾凉。

4. 包装 取麸炒僵蚕饮片,按每包 1kg 称重,装入相应的塑料包装袋内,封口,贴上标签。

【质量要求】 僵蚕:圆柱形,多弯曲皱缩,表面灰黄色。被有白色粉霜,质硬而脆,易折断。气微腥,味微咸。醇溶性浸出物不得少于 20.0% 。

麸炒僵蚕:形如僵蚕,表面黄色,偶有焦黄斑,腥气减弱。

【炮制作用】 僵蚕味咸、辛,性平。归肝、肺、胃经。具有息风止痉,祛风止痛,化痰散结的功效。

僵蚕:辛散之力较强,药力较猛,用于惊痫抽搐、风疹瘙痒、肝风头痛等。

麸炒僵蚕:可矫正不良气味,长于化痰散结,用于瘰疬痰核、中风失音等。

【炮制研究】 僵蚕主要含蛋白质,脂肪,多种氨基酸及铁、锌、铜、锰、铬等微量元素。清炒品的水溶性浸出物含量最高,麸炒品次之,生品最低。比较僵蚕生品和麸炒品的蛋白质区带图谱,分别是 3 条谱带和 1 条谱带,说明麸炒对僵蚕蛋白质有明显影响。炮制后游离氨基酸的总量降低,其中麸炒品降低最多;炮制后草酸铵含量也降低,其中糖麸炒品降低最多,麸炒品降低最少。此外,研究表明除姜炙品与姜麸炒品外,炮制品中槲皮素与山柰酚的含量与生品接近。不同炮制方法对其化学成分均有不同程度的影响,其炮制品功效各异,各有所长。

麸 炒 枳 壳

【药材来源】 本品为芸香科植物酸橙 *Citrus aurantium* L. 及其栽培变种的干燥未成熟果实。

【操作方法】

1. 净选 取枳壳药材置挑选工作台上,拣去药材中的杂质、异物、非药用部位。

2. 软化 ①洗:将枳壳药材用循环水洗药机冲洗。②润:将洗净的枳壳药材用真空气相置换式润药机润至软硬适度。

3. 切制 启动剁刀式切药机,将软化后的枳壳切成规格为 2mm 薄片。

4. 干燥 将切制后的枳壳片置网带式干燥机上,设置蒸汽加热温度为 70℃;网带走速为 0.5m/min,干燥 22 分钟。干燥后的饮片含水量控制在 12% 以下。

5. 麸炒 开启智能化炒药机,当锅体达设定温度时,取麦麸投入炒药机中,炒热,将枳壳片埋入热麦麸中,加热煸炒至枳壳片表面颜色加深、偶有焦斑时,取出。

6. 过筛 用孔径 2mm 筛网筛去麦麸,晾凉。

7. 包装 取麸炒枳壳饮片,按每包 1kg 称重,装入相应的塑料包装袋内,封口,贴上标签。

【质量要求】 枳壳:不规则弧状条形薄片。切面外果皮棕褐色至褐色,中果皮黄白色至黄棕色,内侧有的有少量紫褐色瓤囊。气清香,味苦微酸。水分不得过 12.0%;总灰分不得过 7.0%;含柚皮苷不得少于 4.0%,新橙皮苷不得少于 3.0%。

麸炒枳壳:形如枳壳片,表面颜色较深,偶有焦斑。水分不得过 12.0%;总灰分不得过 7.0%;含柚皮苷不得少于 4.0%,新橙皮苷不得少于 3.0%。

【炮制作用】 枳壳味苦、辛、酸,性微寒。归脾、胃经。具有理气宽中、行滞消胀的功效。

枳壳:辛燥作用较强,长于行气宽中除胀。

麸炒枳壳:可缓和其峻烈之性,长于理气健胃消食。

【炮制研究】 枳壳主要含挥发油和黄酮苷类成分,挥发油中含 D-苎烯、芳樟醇、癸醛、香茅醛、柑醛、邻氨基苯甲酸甲酯等成分;黄酮苷中含橙皮苷、柚皮苷、新橙皮苷等成分;此外还含有对羟福林(辛弗林)和 N-甲基酪胺。麸炒后,挥发油含量有所降低,比重、折光率、颜色、成分组成均发生了变化;新橙皮苷、柚皮苷等黄酮苷的含量有所减少。

枳壳生品和麸炒品的水煎液对兔离体肠管、离体子宫及小鼠胃肠运动均有显著影响,且麸炒品作用更缓和,符合古人"麸皮制其燥性而和胃"的记载。

二、米炒

米炒是将净制或切制过的饮片,与定量的稻米共同加热,并不断翻动至一定程度的一类操作。稻米味甘,性平。能补中益气,健脾和胃,除烦止渴,止泻痢。与药物共制,可增强药物疗效,降低刺激性和毒性。常用于炮制某些补中益气的中药及某些具有毒性的昆虫类中药。

米炒法辅料一般以用糯米为佳,有些地区用"陈仓米",现通常多用稻米,即大米。

(一)炮制作用

1. 增强健脾止泻作用,如党参。

2. 降低毒性和刺激性,如斑蝥。

3. 矫臭矫味,指示炮制程度,如斑蝥。

(二)操作方法

1. 米拌炒法 取净制或切制过的药物与米,共置预热的炒制容器内,用中火加热,拌炒至药物表面呈黄色或颜色加深,米呈焦黄或焦褐色时,取出,筛去焦米,晾凉。每100kg药物,用米20kg。

2. 米上炒法 取米用清水浸湿,将湿米置炒制容器内,使其均匀地平铺一层,用中火加热至米黏住锅底时,投入净制或切制过的药物,在米上轻轻翻动,炒至药物颜色加深、表面的米呈焦黄色时,取出,筛去焦米,晾凉。

米炒法判断火候一般是用"稻米检视质量规格法",即观察贴在锅底上的米已大部分呈现出黄棕色,少数焦褐色或焦黑色时;或拌炒中的米呈黄棕色至黄褐色时,即为程度适中。米炒品含药屑、杂质不得超过1%。

(三)注意事项

1. 炮制昆虫类中药时,一般以米的色泽观察火候,炒至米变焦黄或焦褐色为度;炮制植物类中药时,观察药物色泽变化,炒至黄色为度。

2. 一般米上炒法时米的用量可适当增加。

米 炒 党 参

【药材来源】 本品为桔梗科植物党参 *Codonopsis pilosula*(Franch.)Nannf.、素花党参 *Codonopsis pilosula* Nannf. var. *modesta*(Nannf.)L. T. Shen 或川党参 *Codonopsis tangshen* Oliv. 的干燥根。

【操作方法】

1. 净选 取党参药材置挑选工作台上,拣去药材中的杂质、异物、芦头。

2. 软化 ①洗:将党参药材用循环水洗药机冲洗。②润:将洗净的党参药材用真空气相置换式润药机润至软硬适度。

3. 切制 启动转盘式切药机,将软化后的党参切成规格为 3~4mm 厚片。

4. 干燥 将切制后的党参片置网带式干燥机上,设置蒸汽加热温度为 70℃;网带走速为 0.5m/min,干燥 22 分钟。干燥后的饮片含水量控制在 16% 以下。

5. 米炒 取大米置炒锅中,开启智能化炒药机,加热至规定温度,炒至起烟时,将党参片置锅中迅速翻动,加热炒制至党参表面呈黄色或颜色加深,米呈焦黄色或黄褐色时,取出。每 100kg 党参片,用米 20kg。

6. 过筛 用孔径 5mm 筛网筛去米粒,晾凉。

7. 包装 取米炒党参饮片,按每包 1kg 称重,装入相应的塑料包装袋内,封口,贴上标签。

【质量要求】 党参:类圆形的厚片,外表皮灰黄色至黄棕色,切面皮部淡黄色至淡棕色,木部淡黄色,有裂隙或放射状纹理。有特殊香气,味微甜。水分不得过16.0%,总灰分不得过5.0%;醇溶性浸出物不得少于55.0%。

米炒党参:形如党参片,表面深黄色,偶有焦斑。水分不得过10.0%,总灰分不得过5.0%,45%乙醇浸出物不得少于55.0%。

【炮制作用】　党参味甘,性平。归脾、肺经。具有健脾益肺,养血生津的功效。

生党参:长于益气生津。

米炒后党参:气变清香,增强和胃、健脾止泻作用。

【炮制研究】　党参主要含甾醇类、生物碱类、三萜类、挥发性及糖类成分。甾醇类成分主要有α-菠菜甾醇、豆甾醇、α-菠菜甾酮、豆甾酮等;生物碱及含氮成分有胆碱、正丁基脲基甲酸酯、烟碱等成分;挥发性成分主要有己酸、庚酸、辛酸、α-姜黄烯、蒎烯、辛酸甲酯等;三萜类成分有蒲公英萜醇、乙酰蒲公英萜醇、苍术内酯、丁香醛等。

党参经米炒后挥发油含量降低,通过对米炒及麸炒党参挥发性成分进行分析,发现二者成分差异较大,前者主要以烯烃类物质形式存在,还有少量的醇类、酯类、酮类物质等;而后者主要以醇类物质和烷烃类物质居多,还有少量的酯类、醚类、杂环化合物等。党参在米炒后新增5-羟甲基糠醛成分,经酒炙、蜜炙后多糖含量均高于生品。炮制前后醇浸出物含量有显著性变化,浸出物含量依次为:蜜炙>酒炙>麸制>米制>生品>土炒。炮制后微量元素的含量均有不同程度的改变。

在提高小鼠巨噬细胞吞噬能力和抗疲劳方面,蜜炙党参>生党参>米炒党参。

【备注】　党参尚有加炼蜜炒制,蜜炙党参增强补中益气、润燥养阴的作用。

米炒斑蝥

【药材来源】　本品为芫青科昆虫南方大斑蝥 *Mylabris phalerata* Pallas 或黄黑小斑蝥 *Mylabris cichorii* Linnaeus 的干燥体。

【操作方法】

1. 净选　取斑蝥药材置挑选工作台上,拣去药材中的杂质、异物。

2. 米炒　开启智能化炒药机,当锅体达设定温度时,取大米投入炒药机中,米炒2分钟立即投入斑蝥,继续炒制3分钟,停止炒制,立即出锅,此时大米为棕黄色,晾凉。每100kg斑蝥,用米20kg。

3. 过筛　用孔径5mm筛网筛去米粒,晾凉。

4. 净制　将斑蝥去头、足、翅。

5. 包装　取米炒斑蝥饮片,按每包1kg称重,装入相应的塑料包装袋内,封口,贴上标签。

【质量要求】　斑蝥:干燥虫体(或为去除头、足、翅的干燥躯体),略呈长圆形,背部具革质鞘翅1对,黑色,有三条黄色或棕黄色的横纹;鞘翅下面有棕褐色薄膜状透明的内翅2片。胸腹部乌黑色,胸部有足3对。有特殊的臭气。斑蝥素不得少于0.35%。

米炒斑蝥:形如斑蝥,无头、足、翅。微挂火色,显光泽,臭味轻微。含斑蝥素应为0.25%~0.65%。

【炮制作用】　斑蝥味辛,性热;有大毒。归肝、胃、肾经。具有破血逐瘀,散结消癥,攻毒蚀疮的功效。

生斑蝥:毒性较大,多外用,长于攻毒蚀疮。

米炒斑蝥:其毒性降低,气味矫正,可内服,长于通经、破癥散结。炮制后多入丸散用。

【炮制研究】 斑蝥含斑蝥素,对肿瘤和多种疑难杂症都具有治疗效果。黄黑小斑蝥含斑蝥素约0.97%~1.3%,南方大斑蝥含斑蝥素约1%~1.2%。斑蝥素主要集中在虫体的腹部,头、足、翅总重占全虫20%左右。故去头足翅后该成分相对升高。斑蝥素在84℃开始升华,其升华点为110℃,米炒时锅温正适合于斑蝥素的升华,又不至于温度太高致使斑蝥焦化,斑蝥与米同炒,受热均匀,毒性和含量均降低。

斑蝥素剧毒,对皮肤、黏膜有强烈的刺激性,能引起充血、发赤和起泡。口服毒性很大,可引起口咽部灼烧感、恶心、呕吐、腹部绞痛、血尿及中毒性肾炎,严重者引起肾功能衰竭或循环衰竭而致死亡。故斑蝥生品不能内服,只能作外用,内服必须经过炮制。米炒和120℃加热30分钟烘烤法炮制的斑蝥均能显著地降低,对大鼠的肾脏毒性也有一定降低,但对体重和肝脏毒性均无明显影响。

研究表明,斑蝥素对胃癌、肺癌、食管癌、前列腺癌、宫颈癌和喉癌等肿瘤细胞具有较强的杀伤和抑制作用。但由于斑蝥素剧毒,应用上受到限制,所以斑蝥素衍生物因毒性小且作用更加明确而被逐渐纳入研究和应用中。

【备注】 采用低浓度的药用氢氧化钠溶液炮制斑蝥,可以使斑蝥素在虫体内转化成斑蝥酸钠以降低毒性、保留和提高斑蝥抗癌活性。

三、土炒

土炒是将净制或切制过的饮片,与定量的灶心土(伏龙肝)粉共同加热翻炒至规定程度的一类操作。灶心土,味辛,性温。能温中和胃,止血,止呕,涩肠止泻等。与药物共制后可降低药物的刺激性,增强药物疗效。常用于炮制补脾止泻的中药。

土炒辅料灶心土(伏龙肝),要选取全体呈红褐色、无砂粒、质细软者,用刀削去焦黑色部分及杂质,粉碎成极细粉末,过筛,备用。也可采用赤石脂代替。

(一)炮制作用

增强补脾止泻作用,如白术、山药等。

(二)操作方法

取灶心土细粉,置炒制容器内,用中火加热翻炒至土呈灵活状态时,投入净制或切制过的饮片,继续翻炒至饮片表面呈黄色,并均匀挂上一层土粉,带火色或微带焦斑,逸出香气时,取出,筛去土粉,晾凉。

每100kg药物,用灶心土粉25~30kg。土炒品含生片、糊片不得超过2%;药屑、杂质不得超过3%。

(三)注意事项

1. 土炒火候用"灶心土控制火候法",即将土粉放入中火加热的锅内,不断翻炒,炒至土粉色泽稍深、搅动时质地显得轻松、呈现较滑利状态时,即为火候适中。

2. 注意火力控制,土温"过热"易导致药物焦化,土温不及将影响色泽。

3. 用土炒制同种中药时,土可连续使用,若土色变深,应及时更换新土。

土 炒 白 术

【药材来源】 本品为菊科植物白术 *Atractylodes macrocephala* Koidz. 的干燥根茎。

【操作方法】

1. 净选 取白术药材置挑选工作台上,拣去药材中的杂质、异物、非药用部位。

2. 软化 ①洗:将白术药材用循环水洗药机冲洗。②润:将洗净的白术药材用真空气相置换式润药机润至软硬适度。

3. 切制 启动往复式刨片机,将软化后的白术切成规格为3~4mm厚片。

4. 干燥 将切制后的白术片置网带式干燥机上,设置蒸汽加热温度为60℃;网带走速为0.5m/min,至干燥。

5. 土炒 取灶心土粉置炒锅中,开启智能化炒药机,加热至设定温度,炒至灶心土粉呈灵活状态时,将白术片置锅中迅速翻动,加热炒至表面均匀挂土粉时,取出。每100kg白术片,用灶心土粉25kg。

6. 过筛 用孔径2mm筛网筛去灶心土粉,晾凉。

7. 包装 取土炒白术饮片,按每包1kg称重,装入相应的塑料包装袋内,封口,贴上标签。

【质量要求】 白术:不规则厚片。表面灰黄色或灰棕色,切面黄白色至淡棕色,散生棕黄色的点状油室,木部具放射状纹理;烘干者切面角质样,色较深或有裂隙。气清香,味甘、微辛,嚼之略带黏性。水分不得过15.0%,总灰分不得过5.0%;醇溶性浸出物不得少于35.0%。

土炒白术:形如白术片,表面杏黄土色,附有细土末,有土香气。

【炮制作用】 白术味苦、甘,性温。归脾、胃经。具有健脾益气,燥湿利水,止汗,安胎的功效。

白术:长于健脾燥湿、利水消肿,用于痰饮、水肿、风湿痹痛。

土炒白术:借土气资助脾土,增强补脾止泻作用,用于脾虚食少、泄泻便溏、胎动不安。

【炮制研究】 白术主要含挥发油、香豆素类和糖类成分,油中主要成分为苍术醇、苍术酮、白术内酯Ⅰ、白术内酯Ⅱ、β-芹油烯等成分。

比较白术生品和不同炮制品挥发油含量,生品>清炒>麸炒>土炒>焦白术;同时挥发油组成有所变化,土炒后γ-丁香烯、γ-榄香烯等显著增加,产生α-愈创木烯、α-雪松烯等成分,减少8-十七碳烯等成分。白术炮制过程中苍术酮可转变成白术内酯类成分,不同的炮制程度影响各成分的含量。白术炮制后苍术酮含量降低,白术内酯Ⅰ、Ⅲ含量均明显升高,但温度过高时白术内酯Ⅲ的含量有所下降。白术经炮制后白术内酯Ⅱ含量不变,白术内酯Ⅰ、Ⅲ显著升高,清炒和土炒对白术内酯类成分含量影响无显著差异。白术经炮制后白术内酯Ⅱ含量不变,白术内酯Ⅰ、Ⅲ显著升高,清炒和土炒对白术内酯类成分含量影响无显著差异。

苍术酮   白术内酯Ⅰ

白术内酯Ⅱ   白术内酯Ⅲ

对白术中多糖含量进行测定,炮制品多糖含量多于生品,实验结果显示,炭白术＞土炒白术＞麸炒白术＞焦白术＞清炒白术＞生白术,可能和炒制增加了组织的疏松度便于有效成分的浸出有关。

白术炮制后增强健脾作用,是因为在加热炒制过程中苍术酮氧化生成白术内酯,炮制过程中,主要增加的是白术内酯Ⅰ,白术内酯Ⅱ无明显差异。白术内酯具有与白术健脾运脾相一致的功效。白术多糖有明显的免疫增强作用。

【备注】　白术尚有炒焦和麸炒炮制,焦白术在部分地区使用,能避免滞气的副作用,可用于脾虚腹胀和泄泻;麸炒白术麸炒能缓和燥性,借麸入中,增强健脾消食、和胃作用。

土　炒　山　药

【药材来源】　本品为薯蓣科植物薯蓣 *Dioscorea opposita* Thunb. 的干燥根茎。

【操作方法】

1. 净选　取山药药材置挑选工作台上,拣去药材中的杂质、异物、非药用部位,同时大小分档。

2. 软化　①洗:将洗药池注入适量水,倒入拣选后的山药,稍加翻动,重新加水到高出药面 20cm,浸泡 2~6 小时。②润:将洗净的山药药材用真空气相置换式润药机润至软硬适度。

3. 切制　启动转盘式切药机,将软化后的山药切成规格为 3~4mm 厚片。

4. 干燥　将切制后的山药片置网带式干燥机上,设置蒸汽加热温度为 80℃;网带走速为 0.5m/min,至干燥。

5. 土炒　取灶心土粉置炒锅中,开启智能化炒药机,加热至 140℃,炒至灶心土粉呈灵活状态时,将山药片置锅中迅速翻动,加热炒至表面均匀挂土粉时,取出。每 100kg 山药片,用灶心土粉 25kg。

6. 过筛　用孔径 2mm 筛网筛去灶心土粉,晾凉。

7. 包装　取土炒山药饮片,按每包 1kg 称重,装入相应的塑料包装袋内,封口,贴上标签。

【质量要求】　山药:类圆形厚片。表面类白色或淡黄白色,质脆,断面类白色,粉性。气微,味淡、微酸,嚼之发黏。水分不得过 16.0%,总灰分不得过 2.0%,水溶性浸出物不得少于 4.0%。

土炒山药:形如山药片,表面土黄色,附有土粉,略具焦香气。

【炮制作用】　山药味甘,性平。归脾、胃、肾经,具有补脾益胃,生津益肺,补肾涩精的功效。

山药:长于补肾生精、益肺阴。

土炒山药:增强补脾止泻作用,多用于脾虚久泻,纳呆食少。

【炮制研究】　山药主要含脂肪酸、蛋白质、氨基酸、酯类、多糖类、微量元素等成分,如亚油酸、油酸、亚麻酸、壬二酸、β-胡萝卜苷、柠檬酸三甲酯、甘露聚糖、胆碱等成分。

山药经麸炒、清炒后化学成分发生明显变化,炮制品与生品比较,薄层色谱、紫外图谱和高效液相图谱均有明显差异。山药经炮制后,薯蓣皂苷元的溶出量显著提高,土炒、清炒品比生品高约 3 倍,麸炒品比生品高 2 倍多;麸炒品中尿囊素含量较生品增加;水溶性和醇溶性浸出物含量均有所增高,其中土炒品≫麸炒品＝清炒品＞生品;山药经炮制后,多糖含量降低,炮制添加辅料不同,其含量不同,炮制品顺序:蜜麸炒＞炒黄＞米炒＞土炒＞炒焦＞炒炭＞麸炒。

山药生品、清炒品、土炒品和麸炒品的煎剂对家兔离体肠管节律性活动均有明显作用,差别不大。

【备注】 山药尚有麸炒炮制,麸炒山药增强健脾和胃作用,用于脾虚食少、泄泻便溏、白带过多等。

四、砂烫

砂烫是将净制或切制过的饮片,与热河砂共同加热翻炒至规定程度的一类操作,亦称砂炒。河砂作中间传热体拌炒药物,其温度高、传热快,可使坚硬的药物经砂炒后药物质地变松脆,易粉碎并利于煎出有效成分。另外砂烫炒还可以破坏药物毒性成分,易于除去非药用部位。常用于炮制质地坚硬的动、植物类中药。

(一) 炮制作用

1. 增强疗效,便于调剂和制剂,如狗脊、穿山甲等。

2. 降低毒性,如马钱子等。

3. 便于去毛,如骨碎补等。

4. 矫臭矫味,如鸡内金、脐带等。

(二) 操作方法

取经过筛分,粒度均匀的河砂置锅内,用武火加热至一定温度,投入中药,不断用砂掩埋,翻动,至质地酥脆或鼓起,外表呈黄色或较原色加深时,取出,筛去砂,晾凉。或趁热投入醋中略浸,取出,干燥即得。砂的用量以能掩埋药物为度。烫制品含生片、糊片不得超过2%;醋淬品含水量不得超过10%。

(三) 注意事项

1. 砂烫的火候用"河砂控制火候法",将河砂放入武火加热的锅内,不断翻搅观察河砂变化,炒至翻动显得较为轻松、滑利时,即为河砂的温度适中;也可用"炒烫预试火候法",将少量药物投入热砂中试烫,如果符合砂烫的质量要求,说明河砂的温度适中。

2. 砂可反复使用,但需将其中残留的杂质除去。炒过毒性药物的河砂不可再炒其他药物。

3. 砂烫温度要适中,温度过高时可通过添加冷砂或减小火力等方法调节。

4. 砂烫温度较高,操作中翻动要勤,出锅要快,及时筛砂。

制 马 钱 子

【药材来源】 本品为马钱科植物马钱 *Strychnos nux-vomica* L. 的干燥成熟种子。

【操作方法】

1. 净选 取马钱子药材置挑选工作台上,拣去药材中的杂质、异物、非药用部位。

2. 砂烫 取河砂置炒锅中,开启智能化炒药机,加热至设定温度,炒至河砂呈灵活状态时,将净马钱子置锅中迅速翻动,烫至马钱子表面微鼓起并显棕褐色,取出。河砂用量以能掩埋药物为度。

3. 过筛 用孔径3mm筛网筛去河砂,晾凉。

4. 包装 取砂烫马钱子饮片,按每包1kg称重,装入相应的塑料包装袋内,封口,贴上标签。

【质量要求】 马钱子:纽扣状圆板形,常一面隆起,一面稍凹下,表面密被灰棕色或灰绿色绢状茸毛,自中间向四周呈辐射状排列,有丝样光泽。边缘稍隆起,较厚,有突起的珠孔,底面中心有突起的圆点状种脐。质坚硬,气微,味极苦。水分不得过 13.0%,总灰分不得过 2.0%,含士的宁 1.20%~2.20%,马钱子碱不得少于 0.80%。

制马钱子:形如马钱子,两面均膨胀鼓起,边缘较厚,表面棕褐色或深棕色,微有香气,味极苦。水分不得过 12.0%,总灰分不得过 2.0%,按干燥品计算,含士的宁应为 1.20%~2.20%,马钱子碱不得少于 0.80%。

【炮制作用】 马钱子味苦,性温;有大毒。归肝、脾经。具有通络止痛,散结消肿的功效。

生马钱子:毒性剧烈,质地坚硬,仅供外用,常用于局部肿痛或痈疽初起。

制马钱子:毒性降低,质地酥脆,易于粉碎,可供内服,常制成丸散应用。多用于风湿痹痛、跌打损伤、骨折瘀痛、痈疽疮毒、麻木瘫痪等。

【炮制研究】 马钱子主要含番木鳖碱(即士的宁)和马钱子碱,另有伪番木鳖碱、伪马钱子碱、异番木鳖碱、异马钱子碱等 16 种生物碱。

士的宁和马钱子碱是马钱子中的有效成分和有毒成分。一般成人口服 5~10mg 士的宁会产生中毒现象,口服 30mg 士的宁或 7 粒生马钱子就能致死。士的宁和马钱子碱在砂烫加热过程中醚键断裂开环,含量降低,转变成相应的异型结构和氮氧化物,其氮氧化物毒性仅为原形的 1/10 和 1/15,而活性相似;同时砂烫、油炸还增加了异马钱子碱、2-羟基-3-甲氧基士的宁的含量,并显著降低了马钱子苷的含量。马钱子碱氮氧化物的镇痛、化痰和止咳作用优于马钱子碱,且具有药力持久的特点;异马钱子碱及其氮氧化物对心肌细胞有保护作用。

对于既是有效成分,又是毒性成分的士的宁和马钱子碱来说,炮制是要尽可能地改变其成分的结构,而不只是通过降低其含量达到减毒的目的。温度在 230~240℃、时间为 3~4 分钟时,士的宁转化了 10%~15%,马钱子碱转化了 30%~35%,而士的宁和马钱子碱的异型和氮氧化物含量最高。如果低于该炮制温度和炮制时间,士的宁则不易转化成异型和氮氧化物;如果高于该炮制温度和延长该炮制时间,士的宁、马钱子碱,连同生物碱的异型和氮氧化合物等马钱子中大部分成分将一同被破坏成无定形产物。因此,马钱子炮制时温度和时间应严格掌握。

士的宁和马钱子碱加热炮制时的结构变化如下:

马钱子碱的异型变化

士的宁碱的异型变化

马钱子经砂烫后所含的生物碱可相对延长马钱子中有效成分马钱子碱在大鼠体内血浆的滞留时间。

临床上,藏医通过奶制降低了马钱子的毒性,实验表明,奶制马钱子的生物碱含量低于砂烫品。

传统认为马钱子皮毛有毒,须去除皮毛。现研究表明,马钱子皮毛与种仁中成分种类相同,去毛与不去毛的马钱子两者的毒性无明显的差异,现已不作去毛的法定要求。

【备注】 除砂烫法外,马钱子还可经过烘法减毒,烘烤条件为215℃,烘烤时间15分钟,与砂烫相当。马钱子尚有制成马钱子粉,即将制马钱子粉碎成细粉,测定士的宁含量后,加适量淀粉,使士的宁含量在0.78%~0.82%,更有利于临床用药的安全。此外,还有童便制马钱子、油炸马钱子等炮制品种,仅在全国部分地区使用。

烫 骨 碎 补

【药材来源】 本品为水龙骨科植物槲蕨 Drynaria fortunei(Kunze) J. Sm. 的干燥根茎。

【操作方法】

1. 净选 取骨碎补药材置挑选工作台上,拣去药材中的杂质、异物、非药用部位。

2. 软化 ①洗:将骨碎补药材用循环水洗药机冲洗。②润:将洗净的骨碎补药材用真空气相置换式润药机润至软硬适度。

3. 切制 启动往复式刨片机,将软化后的骨碎补切成规格为3~4mm厚片。

4. 干燥 将切制后的骨碎补片置网带式干燥机上,设置蒸汽加热温度为70℃;网带走速为0.5m/min,干燥22分钟。干燥后的饮片含水量控制在14%以下。

5. 砂烫 取河砂置炒锅中,开启智能化炒药机,加热至设定温度,炒至河砂呈灵活状态时,将骨碎补片置锅中迅速翻动,烫至骨碎补表面扁圆状鼓起,毛微焦时,取出。河砂用量以能掩埋药物为度。

6. 过筛 用孔径3mm筛网筛去河砂,晾凉。

7. 撞毛 用撞笼撞击去掉表面鳞片和毛屑。

8. 包装 取砂烫骨碎补饮片,按每包1kg称重,装入相应的塑料包装袋内,封口,贴上标签。

【质量要求】 骨碎补:不规则的厚片,周边密被深棕色至暗棕色的小鳞片,柔软如毛,经火燎者呈棕褐色或暗棕色,片面红棕色或淡红棕色,有小黄点呈圆圈状排列。质坚硬,味微涩。水分不得过14.0%,总灰分不得过7.0%,醇溶性浸出物不得少于16.0%,含柚皮苷不得少于0.50%。

烫骨碎补:形如骨碎补或片,体膨大鼓起,质轻、酥松。

【炮制作用】 骨碎补味苦,性温。归肾、肝经。具有疗伤止痛,补肾强骨。

骨碎补:生品密被鳞片,不易去除干净,且质地坚硬,不利于粉碎和煎出有效成分,故临床一般少用生品。

砂炒骨碎补:质地松脆,易于除去鳞片,便于粉碎和煎出有效成分,长于疗伤止痛,补肾强骨。多用于跌扑闪挫、筋骨折伤、肾虚腰痛、筋骨痿软等。

【炮制研究】 骨碎补中主要含黄酮类、木质素类、黄烷类、三萜类和挥发油类成分,如柚皮苷、原儿茶酸、骨碎双氢黄酮苷、环木菠萝甾醇醋酸脂、环水龙骨甾醇醋酸脂等成分。

骨碎补经过净制后,可提高总黄酮和柚皮苷的含量,炮制过程为用6倍量油砂,210℃加热炮制 3 分钟;经砂烫、砂烫后酒炙、砂烫后盐炙,其总黄酮及柚皮苷含量无明显变化,但总黄酮溶出率显著增高。比较骨碎补生品及微波炮制品、砂烫品、恒温烘烤品中总黄酮和水溶性浸出物含量,结果以微波炮制品最高,生品最低。采用微波技术炮制外观性状较其他方法好,且温度和时间易于可控。

骨碎补尚有盐炙法炮制,盐骨碎补能够增强其补肾强骨、续伤止痛的作用。盐烫工艺为:210℃,烫制 3 分钟,食盐用量 10 倍。

【备注】　盐烫较传统砂烫有某些优势,可使酸不溶性灰分增加,增强药物引药入肾的作用,但容易焦糊,宜控制好温度。

烫　狗　脊

【药材来源】　本品为蚌壳蕨科植物金毛狗脊 *Cibotium barometz*（L.）J. Sm. 的干燥根茎。

【操作方法】

1. 净选　取狗脊药材置挑选工作台上,拣去药材中的杂质、异物、非药用部位。

2. 软化　将狗脊药材蒸制 6~7 小时,并摊晒至一定程度。

3. 切制　启动往复式刨片机,将软化后的狗脊切成规格为 3~4mm 厚片。

4. 干燥　将切制后的骨碎补片置网带式干燥机上,设置蒸汽加热温度为 70℃;网带走速为 0.5m/min,干燥 22 分钟;或使用热风循环烘箱于 70℃干燥,干燥后的饮片含水量控制在 13% 以下。

5. 砂烫　开启智能化炒药机,当锅体达设定温度时,取河砂投入炒药机中,炒至呈灵活状态时,将狗脊片置锅中迅速翻动,烫至狗脊鼓起,绒毛微焦时,取出。河砂用量以能掩埋药物为度。

6. 过筛　用孔径 3mm 筛网筛去河砂,晾凉。放凉后除去残存绒毛。

7. 包装　取砂烫狗脊饮片,按每包 1kg 称重,装入相应的塑料包装袋内,封口,贴上标签。

【质量要求】　狗脊:不规则的椭圆形或圆形厚片,切面浅棕色,较平滑,近边缘 1~4mm 处有一条棕黄色隆起的木质部环纹或条纹,中间浅棕色,满布小点,周边不整齐,偶有金黄色绒毛残留;质脆,易折断,有粉性。味微涩。水分不得过 13.0%,总灰分不得过 3.0%,醇溶性浸出物均不得少于 20.0%。

烫狗脊:形如狗脊片,表面略鼓起。棕褐色。气微,味淡、微涩。水分不得过 13.0%,总灰分不得过 3.0%,稀乙醇浸出物不得少于 20.0%。按干燥品计算,含原儿茶酸不得少于 0.020%。

【炮制作用】　狗脊味苦、甘,性温。归肝、肾经。具有祛风湿,补肝肾,强腰膝的功效。

狗脊:生品质地坚硬,边缘覆盖有金黄色绒毛,不易除去。以祛风湿,利关节为主。

砂炒狗脊:质地松脆,利于粉碎、煎出有效成分和除去残存绒毛。长于补肝肾,强腰膝。用于肝肾不足或冲任虚寒的腰痛脚软,遗精,遗尿,妇女带下等。

【炮制研究】　狗脊中主要含黄酮类、甾酮类、挥发油类成分,如狗脊酸、蜕皮甾酮、牛膝甾酮 A、坡那甾酮 A、坡那甾苷 A、原儿茶醛、金粉蕨亭等。

狗脊挥发油中含量最高的是十六碳酸和亚油酸,经过单蒸和酒蒸后,两种成分含量显著增高。狗脊经砂烫、酒蒸、单蒸、盐制等炮制后,总糖、氨基酸、游离氨基酸、鞣质含量均降低,水解氨基酸含量增高。经过加热炮制,可使糖的结构改变,产生了 5- 羟甲基糠醛和双[5- 甲酰基糠基]醚成分,这也与单蒸、酒蒸、盐制者可使饮片变黑有关。另有报道,狗脊砂烫后水溶性浸出物比生品高出 70% 。

　　生狗脊及其不同炮制品均能拮抗凝血酶诱导的兔血小板聚集作用,以砂烫品作用最强。比较生狗脊和其炮制品及狗脊毛的镇痛、止血作用,结果表明,狗脊毛镇痛作用不明显,狗脊镇痛作用具有剂量依赖性,高剂量生狗脊、砂烫狗脊具有显著镇痛作用,且砂烫品作用更强。狗脊和狗脊毛无止血作用而具有活血作用,除低剂量生品外,砂烫狗脊、狗脊毛和高剂量生品均显著延长实验小鼠的出血时间或凝血时间,其中砂烫狗脊最强。狗脊能够改善佐剂性关节炎大鼠及肾阳虚佐剂性关节炎大鼠的血液流变性,表现活血化瘀作用,且砂烫后作用增强。狗脊生品的正丁醇部位和乙酸乙酯部位有一定的抗炎效果,制后不明显,但是在成骨细胞增殖实验中,制品正丁醇部位有显著促进作用,并且实验进一步表明有效成分极有可能存在于极性较大的部位中。

　　【备注】　狗脊尚有酒炙法炮制,在全国部分地区使用,酒狗脊能够增强其祛风湿,止痛的作用。

醋 龟 甲

　　【药材来源】　本品为龟科动物乌龟 *Chinemys reevesii*(Gray)的背甲及腹甲。

　　【操作方法】

　　1. 净制　取龟甲原药材适量,置蒸锅内,沸水蒸 45 分钟,取出,放入热水中,立即用硬刷除净皮肉,洗净。

　　2. 干燥　将净龟甲摊放,于 50℃ 干燥约 4 小时。

　　3. 敲碎　将净龟甲敲击成不规则的小碎块。

　　4. 砂烫　取河砂置炒锅中,开启智能化炒药机,加热至设定温度,炒至河砂呈灵活状态时,投入净龟甲块,不断翻动,烫至表面鼓起、酥脆或至规定的程度时,取出。

　　5. 过筛　用孔径 3mm 筛网筛去河砂。

　　6. 醋淬　烫龟甲趁热投入醋液中稍浸,捞出。每 100kg 龟甲,用醋 20kg。

　　7. 干燥　将醋龟甲置网带式干燥机上,设置蒸汽加热温度为 70℃；网带走速为 0.5m/min,干燥 22 分钟,干燥后的饮片含水量控制在 13% 以下。

　　8. 包装　取醋龟甲饮片,按每包 1kg 称重,装入相应的塑料包装袋内,封口,贴上标签。

　　【质量要求】　龟甲:不规则的小碎块,表面淡黄色或黄白色,有放射状纹理。内面黄白色,边缘呈锯齿状,质坚硬,可自骨板缝处断裂。气微腥,味微咸。水溶性浸出物不得少于 4.5% 。

　　醋龟甲:呈不规则的块状。背甲盾片略成拱状隆起,腹甲盾片呈平板状,大小不一,表面黄色或棕褐色,有的可见深棕褐色斑点,有不规则纹理。内表面棕黄色或棕褐色,边缘有的呈锯齿状。断面不平整,有的有蜂窝状小孔。质松脆,气微腥,味微咸,微有醋香气。水溶性热浸出物不得少于 8.0% 。

　　【炮制作用】　龟甲味咸、甘,性微寒。归肝、肾、心经。具有滋阴潜阳,益肾强骨,养血补心,固经止崩的功效。

　　生龟甲:质地坚硬,微有腥气,长于滋阴潜阳,用于肝风内动、肝阳上亢。

　　醋龟甲:砂炒醋淬后,质地酥脆,易于粉碎和煎出有效成分,并能矫臭矫味,长于补肾健骨,滋阴止血,常用于劳热咯血、脚膝痿弱、潮热盗汗、痔疮肿痛等。

【炮制研究】　龟甲主要含动物胶、角蛋白、脂肪、骨胶原、18种氨基酸,及钙、磷、锶、锌、铜等多种常量及微量元素。

与生品比较,龟甲砂炒品、砂炒醋淬品的煎出量、总氨基酸含量、总含氮量均有增加,为醋淬品＞砂炒品＞生品。龟上下甲化学成分基本相同,但由于龟下甲在浸出物、微量元素含量等方面显著高于龟上甲而不能等量替代用于临床。主要含有骨胶原、角蛋白等,胶原蛋白中含有的羟脯氨酸采用HPLC-ELSD法测定可作为醋龟甲的质量控制指标。

龟上下甲砂烫醋淬品均能使T_3造成的大鼠甲亢阴虚型模型整体耗氧量降低,心率减慢,痛阈延长,体重增加,肾上腺、甲状腺及胸腺的重量基本恢复正常,具有滋阴作用。龟上下甲砂烫醋淬品之间无显著性差异。

龟甲传统的净制工艺采用水浸泡腐烂法,生产周期长,容易大量滋生细菌导致药物腐烂发臭。改进工艺主要分为热解法和酶解法两类,前者包括蒸法、高压蒸法、水煮法、水煮闷法、砂烫法和砂烫醋淬法等;后者包括蛋白酶法、酵母菌法、猪胰脏法和食用菌法等。新工艺能缩短加工时间,且不受季节、气候、场地所限,不污染环境,但对药物疗效有一定影响。

【备注】　龟甲尚有经水煎煮、浓缩后制成龟甲胶使用,龟甲胶长于滋阴,养血,止血。

醋　鳖　甲

【药材来源】　本品为鳖科动物鳖 *Trionyx sinensis* Wiegmann 的背甲。

【操作方法】

1. 净制　取鳖甲原药材适量,置蒸锅内,沸水蒸45分钟,取出,放入热水中,立即用硬刷除净皮肉,洗净。

2. 干燥　将净鳖甲摊放,于50℃干燥约4小时。

3. 敲碎　将净鳖甲敲击成不规则的小碎块。

4. 砂烫　取河砂置炒锅中,开启智能化炒药机,加热至300℃,炒至河砂呈灵活状态时,投入净鳖甲块,不断翻动,烫至表面淡黄色时,取出。

5. 过筛　用孔径3mm筛网筛去河砂。

6. 醋淬　烫鳖甲趁热投入醋液中稍浸,捞出。每100kg龟甲,用醋20kg。

7. 干燥　将醋鳖甲置网带式干燥机上,设置蒸汽加热温度为70℃;网带走速为0.5m/min,干燥22分钟,干燥后的饮片含水量控制在13%以下。

8. 包装　取醋鳖甲饮片,按每包1kg称重,装入相应的塑料包装袋内,封口,贴上标签。

【质量要求】　鳖甲:不规则的碎片,外表面黑褐色或墨绿色,略有光泽,内表面类白色,质坚硬。气腥,味淡。制鳖甲呈深黄色,质酥脆,略具醋气。水分不得过12.0%;醇溶性浸出物不得少于5.0%。

醋鳖甲:呈不规则的块状,呈深黄色,质酥脆,略具醋气。

【炮制作用】　鳖甲味咸,性微寒。归肝、肾经。具有滋阴潜阳,退热除蒸,软坚散结的功效。

生鳖甲:质地坚硬,有腥臭气,长于养阴清热、潜阳息风。

醋鳖甲:砂炒醋淬后,质地酥脆,易于粉碎、煎出有效成分并能矫臭矫味,同时醋制还能增强药物入肝消积、软坚散结的作用。

【炮制研究】　鳖甲主要含骨胶原、碳酸钙、磷酸钙及钙、磷、钠、镁、钾、锌、铁、锰、钴、铜、砷等微量元素。

鳖甲炮制前后化学成分及其含量发生了变化,且炮制后产生了一些新的有效成分。醋鳖甲中抗肝纤维化作用和增强免疫等生理活性相关的功效成分是所含的肽类成分,用双缩脲反应-酶联免疫检测法可得到醋鳖甲总肽含量明显高于生品的结果,醋制法可提高鳖甲有效成分溶出率。采用 HPLC-ELSD 测定醋鳖甲中未衍生化甘氨酸和脯氨酸的含量,可作为醋鳖甲质量控制指标。

【备注】 鳖甲尚有经水煎煮、浓缩后制成鳖甲胶使用,鳖甲胶长于补肾滋阴,破瘀散结。

五、蛤粉炒

蛤粉炒是将净制或切制过的饮片,与热蛤粉共同加热翻炒至规定程度的一类操作,亦称蛤粉烫。蛤粉,味咸,性寒。能清热、利湿、化痰、软坚。与药物共制可除去药物的腥味,增强疗效。常用于炮制胶类药物。

(一)炮制作用

1. 使药物质地酥脆,便于制剂和调剂。

2. 降低药物的滋腻之性,矫正不良气味。

3. 增强药物的疗效。

(二)操作方法

取净蛤粉,置锅内,用中火加热至灵活状态时,投入大小分档的净制或切制过的药物,适当降低火力,翻炒至鼓起或成珠、内部疏松、外表呈黄色时,迅速取出,筛去蛤粉,晾凉。蛤粉的用量以能掩埋药物为宜。

蛤粉炒制品含生片、糊片不得超过 2%。

(三)注意事项

1. 胶块烘软后,要切制成 6mm 以下立方块(丁)为宜。"丁"大,容易产生溏心(胶菇)。

2. 采用"蛤粉控制火候法",操作要点:将蛤粉放入中火加热的锅内,炒至翻动时显得较为轻松、滑利时,即为蛤粉的温度适中;也可采用"炒烫预试火候法",操作要点:用少量药材投入热蛤粉中试烫,如果符合蛤粉烫的质量标准,说明蛤粉的温度适中。若蛤粉的温度过热,易使药物焦化;蛤粉温度不及,易成"僵子"。

3. 胶丁下锅翻炒要速度快而均匀,否则会引起互相粘连,造成不圆整而影响外观。

4. 蛤粉烫炒同种药物可使用多次,如果色变灰暗,应及时更换,以免影响成品色泽。

蛤粉炒阿胶

【药材来源】 本品为马科动物驴 *Equus asinus* L. 的干燥皮或鲜皮经煎煮、浓缩制成的固体胶。

【操作方法】

1. 净选 取阿胶药材置挑选工作台上,拣去药材中的杂质、异物。

2. 切制 取阿胶块,加热烘软后切成约 5mm 小立方块(丁)。

3. 蛤粉炒 开启智能化炒药机,加热至 150℃,取净蛤粉置炒锅中,炒至蛤粉呈灵活状态时,投入净阿胶丁翻炒约 6 分钟,炒至阿胶鼓起呈圆球形,表面黄白色,内无溏心时,迅速取出。每 100kg 阿胶丁,用蛤粉 30~50kg。

4. 过筛　用孔径 3mm 筛网筛去蛤粉,晾凉。

5. 包装　取阿胶珠饮片,按每包 1kg 称重,装入相应的塑料包装袋内,封口,贴上标签。

【质量要求】　阿胶:呈黑褐色,具光泽,断面光亮,对光照视呈棕色,半透明,质硬脆,气微腥,味微甘。水分不得过 15.0%,铅不得过百万分之五,镉不得过千万分之三,砷不得过百万分之二,汞不得过千万分之二,铜不得过百万分之二十。水不溶物不得过 2.0%,L-羟脯氨酸不得少于 8.0%,甘氨酸不得少于 18.0%,丙氨酸不得少于 7.0%,L-脯氨酸不得少于 10.0%。

蛤粉炒阿胶:呈类球形,表面棕黄色或灰白色,附有白色粉末,体轻质酥易碎,断面中空或多孔状,淡黄色至棕色,气微,味微甜。水分不得过 10.0%。总灰分不得过 4.0%。按干燥品计算,含 L-羟脯氨酸不得少于 8.0%,甘氨酸不得少于 18.0%,丙氨酸不得少于 7.0%,L-脯氨酸不得少于 10.0%。

【炮制作用】　阿胶味甘,性平。归肺、肝、肾经。具有补血滋阴,润燥,止血的功效。

阿胶:长于滋阴补血。

蛤粉炒阿胶:降低了滋腻之性,并可矫味,长于益肺润燥。用于阴虚咳嗽,久咳少痰或痰中带血。

【炮制研究】　阿胶主要含骨胶原成分,其水解可得明胶、蛋白质及多种氨基酸,其中阿胶的蛋白类含量约为 60%~80% 左右,含有 18 种氨基酸。

阿胶通过蛤粉烫后,其氨基酸的种类不变,但氨基酸总量增加,除了因水分降低外,在烫珠时温度可达 140℃,肽键易断裂后生成氨基酸。通过比较阿胶丁、烤阿胶珠、烫阿胶珠三者的总氨基酸含量、烊化速率、溶出度,结果表明,总氨基酸含量三者无明显差异,但阿胶丁溶出最慢,烫阿胶珠因表面部分蛋白质焦化、变质,含量略低,而烤阿胶珠质量较好。三种不同辅料(蛤粉、滑石粉、蒲黄)炒制阿胶珠与生品比较,其失重率约为 10%,水溶速率比阿胶丁大约 1 倍,蛋白质、含氮量变化不大,而氨基酸、必需氨基酸和必需微量元素均高于生品。

【备注】　阿胶尚有蒲黄炒,蒲黄炒阿胶以止血安络力强,多用于阴虚咯血,崩漏,便血。

鹿　角　胶

【药材来源】　本品为鹿科动物马鹿 *Cervus elaphus* Linnaeus 或梅花鹿 *Cervus nippon* Temminck 已骨化的角或锯茸后翌年春季脱落的角基(即鹿角盘)经水煎煮、浓缩制成的固体胶。

【操作方法】

1. 净选　取鹿角胶药材置挑选工作台上,拣去药材中的杂质、异物。

2. 切制　取鹿角胶块,加热烘软后切成约 5mm 小立方块(丁)。

3. 蛤粉炒　开启智能化炒药机,加热至 150℃,取净蛤粉置炒锅中,炒至蛤粉呈灵活状态时,投入净鹿角胶丁翻炒约 6 分钟,炒至鹿角胶鼓起呈圆球形,表面黄白色,内无溏心时,迅速取出。每 100kg 鹿角胶丁,用蛤粉 30~50kg。

4. 过筛　用孔径 3mm 筛网筛去蛤粉,晾凉。

5. 包装　取鹿角胶珠饮片,按每包 1kg 称重,装入相应的塑料包装袋内,封口,贴上标签。

【质量要求】　鹿角胶:扁方形块,黄棕色或红棕色,半透明,有的上部有黄白色泡沫层。质脆,易碎,断面光亮。气微,味微甜。水分不得过 15.0%,总灰分不得过 3.0%,砷盐不得过百万分之二,水中不溶物不得过 2.0%,含总氮不得少于 10.0%。

蛤粉炒鹿角胶:呈类圆形,表面黄白色或淡黄色,光滑,附有蛤粉。质松泡而易碎。气微,味微甜。

【炮制作用】 鹿角胶味甘、咸,性温。归肾、肝经。具有温补肝肾,益精养血的功效。

鹿角胶:生品用于阳痿滑精,腰膝酸冷等。

蛤粉鹿角胶:后可降低其黏腻之性,矫正其不良气味便于服用,并使之质地酥脆,利于粉碎。

六、滑石粉烫

滑石粉烫是将净制或切制过的饮片,与热滑石粉共同加热翻炒至规定程度的一类操作,亦称滑石粉炒。滑石粉味甘,性寒。能利尿,清热,解暑。中药炮制常用滑石粉作中间传热体拌炒药物,可使药物受热均匀。常用于炮制韧性较大的动物类药物。

(一)炮制作用

1. 使药物质地酥脆,便于粉碎和煎煮。如黄狗肾等。

2. 降低毒性及矫正不良气味。如刺猬皮、水蛭等。

(二)操作方法

取滑石粉,置锅内,用中火加热至灵活状态时,投入净制或切制分档后的药物,翻炒至鼓起、酥脆、表面黄色或色泽加深时,迅速取出,筛去滑石粉,晾凉。滑石粉的用量以能将药物全部掩埋为宜。

烫制品含生片、糊片不得超过2%。

(三)注意事项

1. 采用"滑石粉控制火候法",操作要点:将滑石粉放入中火加热的锅内,炒至翻动滑石粉显得轻松、滑利、灵活时,即为滑石粉的温度适中;也可采用"炒烫预试火候法",操作要点:用少量药物投入热滑石粉中试烫,如果符合滑石粉烫的质量标准,说明滑石粉的温度适中。若滑石粉的温度过热,易使药物焦化,鼓起不良。

2. 滑石粉可使用多次,如果色变灰暗,应及时更换,以免影响成品色泽。

烫 水 蛭

【药材来源】 本品为水蛭科动物蚂蟥 *Whitmania pigra* Whitman、水蛭 *Hirudo nipponica* Whitman 或柳叶蚂蟥 *Whitmania acranulata* Whitman 的干燥全体。

【操作方法】

1. 净选 取水蛭药材置挑选工作台上,拣去药材中的杂质、异物、非药用部位。

2. 软化 将水蛭药材用循环水洗药机冲洗。

3. 切制 启动剁刀式切药机,将水蛭切成约5cm的段。

4. 干燥 将切制后的水蛭段置网带式干燥机上,设置蒸汽加热温度为70℃;网带走速为0.5m/min,干燥22分钟。干燥后的饮片含水量控制在14%以下。

5. 滑石粉炒 取滑石粉置炒锅中,开启智能化炒药机,加热至150℃,炒至滑石粉呈灵活状态时,投入净水蛭段,翻炒至水蛭鼓起,腥臭味逸出,显黄色时,取出。所需滑石粉以能掩埋水蛭段为度。

6. 过筛 用孔径2mm筛网筛去滑石粉。

7. 包装 取烫水蛭饮片,按每包1kg称重,装入相应的塑料包装袋内,封口,贴上标签。

【质量要求】　水蛭:不规则小段,长约 5~10cm,扁平有环纹,背部呈褐色,腹部黄棕色,质韧,有腥气。水分不得过 14.0% ,总灰分不得过 12.0% ,酸不溶性灰分不得过 3% ;醇溶性浸出物不得少于 15.0% 。

滑石粉烫水蛭:呈不规则扁块状或扁圆柱形,略鼓起,表面棕黄色至黑褐色,附有少量白色滑石粉。断面松泡,灰白色至焦黄色,气微腥。水分不得过 14.0% ,总灰分不得过 12.0% ,酸不溶性灰分不得过 3.0% ,pH 应为 4.5~6.5 ,稀乙醇浸出物不得少于 15.0% 。

【炮制作用】　水蛭性味咸、苦,平,有小毒。归肝经。具有破血通经,逐瘀消癥的功效。

水蛭:生品有小毒,多入煎剂,长于破血逐瘀为主。

烫水蛭:滑石粉炒后能降低毒性,质地酥脆,利于粉碎,多入丸散。

【炮制研究】　水蛭中主要含有以水蛭素为代表的多肽及蛋白质类大分子成分,还含有蝶啶类、糖脂类、羧酸酯类和甾体类成分。

生水蛭具有显著延长小鼠凝血时间、出血时间和体内抗血栓作用,其抗凝血作用的有效成分为水蛭素;高温烫后水蛭素被破坏,所以烫水蛭对凝血时间、出血时间和体内血栓形成均无明显作用。温浸或冷提的水蛭生粉提取液的抗凝作用十分显著,而煎煮或烫制后的水蛭粉末提取液抗凝作用降低。

有研究表明:水蛭含 14 种氨基酸,其中 8 种为人体必需氨基酸。氨基酸总量生品为27.185% ,烫水蛭为 54.189% ,烫水蛭的含量大大高于生品水蛭;而以游离氨基酸、水溶性成分和醇溶性成分为指标作对比,生水蛭的三种成分均高于烫水蛭。在传统水蛭炮制研究的基础上,现代的新工艺用酒、麸等辅料对其进行炮制加工,既增强了其活血作用,又可去腥矫味,并且能缩短加热时间,更好地保存原药材的成分和药效。

水蛭中还含有次黄嘌呤,其主要药理作用为平喘、舒张支气管、降压等,炮制后其含量增加。生品因其性峻猛,多入煎剂。以期在湿热环境下稍解其毒性,以破血逐瘀为主。

烫 刺 猬 皮

【药材来源】　本品为刺猬科动物刺猬 *Erinaceus europaeus* Linnaeus 或短刺猬 *Hemiechinus dauricus* Sundevall 的干燥外皮。

【操作方法】

1. 净制　取刺猬皮原药材,用碱水浸泡,将污垢洗刷干净,再用清水洗净。

2. 切制　将净刺猬皮润透,剁成小方块。

3. 干燥　将净刺猬皮块于 50℃ 以下干燥。

4. 滑石粉炒　开启智能化炒药机,加热至 150℃ ,取滑石粉置炒锅中,至滑石粉呈灵活状态时,投入净刺猬皮块,翻炒至刺猬皮呈焦黄色、鼓起、皮卷曲、刺尖秃时,取出。

5. 过筛　用孔径 2mm 筛网筛去滑石粉。

6. 包装　取烫刺猬皮饮片,按每包 1kg 称重,装入相应的塑料包装袋内,封口,贴上标签。

【质量要求】　刺猬皮:密生硬刺的不规则小块,外表面灰白色,黄色或灰褐色,皮内面灰白色,边缘有毛,质坚韧,有特殊腥臭气。

烫刺猬皮:质地发泡,鼓起,黄色,刺尖秃,易折断,边缘皮毛脱落,呈焦黄色,皮部边缘内向卷曲,微有腥臭味。

【炮制作用】　刺猬皮性味苦,平。归胃、大肠经。具有止血行瘀,固精缩尿,止痛的功效。

刺猬皮:腥臭气味较浓,很少使用。

烫刺猬皮:滑石粉炒后质地松泡酥脆,便于煎煮和粉碎且能矫臭矫味,临床多用其炮制品。

【炮制研究】 刺猬皮主要含蛋白质、肽类、氨基酸成分,此外还含有大量微量元素,其中以钾、钠、钙的含量最高,镁、铁、锌、铜、锰次之。其药用价值与其所含的微量元素关系密切,如锌是人体生理生化功能至关重要的营养素,另外具有清热解毒凉血消炎生肌的功效。除此之外,刺猬皮短刺中还含有 17 种氨基酸,尤以谷氨酸最高。

【备注】 刺猬皮尚有砂烫的炮制方法。

第四节 辅料煨制法

将净制或切制过的中药,与麦麸皮等固体辅料共同加热至所需程度的方法,称为麸煨。与辅料炒法相比,受热时间长,温度低,辅料用量大,需要掩埋住药物。适用于传统煨制的药物如肉豆蔻等。

(一)炮制作用

1. 增强疗效 如木香、诃子等。
2. 降低毒副作用 如肉豆蔻。

(二)操作方法

将净制或切制过的中药,与定量的麦麸同置炒制容器内,文火加热,不断翻炒,至中药表面颜色加深,麦麸焦黄色,取出,筛去麦麸,放凉。

每 100kg 中药,用麦麸 50kg。

(三)注意事项

火力不宜过强,一般以文火缓缓加热,麸量不可过小,麸药同下。

麸煨肉豆蔻

【药材来源】 本品为肉豆蔻科植物肉豆蔻 *Myristica fragrans* Houtt. 的干燥种仁。

【操作方法】

1. 净选 取肉豆蔻药材置挑选工作台上,拣去药材中的杂质、异物、非药用部位。

2. 麸煨 开启智能化炒药机,当锅体达设定温度时,取麦麸投入炒药机中,炒热,将净肉豆蔻埋入热麦麸中,加热炒至麦麸呈焦黄色时,取出。所需麦麸以能掩埋净肉豆蔻为度。

3. 过筛 用孔径 2mm 筛网筛去麦麸。

4. 切制 开启往复式刨片机,将麸煨肉豆蔻趁热切成规格为 4mm 厚片。

5. 包装 取麸煨肉豆蔻饮片,按每包 1kg 称重,装入相应的塑料包装袋内,封口,贴上标签。

【质量要求】 肉豆蔻:为卵圆形或椭圆形。表面灰黄色或灰棕色,有的外被白粉。全体有纵行沟纹及不规则网状沟纹。质坚,断面显棕黄相杂的大理石花纹,宽端可见干燥皱缩的胚,富油性。气香浓烈,味辛辣。肉豆蔻水分不得过 10.0% ;挥发油不少于 6.0%(ml/g),含去氢二异丁香酚不得少于 0.10% 。

麸煨肉豆蔻:形如肉豆蔻,表面棕褐色,有裂隙。气香,味辛。水分不得过 10.0% ,含挥发油不得少于 4.0%(ml/g),含去氢二异丁香酚不得少于 0.080% 。

【炮制作用】　肉豆蔻味辛,性温。归脾、胃、大肠经。具有温中行气,涩肠止泻的功效。

生肉豆蔻:辛温气香,长于暖胃消食,下气止呕。

煨肉豆蔻:可除去部分油质,免于滑肠,增强固肠止泻的作用,常用于虚弱冷痢、脘腹胀痛、食少呕吐等。

【炮制研究】　肉豆蔻种仁主要含脂肪油 25%～46%,挥发油 8%～15%,其中有毒物质肉豆蔻醚约 4%。挥发油主含 α-蒎烯、β-蒎烯,松油-4-烯醇、γ-松油烯、柠檬烯(limonene)、β-水芹烯、对聚伞花素、α-异松油烯、α-松油醇等;种子还含木脂素、肉豆蔻酸及三萜皂苷等成分。经炮制后挥发油成分发生了质和量的变化,与生品比较,在蒸制、面煨、面炒和麸煨等炮制法中,α-蒎烯、β-蒎烯、α-小茴香烯、γ-柠檬烯、D-柠檬烯等相对含量增高,而萜品烯-4-醇、α-萜品醇等明显降低。挥发油的比重、折光率增加。脂肪酸类在炮制后也有所降低。止泻成分甲基丁香酚、异甲基丁香酚含量增加,毒性成分肉豆蔻醚、黄樟醚含量降低。其中肉豆蔻醚的含量为面煨＜麸煨＜滑石粉煨＜生品。

肉豆蔻面煨、麸煨对蓖麻油及番泻叶所致小鼠腹泻皆有显著的拮抗作用,滑石粉煨、面煨和麸煨都能显著抑制正常小鼠及新斯的明兴奋肠肌的小肠推进功能;各种肉豆蔻炮制品的挥发油对小鼠的止泻作用强度依次为面煨＞麸煨＞生品＞滑石粉煨;肉豆蔻生品和炮制品均有较好的抗炎作用和抗菌作用。

肉豆蔻炮制工艺研究表明,麦麸煨以 130～150℃炮制 20 分钟为宜;面裹煨以 170～190℃炮制 20 分钟为宜;滑石粉煨以 140～160℃炮制 15 分钟为宜;土炒法以 160～180℃炮制 50 分钟为宜。

【备注】　肉豆蔻尚有面裹后用滑石粉或砂煨制,作用与麦麸煨制相同。

麸 煨 木 香

【药材来源】　本品为菊科植物木香 *Aucklandia lappa* Decne. 的干燥根。

【操作方法】

1. 净选　取木香药材置挑选工作台上,拣去药材中的杂质、异物、非药用部位。

2. 软化　①洗:将木香药材用循环水洗药机冲洗。②润:将洗净的木香药材用真空气相置换式润药机润至软硬适度。

3. 切制　启动剁刀式切药机,将软化后的木香切成规格为 4mm 厚片。

4. 干燥　将切制后的木香片置网带式干燥机上,设置蒸汽加热温度为 70℃;网带走速为 0.5m/min,干燥 22 分钟;或使用热风循环烘箱于 70℃干燥,干燥后的饮片含水量控制在 12%以下。

5. 麸煨　开启智能化炒药机,当锅体达设定温度时,取麦麸投入炒药机中,炒热,将木香片埋入热麦麸中,加热煨炒至木香片表面略带焦斑,取出。所需麦麸以能掩埋木香片为度。

6. 过筛　用孔径 2mm 筛网筛去麦麸,晾凉。

7. 包装　取麸炒木香饮片,按每包 1kg 称重,装入相应的塑料包装袋内,封口,贴上标签。

【质量要求】　木香片:类圆形或不规则的厚片。外表皮黄棕色至灰褐色,有纵皱纹。切面棕黄色至棕褐色,中部有明显菊花心状的放射纹理,形成层环棕色,褐色油点(油室)散在。有特异香气,味微苦。水分不得过 14.0%;醇溶性浸出物不得少于 12.0%;含木香烃内酯和去氢木香内酯的总量不得少于 1.5%。

煨木香:形如木香片,气微香,味微苦。

【炮制作用】 木香味辛、苦,性温。归脾、胃、大肠、三焦、胆经。具有行气止痛,健脾消食的功效。

生木香:行气作用强,长于治疗脘腹胀痛。

煨木香:除去部分油质,增强实肠止泻作用。

【炮制研究】 木香主要含挥发油,油中去氢木香内酯和木香烯内酯含量达50%,此外还含木香萜醛、4β-甲氧基去氢木香内酯、木香内酯、二氢木香内酯、α-环木香烯内酯、二氢木香烯内酯、木香烯、芳樟醇、榄香醇等成分。

比较木香生品、纸煨品、清炒品及麸煨品,煨制后挥发油含量损失约20%,挥发油的旋光率、折光率、比重等物理性质发生改变,但其组分基本无变化。

木香麸煨后对大鼠胃黏膜损伤的保护作用增强;木香不同炮制品水煎液对小鼠肠蠕动有促进作用,以清炒最强,麸煨、纸煨次之;同时煨木香水煎剂、挥发油乳剂对离体肠管蠕动有显著的抑制作用。

【备注】 煨木香还有一种炮制方法:取未干燥的净木香片,置铁丝匾中,将用一层草纸与一层木香片间隔平铺数层,置炉火旁或烘干室内,烘煨至木香所含油渗透到纸上,取出木香,晾凉。

(窦志英 黄勤挽)

第七章　炙　　制

　　炙制是将净中药饮片加入一定量的液体辅料,拌匀闷润,待吸收后,置适宜预热容器内,文火加热拌炒至所需程度;或先将净饮片置适宜预热容器内,文火炒热,再喷洒定量液体辅料,继续加热拌炒至所需程度的炮制技术。

　　炙制与加辅料炒制在操作方法上基本相似,但二者又有区别。加辅料炒制使用固体辅料,掩埋翻炒使药物受热均匀或黏附表面共同入药;而炙制则使用液体辅料,拌匀闷润使辅料渗入药物组织内部发挥作用。加辅料炒制的温度较高,一般用中火或武火,在锅内翻炒时间较短,药物表面颜色变黄或加深;炙制所用温度较低,一般用文火,在锅内翻炒时间稍长,以药物炒干为宜。

第一节　炙制方法与设备

　　炙制根据所用辅料不同,可分为酒炙、醋炙、盐炙、姜炙、蜜炙、油炙等。此外,尚有药汁炙、黑豆汁炙、鳖血炙、米泔炙等。

　　药物吸入液体辅料经加工炒制后在性味、归经、功效、作用趋向和理化性质等方面均能发生某些变化,起到降低毒性,抑制偏性,增强疗效,矫臭矫味,使有效成分易于溶出等作用,从而达到最大限度地发挥疗效。

一、操作过程及工艺条件

　　炙法包括拌润、药物吸收液体辅料、药物与液体辅料在一定温度下发生反应、加热除去水分等过程。炙制温度较低,一般取炒制中的文火操作。在操作中重要的是掌握好火候,既不能过头炒成焦、炭,又不能不及造成"夹生"。一般炙制成品均要求炒至表面呈黄色,或变色,较炙前色泽加深,甚至允许微带焦斑,同时又能闻到各种辅料与药物混合的特殊气味。出药应及时,勿使过了火候。出料后过筛,除去药屑,放凉,包装,计算成品收率。

　　大多数药物需要与辅料搅拌均匀闷润至透后再用文火炒干。对质地特殊(致密不易吸收液体辅料,加液体辅料发黏粘锅)的饮片,可先加热炒至一定程度,再喷入辅料,以利于液体辅料渗入药物内部组织。

　　(一) 准备

　　1. 检查　操作工按进出一般生产区规程进行更鞋、更衣、洗手。检查操作间、所用设备、容器、器具的清洁情况和灵敏度、准确度。

　　2. 准备　将所用容器、器具按一般生产区容器、器具清洁规程进行清洁。按"生产指令"向仓库领取所需原药材,并按物料进入一般生产区清洁规程去掉药材的外包装,按大小分档并净制。

3. 辅料 按照要求领取或制备辅料。

（二）生产过程

1. 清洗 将炙药机洗净、擦光，每炮制一次或一种药材后都要洗擦一次，以免影响饮片外观和气味。

2. 拌润 按照工艺规程的要求，将辅料与饮片拌匀闷润至规定时间和程度。个别品种可以先炒至一定程度再加辅料。

3. 预热和投料 选择适当火力，加热炙药机至工艺要求温度时即可投料。同种饮片应少量分批炮炙，投药太多受热不均匀；同时炒炙多种饮片时先炒色浅、后炒色深的中药。

4. 翻炒 要严密注视药材色泽变化和掌握火力，控制炮炙温度。

5. 出料 炮炙至规定的要求后要迅速出锅，出锅后的饮片除特殊要求外，要立即摊开晾凉。冷透后用洁净容器盛装，标明品名、规格、批号、数量、工号、日期，并做好记录迅速转入下道工序。

6. 包装 按照来源不同分别采用不同材料和不同规格的包装。放入合格证后封口，将小包装装入大包装（纸箱）中。大、小包装外面都注明饮片品名、规格、生产批号、数量、厂名。

（三）清场

1. 不合格品 将不合格的原药材、饮片装入塑料袋内，标明状态标示，返回仓库。

2. 清洁 使用后的容器、器具、设备按清洁规程进行清洁。工作区环境按清洁规程进行清洁。

3. 废物处理 将废物收集入贮器内按生产中废弃物处理规程进行处理，并对废物贮器进行清洁。

4. 记录 清场结束后详细填写清场记录，并由 QA 检查员检查清场情况，确认合格后，签字并贴挂"已清洁"状态标识及"清场合格证"，并将"清场合格证"正本附于本批生产记录中。将"清场合格证"副本放于操作区指定位置。并按清洁规程将清洁工具进行清洁消毒并分区存放。

二、炙制设备

第六章提到的炒制设备和 ZQD 型系列炙药锅、ZGD 系列鼓式炙药机都可用作炙制工程中所需的炒制设备。另外 ZYG 型可倾式蒸煮锅及 ZX 型蒸煮箱可用于制备炙制辅料。这些设备和设备所附带的温度显示及恒温自动控制、炒筒运转的变频调速控制、正反转控制、操作时间的自动控制以及附加上炙制辅料定量供给泵，为中药饮片的炙制工程规范化工艺操作提供了物质基础。

（一）ZQD 型系列炙药锅

1. 用途和特点 主要用于动物类、植物类中药饮片的炙制加工，同时具有炼蜜等液体辅料加工功能。锅体外形美观整洁，设计新颖，功能齐全，出料轻巧方便、可靠，光滑的锅体内表面便于清洁卫生，具有触摸屏操作、定时、控温精确（精度为 ±0.1℃）、变频可调速等功能。

2. 结构和工作原理 由电加热管、锅体、搅拌叶、驱动、及保温等部分组成。见图 7-1。

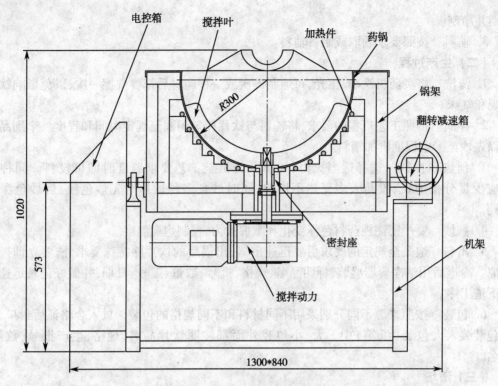

图 7-1 ZQD 型炙药锅结构简图

圆形电热管加热药锅,再由药锅加热药材,根据测温元件及控制器来控制炙药温度,其中测温棒测量锅壁温度,红外线测温探头测量药材温度。在控制柜触摸屏上预设炙药温度、时间及搅拌频率后,按"炙药启动"按钮后,开始加热。等预热完成后,往药锅内投入适量中药材,按"搅拌正转"或者"搅拌反转"启动搅拌叶,直到炙药完成。

在加热的过程中,由于锅壁的传热有滞后作用,故在加热过程中,温度会有一定的过冲,这属于正常情况。

注意:炙药温度不能超过250℃,否则将严重影响机体及测温元件的寿命。

3. 安装与调试

(1)就位:机器应置于室内,地面须坚实、平整,四周留有足够的物流和操作空间。

(2)连接电源和接地装置:将电源接入控制箱。按搅拌按钮确认搅拌方向为顺时针方向;启动电加热管,确认加热正常。注意接地装置必须可靠接地,三项五线制接法中,地线必须独立,不能和零线相接触。炙药锅锅体要可靠接地。

(3)试机运行:①开启电源。合上电控箱内漏电保护开关,打开电源总开关,开启钥匙开关,触摸屏开始工作。②设定参数。进入工艺卡界面,设定炒制温度、炒制时间、搅拌频率等参数,药材重量及药材编号根据需要而定。③下载配方参数:按"调用参数至PLC"按钮,此时PLC当前参数变成为下载后的参数。④启动炙药,预热锅体。切换到操作界面,按"炙药启动"按钮,即加热启动,设备开始加热。如果需要设备同时开始计时,则将"计时启动"按钮也同时按下,也可以等锅体温度达到设定温度后再开始计时。⑤倒入饮片。将准备好的饮片倒入锅中,同时按"搅拌正转"按钮,搅拌桨开始搅拌。⑥炙药完成。当炙药时间达到设定值时,电蜂鸣自动报警。切换到故障报警界面,按"故障确认",蜂鸣器停止报警,准备开始出料。出料时,先拔出定位插销,转动手轮,使炙药锅倾倒,直至药材全部出锅。⑦关机:先通过钥匙开关关闭触摸屏电源,完成后将控制柜上的总电源空气开关关闭,最后切断外部总电源。

注意:不同药材饮片的炙制温度和时间要根据炙制要求确定。设定的温度仅仅是系统默认值,并非最佳的炙药温度。

4. 维护与保养及注意事项 ①如果是空锅,且又高温,禁止直接加进液体,以免锅体炸裂。②尽量避免长时间无料干烧。③回正锅体时,应缓慢动作,到位时,应插进定位销。④出料时,也应缓慢摇动手柄,并扶持锅架,使锅体平缓倾斜。⑤清洁时,不能用坚硬锐器刮铲锅体,以免损伤。⑥控制柜上的触摸屏要防水,防擦伤,不能用细、硬物体代替手指去按触摸屏。⑦整个控制柜要保持卫生,定期用干净干抹布轻擦控制柜表面。

(二) ZGD 型系列鼓式炙药机

1. 用途和特点 主要用于中药饮片的酒炙、醋炙、盐炙、姜炙、油炙等炙制操作。外观整洁、结构紧凑、易清洗。具有预热、液体辅料喷淋、闷透、抽湿、定时、控温、恒温、温度数显、自动出料等功能,适合进一步自动完成液体辅料炙药过程,便于工艺操作和管理,符合 GMP 要求。

2. 构造及基本原理 ZGD 系列鼓式炙药机的主体部分结构与炒药机相似,不同的是热源的热能强度与炒筒转速低于炒药机,并配有液体辅料喷淋装置,以便液体辅料喷淋、浸润、炒制等过程在同一设备完成,适合于酒、醋等低黏度液体辅料炮制。见图7-2。

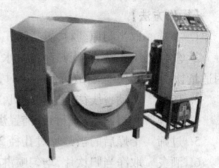

图7-2 ZGD 型鼓式炙药机设备图

炙制时先将药物置于炒筒内预热、慢速旋转,达到适宜温度时喷淋液体辅料,控制辅料用量,恒温并保持炒筒慢速旋转,使药物浸润、闷透,再适当提高炒筒转速,升温炒至适当程度出料。

3. ZGD 系列鼓式炙药的安装与调试、维护与保养及注意事项等参见炒制设备。

第二节 酒 炙

酒炙是药物与定量黄酒拌炒至规定程度的一类操作,又称酒炒。酒味甘、辛,性大热。有"升提"、"制寒"、"行药势"、"宣和百脉"、"矫味去腥"等功效。故一般活血祛瘀、祛风通络、性味苦寒及动物类药物多用酒炙。

炮制用酒有黄酒、白酒两大类。除另有规定外,炮制药物一般多用黄酒,取其活血通络,缓和寒性或增其温性,行药势,引药上行(升提),矫味,解毒和有助于药物有效成分的溶出,提高疗效等作用。

(一) 炮制作用

1. 缓和药物苦寒之性,引药效上行。如酒大黄、酒黄连、酒黄柏等。

2. 增强活血通络作用。如酒当归、酒川芎、酒牛膝、酒桑枝等。

3. 矫味去腥。如酒乌梢蛇、酒蕲蛇等。

(二) 操作方法

1. 先拌酒后炒药 将净制或切制后的饮片,加入定量的黄酒充分搅拌均匀,加盖闷润,待酒被吸尽后,置预热好的炙药机内,控制温度和时间,炒干,取出,放凉。筛去灰屑。适于质地坚实的根及根茎类药物,如黄连、白芍、当归等。

2. 先炒药后加酒　将净中药饮片,置预热好的炙药机内,规定温度下炒至一定程度,再边炒边喷洒定量的酒,炒干,取出晾凉。适用于质地疏松和易碎的药物,如五灵脂。

酒炙所用的酒以黄酒为主。用量一般为每100kg药物,用黄酒10~20kg。要求炒至药物表面带火色,或微带焦斑,嗅到药物固有气味。酒制品含生片、糊片不得超过2%;含药屑、杂质不得超过1%。含水分不得超过13%。

（三）注意事项

1. 用酒拌润药物的过程中,容器上应加盖,以免酒迅速蒸发。
2. 如果酒的用量较少,不易与药物拌匀时,可先将酒加适量水稀释,再与药物拌匀闷润。
3. 药物酒炙时,温度宜低,时间宜短,搅拌宜勤,炒至近干,颜色加深,即可出锅。

酒 当 归

【药材来源】　本品为伞形科植物当归 Angelica sinensis（Oliv.）Diels 的干燥根。

【操作方法】

1. 净选　取当归原药材,置挑选工作台上,人工除去变质药材及非药用部位。
2. 软化　①水洗:将当归药材抢水冲洗干净。②润药:洗后的当归药材每30~60分钟用适量饮用水喷淋一次,放置约4小时,润至软硬适度。
3. 切制　启动直线往复式切药机,将软化后的当归切成规格为1~2mm薄片。
4. 干燥　将切制后的当归片铺置烘房中,60℃干燥至符合质量要求。
5. 过筛　干燥后的当归片过孔径2mm筛。
6. 酒炙　取净当归饮片,均匀喷淋定量黄酒,搅拌均匀,加盖闷润至酒被吸尽。启动自控温鼓式炒药机,加热升温至规定温度。取润好的当归片置已预热的炒筒内,控制温度和时间,加热炙炒至规定程度,取出,摊凉。
7. 包装　取酒当归饮片,按规定称重包装,封口,贴上标签。

【质量要求】　当归:呈类圆形、椭圆形或不规则薄片。外表皮黄棕色至棕褐色,切面黄白色或淡黄棕色,平坦,有裂隙,中间有浅棕色的形成层环,并有多数棕色油点,香气浓郁。味甘、辛,微苦。水分不得过15.0%,总灰分不得过7.0%,酸不溶性灰分不得过2.0%,醇溶性浸出物不得少于45.0%。

酒当归:形如当归片。切面深黄色或浅棕黄色,略有焦斑,香气浓郁,并略有酒香气。水分不得过10.0%,总灰分、酸不溶性灰分同当归,醇溶性浸出物不得少于50.0%。

【炮制作用】　当归味甘、辛,性温。归肝、心、脾经,具有补血活血,调经止痛,润肠通便的功效。

当归:生品质润,长于补血活血,调经止痛,润肠通便。用于血虚萎黄,眩晕心悸,月经不调,肠燥便秘,风湿痹痛,跌打损伤等。

酒当归:增强活血通经的作用。多用于经闭痛经,风湿痹痛,跌打损伤。

【炮制研究】　当归酒炙后挥发油和阿魏酸的含量略有降低,但酒炙品中挥发油和阿魏酸的提取率均明显高于生品,说明酒炙后增强挥发油和阿魏酸的提取率,与传统酒炙当归增强活血通经的作用相符合。当归不同部位的微量元素含量有差异。归头中钙、铜、锌含量高,归身中铜含量高,归尾中钾、铁含量高;挥发油含量,归尾比归头高,但挥发油中藁本内酯含量,却以归尾中最低。阿魏酸含量以归尾最高,归身次之,归头最低,这与传统经验认为归尾破血的观点相吻合。

当归不同炮制品中加抗坏血酸后对清除氧自由基有协同作用,炒当归、酒当归协同使用高于生当归、当归炭、焦当归。当归与甘露醇合用时,仅有生当归、炒当归与酒当归加入甘露醇后对羟自由基(·OH)有协同作用,而焦当归与当归炭协同作用不明显,说明炮制品本身对不同氧自由基的清除敏感性不同。

【备注】 1. 当归的头、身、尾可分别入药,古人认为"头"止血而上行,"稍"破血而下行,"身"养血而中守,"全"活血而不走。2. 尚有土炒当归和当归炭两种炮制品规格。当归土炒增强入脾补血作用,又不致滑肠;当归炒炭以止血和血为主。

酒 黄 连

【药材来源】 本品为毛茛科植物黄连 *Coptis chinensis* Franch、三角叶黄连 *Coptis deltoidea* C. Y. Cheng et Hsiao 或云连 *Coptis teeta* Wall. 的干燥根茎。以上三种分别称为"味连"、"雅连"、"云连"。

【操作方法】

1. 净选 取黄连原药材,置挑选工作台上,人工除去杂质、异物及非药用部位。

2. 软化 ①水洗:将黄连抢水冲洗干净。②润药:洗后的黄连药材每30~60分钟用适量饮用水喷淋一次,润至内无干心,软硬适度。

3. 切制 将净黄连大小分开,打把纵向顺摆在高速万能截断机输送胶带上,按切药机操作规程,切成规格为1~2mm的薄片。

4. 干燥 将切制后的黄连片在80℃以下干燥至符合质量要求。

5. 酒炙 取净黄连饮片,均匀喷淋定量黄酒,搅拌均匀,加盖闷润至酒被吸尽。启动自控温鼓式炒药机,加热升温至规定温度。取润好的黄连片置已预热的炒筒内,控制温度和时间,加热炙炒至规定程度,取出,摊凉。

6. 包装 取酒黄连饮片,按规定称重包装,封口,贴上标签。

【质量要求】 黄连:呈不规则薄片,外表皮黄色或黄褐色,粗糙,有细小的须根。切面或碎断面鲜黄色或红黄色,具放射状纹理,气微,味极苦。水分不得过12.0%,总灰分不得过3.5%,醇溶性浸出物不得少于15.0%。本品按干燥品计算,以盐酸小檗碱计,含小檗碱($C_{20}H_{17}NO_4$)不得少于5.0%,含表小檗碱($C_{20}H_{17}NO_4$)、黄连碱($C_{19}H_{13}NO_4$)和帕马丁($C_{21}H_{21}NO_4$)的总量不得少于3.3%。

酒黄连:形如黄连片,外表色泽加深,略有酒香气。检查、浸出物、含量测定同黄连。

【炮制作用】 黄连味苦,性寒。归心、肝、胃、大肠经,具有泻火解毒、清热燥湿的功效。

黄连生用苦寒之性较强,长于泻火解毒,清热燥湿。用于湿热痞满、泻痢、黄疸、高热神昏、心火亢盛等。

酒黄连:引药上行,缓其寒性,长于清心除烦,善清上焦火热。多用于目赤肿痛、口舌生疮和失眠惊悸。

【炮制研究】 黄连中小檗碱等易溶于水,在热水中溶解度更高,故黄连切制前尽量减少在水中的浸润时间,而且水温不宜过高,否则损失药效。也可将黄连直接捣碎用,免去切制过程。黄连炮制时随着炮制温度升高,黄连中小檗碱含量有所降低,黄连炭中小檗碱含量下降最显著。主要化学成分小檗碱、帕马丁、药根碱总量含量次序依次为:酒黄连 > 醋黄连 > 姜黄连 > 萸黄连 > 盐制黄连 > 胆汁黄连 > 生黄连。黄连用不同用量白酒、黄酒炮制后,对黄连中小檗碱含量影响不大,但水溶性浸出物含量明显高于生品;微量元素锰、钙、锌煎出率酒炙品明显高于生品。因此炮制加酒量和加热温度对黄连中生物碱含量及溶出率有影响。

黄连炮制后不但保持了不同程度的抗菌作用,而且比生品的抗菌活性有所增强。更有实验表明黄连经酒、姜汁、吴茱萸汁炮制后,均出现了炮制前未有的对铜绿假单胞菌的抑制作用。

酒　大　黄

【药材来源】　本品为蓼科植物掌叶大黄 *Rheum palmatum* L.、唐古特大黄 *Rheum tangguticum* Maxim. *ex* Balf. 或药用大黄 *Rheum officinale* Baill. 的干燥根和茎根。

【操作方法】

1. 净制　取大黄原药材,置挑选工作台上,人工挑出杂质,异物,并大小分档。

2. 软化　①水洗:将大黄置洗药机中洗净,捞出装入专用容器内,沥干水。②润药:将洗净后的药材每 30~60 分钟用适量饮用水喷淋一次,润至软硬适度。

3. 切制　将净大黄打把纵向顺摆在切药机输送链条上,切成规格为 2~4mm 的厚片。

4. 干燥　将大黄片晾干或低温干燥至符合质量要求。

5. 酒炙　取大黄饮片,加定量黄酒拌匀,闷润至黄酒被吸尽。启动自控温鼓式炒药机,加热升温至规定温度。再将上述润好的大黄饮片置热锅中,控制温度和时间,加热炙炒至干,色泽加深,取出,晾凉。

6. 包装　取酒大黄饮片,按规定称重包装,封口,贴上标签。

【质量要求】　大黄:呈不规则厚片或块。黄棕色或黄褐色,中心有纹理,微显朱砂点,习称"锦纹"。气清香,味苦而微涩,嚼之黏牙,有沙粒感。

酒大黄:形如大黄片或块,深棕色或棕褐色,偶有焦斑,内部呈浅棕色,质坚实,略有酒香气。

【炮制作用】　大黄味苦,性寒。归脾、胃、大肠、肝、心经,具有攻积导滞,泻火解毒的功效。

大黄:苦寒沉降,气味重浊,走而不守,直达下焦,泻下作用峻烈,长于攻积导滞,泻火解毒。

酒大黄:酒炙后苦寒泻下作用稍缓,并借酒升提之性,引药上行,善清上焦血分热毒。用于目赤咽肿,齿龈肿痛。

【炮制研究】　大黄经酒炒后,其含的番泻苷及大黄酸苷量略有降低,但大黄经蒸、炖后其含量减少,其中结合型大黄酸显著减少,番泻苷仅余微量;大黄炒炭后,其结合型大黄酸苷大量破坏,但仍保留少量的各型蒽醌类衍生物,番泻苷已不存在。这与大黄炮制后泻下作用缓和、大黄炭几乎无泻下作用的传统理论相吻合。大黄总鞣质类成分含量在酒炒后下降约18%,熟大黄降低 50%,大黄炭减少近 80%。没食子酸的含量,大黄酒炒醋炒后减少 50%以上,大黄炭减少 30%以上,酒炖大黄则增加 15%。大黄炭中止血有效成分大黄酚和大黄素-6-甲醚含量分别为生大黄的 2.7 倍和 4.1 倍,大黄炒炭后止血作用增强与这两种成分的含量增加有关。

酒炒醋炒大黄泻下效力比生品降低约 30%,熟大黄(酒炖)、清宁片降低 95%,大黄炭无泻下作用。炮制对大黄解热作用无明显影响。体外抑菌实验表明:酒炒酒炖大黄与生品的抑菌效力基本一致,但对金黄色葡萄球菌、痢疾杆菌、伤寒杆菌等菌的抑制作用较好。酒炒大黄消炎作用与生大黄近似,熟大黄、大黄炭消炎作用减弱,但熟大黄在治疗成人和儿童化脓性扁桃体炎时,有较好的解热和消炎作用,且可消除生大黄引起的腹痛、恶心、呕吐等胃肠道反应,炮制可减弱生大黄抑制胃酸分泌和消化酶活性作用,因此熟大黄、大黄炭、清宁片"苦寒败胃"的副作用消失或缓和。

【备注】 大黄尚有熟大黄、醋大黄、大黄炭和清宁片等炮制品规格。熟大黄用蒸炖法炮制,泻下力缓,减轻腹痛副作用,增强活血祛瘀的作用;醋大黄泻下作用减弱,以消积化瘀为主;大黄炭泻下作用极微,凉血止血化瘀。清宁片泻下作用缓和,具有缓泻而不伤气,逐瘀而不败正之功。

酒 白 芍

【药材来源】 本品为毛茛科植物芍药 *Paeonia lactiflora* Pall. 的干燥根。

【操作方法】

1. 净制　取白芍原药材,置挑选工作台上,人工挑出杂质,并大小分档。

2. 软化　①洗净:将白芍药材置循环水洗药机中,按操作规程进行清洗,洗净后装入塑料筐中,再用饮用水冲洗一遍,沥干水。②润药:将洗净后的药材每30~60分钟用适量饮用水喷淋一次,润至软硬适度。

3. 切制　将净白芍按大小条分开,打把纵向顺摆在高速万能截断机输送胶带上,按切药机操作规程,切制成规格为1~2mm的薄片。

4. 干燥　在适宜的温度下将白芍片干燥至符合质量要求。

5. 酒炙　取净白芍片,加入定量黄酒搅拌均匀,闷润约3小时待酒被吸尽后。启动自控温炙药机,加热升温至规定程度。将闷润好的白芍饮片置预热锅中,控制温度和时间,炙炒至干,取出,晾凉。

6. 包装　取酒白芍饮片,按规定称重包,封口,贴上标签。

【质量要求】 白芍:呈类圆形薄片。表面淡棕红色或类白色,平滑。切面类白色或微带棕红色,形成层环纹明显,可见稍隆起的筋脉纹呈放射状排列。气微,味微苦、酸。水分不得过14.0%,总灰分不得过4.0%,水溶性浸出物不得少于22.0%。本品按干燥品计算,含芍药苷($C_{23}H_{28}O_{11}$)不得少于1.2%。

酒白芍:形如白芍片,表面微黄色或淡棕黄色,有的可见焦斑。微有酒香气。水溶性浸出物不得少于20.5%。水分、总灰分、芍药苷($C_{23}H_{28}O_{11}$)含量同白芍。

【炮制作用】 白芍:味苦、酸,性微寒。归肝、脾经。具有平肝止痛、养血调经、敛阴止汗的功效。白芍生品用于头痛眩晕,胁痛,腹痛,四肢挛痛,血虚萎黄,月经不调,自汗,盗汗。

酒白芍:酒炙后降低酸寒伐肝之性,入血分,善于调经止血,柔肝止痛。用于肝郁血虚,胁痛腹痛,月经不调,四肢挛痛。产后腹痛尤须酒炙。

【炮制研究】 白芍炮制后,白芍苷、丹皮酚、总氨基酸、苯甲酸均有不同程度降低。芍药苷含量依次为:生白芍＞焦白芍＞醋炒白芍＞酒炒白芍＞土炒白芍;苯甲酸含量以酒炒白芍最低,其他炮制品差异不大,且炮制后均较生品低;以上白芍炮制品中以醋炒重金属铅、铬含量最低。白芍炒至浅黄、黄、棕色时的芍药苷含量分别为0.94%、0.82%、0.55%,随颜色变深芍药苷含量显著降低,表明白芍药炒制程度与芍药苷含量存在相关性。

白芍醋炙品水煎液能使离体兔肠自发性收缩活动的振幅加大。清炒品、酒炒品、醋炒品对肾上腺素引起的肠管活动抑制均有不同程度的拮抗作用,以醋炙品拮抗作用最为明显。

白芍制品镇痛作用较生品明显。在芍药甘草汤中，醋炒白芍较其他炮制品有更显著的镇痛作用。

以芍药苷的含量为指标，利用正交设计优选酒炙芍药的工艺为：加酒量为 5%，温度为 90℃，炒制 10 分钟。

酒　丹　参

【药材来源】　本品为唇形科植物丹参 *Salvia miltiorrhiza* Bge. 的干燥根和根茎。

【操作方法】

1. 净制　取丹参原药材，摊在拣选台上，人工除去药材中的杂质、异物及残茎，并大小分档。

2. 软化　①洗净：将丹参药材置循环水洗药机中，按操作规程进行清洗，洗净后装入塑料筐中，再用饮用水冲洗一遍，沥干水。②润药：将洗净后的药材每 30~60 分钟用适量饮用水喷淋一次，润约 3~4 小时至透。

3. 切制　将丹参药材大小分开，按转盘式切药机操作规程，切制成规格为 2~4mm 的厚片。

4. 干燥　将切制后的丹参片在 80℃ 以下干燥至符合质量要求。

5. 酒炙　取净丹参片，用定量黄酒搅匀，闷润约 4 小时，待酒被吸尽后。启动智能化炙药机，按操作规程加热升温至一定程度。将闷润好的丹参饮片置预热的滚筒中，控制温度和时间，炙炒至干，取出，晾凉。

6. 包装　取酒丹参饮片，按规定称重包装，封口，贴上标签。

【质量要求】　丹参：呈类圆形或椭圆形的厚片。外表皮棕红色或暗棕红色，粗糙，具纵皱纹。切面有裂隙或略平整而致密，有的呈角质样，皮部棕红色，木部灰黄色或紫褐色，有黄白色放射状纹理。气微，味微苦涩。水分不得过 13.0%，总灰分不得过 10.0%。酸不溶性灰分不得过 2.0%，水溶性浸出物不得少于 35.0%，醇溶性浸出物不得少于 11.0%。

酒丹参：形如丹参片，表面红褐色，略有酒香气。水分不得过 10.0%，总灰分、醇溶性及水溶性浸出物同丹参。

【炮制作用】　丹参：味苦，性微寒。归心、肝经。具有祛瘀止痛，活血通经，清心除烦的功效。

丹参：生品长于祛瘀止痛，活血通经，清心除烦。临床多生用。用于月经不调，闭经痛经、癥瘕积聚，胸腹刺痛，热痹疼痛，疮疡肿痛，心烦不眠，肝脾肿大，心绞痛。

酒丹参：酒炙后可缓和寒凉之性，增强活血化瘀，调经止痛之功。多用于月经不调，血滞经闭，恶露不下，心胸疼痛，癥瘕积聚，风湿痹痛。

【炮制研究】　水浸泡和闷润过程都易造成丹参中总酚类和原儿茶醛损失。经酒、醋等辅料炮制后，均能提高丹参水溶性总酚浸出量，但原儿茶醛含量均有不同程度下降。

丹参生品、酒炙品对谷丙转氨酶升高有显著的降低作用，且以生品为优，醋炒丹参作用不显著。黄酒与白酒炙丹参及丹参均可显著降低血小板黏附与聚集，延长凝血酶原时间、凝血酶时间、凝血活酶时间，白酒制品较黄酒制品好。丹参不同炮制品水提物对小鼠耳廓微循环作用强弱顺序是：白酒炙丹参＞黄酒炙丹参＞生丹参。

以醇溶性浸出物、水溶性浸出物、丹参酮ⅡA 和丹酚酸 B 为指标，采用正交设计法优选丹参软化切制工艺为：丹参药材 100kg，加 80kg 水，淋润 4 小时，切 4mm 的厚片；以丹参酮Ⅱ含量为指标，采用正交设计法优选酒丹参炮制条件为：加酒量 5%，加热温度 60℃，加热 10 分钟。

酒 牛 膝

【药材来源】 本品为苋科植物牛膝 *Achyranthes bidentata* BL. 的干燥根。

【操作方法】

1. 净选 取牛膝原药材摊在拣选台上,人工除去药材中的杂质、异物及芦头。

2. 软化 ①水洗:将牛膝药材置循环水洗药机中,按操作规程经行洗涤,洗净的药材装入专用容器内,沥干水。②润药:将洗净后的药材每 30~60 分钟用适量饮用水喷淋一次,润至内无干心,软硬适度。

3. 切制 启动剁刀式切药机,按操作规程将牛膝药材切成小段。

4. 干燥 将切制后的牛膝段在 80℃ 以下干燥至符合质量要求。

5. 酒炙 取净牛膝饮片,加入定量的黄酒,搅拌均匀,闷润至黄酒被吸尽。启动自控温鼓式炒药机,加热升温至规定程度。将闷润后的牛膝饮片置预热好的热滚筒中,控制温度和时间,炙炒至干,有酒香气时,取出,晾凉。

6. 包装 取酒牛膝饮片,按规定称重包装,封口,贴上标签。

【质量要求】 牛膝:呈圆柱形段。外表皮灰黄色或淡棕色,有微细的纵皱纹及横长皮孔,切面平坦,淡棕色或棕色,略呈角质样油润。质硬脆,易折断。气微,味微甜而稍苦涩。水分不得过 15.0%,总灰分不得过 9.0%,醇溶性浸出物不得少于 5.0%。按干燥品计算,含 β-蜕皮甾酮($C_{27}H_{44}O_7$)不得少于 0.030%。

酒牛膝:形如牛膝段。表面色泽略深,偶见焦斑,微有酒香气。醇溶性浸出物不得少于 4.0%。水分、总灰分、含量测定同牛膝。

【炮制作用】 牛膝:味苦、酸,性平。归肝、肾经,具有补肝肾、强筋骨、逐瘀通经、引血下行的功效。

牛膝:生用于胞衣不下,肝阳眩晕,火热上逆。

酒牛膝:酒炙后增强补肝肾、强筋骨、祛瘀止痛作用。用于腰膝酸痛,筋骨无力,经闭癥瘕。

【炮制研究】 牛膝炮制后齐墩果酸含量有不同程度的变化,其含量顺序为:生牛膝 > 酒牛膝 > 清炒牛膝 > 牛膝炭 > 盐牛膝。但也有不同的报道,牛膝用酒、盐水炮制后齐墩果酸含量较生品高。炮制后牛膝中多糖发生变化,酒制牛膝及盐制牛膝中多糖均有不同程度的升高,而牛膝炭中多糖下降,这可能是由于高温使部分糖类成分炭化损失所致。而酒炒后的牛膝中多糖有明显升高,这可能是酒炒后使牛膝中糖类有效成分溶解度增加。炮制后牛膝水溶性甜菜碱未受破坏和损失。牛膝炮制前后微量元素的变化:牛膝酒蒸、酒炙后,锌含量增加,酒炙、盐炙后,铜含量增加,酒蒸、酒炙、盐炙后的 3 种炮制品中锰均较生品有所降低或大体持平。

牛膝不同炮制品有一定程度的镇痛作用,以酒牛膝镇痛作用强而持久,并且抗炎作用最显著。另有研究表明牛膝、酒牛膝镇痛作用无明显区别,但两者均有明显滋补作用,都有轻微泻下作用。酒牛膝急性毒性剂量与生品接近,盐牛膝毒性明显增加,各炮制品对小鼠骨髓微核率及早孕率无明显影响。

酒 续 断

【药材来源】 本品为川续断科植物川续断 *Dipsacus asper* Wall. Ex Henry 的干燥根。

【操作方法】

1. 净选 将续断原药材摊放在拣选台上,人工除去药材中的杂质、异物及非药用部位。

2. 软化　①洗净:将续断药材置循环水洗药机中,按操作规程进行操作,每次倒入 20～25kg,洗净后装入塑料筐中,再用饮用水冲洗一遍,沥干水。②润药:将洗净后的药材每30～60 分钟用适量饮用水喷淋一次,润至挑大个药材手捏有柔软感,切开,内无干心。

3. 切制　将净续断大小分开,按切药机标准操作规程,切制成规格为 3～4mm 的厚片。

4. 干燥　将切制后的续断片在80℃以下干燥至符合质量要求。

5. 酒炙　取净续断饮片,加定量黄酒拌匀,闷润至黄酒被吸尽。启动自控温鼓式炒药机,加热升温至规定程度。将闷润好的续断置预热好的热滚筒中,控制温度和时间,炙炒至干,表面微带黑色,取出,晾凉。

6. 包装　取酒续断饮片,按规定称重包装,封口,贴上标签。

【质量要求】　续断:呈类圆形或椭圆形的厚片。外表皮灰褐色至黄褐色,有纵皱。切面皮部墨绿色或棕褐色,木部灰黄色或黄褐色,可见放射状排列的导管束纹,形成部位多有深色环。气微,味苦、微甜而涩。水分不得过 10%,总灰分不得过 12.0%,酸不溶性灰分不得过 3.0%,水溶性浸出物不得少于 45.0%。以干燥品计,川续断皂苷Ⅵ($C_{47}H_{16}O_{18}$)不得少于 1.5%。

酒续断:形如续断片,表面浅灰色或灰褐色,略有酒香气。检查、浸出物、含量测定同续断。

【炮制作用】　续断味苦、辛,性微温。归肝、肾经,具有补肝肾、强筋骨、续折伤、止崩漏的功效。

续断:生品用于腰膝酸软,风湿痹痛,崩漏,胎漏,跌打损伤。

酒续断:酒炙后增强通血脉、续筋骨、止崩漏作用。多用于风湿痹痛,跌打损伤。

【炮制研究】　对续断生品、酒制品、盐制品比较研究表明,酒炙、盐炙续断中,Zn、Mn、Se 含量较生品有所上升,生品、酒制品中 Ca 含量略高。熊果酸的含量,酒、盐制品较生略高。川续断总皂苷的含量,炮制品较生品略有增加,而川续断皂苷Ⅵ含量较生品增加显著。总生物碱的含量,盐炙品较生品明显提高,酒炙品较生品下降。

续断不同炮制品均具镇痛、抗炎及抗凝血作用,其中以酒炙后续断作用较强,盐炙后的续断作用较弱,但各制品间无显著性差异,这与续断酒炙后能增强通血脉,强筋骨作用的传统中医理论相吻合。

酒　蕲　蛇

【药材来源】　本品为蝰科动物五步蛇 *Agkisrrodon acutus*(Guenther)的干燥体。

【操作方法】

1. 净制　取蕲蛇原药材置拣选台上,人工除去头、鳞。

2. 切制　将蕲蛇切成寸段。

3. 酒炙　取切制好的蕲蛇段,加定量黄酒拌匀,闷润约 4 小时至黄酒被吸尽。启动自控温鼓式炒药机,加热升温至规定温度。再将润好的蕲蛇段置热滚筒内,控制温度和时间,加热炙炒至干,有酒香气,取出,晾凉。

4. 包装　取酒蕲蛇饮片,按规定称重包装,封口,贴上标签。

【质量要求】　蕲蛇:呈段状,黑褐色或浅棕色,有鳞片痕,近腹部呈灰白色,腹内壁黄白色,可见脊柱骨或肋骨。气腥,味微咸。

酒蕲蛇:呈段状,棕褐色或黑色,略有酒气。

【炮制作用】　蕲蛇:味甘、咸,性温;有毒。归肝经。具有祛风、通络、止痉的功效。蕲蛇毒腺在头部,除去头、鳞,以除去毒性。生品气腥,不利于服用和粉碎,临床较少应用。

酒蕲蛇:酒炙后增强祛风、通络、止痉的作用,并可去腥矫味,便于粉碎和制剂,临床多用酒炙品。用于风湿顽痹,麻木拘挛,中风口眼㖞斜,半身不遂,抽搐痉挛,破伤风,麻风疥癣。

【炮制研究】 蕲蛇含3种毒蛋白,被咬伤后出现局部肿痛,瘀斑,溃烂;全身可出现大量溶血,出血,咯血,水与电解质紊乱,严重者血压骤降,导致心跳、呼吸停止而死亡。

酒 乌 梢 蛇

【药材来源】 本品为游蛇科动物乌梢蛇 *Zaocys dhumnades*(Cantor)的干燥体。

【操作方法】

1. 净制 取乌梢蛇原药材,摊在拣选台上,人工除去头、鳞片及灰屑。

2. 切制 将乌梢蛇切成寸段。

3. 酒炙 取净乌梢蛇段,用定量黄酒拌匀,闷润,待酒被吸尽后。启动自控温鼓式炒药机,加热升温至一定程度。将闷润好的乌梢蛇段置预热的滚筒中,控制温度和时间,炙炒至外表微黄色,取出,晾凉。

4. 包装 取酒乌梢蛇饮片,按规定称重包装,封口,贴上标签。

【质量要求】 乌梢蛇:呈段状,黑褐色或绿黑色,无光泽,切面黄白色或灰棕色。质坚硬。气腥,味淡。

酒乌梢蛇:形如乌梢蛇,棕褐色或黑色,略有酒气。

【炮制作用】 乌梢蛇味甘,性平。归肝经。具有祛风止痒的功效。

乌梢蛇:生品长于祛风止痒,但生品气腥,不利于服用和粉碎。

酒乌梢蛇:酒炙后增强祛风、通络、止痉作用,并能矫臭、防腐,利于服用和贮存。多用于风湿痹痛,麻木拘挛,中风口眼㖞斜,半身不遂,痉挛抽搐,破伤风,麻风疥癣,瘰疬恶疮。

【炮制研究】 乌梢蛇头和皮是鉴定的主要依据,产地加工时应保留。酒炙后可使不溶于水的脂类成分容易煎出,提高其抗惊厥作用,并可防止乌梢蛇霉烂、变质和虫蛀。

第三节 醋 炙

醋炙是药物与定量米醋拌炒至规定程度的一类操作,又称醋炒。醋味酸、苦,性温。主入肝经血分,具有收敛、散瘀止痛、解毒、矫味矫臭的功效。故一般疏肝解郁、散瘀止痛及攻下逐水的药物多用醋炙。

炮制用醋,以米醋为佳,且陈久者良。醋炙用醋一般使用米醋、高粱醋或其他粮食发酵醋。多取其助药力,引药入肝经,入血分,散瘀,理气,止痛,解毒,矫味,改变药物的理化性质,使药物质地酥脆和有助于药物有效成分的溶出,提高疗效等作用。

(一)炮制作用

1. 引药入肝,增强疗效。如醋香附、醋乳香、醋青皮、醋延胡索、醋三棱、醋莪术等。

2. 降低毒性,缓和药性。如醋芫花、醋甘遂、醋大戟等。

3. 矫臭矫味。如醋乳香、醋没药、醋五灵脂、醋鸡内金等。

(二)操作方法

1. 先拌醋后炒药 将净中药饮片,加入一定量的米醋拌匀,加盖闷润,待醋被吸尽后,置预热好的炙药机内,控制温度和时间,炒干,取出,放凉。筛去碎屑。此方法适用于大多数药物。

2. 先炒药后加醋　将净中药饮片,置预热好的炙药机内,规定温度下,加热炒至表面熔化发亮(乳香、没药),或表面颜色改变,有腥气溢出时(五灵脂),再喷洒一定量米醋,再继续炒至微干,取出,摊开晾凉。此法适用于树脂类和动物粪便类药物。

醋炙时用醋量,一般每100kg药物,用醋20～30kg,最多不超过50kg。要求炒至药物表面呈黄色,或变色,或带火色,或微带焦斑。嗅到药物的固有气味。含生片、糊片不得超过2%;含水分不得超过13%。含药屑、杂质不得超过1%。

（三）注意事项

1. 若醋用量较少,不能与药物拌匀时,可先将醋加适量的水稀释,再与药物拌匀闷润。

2. 树脂类药物如乳香、没药,先加醋易粘连,动物粪便类药物如五灵脂,先加醋易松散,成碎块,故都应采取先炒药后加醋的方法炮制。

3. 先炒药后加醋的药物,要一边喷醋一边搅拌药物,使之均匀,且出锅要快,防止融化粘锅。摊凉时要勤加翻动,以免相互黏结成块。

醋　柴　胡

【药材来源】　本品为伞形科植物柴胡 *Bupleurum chinense* DC. 或狭叶柴胡 *Bupleurum scorzonerifolium* Willd. 的干燥根。

【操作方法】

1. 净选　取柴胡原药材,置挑选工作台上,人工除去杂质及残茎。

2. 软化　①水洗:将柴胡水洗干净。②润药:洗后的柴胡放置闷润至软硬适度。

3. 切制　启动直线往复式切药机,将软化后的柴胡切成规格为2～4mm厚片。

4. 干燥　将切制后的柴胡片在80℃下干燥至符合质量要求。

5. 醋炙　取净柴胡饮片置适宜容器中,加定量米醋拌匀,闷润至醋被吸收。启动自控温鼓式炒药机,加热升温至规定程度。再将闷润好的柴胡饮片置预热的滚筒中,控制温度和时间,加热炙炒至干,取出,放凉。

6. 包装　取醋柴胡饮片,按规定称重,包装,封口,贴上标签。

【质量要求】　柴胡:呈不规则厚片。为表皮呈黑褐色或浅棕色,具纵皱纹和支根痕。切面淡黄色,纤维性,质硬。气微香,味微苦。北醋柴胡水分不得过10%,总灰分不得过8.0%,酸不溶性灰分不得过3.0%,醇溶性浸出物不得少于11.0%。以干燥品计算,含柴胡皂苷 a 和柴胡皂苷 d 的总量不得少于0.30%。

醋柴胡:形如柴胡片,表面淡棕黄色,微有醋香气,味微苦。醇溶性浸出物不得少于12.0%水分、总灰分、酸不溶性灰分及含量测定同柴胡。

【炮制作用】　柴胡味苦,性微寒。归肝、胆经,具有疏散退热,舒肝,升阳的功效。

柴胡:生用,升散作用较强,多用于解表退热。

醋柴胡:醋炙后能缓和升散之性,增强疏肝止痛作用。适用于肝郁气滞的胁肋胀痛,腹痛及月经不调等证。

【炮制研究】　柴胡不同炮制品中总皂苷的含量不同,其由高到低依次为:蜜炙柴胡＞酒柴胡＞醋柴胡＞原生药＞生柴胡。即原生药加工成饮片后,皂苷含量减低,经酒、醋、蜜等辅料炙后含量又升高。原因可能是原药材经淘洗浸润处理后,皂苷随水分流失,造成皂苷含量比原药材低。经辅料与加热共同作用后,可能会使某些非皂苷类成分转化成皂苷而使含量升高。经不同方法炮制后,挥发油呈上升趋势,而生品与原药材无明显差别,其含量顺序为:蜜柴胡 > 醋柴胡 > 酒柴胡 > 生柴胡。

柴胡及其不同炮制品均有抗炎作用,其中酒炙品的抗炎作用优于生品。醋炙柴胡能明显增强麻醉大鼠胆汁的分泌量,醋拌品也有明显分泌胆汁趋势,证明柴胡经醋炙后能增强其疏肝解郁作用。醋炙柴胡和醋拌柴胡能显著降低中毒小鼠的血清 SG-PT,各给药组均有轻度减轻肝损伤的保肝作用。生品、醋炙品、醋拌品均能降低胆碱酯酶活力,其中醋炙品呈非常显著性降低,认为柴胡用来疏肝解郁时以醋炙品为佳。

【备注】 柴胡尚有用鳖血炮制法。柴胡鳖血炙后能抑制其浮阳之性,增强清肝退热的功效。

醋 甘 遂

【药材来源】 本品为大戟科植物甘遂 Euphorbia kansui T. N. Liou ex T. P. Wang 的干燥块根。

【操作方法】

1. 净选 取甘遂原药材,置工作台上,人工挑出杂质。

2. 软化 ①水洗:启动循环水洗药机淋洗甘遂。②润药:洗净后的甘遂用饮用水喷淋 2 次,每次 10 分钟。再放置约 1 小时润透。

3. 醋炙 取净甘遂置适宜容器中,加定量米醋拌匀,闷透。启动自控温鼓式炒药机,加热升温至规定程度。再取已闷润好的甘遂饮片置预热好的滚筒中,控制温度和时间,炙炒至药物表面焦黄色,近干,取出,放凉。

4. 包装 取醋甘遂饮片,按规定称重包装,封口,贴上标签。

【质量要求】 甘遂:呈椭圆形、长圆柱形或连珠形。表面类白色或黄白色,凹陷处有棕色外皮残留。质脆,易折断,断面粉性,白色。气微,味微甘而辣。水分不得过 12.0%,总灰分不得过 3.0%,醇浸出物不得少于 15.0%。本品以干燥品计算,含大戟二烯醇($C_{30}H_{30}O$)不得少于 0.12%。

醋甘遂:表面黄色至棕黄色,有的可见焦斑。微有醋香气,味微酸而辣。水分、总灰分、醇浸出物、含量测定同甘遂。

【炮制作用】 甘遂味苦,性寒;有毒。归肺、肾、大肠经,具有泻水逐饮的功效。

生甘遂:有毒,药力峻烈,以泻水逐饮,消肿散结为主,可用于痈疽疮毒,胸腹积水,二便不通。

醋甘遂:醋炙后可降低毒性,缓和峻泻作用。用于腹水胀满,痰饮积聚,气逆喘咳,风痰癫痫,二便不利。

【炮制研究】 甘遂的刺激性成分主要集中在乙酸乙酯部位和二萜部位,醋炙后刺激性下降明显,特别是二萜部位,下降达 4~5 倍。泻下成分主要集中在石油醚部位和二萜部位,醋炙后明显减弱,尤以石油醚部位最为显著。

甘遂及其制品的混悬液和醇提物均有较强的泻下作用,且炮制后泻下作用显著减弱。祛痰实验(酚红排泌法)及利尿实验(滤纸法),对比不同醋量炮制甘遂对其药效的影响,结果表明,甘遂醋制后利尿作用有所缓和;生品和 30% 醋量甘遂醋制品祛痰效果较好,而 50%、100% 醋量甘遂醋制品较生品差,因此甘遂炮制以 30% 醋量为佳。

急性毒性实验表明,甘遂生品的毒性最大,醋炙品的毒性最小,生拌醋品、清炒品和清炒拌醋品的毒性居中,且依次减小。加热是使甘遂毒性降低的主要因素,加醋是次因素,两者合用更利于毒性的降低,先加醋再加热更利于毒性的降低,进一步验证了甘遂传统的炮制方法的合理性。另有报道以 30% 醋制甘遂毒性最低。

醋　莪　术

【药材来源】　本品为姜科植物蓬莪术 *Curcuma phaeocaulis* Val.、广西莪术 *Curcuma Kwangsiensis* S. G. Lee et C. F. Liang 或温郁金 *Curcuma wenyujin* Y. H. Chen et C. Ling 的干燥根茎。

【操作方法】

1. 净选　取原药材,置挑选工作台上,人工挑出杂质,并大小分档。

2. 软化　①水洗:启动循环水洗药机将挑选后的药材洗净。②润药:洗后的莪术放置闷润至软硬适度。

3. 切制　启动直线往复式切药机,将软化后的莪术切成规格为 1~2mm 薄片。

4. 干燥　将切制后的莪术片在 80℃ 下干燥至符合质量要求。

5. 醋炙　取净莪术片于容器中,加米醋适量拌匀,闷透。启动炒药机,加热升温至规定程度。将闷润好的饮片置预热的锅内,控制温度和时间,炙炒至表面微黄色,略有焦斑,近干,取出,放凉。

6. 包装　取醋莪术饮片,按规定称重包装,封口,贴上标签。

【质量要求】　莪术:呈类圆形或椭圆形的厚片,外表皮灰黄色或灰棕色,有时可见环节和须根痕。切面黄绿色、黄棕色或棕褐色,内皮层环纹明显,散在“筋脉”小点。气微香。味微苦而辛。水分不得过 14.0%,总灰分不得过 7.0%,酸不溶性灰分不得过 2.0%,醇溶性浸出物不得少于 7.0%。本品含挥发油不得少于 1.0%(ml/g)。

醋莪术:形如莪术片,色泽加深,角质样,微有醋香气。检查、浸出物、含量测定同莪术。

【炮制作用】　莪术味辛、苦,性温。归肝、脾经。具有行气破血、消积止痛的功效。生莪术:行气止痛,破血祛瘀力强,为气中血药。用于饮食积滞,胸腹痞满胀痛,呕吐酸水等。

醋莪术:醋炙后主入肝经血分,散瘀止痛作用增强。用于瘀血腹痛、肝脾肿大、血瘀经闭。

【炮制研究】　对《中国药典》收载的 3 种不同来源的莪术及其炮制品进行挥发油含量检测,结果为:生品>炒制品>醋制品>酒制品。以蓬莪术挥发油含量最高。莪术挥发油在醋炙过程中部分组分消失,同时产生两个新成分。

莪术及其炮制品均具有显著的抗血小板聚集、抗凝血及调节血液流变性作用,且以醋炙品作用最为显著。醋炙和醋煮对二甲苯所致的耳廓肿胀及醋酸所致的毛细血管通透性增加都有明显的抑制作用。其中以醋煮莪术作用较强。莪术不同炮制品对醋酸所致的扭体也有明显的抑制作用,热板法显示各样品均能明显提高小鼠的痛阈值,其中也以醋煮莪术作用较强。莪术不同炮制品都有一定程度的镇痛作用,其中以醋炙莪术镇痛作用强而持久。

以姜黄素和挥发油的含量为指标优选醋莪术的最佳炮制工艺为:取莪术片,加 25% 的米醋拌匀,闷润 20 分钟,置炒制容器内,100℃ 炒炙 5 分钟,取出,放凉。

醋　三　棱

【药材来源】　本品为黑三棱科植物黑三棱 *Sparganium stoloniferum* Buch. - Ham. 的干燥块茎。

【操作方法】

1. 净选 将三棱原药材摊在拣选台上,人工拣去药材中的杂质、异物、非药用部位。

2. 软化 ①洗净:将三棱置循环水洗药机中,按操作规程进行清洗,洗净后装入适宜容器内浸泡1天,捞出。②润药:将浸泡后的药材每30~60分钟用适量饮用水喷淋一次,润约1天至透。

3. 切制 将三棱大小分档,按剁刀式切药机操作规程,切成规格为1~2mm的薄片。

4. 干燥 将切制后的三棱片在80℃下干燥至符合质量要求。

5. 醋炙 取净三棱片置于适宜容器内,加定量米醋拌匀,闷透。启动自控温鼓式炒药机,加热升温至规定程度。再将闷润好的饮片置预热的铁锅中,控制温度和时间,炙炒至干,取出,放凉。

6. 包装 取醋三棱饮片,按规定称重包装,封口,贴上标签。

【质量要求】 三棱:呈类圆形的薄片。外表皮灰棕色。切面灰白色或黄白色,粗糙,有多数明显的细筋脉点。气微,味淡,嚼之有麻辣感。水分不得过15.0%,总灰分不得过6.0%,醇溶性浸出物不得少于7.5%。

醋三棱:形如三棱片,切面黄色至黄棕色,偶见焦黄斑,微有醋香气。水分不得过13.0%,总灰分不得过5.0%,醇溶性浸出物同三棱。

【炮制作用】 三棱味辛、苦,性平。归肝、脾经,具有破血行气、消积止痛的功效。生品为血中气药,破血行气之力较强,体质虚弱者不宜使用。多用于血瘀气滞所致的积聚不散。

醋三棱:炙后主入血分,破瘀散结、止痛的作用增强。用于瘀滞经闭腹痛,癥瘕积聚,心腹疼痛,胁下胀痛等症。

【炮制研究】 对三棱醋炙品、醋煮品、醋蒸品中的β-谷甾醇、总黄酮进行含量测定,结果以醋炙三棱含量最高。对三棱生品、醋煮品、清蒸品、醋炒品、麸炒品中黄酮含量测定结果以醋炒品含量最高,比生品增加50%,麸炒品最低。

三棱不同炮制品(醋炙、醋煮、醋蒸)及不同炮制品的氯仿及正丁醇提取物进行镇痛作用研究,结果表明,三棱醋制品及醋制后的提取物相对于生品镇痛作用明显增强,其中醋炙三棱镇痛作用强而持久。这与传统中医理论认为醋制后增强散瘀止血作用相吻合。

对三棱润切工艺(传统浸泡法、加压温浸法、加压冷浸法、减压温浸法、减压冷浸法)进行比较,结果表明,减压冷浸法从3个测定指标(挥发油、热浸出物及黄酮类含量)来看都优于传统法和其他3种方法,其中浸出物含量比传统浸泡法高40%~49%,且该法浸泡时间缩短一半,可以防止霉变,减压冷浸法可以作为三棱润切新方法推广应用;以总黄酮的含量为指标优选醋炙三棱的最佳炮制工艺为:20%的用醋量,浸润10分钟,150℃炒15分钟。

醋 乳 香

【药材来源】 本品为橄榄科植物乳香树 *Boswellia carterii* Birdw. 及同属植物 *Boswellia bhaw-dajiana* Birdw. 树皮渗出的树脂。

【操作方法】

1. 净选 取乳香,置于挑选台上,人工除去树皮等杂质,将大块杂碎(砸碎如黄豆大小)。

2. 醋炙 取乳香放入球形炙药锅内,炒至表面微熔,刺激性浓烟大量逸出时,喷洒定量米醋,继续炒至表面光亮,取出,摊凉。

3. 包装　取醋炙乳香饮片,按规定称重包装,封口,贴上标签。

【质量要求】　乳香:呈长卵形滴乳状、类圆形颗粒或黏合成大小不等的不规则块状物。表面黄白色,半透明,被有黄白色粉末,久存则颜色加深。质脆,遇热软化。破碎面有玻璃样或蜡样光泽。具特异香气,味微苦。乳香珠不得过 2% ,原乳香不得过 10% ,索马里乳香含挥发油不得少于 6.0%(ml/g),埃塞俄比亚乳香含挥发油不得少于 2.0%(ml/g)。

醋乳香:表面深黄色,显油亮,略有醋气。

【炮制作用】　乳香味辛、苦,性温。归心、肝、脾经。具有活血止痛、消肿生肌的功效。乳香:生用气味辛烈,对胃的刺激较强,易引起呕吐,但活血消肿、止痛力强,多用于瘀血肿痛或外用于疮疡肿痛,溃破久不收口。

醋乳香:炙后可缓和刺激性,利于服用,便于粉碎,增强活血止痛,收敛生肌的功效。并可矫臭矫味。可治各种痛证。

【炮制研究】　乳香炮制后挥发油总量降低,且挥发油成分中低分子成分含量减少较多,高分子成分含量影响不大。测定五种不同炮制方法制备的乳香中挥发油,其减少顺序为:灯心草制>麦麸炒>醋炒>清炒>生品。

乳香挥发油、清炒品、生品及灯心草制品有较强的镇痛作用,且时间较长,证明乳香挥发油为镇痛的有效成分,但乳香挥发油毒性较大,小白鼠灌胃 6 小时全部死亡,可见不能单独使用乳香挥发油。生品和清炒品虽有较强的镇痛作用,但挥发油含量较高,异味较重,有毒害作用和刺激性,炮制可除去部分挥发油而缓和刺激性。另报道乳香树脂具有镇痛作用,且高温使其树脂类成分发生变化,故乳香炮制温度不宜过高。

以乳香制品的外观质量和挥发油的除去率为指标,比较炒法和烘制法,结果显示烘制法优于炒法。用正交法优选烘法炮制乳香的最佳工艺为:乳香直径 0.5cm,放 1cm 厚,120℃烘制 2 小时。

醋　青　皮

【药材来源】　本品为芸香科植物橘 *Citrus reticulata* Blanco 及其栽培变种的干燥幼果或未成熟果实的果皮。

【操作方法】

1. 净选　将青皮原药材摊在拣选台上,人工除去药材中的杂质、异物及非药用部分。

2. 软化　①洗净:将青皮药材放入循环水洗药机中,按操作规程进行清洗,洗净后装入塑料筐中,再用饮用水冲洗一遍,沥干水。②润药:将洗净后的药材每 30~60 分钟用适量饮用水喷淋一次,润透。

3. 切制　将净青皮大小分开,按转盘式切药机操作规程进行操作,切制成丝。

4. 干燥　将切制后的青皮丝片在 60℃ 下干燥至符合质量要求。

5. 醋炙　取青皮饮片,加定量的米醋拌匀,闷润至醋被吸尽。启动炒药机,加热升温至规定程度。再将闷润好的饮片置于热滚筒内,控制温度和时间,炙炒至干,取出,晾凉。

6. 包装　取醋青皮饮片,按规定称重包装,封口,贴上标签。

【质量要求】　青皮:呈类圆形厚片或不规则丝状,表面灰绿色或墨绿色,密生多数油室,切面黄白色或淡黄棕色。气清香,味苦、辛。含橙皮苷($C_{28}H_{24}O_{15}$)不得少于 4.0%。

醋青皮:形如青皮片或丝,色泽加深,略有醋香气,味苦、辛。含橙皮苷($C_{28}H_{24}O_{15}$)不得少于 3.0%。

【炮制作用】 青皮:味苦、辛,性温。归肝、胆、胃经。具有疏肝破气,消积化滞的功效。青皮生用性烈,辛散破气力强,疏肝之中兼有发散作用,以破气消积为主。

醋青皮:炙后能引药入肝,缓和辛烈之性,消除发汗作用,以免伤伐正气,增强疏肝止痛,消积化滞的作用。

【炮制研究】 青皮炮制后挥发油含量大幅下降,损失约70%左右。总黄酮和橙皮苷的含量较生品下降,且炮制对总黄酮含量的影响要比橙皮苷大。

青皮生、制品均具显著镇痛作用,醋制后镇痛作用较强而持久。

以总黄酮的含量为指标,采用正交设计试验优选微波光波法炮制醋青皮的工艺为:净青皮中加入15%的米醋,拌匀闷润30分钟,用组合(微波49%、光波51%)加热7分钟,取出放凉。

醋 商 陆

【药材来源】 本品为商陆科植物商陆 *Phytolacca acinosa* Roxb. 或垂序商陆 *Phytolacca americana* L. 的干燥根。

【操作方法】

1. 净选 将商陆原药材摊在拣选台上,人工除去药材中的杂质、异物及非药用部位。

2. 软化 ①洗净:将商陆药材置循环水洗药机中,按操作规程进行清洗,洗净后装入塑料筐中,再用饮用水冲洗一遍,沥干水。②润药:将洗净后的药材每30~60分钟用适量饮用水喷淋一次,润至透。

3. 切制 将净商陆大小分开,置转盘式切药机中,按操作规程进行,将商陆切成规格为2~4mm的厚片。

4. 干燥 将切制后的商陆片在80℃下干燥至符合质量要求。

5. 醋炙 取商陆饮片,加定量的米醋拌匀,闷润至醋被吸尽。启动炒药机,加热升温至规定程度。再将润好的饮片置预热的锅中,控制温度和时间,炙炒至微干,药物表面黄棕色时,取出,晾凉。

6. 包装 取醋商陆饮片,按规定称重包装,封口,贴上标签。

【质量要求】 商陆:为横切或纵切的不规则块片,厚薄不等。外皮灰黄色或灰棕色,皱缩,片面黄棕色或黄白色,有凹凸不平的同心环质硬。气微,味稍甜,久嚼麻舌。杂质不得过2.0%,水分不得过13.0%,酸不溶性灰分不得过2.5%,水溶性浸出物不得少于10.0%。按干燥品计算,含商陆皂苷甲($C_{42}H_{66}O_{16}$)不得少于0.15%。

醋商陆:表面黄棕色,微有醋香气,味稍甜,久嚼麻舌。水分同商陆,酸不溶性灰分不得过2.0%,水溶性浸出物不得少于15.0%。按干燥品计算,含商陆皂苷甲($C_{42}H_{66}O_{16}$)不得少于0.20%。

【炮制作用】 商陆味苦,性寒;有毒。归脾、肾、大肠经。具有逐水消肿,通利二便,解毒散结的作用。

生商陆:有毒,擅于消肿解毒。

醋商陆:炙后毒性降低,峻泻作用缓和,以逐水消肿为主,多用于水肿胀满。

【炮制研究】 商陆醋煮、醋蒸、水煮及清蒸炮制品中,商陆主要毒性成分商陆毒素和刺激性成分组胺的含量均不同程度低于生品。且商陆毒素降低的顺序为清蒸 > 醋煮 > 醋炙 > 生品。醋商陆的毒性仅是生品的1/3。另有报道:商陆片、醋炙品、醋煮品、醋蒸品、水煮品、清蒸品等饮片与原生药商陆比较,毒性皆降低,其中局部刺激性降低 16.7% ~ 83.3%,LD_{50}

值提高 1.66~10.47 倍;祛痰作用提高 1.10~1.57 倍,利尿作用多数降低 16.0%~45.0%。这与商陆传统炮制目的主要是降低毒性,提高祛痰作用及缓和利尿逐水功能相一致。

以急性毒性 LD_{50}、祛痰、利尿为指标,对醋制商陆的用醋量进行了考察,结果以 30% 醋量醋煮后毒性较小,且利尿作用有所缓和,祛痰效果较强。以商陆毒素、组胺、γ-氨基丁酸等 18 种氨基酸及钾、钠等 8 种无机元素含量和刺激性降低指数、LD_{50} 提高指数、祛痰指数及利尿指数等为指标筛选商陆的炮制工艺,经综合评价依次为清蒸法 > 醋蒸法 > 水煮法 > 醋煮法 > 醋炙法 > 生饮片 > 原药材。清蒸法和醋煮法两种新工艺经过中试验证,其 LD_{50} 均显著高于原工艺醋炙品,商陆毒素含量低于原工艺醋炙品。

醋 香 附

【药材来源】　本品为莎草科植物莎草 Cyperus rotundus L. 的干燥根茎。

【操作方法】

1. 净选　将药材摊在拣选台上,人工除去药材中的杂质、异物及毛须。

2. 软化　①洗净:将香附药材置循环水洗药机中,按操作规程进行操作,每次倒入 20~25kg,洗净后装入塑料筐中,再用饮用水冲洗一遍,沥干水。②润药:将洗净后的药材每 30~60 分钟用适量饮用水喷淋一次,放置润透。

3. 切制　将净醋香附大小分开,按切药机标准操作规程操作,切成规格为 1~2mm 的薄片。

4. 干燥　将切制后的香附片在 80℃ 下干燥至符合质量要求。

5. 醋炙　取净香附饮片,加定量的米醋拌匀,闷润至醋被吸尽。启动炒药机,加热升温至规定程度。再将润好的饮片置热锅中,控制温度和时间,炙炒至干,取出,晾凉。

6. 包装　取醋香附饮片,按规定称重包装,封口,贴上标签。

【质量要求】　香附:为不规则厚片或颗粒状。为表皮棕褐色或黑褐色,有时可见环节。切面色白或黄棕色,质硬,内皮层环纹明显。气香,味微。水分不得过 13.0%,总灰分不得过 4.0%,醇溶性浸出物不得少于 15.0%。含挥发油不得少于 1.0%(ml/g)。

醋香附:表面黑褐色,微有醋香气,味微苦。醇溶性浸出物不得少于 13%。含挥发油不得少于 0.8%(ml/g)。水分,总灰分同香附。

【炮制作用】　香附味辛、微苦、微甘,性平。归肝、脾、三焦经。具有行气解郁,调经止痛的功效。

香附:生用上行胸膈,外达肌肤,故多入解表剂中,以理气解郁为主。

醋香附:炙后能专入肝经,增强疏肝止痛作用,并能消积化滞。

【炮制研究】　香附醋炙后,挥发油含量较生香附降低了约 35%。且挥发油组分也发生了变化,醋炙香附挥发油中主要成分的各种烯类、酮类化合物含量高于生品含量,而酸类化合物的含量低于生品含量。香附醋炙前后乙醇提取液中 α-香附酮溶出量的比较,醋炙后溶出量提高了近 20%。香附和醋炙香附的水煎液进行了同样实验,得到相似结果,说明香附醋炙有利于有效成分的溶出而增强疗效。香附醋炙、酒炙后总皂苷的含量较生品明显升高,且醋炙比酒炙总皂苷含量高。

生制香附均有降低大鼠离体子宫张力,缓解子宫痉挛以及提高小鼠痛阈作用,但以醋制香附作用较强,且醋蒸法优于醋炙法。

以 α-香附酮的含量为指标,筛选醋炙香附的最佳条件为:醋的用量为 60%,闷润 1 小时,加入饮片时的锅温为 150℃,炙炒 10 分钟。

【备注】 香附尚有四制香附、酒香附和香附炭等炮制品规格。四制香附(姜汁、醋、黄酒和食盐水)以行气解郁、调经散结为主;酒炙香附能通经脉,散结滞;香附炭苦、涩、温,用于崩漏止血。

醋 延 胡 索

【药材来源】 本品为罂粟科植延胡索 *Corydalis yanhusuo* W. T. Wang 的干燥块茎。

【操作方法】

1. 净选 将延胡索原药材摊在拣选台上,人工拣去药材中的杂质、异物及非药用部分。

2. 洗净 将净延胡索药材置循环水洗药机中,按操作规程进行洗涤,洗净后装入塑料筐中,再用饮用水冲洗一遍,沥干水。

3. 醋煮 将洗净沥干水的延胡索药材置可倾式蒸煮锅中,再将食醋加水稀释,倒入锅内,使液面与药面相平。启动蒸煮锅,按操作规程进行操作。加热煮至汁液被吸尽,延胡索切开内无干心时,出锅。置不锈钢盘内,晒或晾至外干内润。

4. 切制 将醋煮延胡索置往复式刨片机中,按操作规程进行操作。切成规格为 2～4mm 的厚片。

5. 干燥 将切制后的延胡索片不断加到网带式干燥机的上料段,适当摊开,调节挡板高度,使物料厚度不超过20mm;设定好蒸汽加热温度为70℃;网带走速调整至 0.5m/min。启动风机,干燥过程中定期排湿,排湿风机选择设定时间 5 分钟。从物料投入干燥机后开始计时,22 分钟后直至物料全部干燥完毕。注意控制蒸汽压力,温度以不超过 80℃ 为宜。

6. 包装 取醋延胡索饮片,按规定称重包装,封口,贴上标签。

【质量要求】 延胡索:呈不规则的圆形厚片。外表皮黄色或黄褐色,有不规则细皱纹。切面黄色,角质样,具蜡样光泽。气微,味苦。水分不得过 15.0%;总灰分不得过 4.0%;醇溶性浸出物不得少于 13.0%。本品按干燥品计算,含四氢帕马丁($C_{21}H_{25}NO_4$)不得少于 0.040%。

醋延胡索:表面和切面呈深黄色或黄褐色,质较硬,略有醋香气。检查、浸出物、含量测定同延胡索。

【炮制作用】 延胡索味辛、苦,性寒。归肝、脾经。具有活血,利气,止痛的功效。延胡索:生用,止痛有效成分不易溶出,效果欠佳,故多制用。

醋延胡索:炙后可增强行气止痛作用。广泛应用于身体各个部位的多种疼痛症候。

【炮制研究】 比较煮法、蒸法、微波法加工的延胡索饮片的质量,结果表明,三种方法制备的延胡索饮片外形、性状基本一致,但内在成分含量差别较大,微波法中四氢帕马丁的含量比煮法高 22%,原阿片碱的含量比煮法高 30%。浸出物含量也是微波法比煮法高30% 以上。成品收率也是微波法最高。

延胡索含多种生物碱,其中延胡索甲素、四氢帕马丁、延胡索丑素具有明显的止痛作用,尤以四氢帕马丁作用最强。实验表明:延胡索经酒炙、醋炙后其水煎液中总生物碱含量显著增加。原因是难溶于水的四氢帕马丁等游离生物碱与醋酸结合生成易溶于水的生物碱盐,利于有效成分溶出,从而增强镇痛和镇静作用。延胡索不同炮制品的小鼠扭体止痛作用和耐缺氧实验表明,醋炙、酒炙均能增强其止痛作用,以醋炙更为显著,镇痛作用强弱次序为:醋炙 > 酒炙 > 生品 ≈ 盐炙。同时发现其有显著镇静作用,次序为:酒炙 > 醋炙 > 生品。

醋 芫 花

【药材来源】　本品为瑞香科植物芫花 *Daphne genkwa* Sieb. et Zucc 的干燥花蕾。

【操作方法】

1. 净制　取芫花原药材,置挑选工作台上,人工挑出杂质及梗、叶。筛去灰屑。

2. 醋炙　取净芫花饮片,加入定量米醋,搅拌均匀,闷润至醋被吸尽。启动自控温炙药机,加热升温至一定程度。将闷润好的芫花饮片置预热锅中,控制温度和时间,炙炒至微干,取出,摊凉。

3. 包装　取醋芫花饮片,按规定称重包,封口,贴上标签。

【质量要求】　芫花:单朵呈棒槌状,多弯曲,长 1~1.7cm,直径约 1.5mm;花被筒表面淡紫色或灰绿色,密被短柔毛,先端 4 裂,裂片淡紫色或黄棕色。质软。气微,味甘,微辛。醇溶性浸出物不得少于 20.0%,芫花素($C_{16}H_{12}O_5$)的含量不得少于 0.20%。

醋芫花:形如芫花,表面微黄色。微有醋香气。

【炮制作用】　芫花味苦、辛,性温;有毒。归肺、脾、肾经。具有泻水逐饮、解毒杀虫的功效。生芫花:有毒,峻泻逐水力较猛,内服较少,多外用于头疮、顽癣。

醋芫花:炙后可降低毒性,缓和泻下作用和腹痛症状。多用于胸腹积水,水肿胀满,痰饮积聚,气逆咳喘,二便不利等。

【炮制研究】　芫花醋炙后,其毒性成分二萜原酸酯类化合物芫花酯甲的含量降低。芫花黄酮类成分的含量有不同报道,一种报道认为芫花生品与醋炙品黄酮类成分含量无明显差异,醋炙对黄酮类成分影响不大;另有报道认为,醋炙后黄酮类成分有不同程度降低。芫花醋炙后挥发油含量降低,颜色加深,所含组分及组分间相对含量也有改变。

芫花和醋芫花不同极性溶剂提取物和不同极性部位对小鼠急性毒性实验及利尿实验表明,醋炙后芫花毒性明显降低,乙酸乙酯部位是芫花的毒性部位;芫花、醋芫花醇提物、石油醚部位、乙酸乙酯部位可明显促进利尿作用,与生品比较,醋炙后各组利尿作用皆明显增强。

第四节　盐　炙

药物与定量食盐溶液拌炒至规定程度的一类操作,又称盐水炒。食盐味咸,性寒。有清热凉血,软坚散结,润燥的功效。故一般补肾固精、疗疝、利尿和泻相火的药物多用盐炙。

盐炙用食盐水,多取其引药入肾,引火下行,增强药物疗效等作用。

（一）炮制作用

1. 引药下行,增强药物疗效。如盐杜仲、盐小茴香、盐益智仁、盐车前子等。

2. 增强滋阴降火作用。如盐知母、盐黄柏等。

3. 缓和药物辛燥之性。如盐益智仁、盐补骨脂等。

（二）操作方法

1. 先拌盐水后炒药　将食盐加适量清水溶解,与药物拌匀,放置闷润,待盐水被吸尽后,置预热好的炙药机内,一定温度下加热炒至规定程度,取出,晾凉。此方法适用于大多数盐炙的药物。

2. 先炒药后加盐水　将药物置预热好的炙药机内,一定温度下加热炒至规定程度,再喷淋盐水,炒干,取出,晾凉。含黏液质较多的药物(如车前子、知母)一般用此法。

食盐用量除另有规定外,每100kg药物,用食盐2kg。将食盐用适量水(加水量视药物吸水情况定,一般为食盐量的4~5倍)溶解后,滤去杂质即得。盐炙时要求炒至药物表面呈黄色,或变色,或带火色,或微带焦斑。嗅到药物的固有气味。盐炙品含生片、糊片不得超过2%;含水分不得超过13%。含药屑、杂质不得超过1%。

（三）注意事项

1. 溶解食盐时,加水量根据药材吸水情况而定,一般为食盐量的4~5倍。

2. 含黏液质较多的药物如车前子、知母等,遇水容易发黏,炒时粘锅,故不宜先用盐水拌匀。需将药物先加热炒制,除去部分水分,质地变疏松后,再边炒边喷入盐水,以利于盐水渗入。

3. 盐炙法火力宜小,采用第二种方法更应控制火力,以免火力过大,水分迅速蒸发,食盐析出黏附在锅上,达不到盐炙的目的。

盐 杜 仲

【药材来源】 本品为杜仲科植物杜仲 *Eucommia ulmoides* Oliv. 的干燥树皮。

【操作方法】

1. 净选 取杜仲原药材,置挑选工作台上,人工挑出杂质,刮去残留的粗皮。

2. 软化 ①水洗:将杜仲药材倒入洗药池中,加水浸5分钟,捞出置适宜容器内,再用清水浸泡30分钟捞出,沥干水。②润药:将洗净后的杜仲每30~60分钟用适量饮用水喷淋一次,放置约3小时润至软硬适度。

3. 切制 启动直线往复式切药机,将软化后的杜仲切成规格为4mm的丝。

4. 干燥 将杜仲丝摊放在烘干箱内,温度75℃,干燥约3小时至符合质量要求。

5. 过筛 干燥后的杜仲过孔径2mm筛。

6. 盐炙 取净杜仲饮片,置适宜的容器内,加定量的盐水拌匀,闷透。启动炒药机,加热升温至规定程度。再将润好的杜仲饮片置热锅中,控制温度和时间,炙炒至药物表面有焦斑,掰开无连丝,取出,放凉。

7. 包装 取盐杜仲饮片,按规定称重包装,封口,贴上标签。

【质量要求】 杜仲:呈小方块或丝状,外表面淡棕色或灰褐色,有明显皱纹。内表面暗紫色,光滑。断面有细密、银白色、富弹性的橡胶丝相连。气微,味稍苦。醇溶性浸出物不得少于11.0%。本品含松脂醇二葡萄糖苷($C_{32}H_{42}O_{16}$)不得少于0.10%。

盐杜仲:形如杜仲块或丝,表面黑褐色,内表面褐色,折断时胶丝弹性较差,味微咸。水分不得过13.0%,总灰分不得过10.0%,醇溶性浸出物不得少于12.0%。含松脂醇二葡萄糖苷($C_{32}H_{42}O_{16}$)的量同杜仲。

【炮制作用】 杜仲味甘,性温。归肝、肾经。具有补肝肾、强筋骨、安胎的功效。杜仲:生品较少应用,一般仅用于浸酒。

盐杜仲:盐炙杜仲引药入肾,直达下焦,温而不燥,增强补肝肾,强筋骨,安胎的作用。常用于肾虚腰痛,筋骨无力,妊娠漏血,胎动不安和高血压病。且炙后杜仲胶被破坏,利于有效成分煎出。临床以制用为主。

【炮制研究】 杜仲经炮制后松脂醇二葡萄糖苷含量升高,且以传统的盐制砂炒法含量最高,这可能是由于炮制破坏杜仲胶,使得有效成分易于溶出之故。杜仲炮制后磷脂总量下降,磷脂组分分析显示,溶血磷脂酰胆碱和磷脂酸的含量比例增高,而其他磷脂组分则有所降低。产地加工刮去粗皮和加盐炮制对杜仲醇溶性浸出物含量有显著影响。杜仲盐炙后毒性元素 pb 的含量降低,而 Zn、Mn、Cu、Fe 等元素的含量明显升高。杜仲所含杜仲胶、树脂等成分,经高温加热后破坏,有利于有效成分煎出。

生杜仲、盐杜仲和砂烫盐杜仲均能使兔、狗血压明显下降,炮制品作用强度基本一致,均比生杜仲强;盐杜仲对猫的降压作用比生杜仲大一倍。杜仲生品及各炮制品均对机体非特异性免疫功能有调节作用,炮制品的作用强于生品。

杜仲切丝的饮片煎出率比切成块、条高得多,杜仲各切制规格总成分的煎出率大小依次是:横丝 > 纵丝 > 丁 > 条 > 带粗皮块。因此,杜仲以切制成 0.5cm 的横丝为好,有利于总成分的煎出。杜仲炙断丝的温度研究表明:温度控制在 180℃ 左右。时间 25 分钟,断丝效果好。温度过低,炮制时间长;温度过高,断丝与炭化之间的时间短,不易掌握。

盐　知　母

【药材来源】　本品为百合科植物知母 *Anemarrhena asphodeloides* Bge. 的干燥根茎。

【操作方法】

1. 净选　将知母原药材摊在拣选台上,人工除去药材中的杂质、异物及非药用部位。

2. 软化　①洗净:将净知母药材置循环水洗药机中,按操作规程进行操作,每次倒入 20～25kg,洗净后装入塑料筐中,再用饮用水冲洗一遍,沥干水。②润药:将洗净后的药材每 30～60 分钟用适量饮用水喷淋一次,放置润透。

3. 切制　将润好的药材置剁刀式切药机中,按操作规程进行操作,将知母切制成规格为 2～4mm 的厚片。

4. 干燥　将切制后的知母片在 80℃ 下干燥至符合质量要求。

5. 盐炙　启动炒药机,按标准操作规程加热至规定温度。取净知母饮片,投入热锅中,在一定温度下炒至表面颜色加深、质地疏松时,再边炒边喷加定量的盐水,控制温度和时间,继续炙炒至干,取出,筛去灰屑,晾凉。

6. 包装　取盐知母饮片,按规定称重包装,封口,贴上标签。

【质量要求】　知母:呈不规则类圆形的厚片。外表皮黄棕色或棕色,可见少量残存的淡棕色叶基纤维和凹陷或突起的点状根痕。切面黄白色至黄色。气微,味微甜、略苦,嚼之带黏性。水分不得过 12.0%,总灰分不得过 9.0%,酸不溶性灰分不得过 2.0%。本品含芒果苷($C_{19}H_{18}O_{11}$)不得少于 0.50%,含知母皂苷 B Ⅱ($C_{45}H_{76}O_{19}$)不得少于 3.0%。

盐知母:色黄或微带焦斑,味微咸。水分、总灰分、酸不溶性灰分同知母。本品含芒果苷($C_{19}H_{18}O_{11}$)不得少于 0.40%,含知母皂苷 B Ⅱ($C_{45}H_{76}O_{19}$)不得少于 2.0%。

【炮制作用】　知母味苦、甘,性寒。归肺、胃、肾经。具有清热泻火,滋阴润燥的功效。知母:生品苦寒滑利,常于清热泻火、生津润燥,泻肺、胃之火尤宜生用。

盐知母:炙后可引药下行,专入肾经,增强滋阴降火的作用,善清虚热。常用于肝肾阴亏,虚火上炎,骨蒸潮热,盗汗遗精。

【炮制研究】　实验表明知母不同炮制品中菝葜皂苷元含量都比生品高,其中盐炙品增加最为明显。其顺序为:盐炙 > 麸炒 > 清炒 > 酒炙 > 生品;对知母不同炮制品中多糖含量测定,结果表明炮制后多糖含量均有增加,其中以盐炙品含量最高。初步证明传统炮制方法的合理性。

知母不同炮制品均具有一定降血糖、提高耐缺氧能力及拮抗心率加快的作用,且盐炙品比生品作用略强,但无显著性差异。知母与盐知母均具有显著的清热作用。

以菝葜皂苷元含量为指标,优选盐知母的最佳炮制工艺为:盐水浓度5%,闷润2小时,炙炒温度250℃,炒药机转数600r/min。另有实验研究微波法炮制知母最佳工艺为:每100kg药材,加食盐2kg,闷润60分钟,60%微波力,炮制2分钟。所得炮制品外观完整,没有焦糊现象,符合炮制品质量要求。

盐 车 前 子

【药材来源】 本品为车前科植物车前 *Plantago asiatica* L. 或平车前 *Plantago depressant* Willd. 的干燥成熟种子。

【操作方法】

1. 净选 风选用风选机挑选洁净的车前子。

2. 盐炙 启动炒药机,按标准操作规程加热至规定温度。取净车前子饮片,投入热锅中,在一定温度下炒至颜色加深、有爆裂声时,再边炒边喷加定量的盐水,控制温度和时间,继续炙炒至干,取出,晾凉。

3. 包装 取盐车前子饮片,按规定称重包装,封口,贴上标签。

【质量要求】 车前子:本品呈椭圆形、不规则长圆形或三角状长圆形,略扁。表面黄棕色至黑褐色,有细皱纹,一面有灰白色凹点状种脐。质硬。气微,味淡。水分不得过12.0%,总灰分不得过6.0%,酸不溶性灰分不得过2.0%,膨胀度应不低于4.0。本品按干燥品计算,含京尼平苷酸($C_{16}H_{22}O_{10}$)不得少于0.50%,毛蕊花糖苷($C_{29}H_{36}O_{15}$)不得少于0.40%。

盐车前子:形如车前子,表面黑褐色。气微香,味微咸。水分不得过10.0%,总灰分不得过9.0%,酸不溶性灰分不得过3.0%,膨胀度应不低于3.0。本品按干燥品计算,含京尼平苷酸($C_{16}H_{22}O_{10}$)不得少于0.40%,毛蕊花糖苷($C_{29}H_{36}O_{15}$)不得少于0.30%。

【炮制作用】 车前子味甘,性微寒。归肝、肾、肺、小肠经。具有清热利尿,渗湿通淋,明目,祛痰的功效。车前子:生用具利水通淋,清肺化痰,清肝明目的功能。

盐车前子:引药下行入肾,清热利尿而不伤阴,并增强在肝肾的作用。用于肾虚脚肿,眼目昏暗,虚劳梦泄。

【炮制研究】 实验研究表明车前子生品、清炒品、盐炙品中车前子苷的含量差别不大;车前子及其炮制品中多糖的含量的分析结果表明,清炒品和盐炙品中车前子多糖的含量较生品低,依次为生品＞盐炙品＞清炒品。

车前子生品、清炒品和盐炙品对慢性功能性便秘的疗效具有显著性差异,其中以生品疗效最佳。

盐 黄 柏

【药材来源】 本品为芸香科植物黄皮树 *Phellodendron Chinense* Schneid. 的干燥树皮。习称"川黄柏"。

【操作方法】

1. 净选 将黄柏原药材摊在拣选台上,人工除去药材中的杂质、异物及非药用部分。

2. 软化 ①洗净:将黄柏药材置循环水洗药机中,按操作规程进行操作,每次倒入20～25kg,洗净后装入塑料筐中,再用饮用水冲洗一遍,沥干水。②润药:将洗净后的药材每30～

60 分钟用适量饮用水喷淋一次，放置润透。

3. 切制　将润好的黄柏药材大小分开，置往复式刨片机中，按操作规程进行操作，将黄柏切制成丝。

4. 干燥　将切制后的黄柏丝在 80℃ 下干燥至符合质量要求。

5. 盐炙　取净黄柏饮片，加定量的盐水拌匀，闷润至盐水被全部吸收。启动炙药机，按标准操作规程加热至规定温度。再将润好的饮片置热锅中，控制温度和时间，继续炙炒至干，表面颜色加深，取出，放凉。

6. 包装　取盐黄柏饮片，按规定称重包装，封口，贴上标签。

【质量要求】　黄柏：呈丝条状。外表面黄褐色或黄棕色，内表面暗黄色或淡棕色，具纵棱纹。切面纤维性，呈裂片状分层，深黄色。味极苦。水分不得过 12.0%，总灰分不得过 8.0%。本品按干燥品计算，含黄柏碱以盐酸黄柏碱（$C_{20}H_{23}NO_4 \cdot HCl$）计不得少于 0.34%。

盐黄柏：形如黄柏丝，表面深黄色，偶有焦斑，味极苦，微咸。检查、含量测定同黄柏。

【炮制作用】　黄柏味苦，性寒。归肾、膀胱经。具有清热燥湿，泻火解毒的功效。黄柏：苦燥，性寒而沉，泻火解毒和燥湿功能较强。

盐黄柏：炙后引药入肾，缓和苦燥之性，增强滋肾阴、泻相火、退虚热的作用。用于阴虚火旺，盗汗骨蒸，遗精，足膝痿软，咳嗽咯血等。

【炮制研究】　对黄柏生品及不同炮制品进行小檗碱含量测定，盐黄柏、酒黄柏中小檗碱的含量与生品比较差异不大，而焦黄柏中含量下降较大，黄柏炭与煅黄柏中小檗碱成分已消失。炮制后能提高浸出物的含量，其顺序是盐黄柏 > 酒黄柏 > 生黄柏 > 黄柏炭。

黄柏及 6 种不同温度、辅料炒制品的水煎液进行抑菌、抗炎、解热作用比较。表明各样品对不同菌种的抑菌强度无规律性变化，但炒制温度最高的抑菌作用最差。急性抗炎作用最强的是生品，且炒制温度越高抗炎作用越差，当炒制温度在 250℃ 时，抗炎作用已极弱；黄柏生品及各炮制品的解热作用较弱且缓慢。

以小檗碱的含量和外观颜色为指标比较黄柏的干燥方法（烘干法，阴干法、晒干法）。结果表明：晒干法中小檗碱的含量明显降低，烘干法与阴干法变化不大。从外观颜色看，晒干法颜色较深，而烘干法和阴干法颜色较鲜艳，建议黄柏干燥以阴干或烘干为宜。

黄柏水浸切片后，小檗碱损失近半，所以黄柏的切制可采用水洗，闷润切片，或产地趁鲜切片。以煎出物及煎出物中小檗碱的含量为指标对黄柏不同的切制方法（横切、直切、斜切）进行比较研究，最后认为黄柏饮片规格为横切为 4cm × 0.31cm 为好。以盐酸小檗碱含量为指标，采用正交试验优选盐黄柏炮制的最佳工艺为：取净黄柏饮片，加入食盐水闷润 1.5 小时，100℃ 下烘烤 30 分钟，盐水与药材比为 1:1，用盐量为 2%。

盐 胡 芦 巴

【药材来源】　本品为豆科植物胡芦巴 *Trigonella foenum-graecum* L. 的干燥成熟种子。

【操作方法】

1. 净选　启动风选机，将胡芦巴药材放在进料斗上，用容器接料。

2. 干燥　将净选后的胡芦巴置于洁净地面上，日晒或 50℃ 下干燥至符合质量要求。

3. 盐炙　取定量食盐，加水适量稀释。启动炒药机，按标准操作规程加热至规定温度。再取净胡芦巴饮片，置热锅中，边拌炒边加盐水，控制温度和时间，炙炒至药物表面黄色，鼓起，微具焦斑，有香气溢出时，取出，放凉。

4. 包装　取盐胡芦巴饮片,按规定称重包装,封口,贴上标签。

【质量要求】　胡芦巴:本品呈斜方形或矩形。表面黄绿色或黄棕色,平滑,两侧各具一深斜沟,相交处有点状种脐。质坚硬,不易破碎。气香,味微苦。水分不得过 15.0%,总灰分不得过 5.0%,酸不溶性灰分不得过 1.0%,醇溶性浸出物不得少于 18.0%。本品按干燥品计算,含胡芦巴碱($C_7H_7O_2$)不得少于 0.45%。

盐胡芦巴:形如胡芦巴,表面黄棕色至棕色,偶见焦斑。略具气香,味微咸。水分不得过 11.0%,总灰分不得过 7.5%。浸出物、含量测定同胡芦巴。

【炮制作用】　胡芦巴味苦、性温。归肾经。具有温肾,祛寒,止痛的功效。

胡芦巴生用:长于散寒逐湿,多用于寒湿脚气。

盐胡芦巴:可引药入肾,温补肾阳力胜,常用于疝气疼痛,肾虚腰痛,阳痿遗精。

【炮制研究】　胡芦巴净制时,淋洗法与淘洗法比较,淋洗法中胡芦巴碱的含量高于淘洗法。胡芦巴碱是烟酸的 N-甲基内盐,易溶于水,淋法与水接触时间短,有效成分损失少。胡芦巴炒制前后胡芦巴碱含量有所变化,炒制品高于生品。比较胡芦巴生品和盐炙品 HPLC 指纹图谱,发现盐炙品较生品少 5 个色谱峰,表明胡芦巴炮制前后化学成分的种类或含量发生了较大变化。

以胡芦巴碱和薯蓣皂苷的含量为指标,优选盐胡芦巴的炮制工艺为:每 100g 胡芦巴加 2g 食盐,加水 40ml 制成盐水,闷润 6 小时,轻微炒制(炒至有香气溢出)。

盐沙苑子

【药材来源】　本品为豆科植物扁茎黄芪 *Astragalus complanatus* R. Br. 的干燥成熟种子。

【操作方法】
1. 净选　取沙苑子药材,置挑选工作台上,人工挑出杂质。
2. 水洗　挑选后沙苑子用循环水洗药机洗去尘土。
3. 干燥　将洗净后的沙苑子置烘箱内摊平,60℃下干燥至符合质量要求。
4. 盐炙　取定量食盐,加水适量稀释。启动炙药机,按标准操作规程加热至规定温度。再取净沙苑子饮片,置热锅中,边拌炒边加盐水,控制温度和时间,炙炒至药物表面鼓起,呈深褐绿色或深灰褐色时,取出,放凉。
5. 过筛　盐炙放凉后的沙苑子过孔径 2mm 铁丝筛。
6. 包装　取盐沙苑子饮片,按规定称重包装,封口,贴上标签。

【质量要求】　沙苑子:略呈肾形而稍扁,表面光滑,褐绿色或灰褐色,边缘一侧微凹处具圆形种脐。质坚硬,不易破碎。气微,味淡,嚼之有豆腥味。水分不得过 13.0%,总灰分不得过 5.0%,酸不溶性灰分不得过 2.0%。按干燥品计算,含沙苑子苷($C_{28}H_{32}O_{16}$)不得少于 0.060%。

盐沙苑子:形如沙苑子,表面鼓起,深褐绿色或深灰褐色。气微,味微咸,嚼之有豆腥味。水分不得过 10.0%,总灰分不得过 6.0%,酸不溶性灰分同沙苑子。按干燥品计算,含沙苑子苷($C_{28}H_{32}O_{16}$)不得少于 0.050%。

【炮制作用】　沙苑子味甘,性温。归肝、肾经。具有益肝肾,明目的功效。

沙苑子:生品以益肝明目力强,多用于肝虚目昏。

盐沙苑子:炙后药性更为平和,能平补阴阳,并可引药入肾,增强补肾固精、缩尿的作用。

多用于肾虚腰痛,遗精早泄,白浊带下,小便余沥。

【炮制研究】　对炮制前后的沙苑子中的沙苑子苷进行测定,沙苑子盐炙后沙苑子苷的含量降低。以总黄酮含量、水溶性浸出物为指标,优选盐沙苑子烘制的最佳炮制工艺为:2%的盐水,闷润 1 小时,160℃烘 4 小时;炒炙最佳工艺为:沙苑子 20kg,用药材量 20% 的盐水闷润 4 小时,在 160℃下炒 25 分钟。

盐 菟 丝 子

【药材来源】　本品为旋花科植物南方菟丝子 *Cuscuta australis* R. Br. 或菟丝子 *Cuscuta chinensis* Lam. 的干燥成熟种子。

【操作方法】

1. 净选　称取菟丝子原药材,置挑选台上,人工除去变质药材及非药用部位。

2. 水洗　净选后的菟丝子抢水洗。

3. 干燥　将菟丝子摊放在热风循环烘干箱中,60℃干燥至符合质量要求。

4. 盐炙　取定量食盐,加适量水溶解。取净菟丝子用盐水拌匀,闷透。启动炒药机,加热铁锅至设定温度。再取闷透后的菟丝子,置热锅中,控制温度和时间,炙炒菟丝子至表面微鼓起,爆裂声减弱,有香气溢出时,取出,放凉。

5. 过筛　盐炙放凉后的菟丝子过孔径 1mm 铁丝筛。

6. 包装　取盐菟丝子饮片,按规定称重包装,封口,贴上标签。

【质量要求】　菟丝子:呈类球形。表面灰棕色至棕褐色,粗糙。种脐线性或扁圆形。质坚实,不易以指甲压碎。气微,味淡。水分不得过 10.0%,总灰分不得过 10.0%,酸不溶性灰分不得过 4.0%。按干燥品计算,含金丝桃苷($C_{21}H_{20}O_{12}$)不得少于 0.10%。

盐菟丝子:形如菟丝子,表面棕黄色,裂开,略有香气。检查、含量测定同菟丝子。

【炮制作用】　菟丝子味甘,性温。归肝、肾经。具有益肾固精,安胎,养肝明目,止泻的功效。菟丝子生用养肝明目力盛。

盐菟丝子:炙后不温不寒,平补阴阳,并能引药入肾,增强补肾固精安胎作用。用于阳痿,滑精,遗尿,带下,胎气不固。

【炮制研究】　菟丝子经清炒和盐炙后,金丝桃苷和槲皮素含量均比生品增高,其中清炒品中金丝桃苷含量增加 2 倍以上,槲皮素含量增加 10 倍以上。另有研究表明,菟丝子酒炙后槲皮素含量增高,且烘制温度、烘制时间、闷润时间、黄酒用量对槲皮素含量均有影响。菟丝子炮制后多糖含量均有增加,顺序为:酒制品 > 盐炙品 > 清炒品 > 生品。菟丝子炮制前后脂肪油含量均发生变化,含量高到依次为:盐炙品 > 酒制品 > 生品 > 清炒品 > 水煮品。

菟丝子各炮制品浸出物含量较生品均有不同程度的增加,而且易于粉碎。

以总黄酮、总多糖及醇、水浸出物含量为指标,优选菟丝子炒制工艺为:每 50g 净菟丝子,在 150℃下炒制 140 秒;菟丝子酒炙工艺为:每 100g 净菟丝子,加 30% 黄酒,闷 9 小时,在 100℃下烘 60 分钟;菟丝子盐炙工艺为:每 100g 净菟丝子,加 2% 食盐,闷 60 分钟,在 170℃下烘 60 分钟。

盐 小 茴 香

【药材来源】　本品为伞形科植物茴香 *Foeniculum vulgare* Mill. 的干燥成熟果实。

【操作方法】

1. 净选 将小茴香原药材摊在拣选台上,人工拣去药材中的杂质、异物及残梗,筛去灰屑。

2. 盐炙 取定量食盐,加水适量溶解。取净小茴香饮片,加入稀释好的盐水,搅拌均匀,闷润。启动炒药机,按标准操作规程加热至规定温度。再取润好的小茴香置热锅中,控制温度和时间,炙炒至表药物面微黄色,有香气溢出时,取出,放凉。

3. 包装 取盐小茴香饮片,按规定称重包装,封口,贴上标签。

【质量要求】 小茴香:为双悬果,呈圆柱形,有的稍弯曲。表面黄绿色或淡黄色,两端略尖。分果呈长椭圆形,背部有 5 条纵棱。有特异香气,味微甜、辛。总灰分不得过 10.0%。本品含反式茴香脑($C_{10}H_{12}O$)不得少于 1.3%。

盐小茴香:形如小茴香,微鼓起,色泽加深,偶有焦斑。味微咸。总灰分不得过 12.0%。本品含反式茴香脑($C_{10}H_{12}O$)不得少于 1.3%。

【炮制作用】 小茴香味辛,性温。归肝、肾、脾、胃经。具有散寒止痛,理气和胃的功效。小茴香:生用辛散理气作用偏强。用于胃寒呕吐,少腹冷痛,脘腹胀痛。

盐小茴香:炙后辛散作用稍缓,专行下焦,长于暖肾散寒止痛。用于寒疝腹痛,睾丸偏坠,痛经。

【炮制研究】 小茴香生碎品及各种炮制品水浸出物含量均高于生品,与生品比较,有显著的差异。其中生碎品、盐炙品及盐水浸品含量较高。小茴香炮制后挥发油含量显著降低,生品和各炮制品挥发油中有相同的主要活性成分,其中以反式茴香脑含量最高,挥发油中有 24 种化合物经不同方法炮制后含量发生了明显变化或转化,共产生了 18 种新化合物。小茴香微炒或盐水浸润烘干炮制后,其挥发油含量较生品损失较少,水溶性成分含量较生品增高。因此初步认为小茴香以微炒或盐水浸润烘干炮制品捣碎入药为宜。

小茴香及其炮制品均能促进大鼠肠蠕动,但炮制品较生品作用降低,差别不显著;盐炙小茴香与四制小茴香都可使小白鼠有细软便排出,而生品却无此便样。小茴香及其炮制品均有促进小鼠气管增加分泌物的作用,但四制小茴香效果不甚明显。

盐 益 智 仁

【药材来源】 本品为姜科植物益智 *Alpinia oxyphylla* Miq. 的干燥成熟种子。

【操作方法】

1. 净选 ①去壳:启动自控温鼓式炒药机。按标准操作规程加热至规定温度。再取净益智置热锅中,控制温度和时间,炒至药材微鼓起,取出,摊凉。使用挤压式破碎机,将益智仁与益智壳分离。②风选:使用变频卧式风选机吹去益智壳。

2. 过筛 先过 4mm 筛,筛去较大的碎壳,再过 1mm 筛,筛去碎末。

3. 盐炙 取定量食盐,加适量水溶解,将盐水加入益智仁饮片中,搅拌均匀,闷润。启动炙药机,按标准操作规程加热至规定温度。再取闷透后的净益智仁,置热锅中,控制温度和时间,炙炒至表面微鼓起,颜色加深,近干,取出,放凉。

4. 包装 取盐益智仁饮片,按规定称重包装,封口,贴上标签。

【质量要求】 益智仁:种子集结成团,呈椭圆形,中间有隔膜将种子团分成 3 瓣。去壳碾压后多散成不规则碎块或单粒种子。种子呈不规则的扁圆形,质硬,表面灰褐色或灰黄色,断面乳白色。有特异香气,味辛、微苦。含挥发油不得少于 1.0%(ml/g)。

盐益智仁:表面褐色或棕褐色,略有咸味。

【炮制作用】 益智仁味辛,性温。归脾、肾经。具有温脾止泻的功效。

益智仁:生用辛温而燥,以温脾止泻、摄涎唾力胜。常用于脾胃虚寒,腹痛吐泻,唾涎常流。

盐益智仁:炙后辛燥之性减弱,专行下焦,长于温肾,固精,缩尿。用于肾虚遗精,遗尿,尿频,白浊,寒疝疼痛。

【炮制研究】 益智仁盐炙前后挥发油的组成和组分的相对含量都发生了较大的变化,益智仁生品中挥发油中通过鉴定的化合物有 68 种,盐炙品中有 49 种,两者共有的化合物有 33 种。益智仁盐制后总黄酮含量有一定降低。薄层色谱分析表明益智仁与益智壳的主要斑点基本一致,但挥发油、总黄酮和多糖的含量,益智壳要比益智仁低,与传统去壳应用相符合。

益智仁生品和盐炙品均呈剂量依赖性,对乙酰胆碱引起的膀胱逼尿肌兴奋有显著的拮抗作用,可降低肌条收缩的平均张力,且盐炙品优于生品。

以挥发油、水溶性浸出物、诺卡酮含量为指标,优化益智仁盐炙工艺为:将 2g 食盐加 40ml 水溶解后,与 100g 净益智仁拌匀,闷润 30 分钟,在 250℃ 下炒炙 8 分钟。

盐 补 骨 脂

【药材来源】 本品为豆科植物补骨脂 *Psoralea corylifolia* L. 的干燥成熟果实。

【操作方法】

1. 净选 将补骨脂原药材摊在拣选台上,拣去药材中的杂质、异物及非药用部分。筛去灰屑。

2. 盐炙 取净补骨脂饮片,加适量盐水拌匀,闷润,至盐水被吸尽。启动智能化炙药机,加热升温至一定程度。将闷润好的补骨脂饮片置预热的滚筒中,控制温度和时间,炒至微鼓起、迸裂并有香气逸出时,取出,晾凉。

3. 包装 取盐补骨脂饮片,按规定称重包装,封口,贴上标签。

【质量要求】 补骨脂:呈肾形,略扁。表面黑色,黑褐色或灰褐色,具细微网状皱纹。质硬。果皮薄,与种子不易分离,种仁有油性。气香,味辛、微苦。水分不得过 9.0%,总灰分不得过 8.0%,酸不溶性灰分不得过 2.0%。本品按干燥品计算,含补骨脂素和异补骨脂素($C_{11}H_6O_3$)的总量不得少于 0.70%。

盐补骨脂:形如补骨脂,表面黑色或黑褐色,微鼓起。气微香,味微咸。水分不得过 7.5%,总灰分不得过 8.5%。含量测定同补骨脂。

【炮制作用】 补骨脂:味辛、苦,性温。归肾、脾经。具有温肾壮阳,除湿止痒的功效。

补骨脂:生品长于补脾肾,止泻痢。多用于脾肾阳虚,泻痢;外用治银屑病,白癜风,扁平疣,斑秃等。补骨脂长期或大剂量生用有伤阴之弊,容易出现口干,舌燥、喉痛等症状。

盐补骨脂:炙后能缓和温燥之性,并可引药入肾,增强补肾纳气的作用。用于阳痿遗精,遗尿尿频,腰膝冷痛,肾虚作喘,五更泄泻。

【炮制研究】 与生品比较,雷公法炮制即 1 倍量黄酒浸泡 0.5 日,水浸泡 2 日,蒸 6 小时对补骨脂中 7 种化学成分和微量元素的影响最为明显,其中异补骨脂苷、补骨脂苷含量下降约 30%,异补骨脂素、补骨脂素含量分别上升 14% 和 19%,补骨脂定和补骨脂二氢黄酮的含量均有下降,补骨脂酚含量下降 10%。炮制品中 Mn、Ca、Mg、Fe、Zn 的含量与生品比较降低了 23 倍,而 Cu 的变化不大;在酒浸炒品中,异补骨脂和补骨脂苷含量分别下降 12.2%

和 7.4%,补骨脂素、异补骨脂素分别增加 7.7% 和 11.7%。盐炙法和清炒法对补骨脂中成分影响不明显。

除酒浸炒品外,其他炮制品能显效提高环磷酰胺引起的白细胞降低,且盐炙品作用效果最强。对大黄水提物引起的肠蠕动亢进均有对抗作用,其中以盐炙品和酒浸炒品作用最明显。

以补骨脂素、异补骨脂素总含量及出膏率为指标,优选补骨脂最佳微波炮制工艺为:取补骨脂 50g,加入 20% 食盐溶液 75ml,浸泡 6 小时,在强微波挡微波加热 270 秒。采用超高效液相色谱(UPLC)指纹图谱法优化盐炙补骨脂的炮制工艺为:每 100g 药材,加入 15ml 含盐 2.5g 的食盐水,浸润 5 小时,置锅内,260℃加热,炒 2~3 分钟。

盐 泽 泻

【药材来源】 泽泻科植物泽泻 *Alisma orientalie*(Sam.)Juzep. 的干燥块茎。

【操作方法】

1. 净选 将泽泻原药材摊在拣选台上,人工除去药材中的杂质、异物及非药用部位。

2. 软化 ①水洗:将泽泻药材置循环水洗药机中,按操作规程进行操作,每次倒入 20~25kg,洗净后装入塑料筐中,再用饮用水冲洗一遍,沥干水。②润药:将洗净后的药材每 30~60 分钟用适量饮用水喷淋一次,润至软硬适度。

3. 切制 将泽泻药材大小分开,置往复式刨片机中,按操作规程进行操作。将泽泻切制成规格为 2~4mm 的厚片。

4. 干燥 将泽泻摊放于烘箱中,80℃以下烘干至符合质量要求。

5. 盐炙 取净泽泻饮片,置适宜的容器内,加定量的盐水拌匀,闷透。启动炙药机,加热升温至规定程度。将润好的饮片置热锅中,控制温度和时间,炙炒至表面微黄色,取出,放凉。

6. 包装 取盐泽泻饮片,按规定称重包装,封口,贴上标签。

【质量要求】 泽泻:圆形或椭圆形厚片。外表皮黄白色或淡黄棕色,可见细小的突起的细根痕。切面黄白色,粉性,有多数细孔。气微,味微苦。水分含量不得过 12.0%,总灰分不得过 5.0%,醇溶性浸出物不得少于 10.0%。含 2,3-乙酰泽泻醇 B(C$_{32}$H$_{50}$O$_5$)不得少于 0.050%。

盐泽泻:形如泽泻片,表面淡黄棕色或黄褐色,偶见焦斑。味微咸。水分含量不得过 13.0%,总灰分不得过 6.0%,醇溶性浸出物同泽泻。含 2,3-乙酰泽泻醇 B(C$_{32}$H$_{50}$O$_5$)不得少于 0.040%。

【炮制作用】 泽泻味甘、淡,性寒。归肾、膀胱经。具有利水泄热的功效。

泽泻:生品具有利水渗湿,泄热,化浊降脂的功效。常用于小便不利,水肿胀满,泄泻尿少,痰饮眩晕,热淋涩痛,高脂血症。

盐泽泻:引药下行,并增强泄热作用,利尿而不伤阴。常以小剂量用于补剂中,可泄肾降浊,并能防止补药之腻滞。可用于阴虚火旺,利水清热养阴。

【炮制研究】 泽泻不同炮制品指纹图谱研究表明,各制品与生品之间的指纹图谱有显著差异,其中有 14 个峰为不同饮片的特征峰,说明泽泻不同炮制品和生品的特征成分有显著差异。动物实验表明,泽泻及炮制品均有抗炎作用,其作用程度依次为:盐炙品 > 麸炒品 > 生品。泽泻及炮制品均能对抗小鼠急性肝损伤,其中以盐炙品最佳。

正交试验优选盐泽泻的最佳炮制工艺为:每30g药材,用盐水12ml(含食盐0.6g),闷润5小时,在110℃下炒制35分钟。

第五节 姜 炙

姜炙是药物与定量的姜汁拌炒至规定程度的一类操作,又称姜汁炒。生姜味辛,性温。具有温中止呕,化痰止咳的功效。故一般降逆止呕、化湿祛痰及寒凉性药物多用姜炙。

姜炙用生姜汁,多取其发表、温散、开痰、止呕、缓和药性(如寒性、刺激性等)、解毒等作用。

(一)炮制作用

1. 降低药物的副作用,增强疗效。如姜厚朴、姜草果仁等。

2. 缓和药物寒性,增强和胃止呕作用。如姜竹茹、姜黄连等。

(二)操作方法

取净中药饮片,用姜汁拌匀,闷润吸收后,置预热好的炙药机内,在一定温度下炒至规定程度,取出,晾凉。或将药物与姜汁拌匀,待姜汁被吸尽后,进行干燥。

[附]姜汤煮:将鲜姜切片煎汤,再加入净药材煮约两小时,待姜汁被吸尽后,取出,切片,干燥。

生姜用量除另有规定外,每100kg药物,用生姜10kg。先将定量的生姜洗净,捣烂,加适量清水,压榨取汁,姜渣再加适量清水共捣压榨取汁,如此反复2~3次,合并汁液;若无生姜,可用干姜煎汁,用量约为生姜的1/3。将净干姜片置适宜容器内加适量水煮,过滤,残渣再加适量水煮,过滤,合并滤液,适当浓缩。

姜炙要求炒至药物表面带火色,或微带焦斑,嗅到药物固有气味。姜制品含生片、糊片不得超过2%;含药屑、杂质不得超过1%。姜煮制品未煮透者不得超过2%;含水分不得超过13%。

(三)注意事项

制备姜汁时,水的用量不宜过多,一般以最后所得的姜汁与生姜的比为1:1较为适宜。

姜 黄 连

【药材来源】 本品为毛茛科植物黄连 *Coptis chinensis* Franch、三角叶黄连 *Coptis deltoidea* C. Y. Cheng et Hsiao 或云连 *Coptis teeta* Wall. 的干燥根茎。以上三种分别称为"味连"、"雅连"、"云连"。

【操作方法】

1. 净选 取黄连原药材,置挑选工作台上,人工去除杂质。

2. 软化 ①水洗:启动循环水洗药机,从进料口适量、均匀地加入原药材黄连,用容器从接料口接收。②润药:用清水喷淋净黄连3次,每次2分钟。喷淋后的净黄连放置约5小时,润至软硬适度。

3. 切制 启动切药机,按标准操作规程操作,将黄连切成规格为1~2mm薄片。

4. 干燥 将黄连摊放在烘干箱内,80℃下干燥至符合质量要求。

5. 过筛 干燥后的黄连过孔径2mm筛。

6. 姜炙 取定量的生姜加适量水压榨取汁,过滤后与净黄连饮片搅拌均匀,闷润。启动炙药机,加热升温至规定程度。将润好的黄连置热锅中,控制温度和时间,炙炒至干,取出,晾凉。

7. 包装　取姜黄连饮片,按规定称重包装,封口,贴上标签。

【质量要求】　黄连:呈不规则薄片,外表皮黄色或黄褐色,粗糙,有细小的须根。切面或碎断面鲜黄色或红黄色,具放射状纹理,气微,味极苦。水分不得过 12.0% ,总灰分不得过 3.5% ,醇溶性浸出物不得少于 15.0% 。本品按干燥品计算,以盐酸小檗碱计,含小檗碱($C_{20}H_{17}NO_4$)不得少于 5.0% ,含表小檗碱($C_{20}H_{17}NO_4$)、黄连碱($C_{19}H_{13}NO_4$)和帕马丁($C_{21}H_{21}NO_4$)的总量不得少于 3.3% 。

姜黄连:形如黄连片,表面棕黄色,有姜的辛辣味。检查、浸出物、含量测定同黄连。

【炮制作用】　黄连味苦,性寒。归心、肝、胃、大肠经。具有泻火解毒、清热燥湿的功效。

黄连:生用苦寒性较强,长于泻火解毒,清热燥湿。

姜炙黄连:可缓和其苦寒之性,善于清胃和胃止呕。多用于寒热互结,湿热中阻,痞满呕吐。

【炮制研究】　黄连中小檗碱等易溶于水,在热水中溶解度更高。黄连切制前尽量减少在水中的浸润时间,而且水温不宜过高,否则损失药效。可将黄连直接捣碎用,免去切制过程。随着炮制温度升高,黄连中小檗碱含量有所降低,黄连炭中小檗碱含量下降最显著。主要化学成分小檗碱、帕马丁、药根碱总量含量次序为依次为:酒黄连 > 醋黄连 > 姜黄连 > 萸黄连 > 盐制黄连 > 胆汁黄连 > 生黄连。微量元素锰、钙、锌煎出率酒炙品明显高于生品。因此炮制加酒量和加热温度对黄连中生物碱含量及溶出有影响。也有研究表明萸黄连水煎液中总生物碱、小檗碱、帕马丁含量均降低,认为与吴茱萸制后降低黄连寒性的传统认识相一致。

黄连炮制后保持了不同程度的抗菌作用,且比生品的抗菌活性有所增强。更有实验表明黄连经酒、姜汁、吴茱萸汁炮制后,均出现了炮制前未有的对铜绿假单胞菌的抑制作用。

以小檗碱的含量为考察指标,利用正交设计优选姜黄连的最佳炮制工艺为:取黄连饮片,加 20% 姜汁闷润,待姜汁被吸尽后,在 100℃ 下烘制 90 分钟,取出放凉。

姜 厚 朴

【药材来源】　本品为木兰科植物厚朴 *Magnolia officinalis* Rehd. et Wils. 或凹叶厚朴 *Magnolia officinalis* Rehd. et Wils. var. *biloba* Rehd. et Wils. 的干燥干皮、根皮及枝皮。

【操作方法】

1. 净选　将厚朴原药材摊在拣选台上,人工拣去药材中的杂质、异物,刮去粗皮。

2. 软化　①洗净:将原药材打成小把,放入塑料筐(或竹筐)内,用饮用水淋洗,稍候,再用饮用水淋洗一遍,沥干水。②润药:将洗净后的药材每 30～60 分钟用适量饮用水喷淋一次,放置润透。

3. 切制　将润透的厚朴药材置剁刀式切药机上,按操作规程进行操作。将厚朴切制成丝。

4. 干燥　将厚朴丝在 80℃ 下干燥至符合质量要求。

5. 姜汁的制备　取生姜药材,用旋料式切片机切片,置炙药锅内,加适量的水,加热煮沸后煎煮 1 小时,过滤,滤取煎液。姜渣再加水煎煮 15 分钟,过滤,滤取煎液。合并两次煎液并适当浓缩,备用。

6. 姜炙　取净厚朴饮片,加定量姜汁搅拌均匀,闷润。启动炙药机,加热升温至规定程度。再将闷透的厚朴丝置热锅中,控制温度和时间,炙炒至干,取出,晾凉。

7. 包装　取姜厚朴饮片,按规定称重包装,封口,贴上标签。

【质量要求】　厚朴:呈弯曲的丝条状或单、双卷筒状。外表面灰褐色,内表面紫棕色或紫褐色,较平滑,具细密纵纹,划之显油痕。切面颗粒性,有油性,有的可见小亮星。气香,味辛辣,微苦。水分不得过10.0%,总灰分不得过5.0%,酸不溶性灰分不得过3.0%。按干燥品计算,含厚朴酚($C_{18}H_{28}O_2$)与和厚朴酚($C_{18}H_{28}O_2$)总量不得少于2.0%。

姜厚朴:形如厚朴丝,表面灰褐色,偶见焦斑,略有姜辣气。检查项同厚朴。按干燥品计算,含厚朴酚($C_{18}H_{28}O_2$)与和厚朴酚($C_{18}H_{28}O_2$)总量不得少于1.6%。

【炮制作用】　厚朴味苦、辛,性温。归脾、胃、肺、大肠经。具有燥湿消痰,下气除满的功效。厚朴:生品味辛辣,对咽喉有刺激性,故一般内服都不生用。

姜厚朴:炙后可消除对咽喉的刺激性,并增强宽中和胃的功效。多用于湿滞伤中,脘痞吐泻,食积气滞,腹胀便秘,痰饮喘咳。

【炮制研究】　对厚朴生品及炮制品中厚朴酚类成分的研究有不同的报道。有报道认为厚朴姜制后,厚朴酚类成分较生品低;另有学者报道厚朴姜制后,厚朴酚类成分较生品增加,且姜厚朴中,和厚朴酚增加了约40%,厚朴酚增加约140%。挥发油成分的研究也出现了不同结果,气质连用方法测定炮制前后挥发油含量变化,炮制品总挥发油含量降低,其化学成分未发生明显变化,气象色谱基本一致,未出现新的吸收峰。也有报道,厚朴炮制后,挥发油含量未见减少。

厚朴干皮的未发汗品、发汗品对金黄色葡萄球菌、伤寒、痢疾、大肠杆菌均有不同程度的抑制作用,两者比较,未发汗品作用强于发汗品。未发汗品、发汗品均能提高小鼠痛阈值,有明显的镇痛作用,而且未发汗品作用强于发汗品。生厚朴煎剂、姜厚朴煎剂均有抗幽门结扎型溃疡、抗应激型溃疡的作用。姜炙厚朴作用较优,表明厚朴姜炙后和胃作用较生品增强。

毒性实验表明:厚朴干皮未发汗品和发汗品口服毒性小,厚朴干皮未发汗品毒性低于发汗品。因此,厚朴有无"发汗"加工环节,值得商榷和进一步研究。

气相色谱法筛选姜炙厚朴的工艺为:取净厚朴饮片,加10%的姜汁,闷润姜汁被吸尽,锅底温度为170℃时投药,炒制6分钟。

姜草果仁

【药材来源】　本品为姜科植物草果 *Amomum tsao-ko* Crevost et Lemaire 的干燥成熟果实。

【操作方法】

1. 净选　将草果原药材摊在拣选台上,人工除去药材中的杂质、异物及非药用部位。

2. 去壳　将炒制后的草果捣碎,去壳。

3. 筛选　过筛除去皮壳与灰屑。

4. 姜炙　取定量的生姜加适量水压榨取汁。取净草果仁,与姜汁拌匀,闷润至姜汁被吸尽。启动炙药机,加热升温至规定程度。再将润好的草果仁置热锅中,控制温度和时间,炙炒至干,表面深黄色,取出,晾凉。

5. 包装　取姜草果仁饮片,按规定称重包装,封口,贴上标签。

【质量要求】　草果仁:呈圆锥状多面体,表面棕色至红棕色,有的可见外被残留灰白色膜质的假种皮。种脊为一条纵沟,尖端有凹状的种脐。胚乳灰白色至黄白色。有特异香气,味辛、微苦。水分不得过 10.0% ,总灰分不得过 6.0% 。含挥发油不得少于 1.0% (ml/g)。

姜草果仁:形如草果仁,表面棕褐色,偶见焦斑。有特异香气,味辛辣、微苦。水分、总灰分同草果仁。含挥发油不得少于 0.7% (ml/g)。

【炮制作用】 草果仁味辛,性温。归脾、胃经,具有燥湿温中、除痰截疟的功效。

草果仁:生用性味辛温燥烈,长于燥湿温中、除痰截疟。多用于疟疾,寒湿困脾。

姜草果:炙后缓和燥烈之性,增强温胃止呕作用。多用于寒湿内阻,脘腹胀痛,痞满呕吐,疟疾寒热。

【炮制研究】 草果炮制后挥发油含量降低,但生品与炮制品在物理常数、化学组分上基本无变化。草果炮制后水煎液中铅含量有所下降,炒草果比姜炙草果更明显。锌、铜、镍等含量均增加,其中以姜炙草果最高,炒草果次之。

生草果、炒草果和姜草果均可拮抗肾上腺素(Adr)引起的兔回肠运动抑制和乙酰胆碱引起的回肠痉挛,其中姜草果作用较差。三种草果均可拮抗 HAC(腹腔注射)引起的小鼠腹痛,以姜草果效果最佳。

姜 竹 茹

【药材来源】 本品为禾本科植物青秆竹 *Bambusa tuldoides* Munro、大头典竹 *Sinocalamus beecheyanus*(Munro)McClure var. *pubescens* P. f. Li 或淡竹 *Phyllostachys nigra*(Lodd.)Munro var. *henonis*(Mitf.)Stapf ex Rendle 的茎秆的干燥中间层。

【操作方法】

1. 净选 将竹茹原药材摊在拣选台上,人工拣去药材中的杂质、异物及硬皮。

2. 洗净 将原药材打成小把,放入塑料筐(或竹筐)内,用饮用水淋洗,稍候,再用饮用水淋洗一遍,沥干水。

3. 切制 启动剁刀式切药机,按操作规程将药材切成规格为 1~1.5cm 段。

4. 姜汁 制备将生姜洗净,捣烂,加水适量,压榨,过滤取汁,姜渣再加水适量,压榨,过滤取汁,如此反复 2~3 次,合并汁液,即得。

5. 炮炙 取净竹茹段,加制备好的定量生姜汁,搅拌均匀,闷润。启动炙药机,加热升温至规定程度。再将闷润好竹茹饮片置热锅中,控制温度和时间,炙炒至干,取出,晾凉。

6. 包装 取姜竹茹饮片,按规定称重包装,封口,贴上标签。

【质量要求】 竹茹:为卷曲成团的不规则丝条或呈长条形薄片状,宽窄厚薄不等,浅绿色、黄绿色或黄白色。纤维性,体轻松,质柔韧,有弹性。气微。味淡。水分不得过 7.0% ,水溶性浸出物不得少于 4.0% 。

姜竹茹:形如竹茹,表面黄色,微有姜香气。水分、水溶性浸出物同竹茹。

【炮制作用】 竹茹味甘,性微寒。归肺、胃、心、胆经。具有清热化痰,除烦止呕的功效。竹茹:生品长于清热化痰,除烦。

姜竹茹:增强降逆止呕的作用。多用于胃热呕吐、呃逆。

【炮制研究】 竹茹姜炙后,多糖含量略有降低,其原因尚待进一步研究。

第六节　蜜　炙

蜜炙是药物与定量的炼蜜拌炒至规定程度的一类操作。蜂蜜味甘,性温。有"入肺"、"甘缓"、"增益元阳"的作用。故一般止咳平喘及补脾益气的药物多用蜜炙。

蜜炙用炼蜜,多取其补中益气、润肺止咳、缓和药性、矫味矫臭、解毒等作用。

(一)炮制作用

1. 增强润肺止咳作用。如蜜百合、蜜紫菀、蜜百部、蜜枇杷叶等。

2. 增强补脾益气作用。如蜜黄芪、蜜甘草等。

3. 缓和药性,减少副作用。如蜜麻黄、蜜马兜铃、蜜款冬花等。

(二)操作方法

1. 先拌蜜水后炒药　取炼蜜,加适量开水稀释,淋入净药物中拌匀,放置闷润,待蜜水被吸收,再置预热的炙药机内,规定温度下炒至颜色加深、不粘手时,取出,摊晾,凉后及时收贮。此方法适用于大多数蜜炙的药物,如甘草、黄芪、款冬花等。

2. 先炒药后加蜜水　先将药物置预热的炙药机内,一定温度下炙炒至颜色加深,质地稍变疏松时,再加入一定量的蜜液,迅速翻动,使蜜汁与药物拌匀,炒至不粘手时,取出,摊晾。此方法适用于质地致密,蜜汁不易被吸收的药物,如百合、皂角等。

炼蜜的用量视药物的性质而定。质地疏松、纤维多的药物用蜜量宜大;质地坚实致密,黏性较强,油份较多的药物用蜜量宜小。通常为每100kg药物,用炼蜜25kg。蜜炙时要求炒至符合水分去尽,松散,不粘手的"手握法"质量检视标准。其操作技巧是:待锅内的药物炒至显黄色时,用手握一把,微觉潮气熏手;撒手后,能松散落下;检视手掌面,基本不粘有饮片及蜜液。此时的炮制品呈黄色,或深黄色,并显油亮光泽。蜜炙品含生片、糊片不得超过2%;含水分不得超过15%。

炼蜜的制备:将蜂蜜置锅内,加热至徐徐沸腾后,改用文火,保持微沸,除去泡沫及上浮蜡质,再用纱布或罗筛滤去死蜂、杂质,再倒入锅内,用文火继续熬炼,至颜色稍深、黏度增强时,即得。

(三)注意事项

1. 蜜炙药物所用的蜂蜜均为炼蜜,且不宜过老过多,否则黏性太强,不易与药物拌匀。

2. 炼蜜用水稀释时,应加开水,并要控制水量(一般为炼蜜量的1/3~1/2),以蜜汁能与药物拌匀而又无剩余蜜液为宜。

3. 蜜炙时,火力要小,以免焦化。炒炙时间可稍长,尽量将水分除去。

4. 蜜炙药物须凉透后方可贮存,以免吸潮发霉或发酵变质;应贮藏在阴凉通风干燥的环境中。

炙　甘　草

【药材来源】　本品为豆科植物甘草 *Glycyrrhiza uraiensis* Fisch.、胀果甘草 *Glycyrrhiza inflate* Bat. 或光果甘草 *Glycyrrhiza glabra* L. 的干燥根和根茎。

【操作方法】

1. 净选　取甘草原药材,置挑选工作台上,人工挑出杂质、异物、芦头。

2. 软化洗净　①洗净:将净药材置循环水洗药机中,按操作规程进行清洗,洗净后装入塑料筐中,再用饮用水冲洗一遍,沥干水。②润药:将洗净后的药材每 30~60 分钟用适量饮用水喷淋一次,润约 4 小时至软硬适度。

3. 切制　将净甘草大小分开,按转盘式切药机操作规程,切制成规格为 3~4mm 的厚片。

4. 干燥　在适宜的温度下干燥至符合质量要求。

5. 蜜炙　先将炼蜜加适量开水稀释后,加入净甘草片中拌匀,闷润至蜜液全部吸尽。启动炙药锅,按操作规程设置炙药锅温度,当锅体温度达设定温度时,取上述闷润好的净甘草片投入热锅中,开动搅拌器,在一定温度下炒至不粘手,表面微带焦斑时,取出,摊凉。

6. 包装　取炙甘草饮片,按规定称重包装,封口,贴上标签。

【质量要求】　甘草:呈类圆形或椭圆形厚片。表面黄白色,中间有明显的棕色形成层环纹及射线,传统成为"菊花心",纤维性。周边棕红色、棕色或灰棕色,粗糙,具纵皱纹,气微,味甜,微苦。水分不得过 12.0%,总灰分不得过 7.0%,酸不溶性灰分不得过 2.0%。重金属铅不得过百万分之五,铬不得过千万分之三,砷不得过百万分之二,汞不得过千万分之二,铜不得过百万分之二十。农药残留量六六六及滴滴涕各不得过千万分之二,五氯硝基苯不得过千万分之一。含甘草苷($C_{21}H_{22}O_9$)不得少于 0.50%,甘草酸($C_{42}H_{62}O_{16}$)不得少于 2.0%。

炙甘草:形如甘草片,外皮红棕色或灰棕色,微有光泽。切面黄色至深黄色,形成层环明显,射线放射状,略有黏性,具焦香气,味甜。水分不得过 10.0%,总灰分不得过 5.0%。含甘草苷($C_{21}H_{22}O_9$)不得少于 0.50%,甘草酸($C_{42}H_{62}O_{16}$)不得少于 1.0%。

【炮制作用】　甘草味甘,性平。归心、肺、胃经。具有补脾益气,清热解毒,祛痰止咳,缓急止痛,调和诸药的功效。甘草:生品味甘偏凉,长于泻火解毒,化痰止咳。用于痰热咳嗽,咽喉肿痛,痈疽疮毒,食物中毒及药物中毒。

炙甘草:性味甘温,以补脾和胃,益气复脉力胜。用于脾胃虚弱,心气不足,脘腹疼痛,筋脉挛急,脉结代。

【炮制研究】　甘草蜜炙前后样品记重时若扣除蜜量,则生、炙甘草的甘草酸含量无明显变化。若不扣除蜜量,则蜜炙甘草的甘草酸含量减少了 20.0% 左右,且甘草酸的含量与炮制温度有关,炮制过程温度越高,甘草酸含量下降越多。甘草苷的含量无变化。甘草总黄酮和甘草异黄酮含量与生品比较,蜜炙后均有不同程度提高。

炙甘草能抗多种心律失常,在提高小白鼠巨噬细胞方面,蜜甘草显著强于生甘草,认为蜜炙甘草应为临床补气用最佳炮制品。炙甘草止痛作用非常显著,明显优于生甘草加蜜及生甘草。

甘草切片前采用浸湿法软化处理,甘草酸损失很小;远红外烘干法和微波干燥法也被应用于甘草的蜜炙工艺中。以甘草酸的含量为指标,正交设计优选蜜炙甘草的工艺为:加 25% 的炼蜜,炼蜜用蜜量一半的温水稀释,淋入甘草片中拌匀,闷润 3 小时,60℃ 烘制 60 分钟。

炙 黄 芪

【药材来源】　本品为豆科植物蒙古黄芪 *Astragalus membranaceus* (Fisch.) Bge. var. *mongholicus* (Bge.) Hsiao 或膜荚黄芪 *Astragalus membranaceus* (Fisch) Bge. 的干燥根。

【操作方法】
1. 净选　将黄芪原药材摊在拣选台上,除去药材中的杂质、异物、非药用部位。
2. 软化　①水洗:将洗药池注入 70% 饮用水,倒入拣选整理过的黄芪药材,搓揉干净,捞起,装入篓筐中,再用饮用水冲洗一遍,沥干水。②润药:将洗净后的药材每30~60分钟用适量饮用水喷淋一次,润药约2小时至软硬适度。

3. 切制　将净黄芪大小分开,打把纵向顺摆在高速万能截断机输送胶带上,按切药机操作规程,切制成规格为3~4mm的厚片。

4. 干燥　将黄芪饮片在80℃下干燥至符合质量要求。

5. 炙黄芪　取炼蜜,加适量开水稀释后,淋于净黄芪片中拌匀,闷润。启动炙药机,加热升温至一定程度。将闷润好的黄芪饮片置预热的锅中,控制温度和时间,炙炒至深黄色,不黏手时,取出,摊凉。

6. 包装　取炙甘草饮片,按规定称重包装,封口,贴上标签。

【质量要求】　黄芪:呈类圆形或椭圆形厚片。外表皮淡棕黄色或淡棕褐色,略有光泽,可见纵皱纹或纵沟。切面皮部黄白色,木部淡黄色,有放射状纹理和裂隙,有的中心偶有枯朽状,黑褐色或空洞。具蜜香气,味甜,略带黏性,嚼之微有豆腥味。水分不得过10.0%,总灰分不得过5.0%。重金属铅不得过百万分之五,铬不得过千万分之三,砷不得过百万分之二,汞不得过千万分之二,铜不得过百万分之二十。农药残留量六六六及滴滴涕各不得过千万分之二,五氯硝基苯不得过千万分之一。水溶性浸出物不得少于17.0%。含黄芪甲苷($C_{41}H_{68}O_{14}$)不得少于0.040%,毛蕊异黄酮葡萄糖苷($C_{22}H_{22}O_{10}$)不得少于0.020%。

炙黄芪:形如黄芪片,表面深黄色,质较脆,略带黏性,有蜜香气,味甜。水分不得过10.0%,总灰分不得过4.0%。本品按干燥品计算,含黄芪甲苷($C_{41}H_{68}O_{14}$)不得少于0.030%,毛蕊异黄酮葡萄糖苷($C_{22}H_{22}O_{10}$)不得少于0.020%。

【炮制作用】　黄芪味甘,性温。归肺、脾经。具有补气固表,利尿脱毒,排脓,敛疮生肌的功效。黄芪:生用长于益卫固表,托毒生肌,利尿退肿。用于表卫不固的自汗或体虚易于感冒,气虚水肿,痈疽不溃或溃久不敛。

炙黄芪:甘温而偏润,长于益气补中。用于脾肺气虚,食少便溏气短乏力或兼中气下陷之久泻脱肛,子宫下垂以及气虚不能摄血的便血,崩漏等出血证;也可用于气虚便秘。

【炮制研究】　黄芪蜜炙后磷脂种类下降,磷脂酸和溶血磷脂酰胆碱的含量较生品增加,而其他磷脂组分则有所下降,多糖含量增加。蜜黄芪和盐麸黄芪中总皂苷含量高于生黄芪和炒黄芪。

蜜炙黄芪和生黄芪均能提高小白鼠巨噬细胞能力,蜜炙品强于生品;生制品均能恢复受损红细胞变形能力,而蜜黄芪对人体受损的保护作用强于生品。动物血虚、气虚的药理模型进行研究,表明蜜炙黄芪的补气作用强于生品。

采用正交试验,以黄芪甲苷为指标,筛选出黄芪的切制工艺为:切制前不浸泡,润软4小时后切开,干燥温度80℃;蜜炙工艺为:加蜜30%,炒制温度300℃,炒制2分钟。以蜜炙黄芪炮制品外观,细菌总数,还原糖含量,仓储过程中霉变,虫蛀情况等为指标,优选出黄芪烘制工艺为:炼蜜与水之比2:1,闷润3小时,90℃度烘制3小时。

蜜　麻　黄

【药材来源】　本品为麻黄科植物草麻黄 *Ephedra sinica* Stapf、中麻黄 *Ephedra intermedia* Schrenk et C. A. Mey. 或木贼麻黄 *Ephedra equisetina* Bge. 的干燥草质茎。

【操作方法】

1. 净选　将麻黄原药材摊在拣选台上,人工除去木质茎、残根及杂质。

2. 软化 ①洗净:将麻黄药材置循环水洗药机中,按标准操作规程进行洗涤,洗净的药材装入专用容器内,沥干水。②润药:将洗净后的麻黄用适量饮用水喷淋,稍润。

3. 切制 启动铡刀式切药机,按操作规程进行操作,将麻黄切制成段。

4. 干燥 将麻黄段在80℃干燥至符合质量要求。

5. 蜜炙 取净麻黄饮片置适宜容器中,加入稀释好的定量炼蜜,搅拌均匀,闷润至透。启动炙药机,按标准操作规程加热至设定温度。再取拌润好的麻黄饮片置热锅中,控制温度和时间,炙炒至不黏手时,取出,摊开放凉。

6. 包装 取蜜麻黄饮片,按规定称重包装,封口,贴上标签。

【质量要求】 麻黄:呈圆柱形的段。表面淡绿色至黄绿色,粗糙,有细纵脊线,节上有细小鳞叶。切面中心显红黄色。气微香,味涩、微苦。水分不得过9.0%,总灰分不得过9.0%。以干燥品计,含盐酸麻黄碱($C_{10}H_{45}NO \cdot HCl$)和盐酸伪麻黄碱($C_{10}H_{45}NO \cdot HCl$)的总量不得少于0.80%。

蜜麻黄:形如麻黄段,表面深黄色,微有光泽,略具黏性,有蜜香气,味甜。总灰分不得过8.0%,水分及含量测定同麻黄。

【炮制作用】 麻黄味辛、微苦,性温。归肺、膀胱经。具有发汗散寒,宣肺平喘,利水消肿的功效。

麻黄:发汗解表和利水消肿力强。用于风寒表实证,风水浮肿,风湿痹痛,阴疽,痰核。

蜜麻黄性温偏润,辛散发汗作用缓和,以宣肺平喘力胜。用于表证较轻,而肺气壅闭,咳嗽气喘较重者。

【炮制研究】 麻黄根主要含有大环精氨类生物碱,麻黄茎主要含有苯丙胺类生物碱,不同类型生物碱作用不同,麻黄根茎分开入药具有科学性;麻黄茎中所含的多种麻黄碱型生物碱主要在节间,特别是髓部含量最高。节所含的生物碱类型与节间相同,含量仅为节间的1/3,但节的伪麻黄碱的含量比节间高;麻黄草质茎生物碱的含量高,木质茎最低,前者为后者的35倍之多。故传统炮制要求除去木质茎是正确的。麻黄炮制后总生物碱有所下降,炒麻黄下降幅度稍大于蜜麻黄。炮制后麻黄挥发油含量显著降低,蜜炙麻黄对挥发油的影响较恒定。炮制后挥发油中所含成分的种类和各成分含量比例都发生了变化。

麻黄茎的节与节间药理作用一致,对小鼠自发运动有一定抑制作用,对小鼠扭体作用有抑制倾向,能缩短巴比妥对小鼠的催眠时间,还有抗炎作用和发汗作用,但节比节间作用弱。节、全节和节间的毒性试验表明,节的毒性最大,特别是出现惊厥现象,故古代和现代部分地区要求麻黄去节有一定道理,但节仅占全草的3%,现代为了简化操作,多不去节。麻黄茎有发汗作用和升压作用,麻黄根则有止汗和降压作用,故麻黄茎与根应分别入药。

以盐酸麻黄碱含量、豚鼠平喘潜伏期和外观性状为指标,正交设计优选蜜炙麻黄的工艺为:每100kg麻黄,用炼蜜20kg,110℃炒制10分钟;以麻黄总碱含量为指标,利用均匀设计优选蜜炙麻黄工艺参数为:加炼蜜量10%,润蜜时间0.5小时,炒制温度(90±5)℃,炒制时间11分钟。

【备注】 麻黄尚有麻黄绒和蜜麻黄绒两种炮制品规格。麻黄段碾压,筛去粉末得麻黄绒,作用缓和,适于老人、幼儿及虚人风寒感冒;蜜炙麻黄绒作用更缓,适于表证已解而咳喘未愈的老人、幼儿及体虚患者。

蜜枇杷叶

【药材来源】　本品为蔷薇科植物枇杷 *Eriobotrya japonica*(Thunb.)Lindl. 的干燥叶。

【操作方法】

1. 净选　将枇杷叶原药材摊在拣选台上,拣去药材中的杂质、异物及非药用部位。

2. 软化　①洗净:将药材置循环水洗药机中,按标准操作规程进行洗涤,洗净的药材装入专用容器内,沥干水。②润药:将洗净后的药材用适量饮用水喷淋,稍润。

3. 切制　启动剁刀式切药机,按操作规程进行操作,将枇杷叶切制成丝。

4. 干燥　将枇杷丝在80℃以下干燥至符合质量要求。

5. 蜜炙　先将炼蜜加适量开水稀释后,加入净枇杷叶拌匀,放置闷透。启动智能化炒药机,按标准操作规程设置炒药锅温度,当锅体温度达设定温度时,取上述与蜜液拌润好的净枇杷叶饮片投入热锅中,控制温度和时间,炙炒至不黏手时,取出,摊开放凉。

6. 包装　取蜜枇杷叶饮片,按规定称重包装,封口,贴上标签。

【质量要求】　枇杷叶:呈丝条状。表面灰绿色、黄棕色或红棕色,较光滑。下表面可见绒毛,主脉突出。革质而脆。气微,味微苦。水分不得过10%,总灰分7.0%,醇溶性浸出物不得少于16.0%。按干燥品计,含齐墩果酸($C_{30}H_{48}O_3$)和熊果酸($C_{30}H_{38}O_3$)的总量不得少于0.7%。

蜜枇杷叶:形如枇杷叶丝,表面黄棕色或红棕色,微显光泽,略带黏性,具蜜香气,味微甜。水分、总灰分及含量测定同枇杷叶。

【炮制作用】　枇杷叶味苦,性微寒。归肺、胃经。具有清肺止咳,降逆止呕的功效。枇杷叶:生品长于清肺止咳,降逆止呕。用于肺热咳嗽,胃热呕哕或口渴。

蜜枇杷叶:炙后能增强润肺止咳的作用,用于肺燥咳嗽。

【炮制研究】　枇杷叶的绒毛与叶的化学成分基本相同,只是叶中皂苷的含量明显高于绒毛中的含量。绒毛中并不含有能致咳或产生其他副作用的特异化学成分,主要是由于绒毛从呼吸道直接吸入刺激咽喉黏膜而引起咳嗽。但在煎煮过程中,绒毛并不易脱落,在单位体积煎液中,未刷毛的比刷毛的绒毛只略多一点,只要加强过滤,两者绒毛皆能完全除净。因此,枇杷叶作为制膏原料可以不刷毛,只需加强过滤即可。若作细粉原料及汤剂配方,则仍需刷净绒毛,以免直接刺激咽喉而引起咳嗽。

枇杷叶经蜜炙、姜汤煮、姜汁炒等不同方法炮制后,具有抗炎和止咳作用的熊果酸含量均有不同程度地提高,其由高到低的顺序依次为:姜汤煮品>蜜炙品>姜汁炒品。

蜜马兜铃

【药材来源】　本品为马兜铃科植物北马兜铃 *Aristolochia contorta* Bge. 或马兜铃 *Aristolochia debilis* Sieb. et Zucc. 的干燥成熟果实。

【操作方法】

1. 净选　取马兜铃原药材,置挑选工作台上,人工挑出杂质。

2. 破碎　启动破碎机,将净马兜铃果实适当破碎。

3. 过筛　将马兜铃饮片过孔径2mm筛,筛去灰屑。

4. 蜜炙　取定量炼蜜加适量开水稀释。取马兜铃饮片,加入稀释好的定量炼蜜搅拌均匀,闷润至蜜液被全部吸收。启动炙药机,按标准操作规程加热至设定温度。取拌润好的马兜铃饮片,置热锅中,启动搅拌器,控制温度和时间,将马兜铃炙炒至不黏手时,取出,摊开放凉。

5. 包装 取蜜马兜铃饮片,按规定称重包装,封口,贴上标签。

【质量要求】 马兜铃:为不规则碎片,果皮黄绿色、灰绿色或棕褐色。种子扁平而薄,钝三角形或扇形。种仁乳白色,有油性。气特异,味苦。

蜜马兜铃:表面深黄色,种子多黏附在果皮上,略有光泽,带有黏性,味苦而微甜。

【炮制作用】 马兜铃味苦,性微寒。归肺、大肠经。具有清肺降气,止咳平喘,清肠消痔的功能。马兜铃:用于肺热咳嗽或喘逆,痔疮肿痛,肝阳上亢之头昏、头痛。生品味劣,易致恶心呕吐,故临床多用蜜炙品。

蜜马兜铃:炙后能缓和苦寒之性,增强润肺止咳的功效,并可矫味,减少呕吐的副作用。多用于肺虚有热的咳嗽。

【炮制研究】 马兜铃蜜制后总提取物较生品含量下降。马兜铃炮制减毒试验中,炒马兜铃、蜜炙马兜铃中毒性成分马兜铃酸 A 含量均比生品下降,含量顺序依次为:生马兜铃 > 炒马兜铃 > 蜜炙马兜铃,其中蜜马兜铃减毒效果最为明显,马兜铃酸 A 含量下降了55.77%。且蜜炙还能掩盖马兜铃的不良气味,这与马兜铃的传统炮制方法和应用相吻合。

蜜 款 冬 花

【药材来源】 本品为菊科植物款冬 Tussilago farfara L. 的干燥花蕾。

【操作方法】

1. 净选 取款冬花原药材,置挑选工作台上,人工挑出杂质及残梗。

2. 蜜炙 将炼蜜加适量开水稀释,加入到净款冬花中搅拌均匀,放置闷透。启动炙药锅,按标准操作规程进行操作,设置炙药锅温度,当锅体温度达设定温度时,取上述与蜜拌制好的净款冬花投入热锅中,开动搅拌器,在一定温度下炒至不粘手时,取出,摊开放凉。

3. 包装 取蜜款冬花饮片,按规定称重包装,封口,贴上标签。

【质量要求】 款冬花:为短细棒状花蕾,上端较粗,下端渐细或带短梗,外面被有多数鱼鳞状苞片,苞片外表面紫红色或淡红色,内表面被白色絮状绒毛。体轻,撕开后可见白色茸毛。气微香,味微苦而辛,嚼之呈絮状。醇溶性浸出物不得少于20.0%。按干燥品计算,含款冬酮($C_{23}H_{34}O_5$)不得少于0.070%。

蜜款冬花:形如款冬花,表面棕黄色或棕褐色,稍带黏性,具蜜香气,味微甜。醇溶性浸出物不得少于22.0%。含量测定同款冬花。

【炮制作用】 款冬花:味辛、微苦,性温。归肺经。具有润肺下气,止咳化痰的功效。生品长于散寒止咳,用于肺虚久咳或阴虚燥咳。

蜜款冬花:炙后药性温润,能增强润肺止咳的功效。用于肺虚久咳或阴虚燥咳。

【炮制研究】 生款冬花和蜜款冬花的药理作用研究结果表明,生品升高血压,蜜炙品镇咳;生品醚提物升压作用最强,蜜炙品醚提取物升压作用减弱。醚提取物的毒性大于醇提取物,大剂量对不同动物均可引起惊厥和死亡。

以款冬酮的含量为指标,优选款冬花的最佳蜜炙工艺为:款冬花净饮片,加40%炼蜜,闷润4小时,在100～110℃下,炒炙6分钟,取出放凉。

蜜旋覆花

【药材来源】　本品为菊科植物旋覆花 *Inula japonica* Thunb. 或欧亚旋覆花 *Jnula Britannica* L. 的干燥头状花序。

【操作方法】

1. 净选　将旋覆花药材摊在拣选台上,人工除去药材中的杂质、异物及非药用部分。

2. 蜜炙　取炼蜜加水稀释。取净旋覆花饮片,加入稀释好的定量炼蜜,搅拌均匀,闷润至蜜液全部吸收。启动炙药机,按操作规程加热铁锅至规定温度。取润好的药物置热锅内,控制温度和时间,炙炒至不黏手时,取出,摊开放凉。

3. 包装　取蜜旋覆花饮片,按规定称重包装,封口,贴上标签。

【质量要求】　旋覆花:呈扁球形或类球形,少有破碎。黄色或黄棕色,花蒂浅绿色。体轻,易散碎。气微,味微苦。

蜜旋覆花:形如旋覆花,深黄色,手捻稍粘手。具蜜香气,味甜。醇溶性浸出物不得少于 16.0%。

【炮制作用】　旋覆花味苦、辛、咸,性微温。归肺、脾、胃、大肠经。具有降气,消痰,行水,止呕的功效。旋覆花:苦辛之味较强,以降气化痰止呕力胜,止咳作用较强。用于痰饮内停的胸膈满闷及胃气上逆的呕吐。

蜜旋覆花:炙后苦辛之性缓和,降逆止呕作用减弱,其性偏润,长于润肺止咳,降气平喘,作用偏重于肺。用于咳嗽痰喘而兼呕恶者。

蜜紫菀

【药材来源】　本品为菊科植物紫菀 *Aster tataricus* L. f. 的干燥根及根茎。

【操作方法】

1. 净选　将紫菀原药材摊在拣选台上,拣去药材中的杂质及残茎。

2. 软化　①洗净:将紫菀药材置循环水洗药机中,按标准操作规进行程洗涤,洗净的药材装入专用容器内,沥干水。②润药:将洗净后的药用适量饮用水喷淋,稍润至软硬适度。

3. 切制　启动剁刀式切药机。按标准操作规程将净紫菀切成规格为 2~4mm 厚片。

4. 干燥　将紫菀饮片在 80℃ 下干燥至符合质量要求。

5. 蜜炙　取炼蜜加水稀释。取净紫菀饮片加入稀释好的定量炼蜜,搅拌均匀,闷润至蜜液全部被吸收。启动炙药机。按操作规程设定温度,当锅体温度达设定温度时,取拌润好的紫菀,置热锅中,启动搅拌器,在一定温度下将紫菀炙炒至不黏手时,取出,摊开放凉。

6. 包装　取蜜紫菀饮片,按规定称重包装,封口,贴上标签。

【质量要求】　紫菀:呈不规则的厚片或段。根外表皮紫红色或灰红色,有纵皱纹。切面淡棕色,中心具棕黄色的木心。气微香,味甜,微苦。水分不得过 15.0%,水溶性浸出物不得少于 45.0%。以干燥品计算,含紫菀酮($C_{30}H_{50}O$)不得少于 0.15%。

蜜紫菀:形如紫菀片或段,表面棕褐色或紫棕色,有蜜香气,味甜。水分不得过 16.0%。以干燥品计算,含紫菀酮($C_{30}H_{50}O$)不得少于 0.10%。

【炮制作用】　紫菀味辛、苦,性温。归肺经。具有润肺下气,消痰止咳的功效。紫菀:以散寒、降气化痰力胜,能泻肺气之壅滞。用于风寒咳嗽,痰饮喘咳,小便癃闭。

蜜紫菀:炙后转泻为润,以润肺止咳力胜,用于肺虚久咳或肺虚咯血。

【炮制研究】 紫菀生品及酒洗、蜜炙、清炒、蒸制、醋炙不同方法炮制的紫菀饮片均能增加小鼠酚红排泌量，增加大鼠气管排痰量，且蜜炙品作用更明显，呈一定的量效关系。

蜜 百 部

【药材来源】 本品为百部科植物直立百部 Stemona sessilifolia (Miq.) Miq.、蔓生百部 Stemona japonica (BL) Miq. 或对叶百部 Stemona tuberose Lour. 的干燥块根。

【操作方法】

1. 净选 将百部原药材摊在拣选台上，拣去药材中的杂质、异物、非药用部分。

2. 软化 ①洗净：将百部药材置循环水洗药机中，按标准操作规程洗涤。洗净的药材装入专用容器内，沥干水。②润药：将洗净后的药材每30～60分钟用适量饮用水喷淋一次，润约8小时至软硬适度。

3. 切制 启动剁刀式切药机。按标准操作规程将净百部切成规格为2～4mm厚片。

4. 干燥 将百部饮片在80℃下干燥至符合质量要求。

5. 蜜炙 取炼蜜加水稀释。取净百部饮片，加稀释好的定量炼蜜，搅拌均匀，闷润至蜜液被全部吸收。启动炙药机，设置炙药锅温度，当锅体温度达设定温度时，取上述与蜜拌制好的净百部饮片投入热锅中，在一定温度下炒至不粘手，略见焦斑。取出，放凉。

6. 包装 取蜜百部饮片，按规定称重包装，封口，贴上标签。

【质量要求】 百部为不规则的厚片或不规则的条形斜片。表面灰白色或棕黄色，有深纵皱纹；切面灰白色、淡黄棕色或黄白色，角质样。皮部较厚，中柱扁缩。质柔润。气微，味甘、苦。

蜜百部形如百部片，表面棕黄色或褐棕色，略带焦斑，稍有黏性，味甜。

【炮制作用】 百部：味甘、苦，性微温。归肺经。具有润肺下气止咳，杀虫的功能。

百部：长于止咳化痰，灭虱杀虫。用于外感咳嗽，疥癣，灭头虱或体虱，驱蛲虫。生品有小毒，对胃有一定刺激性，内服用量不宜过大。

蜜百部：炙后可缓和对胃的刺激性，并增强润肺止咳的功效。用于肺痨咳嗽，百日咳。

【炮制研究】 对比百部生、炙品不同极性部位（水煎液、总生物碱提取物、非生物碱提取物）止咳化痰作用。止咳作用实验显示，生、炙品不同极性部位均具有止咳作用，且炙品活性均高于生品；化痰实验显示，只有生、炙品水煎液高剂量组有显著的化痰作用，其他剂量组及部位化痰作用不明显。百部生、炙品水煎液进行体外、体内抑菌实验显示，生品抑菌作用明显强于炙品。

蜜 百 合

【药材来源】 本品为百合科植物卷丹 Lilium lancifolium Thunb.，百合 Lilium brownie F. E. Brown var. viridulum Baker 或细叶百合 Lilium pumilum DC. 的干燥肉质鳞叶。

【操作方法】

1. 净选 将百合药材摊在拣选台上，除去药材中的杂质、异物、非药用部分及走油瓣。

2. 蜜炙 取适量炼蜜加水稀释。启动炙药机，按操作规程设置温度，当锅体温度达到设定温度时，取净百合置热锅中，开动搅拌器，在规定温度下炒至百合饮片表面颜色加深时，喷入稀释好的定量炼蜜，边喷边搅拌，继续加热，炒至不黏手时，取出，摊开放凉。

3. 包装 取蜜百合饮片，按规定称重包装，封口，贴上标签。

【质量要求】　百合:呈长椭圆形,顶端稍尖,基部较宽,边缘薄,微向内弯曲。表面类白色、淡黄棕色或微带紫色。角质样,半透明,质硬而脆。气微,味微苦。水溶性浸出物不得少于18.0%。

蜜百合:形如百合片,表面黄色,偶见黄焦斑,略带黏性,味甜。

【炮制作用】　百合味甘,性寒。归心、肺经。具有养阴润肺,清心安神的功效。

百合:以清心安神力胜,用于热病后余热未清,虚烦惊悸,精神恍惚,失眠多梦。

蜜百合:炙后润肺止咳作用较强,用于肺虚久咳或肺痨咯血。

【炮制研究】　百合蜜炙品的多糖含量明显高于生品。用浓氨水喷雾法和SO₂刺激法对小鼠的止咳实验表明:百合蜜炙前后均有止咳作用,但蜜炙后其止咳效果更好。百合与蜂蜜的止咳作用不存在效应累加。

蜜 白 前

【药材来源】　为萝藦科植物柳叶白前 *Cynanchum stauntonii*(Decne.)Schltr. ex Level. 或芫花叶白前 *Cynanchum glaucescens*(Decne.)Hand. - Mazz. 的干燥根茎及根。

【操作方法】

1. 净选　取白前原药材,置挑选工作台上,人工挑出杂质、非药用部位。

2. 软化　①洗净:将净药材置循环水洗药机中,按操作规程进行清洗,洗净后装入塑料筐中,再用饮用水冲洗一遍,沥干水。②润药:将洗净后的药材每30~60分钟用适量饮用水喷淋一次,润至软硬适度。

3. 切制　启动切药机,将净白前切成规格为5~10mm的段。

4. 干燥　将白前饮片在80℃下干燥至符合质量要求。

5. 蜜炙　取白前饮片,加稀释好的定量炼蜜,搅拌均匀,闷润至蜜液被全部吸收。启动炙药机,加热升温至规定程度。取拌润好的白前饮片置热锅中,控制温度和时间,炙炒表面深黄色,至不黏手时,取出,摊开放凉。

6. 包装　取蜜白前饮片,按规定称重包装,封口,贴上标签。

【质量要求】　白前:圆柱形小段,表面黄棕色、淡黄色或灰绿色,断面灰黄色或灰白色,中空,质韧。气微,味微甜。

蜜白前:形如白前段,表面深黄色,微有光泽,略有黏性,味甜。

【炮制作用】　白前味辛、苦,性微温。归肺经。具有降气,消痰,止咳的功效。

白前:生用长于解表理肺,降气化痰。用于外感咳嗽或痰湿咳喘。

蜜白前缓和白前对胃的刺激,偏于润肺降气,增强止咳作用。用于肺虚咳嗽或肺燥咳嗽。

第七节　油　炙

油炙是药物与定量的食用油脂共同加热处理的一类操作。油炙药物所用的油包括植物油和动物油,植物油一般用麻油(芝麻油)、菜油;动物油一般用羊脂油、酥油。

(一)炮制作用

1. 增强补益作用。如淫羊藿经羊脂油炙后,能增强温肾助阳的作用。三七"生撑熟补",油炸后,散瘀止血作用较弱,而力偏滋补,多用于身体虚弱,气血不足等症。

2. 利于粉碎。如龟甲、鳖甲、蛤蚧等,经油炸或酥炙后,使其质地酥松,易于粉碎。有"羊酥油、猪脂油涂烧,咸渗骨容易脆断"之说。

（二）操作方法

1. 羊脂油炙　取羊脂油置锅内,加热熔化,加入净中药饮片,文火炒至表面微黄色,显油亮光泽时,取出,摊开晾凉。

2. 油炸　取麻油置锅内,加热至沸腾时,放入净药物,文火炸至色黄、酥脆后,取出,沥去油,粉碎。

3. 酥炙　将酥炙的药物置烤炙容器上,放在无烟的炉火上烘烤,待全体烤热时,用酥油涂布,继续烘烤,待酥油渗入骨内后,再涂再烤,如此反复操作,直至药物色黄、骨质酥脆,取出,晾凉。

羊脂油用量一般为每100kg净药物,用羊脂油(炼油)20kg。油炙前,将羊脂切碎,文火熬至油出尽,去渣取油。羊脂为山羊和绵羊的脂肪,经验认为以尾油为佳。炮制用羊油多取其补虚助阳作用。麻油用量一般为锅内麻油量以能炸透药物为宜。酥油用量一般为能充分涂布药物,将药物炙酥为宜。油炙一般要求炒至炮制品颜色加深。含生片、糊片不得超过2%,含水分不得超过15%。

（三）注意事项

1. 油炒应控制炒制温度,防止炒焦。

2. 油炸温度不宜过高,否则易将药物炸焦,致使药效降低或损失。

3. 油脂涂酥药物时,需要反复涂烤直至酥脆为度。

炙 淫 羊 藿

【药材来源】　本品为小檗科植物淫羊藿 *Epimedium brevicornum* Maxim.、箭叶淫羊藿 *Epimedium sagittatum* Maxim.、柔毛淫羊藿 *Epimedium pubescens* Maxim.、或朝鲜淫羊藿 *Epimedium koreanum* Nakai 的干燥叶。

【操作方法】

1. 净制　取原药材置挑选工作台上,人工去除枝梗,摘取叶片。

2. 软化　按循环水洗药机操作规程进行操作,每次倒入20~25kg,洗净后装入塑料筐中,再用饮用水冲洗一遍,沥干水。再喷淋清水,稍润。

3. 切制　将净淫羊藿,按切药机标准操作规程操作,切制成丝。

4. 干燥　将淫羊藿丝在80℃以下干燥至符合质量要求。

5. 炙制　取羊脂油置热锅内加热熔化,加入淫羊藿丝,用文火加热,炒至微黄色,取出,放凉。

6. 包装　取炙淫羊藿饮片,按规定称重包装,封口,贴上标签。

【质量要求】　淫羊藿:呈丝状。上表面绿色、黄绿色或浅黄色,下表面灰绿色,网脉明显,中脉及细脉突出,边缘具黄色刺毛状细锯齿,近革质。气微,味微苦。水分不得过12.0%,总灰分不得过8.0%。按干燥品计算,含淫羊藿苷($C_{33}H_{40}O_{15}$)计不得少于0.40%。

炙淫羊藿:形如淫羊藿丝,表面浅黄色,显油亮光泽。微有羊脂油气。水分不得过8.0%,总灰分不得过8.0%。按干燥品计算,含淫羊藿苷($C_{33}H_{40}O_{15}$)和宝藿苷Ⅰ的总量不得少于0.60%。

【炮制作用】　淫羊藿味甘、辛,性温,归肝、肾经。具有补肾阳、强筋骨、祛风湿的功效。

淫羊藿:生用以祛风湿、强筋骨力胜。

炙淫羊藿:性味甘热,能温散寒邪,补肾助阳。

【炮制研究】 炮制对淫羊藿所含化学成分均有不同程度影响,总黄酮的含量有不同报道,有实验表明炮制前后总黄酮含量变化不大;也有报道,经炮制后总黄酮成分含量明显降低。淫羊藿苷和朝藿定 C 的含量,炮制品均比生品低。淫羊藿多糖的含量羊油脂炙后明显降低。叶片中各成分含量明显高于叶炳,故叶柄为质次部位除去。

动物实验表明,生品淫羊藿无促进性功能作用,淫羊藿制品能明显提高性功能作用,并增加附性器官总量,提高血浆睾酮含量。另有试验表明,促进精液分泌作用以淫羊藿叶最强,果实次之,茎枝最弱。故以淫羊藿叶入药具有科学性。

第八节 药汁炙法

药汁炙法,古代文献记载较多,目前仍在应用的有甘草汁炙吴茱萸、巴戟天;吴茱萸汁炙黄连;米泔水炙苍术、鳖血炙柴胡等。

（一）炮制作用

1. 增强疗效。如鳖血炙柴胡增强柴胡清肝退热作用。

2. 缓和药性。如甘草汁炙吴茱萸缓和吴茱萸燥性。

（二）操作方法

按要求制备药汁辅料,如取新鲜的鳖血,取第二次的淘米水作为米泔水,用煮法制备甘草汁、吴茱萸汁,一般需要煎煮两次,合并煎液,适当浓缩后备用。然后按照炙法的要求拌匀闷润后文火炒至所需程度。

（三）注意事项

1. 制备药汁辅料应控制加水量、煎煮时间和收率。

2. 药汁炙法加热时应采用文火,要特别注意控制温度不宜过高。

制 吴 茱 萸

【药材来源】 本品为芸香科植物吴茱萸 *Evodia rutaecarpa*（Juss.）Benth.、石虎 *Evodia rutaecarpa*（Juss.）Benth. var. *officinalis*（Dode）Huang 或疏毛吴茱萸 *Evodiarutaecarpa*（Juss.）Benth. var. *bodinieri*（Dode）Huang 的干燥近成熟果实。

【操作方法】

1. 净选 取吴茱萸原药材,启用风选机吹去果梗等杂质。

2. 甘草汁制备 按照每 100kg 吴茱萸,用甘草 6kg 取定量甘草,加水煎煮两次,合并煎液,适当浓缩,备用。

3. 甘草炙 取净吴茱萸饮片,加甘草汁搅拌均匀,闷润至甘草汁被吸尽。启动炙药机,加热升温至规定程度。取拌润好的吴茱萸置热锅中,控制温度和时间,炙炒至吴茱萸微干,取出,放凉。

4. 干燥 将制吴茱萸铺置洁净场地上,50℃下日晒约 2 小时至符合质量要求。

5. 包装 取制吴茱萸饮片,按规定称重包装,封口,贴上标签。

【质量要求】 吴茱萸:呈球形或略呈五角状扁球形。表面暗黄绿色至褐色,粗糙,有多数点状突起或凹下的油点。质硬而脆。气芳香浓郁,味辛辣而苦。水分不得过 15.0%,总灰分不得过 10.0%,醇溶性浸出物不得少于 30.0%。按干燥品计算,含吴茱萸碱($C_{19}H_{17}N_3O$)和吴茱萸次碱($C_{18}H_{13}N_3O$)的总量不得少于 0.15%,含柠檬苦素($C_{26}H_{30}O_8$)不得少于 1.0%。

制吴茱萸:形如吴茱萸,表面棕褐色至暗褐色。水分、总灰分、醇溶性浸出物同吴茱萸。按干燥品计算,含吴茱萸碱($C_{19}H_{17}N_3O$)和吴茱萸次碱($C_{18}H_{13}N_3O$)的总量不得少于 0.15%,含柠檬苦素($C_{26}H_{30}O_8$)不得少于 0.90%。

【炮制作用】 吴茱萸味辛、苦,性热;有小毒。归肝、脾、胃、肾经。具有散寒止痛、降逆止呕、助阳止泻的功效。吴茱萸:有小毒,生品多外用,常于祛寒燥湿。用于口疮、牙痛、湿疹。

制吴茱萸:毒性降低,缓和燥性。用于厥阴头痛,寒疝腹痛,寒湿脚气,经行腹痛,脘腹胀痛,呕吐吞酸,五更泄泻。

【炮制研究】 在生品、醋制品、甘草制品、盐制品中,吴茱萸碱含量最高的为醋制品,最低为甘草制品;吴茱萸次碱含量最高为盐制品,最低为醋制品。经盐制后吴茱萸碱和吴茱萸次碱含量都较生品高,说明传统盐制吴茱萸治疗寒疝腹痛有一定道理。挥发油总量按生品、醋制品、甘草制、盐制依次下降,盐制品挥发油含量下降最多,只为生品的一半。生品与炮制品挥发油的组成成分和主要成分的含量也有较大变化。吴茱萸炮制后氨基酸的含量有所下降,但变化不大。

急性毒性试验表明吴茱萸毒性极小,生品与制品无明显差异。吴茱萸不同炮制品均有较好的镇痛、抗炎、止泻作用。镇痛作用依次是盐制品、醋制品、甘草制品、生品;抗炎作用甘草制与生品明显强于醋制和盐制;止泻作用依次为生品、甘草制品、盐制品、醋制品。其中盐制品止痛作用最强,与古代文献记载的吴茱萸治疗寒疝腹痛用盐水炒相吻合。

以吴茱萸碱和吴茱萸次碱的总量为指标,优选甘草制吴茱萸的最佳炮制工艺为:甘草用量为 6.25%,干燥温度为 60℃,干燥时间为 9 小时。

(张啸环 曾春晖)

第八章　煅　制

将药物直接放于无烟炉火、马弗炉或适当的耐火容器内高温加热，或扣锅密封高温加热的方法称为煅制。根据加热方式不同又可分为"明煅"和"暗煅"（闷煅、密闭煅）。有些药物煅红后，还要趁热投入规定的液体辅料中稍浸，称为煅淬。

煅的目的是改变药物原有的性状，以满足临床应用。煅制能除去药物原有粒间的吸附水和部分硫、砷等易挥发物质，能使其成分发生氧化、分解等反应，减少或消除毒副作用，从而提高临床疗效或产生新的疗效。还能使药物在受热后，由于不同组分在各自方向上胀缩比例的差异，使其煅后出现裂隙，质地变得酥脆，易破碎，有利于调剂、制剂，有利于提高有效成分的煎出率。

第一节　方法与设备

煅制包括明煅、暗煅和煅淬。煅制是对药物加热使其在适当温度、有氧或缺氧条件下，吸收热能而发生理化性质变化的过程。药物受热时不同组分在各自方向上热胀冷缩比例不同，产生裂隙、断裂，质地改变；若将处于高温状态下的药物立即浸入某种液体，药物急剧冷却使不同组分在各自方向上冷缩产生差异，使药物的组织结构进一步发生变化，同时伴随药物与液体的反应，即谓煅淬。

中药经高温煅制后发生物理状态和化学成分变化，质地变得酥松，易于粉碎，减少或降低副作用，利于煎出有效成分，增强疗效或产生新的药效，更加适应临床需要，从而最大限度地发挥疗效。

一、操作过程及工艺条件

煅法包括挑选、煅制、轧等过程。煅制温度一般较高，一般在 200～1000℃ 之间。在煅制过程中重点是控制好煅制温度和时间，以免煅制时生熟不均，影响质量，含结晶水的中药应一次性煅透，中途不得停火，不要搅拌，以免出现夹生现象。一般煅制成品要求质地酥脆易碎，放凉后大块的药物用破碎机将其轧成碎块。再进行包装，计算成品收率。对于需要煅淬的中药，将其煅至红透后立即倒入液体辅料中浸淬，反复煅至酥脆，取出，摊凉。

（一）准备

1. 检查　操作工按进出一般生产区规程进行更鞋、更衣、洗手。检查操作间、所用设备、容器、器具的清洁情况和灵敏度、准确度。

2. 准备　将所用容器、器具按一般生产区容器、器具清洁规程进行清洁。按"生产指令"向仓库领取所需原药材，并按物料进入一般生产区清洁规程去掉药材的外包装，大小分档并净制。

3. 辅料　按照要求领取或制备辅料。

（二）生产过程

1. 清洗　将煅药机洗净、擦光，每煅制一次或一种中药后都要洗擦一次，以免影响饮片外观和气味。

2. 煅制　按煅药炉操作规程，设置温度，取净药材，直接放入不锈钢内锅容器内，待温度升至设定温度后，保持一定时间，煅至所需程度，取出倒入不锈钢凉药盘中摊晾。

3. 轧碎　按鄂式破碎机操作规程，将药物轧成碎块。

4. 包装　按照来源不同分别采用不同材料和不同规格的包装。放入合格证后封口，将小包装装入大包装（纸箱）中。大、小包装外面都注明饮片品名、规格、生产批号、数量、厂名。

（三）清场

1. 不合格品　将不合格的原药材、饮片装入塑料袋内，标明状态标示，返回仓库。

2. 清洁　使用后的容器、器具设备按清洁规程进行清洁。工作区环境按清洁规程进行清洁。

3. 废物处理　将废物收集入贮器内按生产中废弃物处理规程进行处理，并对废物贮器进行清洁。

4. 记录　清场结束后详细填写清场记录，并由 QA 检查员检查清场情况，确认合格后，签字并贴挂"已清洁"状态标示及"清场合格证"，并将"清场合格证"正本附于本批批生产记录中。将"清场合格证"副本放于操作区指定位置。并按清洁规程将清洁工具进行清洁消毒并分区存放。

二、煅制设备

煅药温度一般在 200～1000℃之间。由于药物性质与炮制要求不同，根据煅药温度将煅药设备分为中温和高温两种。中温煅药设备工作温度在 600℃以下，高温煅药设备工作温度在 600～1000℃之间。

（一）中温 DGD 型煅药锅

1. 用途和特点　主要用于动物、植物类及部分矿物类中药材的煅制加工，集煅药、废气处理于一体的多功能型煅药锅。外形美观整洁，设计新颖，功能齐全，光滑的锅体内表面便于清洁卫生，具有定时、控温、恒温、温度数显、除烟等功能。

2. 构造及基本原理　煅药部分由电加热、锅体、锅盖及保温等部分组成；废气处理部分由水箱、吸烟管、风机、水泵、喷头等组成，见图 8-1。

设备的工作温度在 600℃以下，由电热丝加热药锅，再由药锅加热药材，根据测温棒及温控器来控制煅制温度；同时由计时器来控制煅制时间。在煅制过程中，如有较大量异味烟气从锅盖边缘冒出时，则开启除烟装置，调节风门控制吸烟量，烟雾经水雾冷却并除去异味排至室外。

3. 安装与调试　①就位：机器应置于室内，地面须坚实、平整，四周留有足够的物流和操作空间。②连接电源和接地装置：先将控制箱与煅药锅连接，将电源接入控制箱，按废气处理按钮确认离心风机的旋转方向（注意：之前必须将水泵灌满水）。接地装置必须可靠接地。③风机出风口可用风管引出室外，且应尽量减少弯道。④废气处理装置需要有供水，排

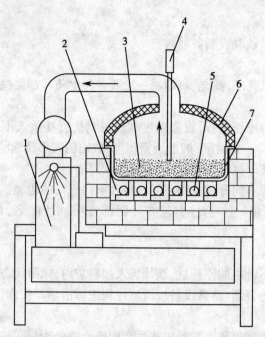

图 8-1 中温 DGD 型煅药锅结构简图及设备图
1. 废弃处理装置 2. 炉膛 3. 物料 4. 测温元件
5. 加热管 6. 锅盖 7. 锅体

污条件。⑤试机运行：合上电控箱内断路器，打开电源总开关，时间继电器和温控仪均通电显示。依次打开电加热开关，设定煅药锅温度如 200℃（参见温控仪使用说明书），设定煅制时间如 60 分钟，当温度达到设定值时，煅药锅进入自动恒温、控温状态，此时即可投料，煅药锅进入正常工作。当煅制时间达到设定值时，电蜂鸣自动报警，并自动切断电加热电源，提醒操作人员出料。煅制过程中，应手动开启废气处理装置（风机与水泵是同时开闭的），调节风门，观察吸烟效果。⑥关机：先关闭电加热，再停止废气处理装置，最后关闭总电源开关。

4. 维护与保养及注意事项 ①药锅中有药材时，合上锅盖前应将测温棒松开拔出，避免测温棒折弯；待盖好锅盖后，再将测温棒慢慢插入药材，并固定。②在开启废气处理装置时不可人为地停止水泵，否则由于吸风没有被及时冷却，将会损坏风机。③根据不同物料的要求设定调节最佳煅制温度和时间；设定温度时应参考"安装与调试"里的第七条，设定比例范围（p）；且本煅药锅的最高煅制温度不宜超过 600℃。④启动废气处理功能时可根据需要调整风门以调节吸风量，且应尽量调小，以锅盖缝隙不往外冒烟或少冒烟为准，如冒烟量少，可以不开；若是风量过大，则会使能耗增加，且会导致药材燃烧灰化。⑤煅药完毕后，开锅时应注意药材着火烫伤，可及时喷水雾冷却。⑥加水量为水箱高度的 70%～80%，不得加满。⑦煅药锅每使用半个月或观察冷却水比较浑浊色暗时应及时更换冷却水，并打开排污口，清洁水箱。⑧如果已经长时间未开机，则在开机前应往水泵注水口加满水。⑨经常观察风机，如发现有较多焦油淤积，应及时清理。

（二）高温 DLD 型煅药炉

1. 用途和特点 本设备主要用于贝壳类、矿物类等中药材的煅制。整机采用一体化制作，使用安装方便，温度控制精度更高、更自动化。

智能化控制系统绝对保证了仪器的控制精度,控制系统采用 LTDE 技术可编程智能控制,具有 30 多段升温程序功能,并可修正斜率及 PID 功能。升温速度及温度可调,升温速度快,温度控制准确,恒温时间并自动关机等优点。

2. 安装与调试 ①煅药炉不需特殊安装,只需放在室内平整的地面上。接入 220V 电压。控制器和煅药炉均需可靠接地。②把要煅制的药材置于容器内放入炉膛,关闭炉门。放置过程中,注意容器不要碰到加热元件及尾部的热电偶。③打开电源开关,设定需要煅制药材的温度,开始工作。工作过程中,煅药炉表面温度较高,禁止靠近,避免烫伤。④使用完毕,关掉电源开关,然后切断总电源开关。⑤取药,将炉门打开,用专用的铲叉将容器拉出到小车上,再进行处理。铲叉置于小推车上,将铲叉插入容器两侧的固定槽,另一侧往下压后拉出,压的位置不要超过矮的那根支点。如果不需要在高温情况下将药取出,可以待温度降下来,再取药。取药过程中,小心操作,避免烫伤。300℃以下禁止打开炉门。⑥取出药物之后,关上炉门。⑦烘炉,当电炉第一次使用或长时间停用后再次使用时,建议 200℃两个小时,400℃三个小时,600℃一个小时。设备在出厂前已进行烘炉。

3. 维护与保养及注意事项 ①控制器应放在干燥、无腐蚀性气体的地方,工作环境温度为 -10~50℃,相对温度不大于 85%。②为保证测量准确,每年应用直流电位差计校对 LTDE 可编程温度仪的测温表,以免引起较大误差。③定期检查各部分接线是否松动,交流接触器的触头是否良好,出现故障应及时修复。④设备应放通风良好室内,在其周围不可放置易燃易爆物品。外壳必须有效接地,以保证使用安全。⑤本设备无防爆装置,不得放入易燃易爆物品。⑥本设备工作最高温度为 1200℃,不要长时间在最高温度下工作,以免影响煅药炉的使用寿命,功率为 3KW。⑦工人须带手套及长袖衣裤等进行操作。放置药材过程中,注意容器不要碰到尾部的热电偶。⑧煅药过程中,炉表面温度较高,禁止靠近,尽量不要打开炉门,避免烫伤。取药过程中,小心操作,避免烫伤。⑨温度 300℃禁止打开炉门,防止电热丝氧化。

(三)反射式高温煅药炉

1. 用途和特点 适用于动物、植物及矿物类中药材明煅、煅淬等。见于早期饮片厂用于矿物药的煅制。

2. 构造及基本原理 图 8-2 为一种反射式高温煅药炉的结构示意图。

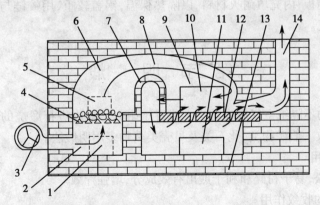

图 8-2 反射式高温煅药炉的结构示意图

1. 炉渣门 2. 炉膛 3. 鼓风机 4. 炉箅 5. 燃料进口 6. 炉火锻
7. 逆流火焰墙 8. 反火道 9. 装药炉锻 10. 装取药进口
11. 碎料口 12. 炉底板 13. 炉底 14. 排烟通道

该炉主要由耐火砖、保温材料、型钢等材料砌制而成。炉身分为燃烧室和煅药室两部分,两者之间通过反火道组合为一体。设备的工作温度可达 600~1000℃。燃烧室燃烧燃料产生的热气流经过反火道、煅药室、煅药室炉膛底板从排烟口排出,药物装于坩埚内置于煅药室,热能通过热气流对流传导、炉膛辐射传递给坩埚,再由坩埚传递给药物。由于温度较高,药物吸收的热能主要来自炉膛、坩埚等发射的红外线,药物易于热透。

（四）闷煅炉

1. 用途和特点　主要适用于矿物类、质地坚硬的贝壳类、化石类中药以及质地松脆,性质特殊,需要制炭的某些植物类和动物类中药。

2. 构造及基本原理　由不锈钢闷煅锅、测温计、炉膛、电炉丝热源、不锈钢锅盖、机架及耐火隔热材料组成(图8-3)。

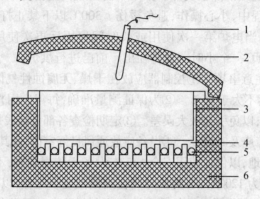

图8-3　闷煅炉结构简图及设备图
1. 测温计　2. 不锈钢锅盖　3. 不锈钢闷煅锅
4. 炉膛　5. 电炉丝热源　6. 耐火隔热材料

锅口与锅盖部分有密封圈,确保煅烧时锅内物料与外界空气隔绝,机体炉膛里配置有数组加热电炉丝,根据闷煅温度要求可以开一组或数组,煅锅内的温度可以从锅盖上插入的热电偶感温器在温度控制显示表上指示,并可调节温控器,使加热温度保持恒定。整个机体和锅盖均外包不锈钢板,内充填耐火材料,以隔热保温,锅盖较重,用铰链与机身相联,防止闷煅时被气冲开漏气。

第二节　明　煅

明煅是将药物不隔绝空气放在炉火上或置于耐火容器内进行煅烧的一类操作。有"煅者去坚性"之说,故一般矿物类、化石类及贝壳类药物多用明煅法。

（一）炮制作用
1. 使质地酥松,易于粉碎和利于煎出有效成分,增强疗效。
2. 增强药物的收敛作用。
3. 改变或缓和药性,使之适应临床需要。

（二）操作方法
按照 DLD 高温煅药炉操作规程,设置温度,取净药材,直接放入不锈钢内锅容器内,待温度升至设定温度后,保持一定时间,煅至所需程度,取出,倒入不锈钢凉药盘中摊晾。

（三）注意事项

1. 煅制时应一次性煅透,中途不得停火,有的药物煅制时不要搅拌,以免出现夹生现象。

2. 控制适宜的煅制温度和时间。

3. 有些药物在煅烧时产生爆溅,可敞锅煅。

枯 矾

【药材来源】 本品为硫酸盐类矿物明矾石经加工提炼制成,主要含含水硫酸铝钾[KAl$(SO_4)_2 \cdot 12H_2O$]。

【操作方法】

1. 净选 将药材摊在拣选台上,拣去药材中的杂质、异物、非药用部分。

2. 炮制 取白矾砸成小块置程控煅药炉内,加热至融化,继续煅烧至膨胀松脆,完全干燥,停火,取出放凉。

3. 包装 取枯矾,按每包1kg称重,装入相应的塑料包装袋内,封口,贴上标签。

【质量要求】 白矾:本品呈不规则的块状或粒状。无色或淡黄白色,透明或半透明。表面略平滑或凹凸不平,具细密纵棱,有玻璃样光泽。质硬而脆。气微,味酸、微甘而极涩。含水硫酸铝钾[KAl$(SO_4)_2 \cdot 12H_2O$]不得少于99.0%。

枯矾:本品呈白色、不透明、蜂窝状或海绵状固体块状物或细粉,无结晶样物质,体轻质松,手捻易碎,味酸涩。

【炮制作用】 白矾味酸、涩,性寒。归肺、脾、大肠、肝经。外用解毒杀虫,燥湿止痒;内服止血止泻,祛除风痰。

白矾:多外用解毒杀虫,祛除风痰。

枯矾:煅后失去结晶水,酸寒之性降低,涌吐作用减弱,增强了收涩敛疮、止血化腐作用,以燥湿敛疮,止血止泻为主。用于皮肤湿疹湿疮及聍耳流脓,阴痒带下,久泻,便血等。

【炮制研究】 实验表明,白矾煅制时50℃开始失重,120℃开始出现大量吸热过程,大约260℃左右脱水基本完成,300℃开始分解,但300~600℃之间分解缓慢,至750℃无水硫酸铝钾脱硫过程大量发生,产生硫酸钾、三氧化二铝及三氧化硫,810℃以后持续熔融,成品水溶性差,出现混浊并有沉淀,故煅制温度应控制在180℃~260℃之间。白矾煅制后失去结晶水,同时结构也发生了变化,生白矾为立方晶型,枯矾为六方晶型。

用铁锅煅制白矾时,经一系列化学反应能产生红色的三氧化二铁,因白矾显弱酸性,能与铁反应,所以紧贴锅底的白矾是红褐色,产品铁盐含量会超出限度,因此以耐火材料的容器煅制为好。

白矾内服过量能刺激胃黏膜而引起反射性呕吐。常量可抑制小肠黏膜分泌而引起止泻作用。煅枯后形成难溶性铝盐,内服后可与黏膜蛋白络合,形成保护膜覆盖于溃疡面上,有利于黏膜再生,还可抑制黏膜分泌和吸附肠异物。外用能和蛋白质反应生成沉淀,减少疮面的渗出物而起生肌保护作用。180~260℃煅制的枯矾对家兔眼结膜的刺激作用小,对变形杆菌、金黄色葡萄球菌、痢疾杆菌、绿脓杆菌的抑制作用与生品之间没有差异。

煅 石 决 明

【药材来源】 本品为鲍科动物杂色鲍 *Haliotis diversicolor* Reeve、皱纹盘鲍 *Haliotis discus hannai* Ino、羊鲍 *Haliotis ovina* Gmelin、澳洲鲍 *Haliotis ruber*(Leach)、耳鲍 *Haliotis asinine* Linnaeus 或白鲍 *Haliotis laevigata*(Donovan)的贝壳。

【操作方法】

1. 净选　将药材摊在拣选台上,拣去药材中的杂质、异物、非药用部分。

2. 炮制　按 DLD 型高温煅药炉操作规程,设置温度,取净药材,直接放入不锈钢内锅容器内,待温度升至设定温度后,保持一段时间,煅至灰白色,取出倒入不锈钢凉药盘中摊晾。用破碎机将药物轧成碎块。

3. 包装　取煅石决明饮片,按每包 1kg 称重,装入相应的塑料包装袋内,封口,贴上标签。

【质量要求】　石决明:本品为不规则的碎块。灰白色,有珍珠样彩色光泽。质坚硬。气微,味微咸。含碳酸钙($CaCO_3$)不得少于 93.0%。

煅石决明:本品为不规则的碎块或粗粉。灰白色无光泽,质酥脆。断面呈层状。含碳酸钙($CaCO_3$)不得少于 95.0%。

【炮制作用】　石决明味咸,性寒。归肝经。具有平肝潜阳、清肝明目的功效。

石决明:生用偏于平肝潜阳。用于头痛眩晕,惊痫抽搐。

煅石决明:咸寒之性降低,平肝潜阳的功效缓和,增强了固涩收敛、明目的作用。用于目赤,翳障,青盲雀目,痔漏成管。且煅后质地酥松,便于粉碎,有利于煎出有效成分。

【炮制研究】　石决明经煅后,煎液中的钙含量显著增高,为生品的 4.5 倍。煅石决明质地、总钙含量、煎出率、微量元素含量均有变化,煅制品优于生品。

煅醋淬品煎剂对兔正常血压呈降低作用,煅品煎剂不稳定,生品微有上升趋向,除去钙的煎剂具有明显的升压作用。

【备注】　石决明尚有煅淬法炮制,醋淬增强固涩收敛的作用。

煅　牡　蛎

【药材来源】　本品为牡蛎科动物长牡蛎 *Ostrea gigas* Thunberg、大连湾牡蛎 *Ostrea talienwhanensis* Crosse 或近江牡蛎 *Ostrea rivularis* Gould 的贝壳。

【操作方法】

1. 净选　将药材摊在拣选台上,拣去药材中的杂质、异物、非药用部分。

2. 炮制　按 DLD 型高温煅药炉操作规程,设置温度,取净药材,直接放入不锈钢内锅容器内,待温度升至设定温度后,保持一段时间,煅至酥脆,取出倒入不锈钢凉药盘中摊凉。用破碎机将药物轧成碎块。

3. 包装　取煅牡蛎饮片,按每包 1kg 称重,装入相应的塑料包装袋内,封口,贴上标签。

【质量要求】　牡蛎:本品为不规则的碎块。白色。质硬,断面层状。气微,味微咸。含碳酸钙($CaCO_3$)不得少于 94.0%。

煅牡蛎:本品为不规则的碎块或粗粉。灰白色。质酥脆,断面层状。含碳酸钙($CaCO_3$)不得少于 94.0%。

【炮制作用】　牡蛎味咸,性微寒。归肝、胆、肾经。具有重镇安神、潜阳补阴、软坚散结的功效。

牡蛎:生用偏于镇惊安神、潜阳补阴、散结。用于惊悸失眠,眩晕耳鸣,瘰疬痰核,癥瘕痞块。

煅牡蛎:煅后质地酥脆,易于粉碎,利于有效成分的溶出。增强了收敛固涩的作用。用于自汗盗汗,遗精崩带,胃痛吐酸。

【炮制研究】 牡蛎煅后醋淬水煎液中钙离子含量高于煅品和生品。生品水煎液中蛋白质的含量略高于醋淬品和煅品。另有报道,牡蛎煅后,铁、锰、锌元素的煎出量较生品显著增加,尤其是锌元素煎出量为生品的 7.6 倍。如用火煅醋淬炮制,锌、锰元素的煎出量增加更为明显。有实验表明,福建产的长牡蛎 Fe 的含量煅制品高于生品近 5 倍。

煅后醋淬品煎剂对兔正常血压呈现降低作用,生品轻微升压,去钙的煎剂具有明显的升压作用。大鼠抗胃溃疡实验表明,900℃,煅 1 小时的牡蛎能明显提高抗实验性胃溃疡活性。

采用正交设计试验,以牡蛎煎出液中 Ca 含量为指标,其最佳工艺条件为:550℃,煅 2.5小时,醋淬。

煅 炉 甘 石

【药材来源】 本品为碳酸盐类矿物方解石族菱锌矿,主含碳酸锌($ZnCO_3$)。

【操作方法】

1. 净选 将药材摊在拣选台上,拣去药材中的杂质、异物、非药用部分。

2. 炮制 按 DLD 型高温煅药炉操作规程,设置温度,取净药材,直接放入不锈钢内锅容器内,待温度升至设定温度后,保持一段时间,煅至红透。立即倒入水中浸淬,搅拌倾取混悬液,残渣沥干再煅烧、水淬。反复 3~4 次,去渣,合并混悬液,静置,倾去上清液,干燥,研成粉。

3. 包装 取煅炉甘石,按每包 1kg 称重,装入相应的塑料包装袋内,封口,贴上标签。

【质量要求】 煅炉甘石:本品为白色、淡黄色或粉红色粉末;体轻,质松软而细腻光滑。气微,味微涩。含氧化锌(ZnO)不得少于 56.0%。

【炮制作用】 炉甘石味甘,性平。归胃经。具有解毒明目退翳、收湿止痒敛疮的作用。

炉甘石:不生用,也不作内服,多作外用。

煅炉甘石:经煅淬水飞后,质地细腻纯洁,适宜于眼科及外敷用,消除了由于颗粒较粗而造成的对局部黏膜的刺激性。采用黄连及三黄汤拌制,可增强清热明目、敛疮收湿的功效。用于目赤肿痛,眼缘赤烂,翳膜胬肉,溃疡不敛,脓水淋漓,湿疮,皮肤瘙痒。

【炮制研究】 X 射线衍射分析结果表明,生炉甘石由菱锌矿、水锌矿、方解石及白云石等矿物组成;煅后菱锌矿、水锌矿转化为氧化锌。方解石、白云石仍留在其中。炉甘石中主要组成矿物菱锌矿、水锌矿都易溶于酸。

炉甘石主要成分为碳酸锌,煅制使其分解为氧化锌,粒径变小。煅炉甘石抑菌活性取决于氧化锌含量高低与粒径大小,其含量越高、粒径越小,抑菌活性越强。煅制后氧化锌的含量提高约 36%,三黄汤拌品及三黄汤淬后水飞品提高约 18%。生炉甘石溶出物中铅含量大于 3%,而煅、水飞后只含 0.4%,故煅、水飞均能减少炉甘石的毒性成分。

采用正交设计试验,以氧化锌含量为指标,优选煅炉甘后水飞最佳工艺:700℃ 恒温煅30 分钟,水淬一次,煅后氧化锌的含量增加 20% 左右。另有优选工艺,炉甘石过 2~7 号筛粗粉,300℃ 煅 2 小时,10 倍量水淬,反复 18 次,可得到外观灰白色、细腻光滑、无土腥味、过9 号筛的极细粉,氧化锌含量大于 80%。

第三节 煅 淬

煅淬是将药物按明煅法煅至红透,趁热投入对应的液体辅料中反复浸淬,使之骤然冷却的一类操作。有"不计遍数,手捻碎为度"之要求,故煅淬法特别适用于磁石、自然铜、代赭石、紫石英、阳起石、炉甘石等质地坚硬的药物。

（一）炮制作用

1. 使药物质地酥松,易于粉碎和利于煎出有效成分,增强疗效。

2. 改变或缓和药性,使之适应临床需要。

（二）操作方法

按照 DLD 高温煅药炉操作规程,设置温度,取净药材,直接放入不锈钢内锅容器内,待温度升至设定温度后,保持一定时间,煅至红透,趁热倒入液体辅料中,反复煅至酥脆,取出,倒入不锈钢凉药盘中摊晾。

（三）注意事项

1. 质地坚硬的矿物煅淬时要反复进行,使淬液全部吸尽、药物完全酥脆为度。

2. 控制好煅制温度和时间,避免生熟不匀。

3. 所用的淬液种类和用量,应根据药物的性质和煅淬目的要求而定。

煅 磁 石

【药材来源】 本品为氧化物类矿物尖晶石族磁铁矿,主含四氧化三铁（Fe_3O_4）。

【操作方法】

1. 净选 将药材摊在拣选台上,拣去药材中的杂质、异物、非药用部分。

2. 炮制 按 DLD 型高温煅药炉操作规程,设置温度,取净药材,直接放入不锈钢内锅容器内,待温度升至设定温度后,保持一段时间,煅至红透,趁热倒入醋（30%）反复煅至酥。取出倒入不锈钢凉药盘中摊晾。

3. 包装 取煅磁石,按每包 1kg 称重,装入相应的塑料包装袋内,封口,贴上标签。

【质量要求】 磁石:本品为不规则的碎块。灰黑色或褐色,条痕黑色,具金属光泽。质坚硬。具磁性。有土腥气,味淡。含铁（Fe）不得少于 50.0%。

煅磁石:本品为不规则碎块或颗粒。表面黑色。质硬而酥。无磁性。有醋香气。含铁（Fe）不得少于 45.0%。

【炮制作用】 磁石味咸,性寒。入肝、心、肾经。具有平肝潜阳,聪耳明目,镇惊安神,纳气平喘的功效。

磁石:偏于平肝潜阳,镇惊安神。用于惊悸,失眠,头晕目眩。

煅磁石:煅淬后,聪耳明目,补肾纳气力强,缓和了重镇安神的功效,并且质地松脆,易于粉碎和利于煎出有效成分。用于耳鸣,耳聋,视物昏花,白内障,肾虚气喘,遗精等。

【炮制研究】 X 射线衍射分析表明,生磁石以磁铁矿为主,混有少量针铁矿。煅制后磁铁矿及针铁矿大部分转化为赤铁矿,而无原生品的针铁矿特征线。热分析对研究煅制效果十分有效。生磁石热分析曲线:吸热 365℃（小）,放热 485℃（小）,0℃～230℃有稍许增重,而后至 375℃有失重,证实有针铁矿存在。煅磁石的热分析曲线:吸热 315℃（微）,证实样品中心部位尚保存少量未完全赤铁矿化的针铁矿或未转化尽的黏土矿物。

原子发射光谱分析发现，磁石中含有的有害元素钛、锰、铝、铬、钡、锶等煅后均有变化，尤其锶，煅制后未检出，镉、砷、铅溶出量显著降低。磁石煅后保持了主要的成分四氧化三铁，而三氧化二铁基本消失，表面疏松，其主要成分四氧化三铁在水中溶解度很小，而其他成分占水煎出物的98%以上。

磁石煅制后镇静及抗惊厥作用明显增强，能显著延长异戊巴比妥纳对小鼠的睡眠作用，对士的宁引起的小鼠惊厥有对抗作用，使惊厥潜伏期明显延长。对抑制醋酸诱发小鼠扭体反应，对戊巴比妥钠的协同作用，煅磁石优于生磁石。拮抗戊四氮致小鼠惊厥作用，降低角叉菜胶引发小鼠足肿胀度及止凝血作用，生磁石优于煅磁石。

据报道，以Fe^{2+}溶出量为指标，650℃恒温煅烧30分钟，醋淬1次，粉碎，过60目筛为好。正交设计法优选工艺为：900℃，煅2小时，淬1次，粒径2.5cm左右最佳。亦有正交设计结果以500℃恒温煅30分钟，煅3次，醋淬1次为好。

煅 紫 石 英

【药材来源】　本品为氟化物类矿物萤石族萤石，主含氟化钙（CaF_2）。

【操作方法】

1. 净选　将药材摊在拣选台上，除去药材中的杂质、异物、非药用部分。

2. 炮制　按DLD型高温煅药炉操作规程，设置温度，取净药材，直接放入不锈钢内锅容器内，待温度升至设定温度后，保持一段时间，煅至红透，趁热倒入醋（30%）反复煅至酥。取出倒入不锈钢凉药盘中摊晾。

3. 包装　取煅紫石英，按每包1kg称重，装入相应的塑料包装袋内，封口，贴上标签。

【质量要求】　紫石英：本品为不规则碎块。紫色或绿色，半透明至透明，有玻璃样光泽。气微，味淡。含氟化钙（CaF_2）不得少于85.0%。

煅紫石英：本品为不规则碎块或粉末。表面黄白色、棕色或紫色，无光泽。质酥脆。有醋香气，味淡。含氟化钙（CaF_2）不得少于80.0%。

【炮制作用】　紫石英味甘，性温。归心、肺、肾经。具有镇心安神、温肾暖宫、温肺平喘的功效。

紫石英：偏于镇心安神。多用于心悸易惊，失眠多梦。

煅紫石英：质地松脆，便于粉碎，易于煎出有效成分，温肺降逆、散寒暖宫力强。多用于肺虚寒咳，宫冷不孕等证。

【炮制研究】　X射线衍射分析，紫石英主要组成矿物为荧石、石英。煅制前后光学特性、物相组成，微量元素等均无发生本质变化，质地变得酥脆。煅淬品和煅淬水飞品中氟化钙和水煎液中钙离子含量均明显高于生品和煅制品，且经煅淬后，其中所含铅、镉、砷、汞、铜等有害元素含量均有不同程度降低。

用正交设计试验，以钙离子含量为指标，优选煅淬紫石英最佳炮制工艺为：600℃，煅30分钟，醋淬1次，每100kg紫石英，用醋30kg。以氟化钙为指标，优选工艺为：700℃恒温煅制10分钟，每100g紫石英用醋40ml，或700℃煅制20分钟，每100g紫石英用醋15ml，煅淬3次。

第四节 闷 煅

闷煅是药物在密闭、缺氧条件下煅烧至"黑色"、"存性"的一类操作。闷煅又称扣锅煅、密闭煅、暗煅。闷煅一般适用于炒炭时易于灰化或较难成炭的药物。

（一）炮制作用

1. 改变药性，产生新疗效，增强或产生止血作用。如棕榈、血余、灯心草等煅炭后，产生止血作用；荷叶、莲房煅炭后，增强止血作用。

2. 降低药物的毒性。如干漆煅后，破坏所含的漆酚。

（二）操作方法

根据操作规程，设置温度，取净药材置煅药锅内，煅至符合要求时，取出，摊凉。

（三）注意事项

1. 煅药锅装药量一般为容量的2/3。煅烧时变化剧烈的血余、干漆等，一般不超过锅容量的1/3，以免煅不透，影响煅炭质量。

2. 上下两部分接触处应封严，防止空气进入，使药物灰化。

3. 煅透后，应放冷后再开锅。以免药物遇空气燃烧而灰化。

4. 煅后的药物应符合"煅炭存性"的质量要求。

灯 心 炭

【药材来源】 本品为灯心草科植物灯心草 *Juncus effusus* L. 的干燥茎髓。

【操作方法】

1. 净制 将药材摊在拣选台上，除去药材中的杂质、异物、非药用部分。

2. 切制 将净灯心草，大小分开，按切药机标准操作规程，切制成段。

3. 煅炭 取灯心草段，置煅药锅内，设置温度，煅至符合要求时，取出，摊凉。

4. 包装 灯心炭按每包装袋1kg称重，装入相应的塑料包装袋内，封口，贴上标签。

【质量要求】 灯心草：呈圆柱形的段，表面白色或淡黄白色，有细纵纹。体轻，质软，略有弹性，易拉断，断面白色。气微，味淡。

灯心炭：为细圆柱形的段。表面黑色。体轻，质松脆，易碎。气微，味微涩。

【炮制作用】 灯心草味甘、淡，性微寒。归心、肺、小肠经。具有清心火，利小便的功效。

灯心草：利水通淋。用于心烦失眠，尿少涩痛，口舌生疮。

灯心炭：凉血止血，清热敛疮。外用治咽痹，乳蛾，阴疳。

【炮制研究】 灯心草茎髓中含多种菲类衍生物，全草含挥发油、氨基酸、糖类等成分。动物实验表明，灯心草能缩短出血和凝血时间。

（陈 红）

第九章 蒸煮燀及复制

蒸、煮炮制既是中药的炮制方法,又是复制、提净、燀、炖等炮制方法的重要步骤。这些方法在炮制过程中既要用水,又要加热,所用设备基本相同,故一并介绍。

第一节 方法与设备

一、操作过程及工艺条件

蒸法把药物置于蒸具内,于沸水锅上或直接通蒸汽进行蒸制。煮法是把药物直接置于清水或辅料中进行加热煮制。煮至符合规定要求时取出,干燥或进一步加工。在常压下此时药物、蒸汽和水的温度为100℃。在蒸煮制过程中,药物内部的空气将不断被水蒸气或水置换,直至空气被置换干净。药物被蒸煮的时间取决于药物形态、大小和装载方式,即体形小、比表面积大、松散装载的药物易于蒸煮透,反之则不易蒸煮透。

(一)准备

1. 检查 操作工按进出一般生产区规程进行换鞋、更衣、洗手。检查操作间、所用设备、容器、器具的清洁情况和灵敏度、准确度。

2. 准备 将所用容器、器具按一般生产区容器、器具清洁规程进行清洁。按"生产指令"向仓库领取所需原药材,并按物料进入一般生产区清洁规程去掉药材的外包装,按大小分档并净制。

3. 辅料 按照要求领取或制备辅料。

(二)生产过程

1. 清洗 将蒸煮设备洗净。

2. 拌润 按照要求,需要加入辅料者应与药材拌匀闷润至规定时间和程度。复制法要按照要求浸泡至符合要求。

3. 蒸煮 药物置于蒸具内,于沸水锅上或蒸药箱(罐)直接通蒸汽进行蒸制。煮法是把药物直接置于清水或辅料中进行加热煮至符合规定要求。燀法要注意用水量和煮沸时间。出料后摊开晾凉或及时去皮。加压蒸煮要注意控制压力和时间。

4. 干燥 出锅后的饮片要及时干燥。需要切制者要晒或者烘至半干后切片。

5. 包装 按照来源不同分别采用不同材料和不同规格的包装。放入合格证后封口,将小包装装入大包装(纸箱)中。大、小包装外面都注明饮片品名、规格、生产批号、数量、厂名。

(三)清场

1. 清洁 使用后的容器、器具、设备按清洁规程进行清洁。工作区环境按清洁规程进行清洁。

2. 记录　清场结束后详细填写清场记录,并由 QA 检查员检查清场情况,确认合格后,签字并贴挂"已清洁"状态标示及"清场合格证",并将"清场合格证"正本附于本批生产记录中。将"清场合格证"副本放于操作区指定位置。并按清洁规程将清洁工具进行清洁消毒并分区存放。

二、设备

(一) ZX 系列蒸药箱

图 9-1 是一种外部蒸汽和内部蒸汽两用的蒸药箱的结构示意图。药物由料筐和小车装载,料筐壁面开有小孔,便于通气,易于蒸透。箱体为侧开门结构,外部的大车用于装载小车和料筐,便于物料进出。在箱体底部有一蒸汽管、水槽及加热元件。采用外部蒸汽蒸制药物,蒸汽直接通过蒸汽管注入蒸药箱进行蒸制,此法只能用于清蒸。采用内部蒸汽蒸制药物,由加热元件加热箱体底部水槽内液态水产生的蒸汽进行蒸制,此法可用于清蒸或加辅料蒸制。箱体顶部的出气孔用于排出空气和多余的蒸汽。

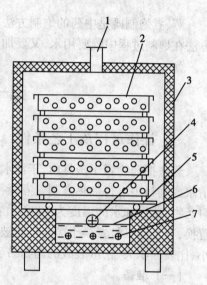

图 9-1　ZX 系列蒸药箱的结构示意图
1. 出气孔　2. 料筐　3. 外壳
4. 蒸汽管　5. 小车　6. 水槽
7. 加热管

1. 主要用途　用于中药或其他农产品的蒸(煮)加工。

2. 特点　采用蒸汽直接加热由料筐装载的物料,热效率高、易于蒸透。电热或电汽两用蒸药箱配套水位、温度自动控制系统;蒸汽或电汽两用蒸药箱配套减压阀、安全阀、压力表、温度表,便于控制,避免发生意外。大小车装载物料,从箱体的正面进出,小车不落地,便于操作,符合 GMP 要求。

3. 蒸药箱操作

(1)接通电源,打开进水阀,设定蒸制时间、恒温温度(100℃),关闭排污阀和球阀,拨动开机按钮,开始蒸制。

(2)待蒸至规定时间,蒸透或至规定程度时关机,关闭进水阀。除木瓜外,其他品种还需闷至规定的时间。

(3)冷却后,将蒸制好的中间产品取出。

4. 使用注意与保养

(1)本机的箱体不得承受压力。不能直接用水来浸润药材。

(2)蒸药或煮药结束后,均应先把箱体内的热水通过排污阀排掉,等待一定时间后再缓慢打开机门,防止箱体内高温的蒸汽喷出伤害操作人员。

(3)严禁电加热管不浸水加热。在一个蒸药过程中,如需从蒸汽方式转换为电加热方式,应开启排污阀门或打开箱体的机门一定时间,以减少密闭箱体内的蒸汽量或降低蒸汽的温度,这样可以避免高温蒸汽遇冷水后冷凝使箱体产生负压的情况。

(4)设备外壳必须可靠接地,避免发生意外事故。严格遵守维护和保养制度,机器每年应作一次保养。认真执行安全操作规程、加强安全教育,做好生产安全工作,防止意外发生。

(二) ZGBJ 型(保温型)可倾式蒸煮锅

图 9-2 是一种蒸煮两用蒸煮锅的结构示意图。药物直接装载于锅体内,蒸煮完毕锅翻转 90°排出药物。蒸制时,开启底部蒸汽阀,蒸汽进入锅体进行蒸制,此法只能用于清蒸。煮制时,将一定量的水注入锅体内,开启底部蒸汽阀或夹套蒸汽阀,或者同时开启底部蒸汽阀和夹套蒸汽阀,以便加温快速、温度均匀,由蒸汽加热水和药物进行煮制,此法可用于清水或加辅料煮制。锅体顶部的出气孔用于排出空气和多余的蒸汽。

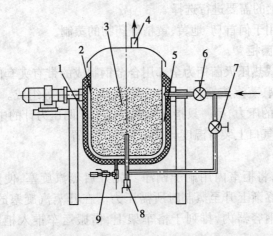

图 9-2　ZGBJ 型(保温型)可倾式蒸煮锅的结构示意图
1. 保温层　2. 锅体　3. 物料　4. 排气孔　5. 蒸汽夹套
6. 夹套蒸汽阀　7. 蒸汽阀　8. 药液阀　9. 疏水阀

1. **主要用途**　用于中药或其他农产品的蒸、煮加工。

2. **特点**　具有保温结构和锅体翻转防滑装置,能耗低、操作安全,夹套与蒸汽直接加热兼备。

(三) 回转式蒸药机

1. **基本结构及工作原理**　回转式蒸药机主要由支架、罐体及动力传动机构等部分组成。该机是一种回转式的真空压力容器,中间用心轴穿过,心轴为一中空管,其间可以穿过蒸汽管、液体辅料管等,同时罐体可以绕心轴旋转,利用旋转的动态原理,使物料在罐内受热时不断翻动,达到蒸制药物和烘干药物的目的。

2. **操作方法**　①拌料、蒸制:取定量的药物,用加料机(有条件的单位从楼层或操作台加料更好)加入罐中;液体辅料(黄酒等)通过计量后,打开阀门由液体进口流入罐内。然后启动电机,使罐体旋转(转速为 2~15r/min),药材、辅料在罐内作相对运动。10 分钟后,药物、辅料即可充分混合,罐停止转动,静置,闷润至辅料液被吸尽,开启夹层套的蒸汽进口,保持温度,并每隔 0.5 小时使罐体旋转一次(每次约 5 分钟)。约 4~6 小时,即可达到药物蒸制的要求。②干燥、出料:蒸好后的炮制品不必出罐,继续使罐体旋转(开始慢速,根据炮制品干燥的程度逐步加快),同时开启夹层蒸汽进口和真空进口,保持绝对压力 16kPa。经 5~8 小时,即可达到炮制品干的目的。出料时,开启罐门,物料放入车内(或容器内),转入下道工序。若有出料困难,可开启压缩空气进口,向罐内略施压力(控制在表压 5kPa),物料即可放出。

3. 特点

(1)功能齐全,一机多用。由于罐体采用了回转式结构原理,物料在罐内处于动态状况下受热,不至于出现"夹生"或"太过"现象。另外在加热方式上,采用了直通蒸汽和夹层蒸汽两种加热方式,可供生产上灵活选用。

(2)进料、出料方便,减轻了劳动强度。罐门均采用快开形式,进料用加料机或从楼层投料;出料用料车、移动式容器或其他输送机构等接转,均比较方便。

(3)本设备采用变速传动机构。变速范围2~15r/min,可根据不同品种或功能(如拌料、蒸药、干燥、洗罐)上的需要进行选择。

(4)适用范围:适用于何首乌、地黄、黄精等药物的蒸制。

(四)卧式热压灭菌柜

1. 基本结构　卧式热压灭菌柜为全部用合金钢制成的带有夹套的设备,主要由活动格车、搬运车、蒸汽控制阀、蒸汽旋塞、排气口和夹套回气装置等组成。柜顶部装有压力计两只,一只指示夹层蒸汽的压力,另一只指示柜室的压力。两压力计的中间为蒸汽控制阀。柜底部装有排气口,在排气口上装有温度计及夹套回气装置。

2. 操作方法

(1)装料:使用前,将柜室内用刷子刷净。先开启蒸汽旋塞,使蒸汽通入夹套中加热约10分钟,夹层压力逐渐上升至蒸制时所需压力。在开蒸汽旋塞的同时,将待蒸制的药物置铁丝篮中或不锈钢容器内,排列于格车架上,借搬运车推入柜室,关闭柜门,并将门闩紧。

(2)蒸制:待夹层加热完成后,将蒸汽控制阀上的刻度线转至对准"消毒"两字的线上。此后应留意温度计,当温度上升到所需温度时,此时刻线定为蒸药开始的时间,柜室压力计应固定在相应的压力。

(3)出料:在到达蒸制时间后,先关闭蒸汽,将蒸汽控制阀的刻线转至对准"排气"线上。此后开始排气,使柜室压力计上的压力降至"0"点。再将蒸汽控制阀的刻线对准至"关闭"线上,柜门即可开启,将蒸制药物取出。

(4)干燥:如需干燥,则在排气完毕后,将蒸汽控制阀对准至"干燥"线上,使柜室压力下降至真空范围内,约10~15分钟,然后将蒸汽控制阀转至"关闭"线上,开启柜门,即可将干燥的药物取出。

3. 特点

(1)由于采用饱和蒸汽,热效率高,穿透力强,缩短了闷润时间和蒸制时间,避免出现"夹生"情况。

(2)进料、出料方便,减轻了劳动强度。由于药物置于容器中或网篮上,并有搬动车,出料、进料均比较方便。

(3)容量大,适用于大批量生产。

4. 适用范围　适用于液体辅料和药汁蒸制药物的加压工艺生产。

(五)动态循环浸泡蒸煮设备

1. 基本结构　动态循环浸泡蒸煮设备主要是由蒸煮浸泡罐、计量罐、循环泵、电动葫芦、吊笼和蒸汽部分等组成。

(1)蒸煮浸泡罐:采用K3000型500L搪玻璃罐,用于毒性中药材的浸泡和蒸煮。

(2)计量罐：采用 K200 型 500L 搪玻璃罐，主要用于贮备炮制辅料液。

(3)不锈钢泵：采用 40FGB-40 型不锈钢泵，主要用于毒性中药材的动态循环浸泡和蒸煮，以及向计量罐输送辅料炮制液。

(4)电动葫芦：采用 SG05 型的电动葫芦，主要用于将吊笼放入浸泡蒸煮罐中或从浸泡罐中提起浸泡和蒸煮的药物。

(5)蒸汽部分：使用饱和蒸汽。

2. 操作方法 毒性中药动态循环浸泡和蒸煮的炮制工艺，其操作过程分 3 个步骤进行，这 3 个步骤是相互联系的。

(1)辅料液的制备：首先将欲炮制的毒性中药辅料(如炮制川乌、草乌和附子等用的辅料甘草和黑豆等)按每批炮制品的需要量进行称量，放入吊笼中，在动态循环浸泡蒸煮罐中加入 10 倍于辅料总量的水。启动电动葫芦，将吊笼慢慢放入浸泡蒸煮罐中。开动蒸汽阀，缓缓加热，使罐内的压力不超过 180kPa，至沸，以后保持微沸，这时罐内压力保持在 20~50kPa 之间。经 2~5 小时的蒸煮后，使辅料的物质充分浸出，取样检查，口尝辅料几乎无味时，即关闭蒸汽阀，开动不锈钢循环泵，使辅料炮制液打入计量罐中备用。提起吊笼放掉炮制辅料残渣。

(2)炮制品的浸泡：称量毒性中药 100~150kg(根据药物的体积、质地来确定，以吊笼容积的 60% 为宜)，放入吊笼中，启动电动葫芦，使吊笼放入浸泡蒸煮罐中。随即开动不锈钢循环泵，进行动态循环浸泡 3~4 小时。动态循环浸泡时，由于摩擦产生热量，浸泡水的温度不断升高。当罐内温度达到 35℃时，立即停泵，并把浸泡液放掉。接着加同样的水量，继续进行动态循环浸泡，操作同前，如此反复，直到药物内浸泡至无干心，口尝时微有麻辣感为度，放掉最后的浸泡液。动态循环浸泡时间的长短是由毒性中药的品种、质地、部位和块大小等确定的，一般为 24~72 小时。

(3)蒸煮炮制：毒性中药浸泡去毒后，将制备的辅料液由计量罐倒入放置浸泡品的蒸煮罐中。然后启动蒸汽阀，缓缓加热，至沸后，关小蒸汽阀，保持微沸(罐内压力同前)。当炮制品达到质量标准后，即停止加热，并放掉辅料炮制液。用电动葫芦提起吊笼，放出炮制品。凉透后进行加工切制。晒干或烘干，即得成品。

3. 特点

(1)缩短饮片生产周期，提高生产效率。水处理是毒性药物去毒的常用方法之一。传统的浸泡方法，去毒泡浸时间长，劳动强度大，生产效率低。应用本工艺则可提高生产效率 3~5 倍。

(2)减少有效成分的流失，提高饮片质量。传统的毒性药物水处理的去毒方法，由于长时间浸泡的结果造成有效成分的流失。同时，毒性药物一般多含蛋白质、淀粉、脂肪等营养物质，在水中浸泡过久，则有利于微生物生长繁殖，以致发生腐烂、霉变、染菌及生虫现象。特别是在夏季长时间浸泡药，由于气温及水温较高，使药物出现发臭、发黏、变味、变色等变质现象，甚至完全失去药用价值。用动态循环浸泡毒性药物，由于浸泡的时间短，减少了有效成分的流失，也避免霉变现象，从而提高了饮片质量和疗效。

(3)降低中药材炮制损耗，提高饮片生产成品率。中药材在饮片生产加工过程中，由于药材含有杂质中非药用部分以及在加工中的损失，都有一定的损耗。用动态循环浸泡毒性药材，由于将中药材置于吊笼中，从而避免了中药材丢失损耗。

4. 适用范围 主要适用于川乌、草乌等毒性中药的煮制加工。也可用于半夏、白附子、天南星等药材的复制法炮制。

（六）多功能提取罐

1. 基本结构　多功能提取罐为中药水提、醇提、提油、回收残渣中溶剂的设备。主要由罐体、气压门和搅拌杆等组成。

（1）罐体：为夹层钢体，用于药物的浸泡、煎煮。罐体上设有进料口、出料口、进水口、排气口、观察口等。

（2）出料口、气压门：气压门位于罐底部，用于控制气压和控制门的开与关。门上有排液管。

（3）搅拌杆：位于罐体内，利用气压可使杆上下移动，达到搅拌药物的目的。

2. 操作方法

（1）煮、炖法：取适量净药物装入罐内，按各药物炮制项下的规定，加入水或液体辅料（清蒸除外），需拌润时，利用强制循环系统对辅料进行循环。蒸、煮时，关闭罐体上的排空阀，通过调节回流循环中气-液分离器上的排空阀，控制罐内压力及残余气体的排放。利用冷凝、回流装置控制辅料的挥散。炖时，关闭所有排空阀，用夹套进行加热。炮制过程中，可直接向罐内通入蒸汽，以提高药材和辅料的升温速度；需搅拌时，可利用强制循环系统进行循环。需闷时，可关闭所有排空阀进行闷制。炮制达到规定程度后，出料。出料前，可根据需要，通过蒸馏，对炮制品进行初步干燥。如残留余液过多，可通过强制循环，增大受热面积，以利蒸馏。

（2）焯法：将药物焯制需要的水量加入罐中，加热至沸，然后迅速加入药物并加热保持微沸。需搅拌时，利用强制循环系统进行循环。达规定程序后，放掉热水，然后按要求或关闭所有排空阀进行闷制，或加入冷水进行冷浸。炮制至规定程度后取出炮制品。

3. 特点

（1）开创了多功能提取罐的新用途，为蒸、煮、炖、焯法的生产提供了设备，提高了此类炮制品生产的机械化程度。

（2）减少炮制过程中辅料的损失，更好地满足药材均匀吸收辅料、润透，以及闷、搅拌、冷浸、隔水加热，迅速升温和迅速离水等工艺要求，避免炮制品质量的"太过"或"不及"。

（3）提高生产能力，降低劳动强度，改善生产环境，提高生产效率。

（4）多功能提取罐并联热水器后，在焯制过程中，可通过放掉先与药材接触而降温的水，来更好地控制温度和时间，保证炮制品质量。

4. 适用范围　适用于中药的蒸、煮、炖和焯制。

（七）蒸汽夹层锅

1. 基本结构　该夹层锅为制药工业常用的提取和浓缩设备。由夹层锅和支架等组成。夹层锅为半球形双层钢制锅体，外壁上安装有压力表、温度计、进出蒸汽口和排水阀。内壁上标有容量刻度。

2. 操作方法

（1）蒸法：取净药材与适量黄酒（或其他液体辅料）置不锈钢缸内，拌匀、密闭。每20分钟翻一次，待酒液吸尽后，放入夹层锅内由三角架支起的不锈钢带孔的圆盘上，盖好锅盖。从底部放入适量的清水，打开进汽阀门，并使锅内保持0.05MPa的压力。30分钟后开锅，观察药材内部的变化情况，若未蒸透，继续加热至成品质量要求，然后关闭进汽阀门，打开出口将水排尽，稍凉后取出炮制品，切厚片，干燥。

（2）煮法：将净药材投放锅内，加入水或其他液体辅料。打开进汽阀门，煮沸，控制锅内气压，待煮至要求程度时，出锅，烘干或晒干。

（3）炖法：将净药材与适量液体辅料混匀，稍闷，倒入干燥的锅内，盖好锅盖，开启进汽阀门，缓缓加热，使锅内保持微沸，上口有少量热气逸出。至液体辅料被吸尽，炮制品外皮不粘手，取出。晾晒至稍干时，切厚片，干燥。

（4）燀法：将锅内加入多量清水，开大进汽阀，待水沸腾后，取体积相当于水量 1/4 的药材，装入宽大的纱布口袋内，投入锅中。将燀至皱缩的种皮舒展，手捻易脱落时，提出口袋，将炮制品倒入凉水盆中。

3. 设备特点　该设备具有操作简单、易于控制温度和保证炮制品质量、工作效率高、经济实用、清洁卫生等特点。

4. 适用范围　广泛应用于中药材的蒸、煮、炖和燀制。也可用于复制和提净法。

第二节　蒸　　法

蒸法是将净药材加入辅料（或不加辅料）装入蒸制容器内，用水蒸气加热至一定程度的一种炮制方法。其中不加辅料蒸者为清蒸，加辅料蒸者为加辅料蒸。直接利用流通蒸汽蒸者称为"直接蒸法"；蒸时根据加辅料的不同，一般分为清蒸和加辅料蒸，后者又分为酒蒸、醋蒸、黑豆法蒸、豆腐蒸等。

（一）清蒸

清蒸是药物不加辅料，用水蒸气蒸制的一类操作。

1. 炮制作用　①破坏酶，保存药效：如黄芩遇冷水变绿，是黄芩苷被水解的结果。蒸后，既可防止黄芩发绿，利于黄芩苷的保存，又使黄芩软化，易于切片。②杀死虫卵，利于贮存：桑螵蛸蒸后杀死虫卵，防止来年春季孵化出小螳螂而损失药效；还可消除致泻的副作用。③便于软化切片：如黄芩、玄参、木瓜、天麻等。玄参蒸后，还增强其滋阴作用，并稍去寒性。

2. 操作方法　取净药物直接或用水稍浸后（但黄芩不能水浸）放笼屉或木甑中，加热蒸透，取出，干燥；或取出后，及时切制，干燥。

（二）酒蒸

酒蒸是药物拌入一定量的黄酒，用水蒸气蒸制的一类操作；装入蒸制容器（如罐、坛等）内隔蒸汽加热者，称酒炖。有"蒸者取其味足"之说，故一般滋补类药物多用酒蒸。

1. 炮制作用　改变或缓和药性，如熟大黄、酒黄精；增强滋补作用，如熟地黄、酒肉苁蓉、酒萸肉、酒女贞子、酒五味子等。

2. 操作方法　①铜罐或瓷坛蒸：取净药物，用黄酒拌匀，置蒸罐（或坛）中，密闭，隔蒸汽加热，蒸至罐内的黄酒被吸尽，药材呈黑色或黑褐色时取出，晾晒至外皮黏液稍干时，切厚片或块，干燥。②笼屉或木甑蒸：取净药物，用酒拌匀，待吸收后，置笼屉（或木甑）内加热。从笼屉圆气开始计时，蒸 4 小时，闷 12 小时，取出晒至外皮微干，拌入剩余的黄酒后，再蒸，再闷，再晒。反复蒸至药物呈乌黑色时，取出，晾晒至八成干，切厚片，干燥。每 100kg 净药物，用黄酒 30~50kg。

（三）醋蒸

醋蒸是药物拌入一定量的米醋，用水蒸气蒸制的一类操作。增强收敛作用的药物多用醋蒸。

1. 炮制作用　增强酸涩收敛的作用,如醋五味子。

2. 操作方法　取净五味子,用醋拌匀,待吸收,置笼屉(或木甑)内,蒸 4 小时,再闷一段时间,蒸至呈黑色时取出,干燥。除另有规定外,每 100kg 净药物,用醋 20kg。

(四)黑豆汁蒸

药物拌入黑豆汁,用水蒸气蒸制的一类操作。炮制用黑豆汁,多取其引药入肾、解毒、降低药物毒性的作用。

1. 炮制作用　改变药性,增强滋补功效,如何首乌。

2. 操作方法　取饮片或块,用黑豆汁拌匀,待吸收后,置笼屉(或木甑)内,蒸 4 小时左右,再闷一段时间,蒸至呈棕褐色时取出,干燥。除另有规定外,每 100kg 饮片(块),用黑豆10kg(加水适量,煮约 4 小时,熬汁约 15kg;黑豆渣再加水,煮约 3 小时,熬汁约 10kg,合并煎汁,共约 25kg)。

熟 地 黄

【药材来源】　本品为玄参科植物地黄 *Rehmannia glutinosa* Libosch. 的新鲜或干燥块根的炮制加工品。

【操作方法】

1. 净选　①挑选:称取地黄原药,置挑选工作台上,人工挑出杂质。②水选:启动循环水洗药机淘洗地黄。

2. 清蒸　取净地黄,置蒸药箱内,控制温度和时间,蒸至符合要求,闷一夜,出锅。晾晒至八成干。

3. 切制　启动切药机,将晾晒后的熟地黄切成规格为 3mm 厚片。

4. 干燥　将切制好的饮片置烘箱内摊平,温度 80℃,干燥 2 小时。

5. 过筛　干燥后的地黄过孔径 2mm 竹筛。

6. 包装　取熟地黄饮片,按每包 1kg 称重,装入相应的塑料包装袋内,封口,贴上标签。

【质量要求】　生地黄:呈类圆形或不规则的块片,直径 1.5~6 cm。表面棕黑色或棕灰色,极皱缩,具不规则的横曲纹。切面棕黑色至乌黑色,稍滋润。体重,质较软而韧,撕裂面棕褐色至黑褐色,有光泽,具黏性。气微,味微甜。水分不得过 15.0%,总灰分不得过8.0%,酸不溶性灰分不得过 3.0%,水溶性浸出物不得少于 65.0%。按干燥品计算,含梓醇不得少于 0.20%,含毛蕊花糖苷不得少于 0.020%。

熟地黄:呈不规则块片、碎块,大小、厚薄不一。表面乌黑色,有光泽,黏性大。质柔软而韧性,不易折断,断面乌黑色,有光泽。气微,味甜。水分、总灰分、酸不溶性灰分、水溶性浸出物和毛蕊花糖苷含量同地黄饮片。

【炮制作用】　地黄味甘,性微温。归肝、肾经。具有滋阴补血、益精填髓的功能。

生地黄:具有清热凉血,养阴生津的功效。用于热入营血,温毒发斑,吐血衄血,热病伤阴,舌绛烦渴,津伤便秘,阴虚发热,骨蒸劳热,内热消渴。

熟地黄:蒸制后,药性由寒转温,味由苦转甜,功能由清转补。清蒸熟地黄质厚味浓,滋腻碍脾,加酒蒸后性转温,主补阴血,且可借酒力行散,起到行药势、通血脉的作用,使之补而不腻。

【炮制研究】　熟地黄主要含有环烯醚萜苷类、糖类、紫罗兰酮类、地黄脑苷类及氨基酸类等。

熟地黄及其有效成分具有镇静、抗炎、调节免疫力、降压、造血及抗衰老等多种作用,并涉及体内心血管、内分泌等多个系统。熟地黄多糖可促进 IL-2 细胞分泌,具有较强的免疫调节作用,可增强机体的免疫功能,可显著提高气血双虚模型小鼠红细胞、白细胞、血红蛋白、血小板水平,改善其造血功能。其对于 $AlCl_3$ 拟痴呆模型小鼠具有增强其学习记忆能力的作用,同时又能明显抑制小鼠脑中乙酰胆碱酯酶(AchE)活性。

生地经加热蒸制后一部分多糖和低聚糖水解成还原糖,随着蒸制时间的增加,还原糖含量也增加,生地黄制熟后水苏糖、半乳糖有所减少,而葡萄糖、果糖含量明显增加。清蒸 22 小时和反复蒸晒 7 次或酒炖 48 小时含量最高,随后含量有所降低。在炮制过程中,苷类成分亦有不同程度的分解,以单糖苷分解最多,其次为双糖苷,而三糖苷几乎不分解。

熟地黄的质量问题多出在炮制环节。而在酒炖法中黄酒的质量最为关键,且地黄的个头大小不一,就需要在清洗过后将大小条分开,分别控制蒸制时间,利于药材蒸透。2008 年北京市中药饮片炮制规范中熟地黄炮制工艺流程为:取整生地黄,加黄酒拌匀,闷润 24～48 小时,装入蒸罐内,加水适量,密封,蒸 12～24 小时,中间倒罐一次,至黄酒被吸尽且色泽黑润时,取出,晒至约八成干时,切厚片(2～4mm),干燥。每 100kg 生地黄用黄酒 30～50kg。

HPLC 指纹图谱显示在炮制过程中梓醇快速下降至几乎消失,5-HMF 呈直线上升趋势,麦角甾苷变化不明显,生地黄在蒸制 26 小时后所制样品与标准熟地黄相似性最大。采用反相高效液相色谱法建立地黄中益母草苷的分析方法研究地黄在炮制过程中环烯醚萜苷类成分变化规律时发现,随着蒸制次数的增加,益母草苷逐渐减少。

醋南五味子

【药材来源】　本品为木兰科植物华中五味子 *Schisandra sphenanthera* Rehd. et Wils. 的干燥成熟果实。

【操作方法】

1. 净选　称取南五味子,置挑选工作台上,人工挑出杂质。

2. 醋炙　将净南五味子,加醋拌匀,置于塑料箱内,闷润,控制温度和时间,加热蒸透,闷一夜。

3. 干燥　将醋五味子控制温度 50℃,时间 5 小时,至干。

4. 包装　醋南五味子按每包装袋 1kg 称重,装入相应的塑料包装袋内,封口,贴上标签。

【质量要求】　南五味子:本品呈球形或扁球形,直径 4～6mm。表面棕黑色,干瘪,果肉常紧贴于种子上,无黏性。种子 1～2,肾形,表面棕色,无光泽。杂质不得过 1.0%,水分不得过 12.0%,总灰分不得过 6.0%,按干燥品计含五味子酯甲不得少于 0.20%。

醋南五味子:呈球形或扁球形,表面棕黑色,油润,稍有光泽,微有醋香气。杂质、水分、总灰分及五味子酯甲含量同南五味子饮片。

【炮制作用】　南五味子味酸、甘,性温,归肺、心、肾经。具有收敛固涩,益气生津,补肾宁心的功效。

生南五味子:用于久嗽虚喘,梦遗滑精,遗尿尿频,久泻不止,自汗盗汗,津伤口渴,内热消渴,心悸失眠。

醋南五味子:醋制后酸涩收敛之性增强,涩精止泻作用更强。用于遗精,泄泻。

【炮制研究】　醋南五味子主要含有五味子甲素、五味子酯甲等。

　　南五味子炮制方法不一,以不同物质含量为指标,其工艺要求各不相同。以总多糖含量为指标评定,南五味子最佳炮制工艺为加醋30%(ml/g),闷润1小时,蒸制3小时;以总木脂素的含量为指标,醋制五味子最佳炮制工艺为南五味子100kg,加入20kg醋,拌匀闷润1小时,蒸制4小时后干燥;以五味子酯甲含量为指标,最佳醋蒸工艺则为取南五味子200g,加入30%醋,拌匀闷润2小时,蒸制3小时,而酒蒸则以高压蒸制为理想工艺。

　　南五味子不同炮制品中五味子酯甲、五味子甲素和五味子乙素含量与生品相比,五味子各炮制品中3种木脂素及总木脂素的含量均有所增加,只是各成分含量增加程度不同。酒炙、醋炙增加幅度较蜜炙明显,其中炮制品五味子醇甲升高的比较明显,而五味子甲素升高的幅度不是很大,五味子乙素的升幅居中。药理研究表明,乙素具有降低转氨酶作用,而甲素此作用不明显,故认为在治疗慢性肝炎时应以乙素作为指标性成分,可选用醋炙或酒炙五味子使用效果更佳。蒸法处理的样品中五味子甲素、五味子乙素和五味子醇甲的含量均比非蒸法的含量高,以酒蒸法炮制的样品中总木脂素含量最高。

　　研究表明酒炙南五味子使其具有强壮作用的总木脂素含量明显增加,符合"入补药熟用"的理论,可增强温补作用,用于肾虚、遗精、心悸失眠。而蜜炙后补肺益肾作用增强,用于肺肾两亏之久咳、虚咳;醋炙则增强其酸涩收敛作用,用于咳嗽、遗精、泄泻;酒炙蜜炙品现代应用更广泛,宋平顺等认为有无必要收入《中国药典》,尚需结合临床疗效再加以确定。

　　南五味子生品和醋蒸品乙醇提取物对小鼠急性肝损伤具有保护作用,且醋制南五味子的作用强于生品南五味子。

酒 萸 肉

【药材来源】　本品为山茱萸科植物山茱萸 *Cornus officinalis* Sieb. et Zucc. 的干燥成熟果肉。

【操作方法】

1. 净选　(挑选)称取萸肉置挑选工作台上,人工挑出霉变、泛油等变质药材及非药用部位。

2. 炮制　取净山萸肉,置适宜的容器内,加入黄酒均匀拌好,闷润至吸尽,放入蒸药箱内隔水加热炖制,控制温度和时间,蒸至山萸肉呈黑色时取出,稍放凉。

3. 干燥　将萸肉摊放在干燥箱内,干燥温度70℃,时间3小时。

4. 包装　酒萸肉按每包1kg称重,装入相应的塑料包装袋内,封口,贴上标签。

【质量要求】　山茱萸:呈不规则的片状或囊状,较完整者呈椭圆形,长1~1.5cm,宽0.5~1cm。表面紫红色至黑色,皱缩,微具光泽。顶端有的有圆形宿萼痕,基部有果梗痕。质较柔软。气微,味微酸、微苦。水分不得过16.0%,总灰分不得过6.0%,水溶性浸出物不得少于50.0%,

　　酒萸肉:形如山茱萸,表面紫黑色或黑色,质滋润柔软,微有酒香气,水分不得过16.0%,总灰分不得过6.0%,水溶性浸出物不得少于50.0%,以干燥品计马钱苷不得少于0.50%。

【炮制作用】　山茱萸味酸、涩,性微温,归肝、肾经。具有补益肝肾、涩精固脱的功效。

　　山茱萸:生品长于敛阴止汗固脱,多用于自汗,盗汗,遗精,遗尿。

　　酒萸肉:蒸制后以补肾涩精、固精缩尿力胜;酒蒸后借酒力温通,助药势,并降低其酸性,滋补作用强于清蒸品。清蒸品与酒蒸品用途基本相同,多用于头目眩晕,腰部冷痛,阳痿早泄,尿频遗尿,月经过多或崩漏。

【炮制研究】　酒萸萸主要含有挥发性成分、糖苷类、鞣质、有机酸等。

根据《北京市中药饮片炮制规范》2008 年版的规定，酒萸肉的炮制方法是取山萸肉100kg，用黄酒 30kg。炮制时，首先选用地道药材，然后掌握三个重要环节：一是黄酒和山萸萸的配比，二是炮制过程中的火候，三是炮制时间。该厂炮制方法是取净山萸萸加黄酒拌匀，闷润 3～4 小时，置蒸锅内，加水适量，密封，用武火（150～200℃）蒸至 18～24 小时，至山萸萸呈紫黑色有光泽时，取出，干燥，中间倒一次罐，迅速翻动山萸萸，掺匀后盖上蒸锅再用武火继续蒸。

采用正交设计法，以马钱苷的含量评价酒炖工艺的优劣，山萸萸最佳炮制工艺为黄酒用量 20%，闷润时间 2 小时，蒸制时间 3 小时。以山萸萸多糖得率为指标，采用正交设计优选酒蒸工艺，最佳炮制工艺为酒的用量 25%，闷润 2 小时，蒸制时间 4 小时。采用热压灭菌柜酒蒸制山萸萸较优的条件是 115℃，30 分钟；干燥条件是 60℃干燥 2 小时。

山萸萸收载的炮制方法有"去核"、"酒炖"、"酒蒸"。山萸萸经酒制，增加树脂类成分溶解度，使有效成分易于煎出，从而达到增强温补肝肾的作用。有研究显示山萸萸各炮制品中熊果酸含量各不同，依次为酒制品＞生品＞醋制品＞盐制品＞蒸制品。

制　首　乌

【药材来源】　本品为蓼科植物何首乌 *Polygonum multiflorum* Thunb. 的干燥块根。

【操作方法】

1. 制备黑豆汁　取黑豆 10kg，加水适量，煮约 4 小时，熬汁约 15kg，豆渣再加水煮约 3 小时，熬汁约 10kg，合并得黑豆汁 25kg。

2. 蒸制　取何首乌饮片 100kg，用黑豆汁将何首乌块拌匀，闷润 3 小时，至黑豆汁被吸尽。将润透的何首乌置于蒸药箱中，开启蒸药箱，控制温度和时间，至内外均呈黑褐色，取出。

3. 干燥　将蒸制后的何首乌置烘干箱内摊平，控制温度，干燥。

4. 包装　取制首乌饮片，按每包 1kg 称重，装入相应的塑料包装袋内，封口，贴上标签。

【质量要求】　何首乌：呈不规则皱缩状块片，厚约 1cm，表面黑褐色或棕褐色，凹凸不平，质坚硬，断面角质样，棕褐色或黑色。气微，味微苦而甘涩。水分不得超过 10.0%，总灰分不得过 5.0%。本品按干燥品计算，含 2,3,5,4′-四羟基二苯乙烯-2-O-β-D-葡萄糖苷不得少于 1.0%。

制首乌：呈不规则皱缩状块片，厚约 1cm，表面黑褐色或棕褐色，凹凸不平，质坚硬，断面角质样，棕褐色或黑色。气微，味微甘而苦涩。水分不得过 12.0%，总灰分不得过 9.0%，乙醇浸出物不得少于 5.0%，以干燥品计 2,3,5,4′-四羟基二苯乙烯-2-O-β-D 葡萄糖苷不得少于 0.70%，含游离蒽醌以大黄素和大黄素甲醚的总量计不得少于 0.10%。

【炮制作用】　何首乌味苦、甘、涩，微温。归肝、心、肾经。具有解毒，消痈，截疟，润肠通便的功能。

何首乌：苦泄性平兼发散，具有解毒，消痈，截疟，润肠通便的功能。用于疮痈瘰疬，风疹瘙痒，久疟体虚，肠燥便秘。

制首乌：何首乌经黑豆汁拌蒸后，其味转甘厚而性转温，增强了补肝肾，益精血，乌须发，强筋骨的作用，并消除生首乌滑肠致泻的副作用，使慢性患者长期服用而不致腹泻。用于血虚萎黄，眩晕耳鸣，须发早白，腰膝酸软，肢体麻木，崩漏带下，久疟体虚。

【炮制研究】 制首乌主要含有蒽醌类化合物、芪类化合物等。

制首乌随着蒸制时间的增加,其泻下作用也逐渐减弱,研究得出蒸制 4 小时为理想蒸制时间;制首乌对肠管平滑肌的作用机制可能与离体肠管平滑肌上的 M 受体、肾上腺素能 β_2 受体及直接作用有关。另有学者在探讨不同蒸制时间制首乌对亚急性衰老大鼠的抗衰老作用及其机制时发现黑豆汁制首乌可延缓 D-半乳糖所致的大鼠衰老,其中以蒸制 10 小时的黑豆汁制首乌的抗衰老作用尤为显著。且何首乌不同炮制品均能显著抑制大鼠肝脏 CYP2E 1 基因 mRNA 表达。

相比生首乌,制首乌中结合蒽醌含量明显降低,而总蒽醌含量有所上升,使制首乌毒性减小。何首乌炮制前后的醇提液对小鼠均有一定的毒性,其中生首乌醇提液急性毒性大于制首乌醇提液。制何首乌长期灌胃对大鼠肝脏有一定的毒副作用,但属可逆性损伤。

研究显示何首乌经短暂的微波加热后,炮制品呈多孔状,二苯乙烯苷的含量比传统方法所得的炮制品及生品都要高,而且失水率达到 50% 左右。以二苯乙烯苷含量为指标优化微波干燥和炮制新鲜何首乌的最佳工艺条件为火力 60%,加热时间 3 分钟,药材堆积厚度 3cm。

酒 黄 精

【药材来源】 本品为百合科植物滇黄精 *Polygonatum kingianum* Coll. et Hemsl.、黄精 *Polygonatum sibiricum* Red. 或多花黄精 *Polygonatum cyrtonema* Hua 的干燥根茎。

【操作方法】

1. 酒蒸 取 20kg 黄精饮片,加 4.0kg 黄酒拌匀,闷 1 小时至酒被吸尽,摊置于蒸药箱中,控制温度和时间蒸透,色泽黑润,口尝无麻味取出。

2. 干燥 将酒蒸后的黄精置烘箱内摊平,控制温度和时间,干燥。

3. 包装 取酒黄精饮片,按每包 1kg 称重,装入相应的塑料包装袋内,封口,贴上标签。

【质量要求】 黄精:为不规则的厚片,外表皮淡黄色至黄棕色。切面略呈角质样,淡黄色至黄棕色,可见多数淡黄色筋脉小点。质稍硬而韧。气微,味甜,嚼之有黏性;鸡头黄精外表皮灰棕色或灰黑色。切面角质样不明显。质较轻;姜形黄精外表皮黄棕色至深棕色,切面呈角质样。水分不得过 15.0%。

酒黄精:呈不规则厚片,表面棕褐色至黑色,有光泽,中心棕色至浅褐色,可见筋脉小点,质较柔软,味甜,微有酒香气。水分不得过 15.0%,含量测定同药材含黄精多糖以无水葡萄糖计不得少于 7.0%。

【炮制作用】 黄精味甘,性平,归脾、肺、肾经,具有补气养阴、健脾、润肺、益肾的功效。

生黄精:具麻味,刺人咽喉,故多蒸用。

酒黄精:蒸后除去麻味,以免刺激咽喉,并可增强补气养阴、补脾润肺的作用。用于脾胃气虚,体倦乏力,口干食少,肺虚燥咳,精血不足,内热消渴。酒制能使之滋而不腻,并助其药势,更好地发挥补肾益血的作用。

【炮制研究】 黄精主要含有甾体皂苷、黄精多糖 A、B、C 和半乳糖醛酸。

黄精蒸制后,水浸出物、醇浸物明显增加,总糖比生品略有减少,还原糖则增加 80% 以上。通过比较黄精的加压酒蒸、常压酒蒸、加压清蒸 3 种炮制品的 5-羟甲基糠醛、水浸出物、乙醇浸出物、正丁醇浸出物、多糖、总糖含量,综合评判得出黄精加压蒸制工艺明显优于常压蒸制和加压清蒸工艺。

　　以黄精中多糖、醇浸出物和水浸出物为指标优化出最佳酒炖黄精工艺为:20%黄酒、炖10小时、闷润8小时、70℃干燥。结果显示炖的时间和干燥温度对结果没有显著性影响。高压炮制与常压炮制酒黄精饮片在糖类成分与氨基酸类成分变化较大。

　　采用$L_9(3^4)$正交试验设计,以蒸制时间、闷制时间、蒸制次数、黄酒用量作为因素,优选酒黄精饮片最佳炮制工艺为蒸制时间为1小时,闷制时间为1小时,反复蒸制4次。以润制时间、蒸制时间、闷制时间为考察因素,结果得出对小鼠耳肿胀度的减轻作用的影响效果依次为闷制＞蒸制＞润制,且闷制时间有显著性差异。确定最佳工艺为:生黄精药材25kg加20%黄酒润18小时,蒸8小时,闷8小时。取出,晾至八成干,切厚片,干燥。

盐巴戟天

【药材来源】　本品为茜草科植物巴戟天 *Morinda officinalis* How 的干燥根。

【操作方法】

1. 净选　(水洗)将巴戟天置于水池,水洗。
2. 蒸制　取净巴戟天与适量盐水拌匀,闷30分钟,装蒸药箱,控制温度和时间。蒸透,取出,趁热除去木心。
3. 切制　启动切药机。将巴戟天切成规格为5mm短段。
4. 干燥　将巴戟天饮片置于烘箱,温度80℃,干燥时间6小时。
5. 过筛　将巴戟天饮片过2mm筛。
6. 包装　盐巴戟天饮片按每包装袋1kg称重,装入相应的塑料包装袋内,封口,贴上标签。

【质量要求】　巴戟天:呈扁圆柱形短段或不规则块。表面灰黄色或暗灰色,具纵纹及横裂纹。断面皮部厚,紫色或淡紫色,中空。气微,味甘而微涩。本品按干燥品计算,含耐斯糖不得少于2.0%。

　　盐巴戟天:呈扁圆柱形短段或不规则块,表面灰黄色或暗灰色,具纵纹和横裂纹,断面皮部厚,紫色或淡紫色,中空,气微,味甘、咸而微涩。水分不得过15.0%,总灰分不得过6.0%,水溶性浸出物不得少于50.0%,按干燥品计算含耐斯糖($C_{24}H_{42}O_{21}$)不得少于2.0%。

【炮制作用】　巴戟天味甘、辛,性微温。归肾、肝经。具有补肾阳,强筋骨,祛风湿的功效。

　　巴戟天:长于祛风除湿。用于阳痿遗精,宫冷不孕,风湿痹痛,筋骨痿软等肾虚而兼风湿之证。

　　盐巴戟天:引药入肾,温而不燥,补肾助阳作用缓和,多服久服无伤阴之弊。用于阳萎早泄,尿频或失禁,宫冷不孕,月经不调。

【炮制研究】　巴戟天主要含有蒽醌类、环烯醚萜、还原糖、苷、黄酮、甾体三萜、氨基酸、有机酸等。

　　巴戟天中糖主要分布在肉的部分,不同巴戟天炮制品中其糖的含量存在明显的差异。净巴戟天总糖为54.83%,多糖为12.09%;去木芯巴戟天总糖含量为59.58%,多糖为13.01%;巴戟天木芯总糖为23.12%,多糖为5.91%;而炮制后的巴戟天肉总糖56.61%,多糖12.93%,糖的含量比净巴戟天高。巴戟天传统用药要求"去心"使药材得到净化,利于用药准确。

　　巴戟天不同炮制品及其木心中多糖含量高低依次为:制巴戟天＞巴戟肉＞盐巴戟天＞

巴戟天木心。巴戟天经甘草制有利于多糖的溶出,盐炙品的多糖含量低于巴戟肉,巴戟天木心多糖含量最低。且巴戟天在8%食盐水中浸泡20分钟,蒸20分钟为最佳炮制工艺,测定其百分含量为28.37%。

巴戟天通过蒸、煮炮制,将结合类蒽醌水解为游离蒽醌,起到增效作用。以巴戟天中耐斯糖、多糖为指标优选出盐巴戟天最佳工艺为:50g药材加入50ml 2%的盐水拌匀闷润5小时,加热蒸制60分钟,趁热除去木心,切段,干燥。

生晒巴戟天与盐制巴戟天均对小鼠耐缺氧与生殖系统有促进作用,且盐制巴戟天作用明显优于生晒巴戟天。采用原子吸收分光光度法分析显示巴戟肉中各微量元素含量均比生巴戟天高,经过盐制和甘草制后的巴戟肉微量元素含量比蒸制过的巴戟肉低。巴戟天水浸液有强壮作用,还有抗炎和升高白细胞作用。同时还具有抗氧化和增强免疫功能。

【备注】
1. 巴戟肉　取净巴戟天,照蒸法蒸透,趁热除去木心,切段,干燥。本品呈扁圆柱形短段或不规则块。表面灰黄色或暗灰色,具纵纹及横裂纹。断面皮部厚,紫色或淡紫色,中空。气微,味甘而微涩。

2. 制巴戟　取甘草,捣碎,加水煎汤,去渣,加入净巴戟天拌匀,照煮法煮透,趁热除去木心,切段,干燥。每100kg巴戟天,用甘草6kg。浸出物和含量测定同巴戟天饮片。

本品呈扁圆柱形短段或不规则块。表面灰黄色或暗灰色,具纵纹及横裂纹。断面皮部厚,紫色或淡紫色,中空。气微,味甘而微涩。浸出物和含量测定同巴戟天饮片。

天　麻

【药材来源】　本品为兰科植物天麻 *Gastrodia elata* Bl. 的干燥块茎。
【操作方法】
1. 净选　(水洗)取原药材,除去杂质及黑色泛油者,洗净。
2. 蒸制　取净天麻,闷30分钟,装蒸药箱,控制温度为105℃在常压下蒸制20分钟。蒸透,取出。
3. 切制　启动切药机。将天麻切成薄片。
4. 干燥　将净天麻饮片置于烘箱,温度(70±2)℃,干燥时间4小时。
5. 过筛　将天麻饮片过4号筛。
6. 包装　天麻饮片按每包装袋1kg称重,装入相应的塑料包装袋内,封口,贴上标签。

【质量要求】　天麻:呈不规则的薄片。质坚硬,不易折断,断面较平坦,黄白色至淡棕色,角质样。气微,味甘。水分不得过12.0%,总灰分不得过4.5%,醇浸出物不得少于10.0%。天麻按干燥品计算,含天麻素不得少于0.20%。

【炮制作用】　天麻味甘,性平。归肝经。具有息风止痉,平抑肝阳,祛风通络的功效。用于小儿惊风,癫痫抽搐,破伤风,头痛眩晕,手足不遂,肢体麻木,风湿痹痛。蒸制主要是为了便于软化切片,同时可破坏酶,保存苷类成分,增强息风止痉,平抑肝阳的作用。

【炮制研究】　天麻主要含有天麻苷、天麻醚苷、香草醇、枸橼酸甲酯、琥珀酸、棕榈酸和香荚兰醇、香荚兰醛等。

采用蒽酮-硫酸法测定天麻多糖含量,多糖含量高低顺序依次为真空冷冻干燥饮片>鲜切饮片>蒸制饮片>半润透饮片>润透饮片。天麻经过硫黄熏蒸降低了天麻素含量。

以天麻素和天麻多糖含量的综合作用为指标优选出天麻饮片最佳炮制工艺为蒸切后在

70℃烘干。结合饮片外观、色泽、片型、耗用工时及有效成分含量优化天麻的最佳软化工艺为洗净后润 5 小时，常压 100℃蒸 8 分钟，且此法适合于大生产。而烘法炮制天麻的损耗率是润法的四分之一，天麻中各有效成分在烘软时（70℃左右）不会受到影响，且加工时间短。清炒天麻能够除去其中的一些水分，又可破坏天麻的 β-苷键酶，减少天麻有效成分损失，蜜制天麻由于蜂蜜中具有还原糖，能够防止天麻素的氧化分解，提高药物疗效。

第三节　煮　法

煮法是净药物加入辅料（或不加辅料）置锅内，加适量清水同煮的一类操作。因加入的辅料不同，一般分为清水煮、甘草水煮、豆腐煮等。

（一）清水煮
药物与清水共煮的一类操作。如制草乌、制川乌。

1. 炮制作用　降低毒性，如生草乌、生川乌有大毒，内服宜慎，多外用。制草乌、制川乌毒性降低，可供内服。

2. 操作方法　取分档后的净药物，用清水浸泡至内无干心，取出，置锅内，加入适量清水，煮至取个大实心者切开检视内无白心、口尝微有麻舌感时（一般煮 4~6 小时），取出，弃去锅内剩余的大量汁液，晾晒至六成干后，再闷润至柔软适中，切片，干燥，除净药屑。

（二）甘草汁煮
药物与甘草煎液共煮的一类操作。如制巴戟天、制远志、制吴茱萸。炮制用甘草汁，多取其调和诸药、缓和药性、降低药物毒性的作用。

1. 炮制作用　增强补益作用，利于去除木心，如巴戟天。缓和燥性，如吴茱萸，生用有小毒，制后毒性降低；远志制后可消除对咽喉的刺激性。

2. 操作方法　取甘草汁倒入锅内，加入净药物拌匀，文火煮至皮部松软，汁被吸尽时，趁热抽去非药用的木质心，皮部切段，干燥；或煮透至汤吸尽，取出，干燥，除净药屑。
除另有规定外，每 100kg 净药物，用甘草 6kg。

（三）豆腐煮
药物与豆腐加水共煮的一类操作。如制硫黄。

1. 炮制作用　降低毒性，如硫黄。生硫黄有毒，只作外用。制硫黄毒性降低，方可内服。

2. 操作方法　先将锅底平铺一层豆腐片，上放硫黄碎块，再用豆腐片盖严，加水过豆腐，文火加热，徐徐沸腾，煮至豆腐显黑绿色时，取出，除去豆腐，用水漂净，晾干或阴干。每 100kg 硫黄，一般用豆腐 200kg。

制　川　乌

【药材来源】　本品为毛茛科植物乌头 *Aconitum carmichaelii* Debx. 的干燥母根。
【操作方法】
1. 净选　（挑选）称取川乌置挑选工作台上，人工挑出杂质。
2. 软化　取净川乌，分开大小个，浸泡于无孔的框子中，至内无干心。
3. 煮制　将软化后泡透的川乌置于蒸煮锅内加适量水煮 4~6 小时（或蒸 6~8 小时）至取大个及实心者切开内无白心，口尝微有麻舌感时，取出。晾至六七成干。

4. 切制　启动切药机,将晾至六七成干的制川乌切成规格为3mm厚片。

5. 干燥　将切制好的制川乌置烘干箱内摊平,温度80℃干燥4小时。

6. 过筛　干燥后的制川乌过孔径2mm筛。

7. 包装　取制川乌饮片,按每包1kg称重,装入相应的塑料包装袋内,封口,贴上标签。

【质量要求】　川乌:呈不规则或长三角形的片。质坚实,断面类白色或浅灰黄色,形成层环纹呈多角形。气微,味辛辣、麻舌。水分不得过12.0%,总灰分不得过9.0%,酸不溶性灰分不得过2.0%

制川乌:呈不规则或长三角形的片。表面黑褐色或黄褐色,有灰棕色形成层环纹。体轻,质脆,断面有光泽。气微,微有麻舌感。水分含量不得过11.0%,以干燥品计苯甲酰乌头原碱、苯甲酰次乌头原碱及苯甲酰乌头原碱的总量应为0.070%~0.15%。含双酯型生物碱以乌头碱、次乌头碱及新乌头碱的总量计,不得过0.040%。

【炮制作用】　川乌味辛、苦,性热,有大毒,归心、肝、肾、脾经,具有祛风除湿,温经止痛的功效。

生川乌:有大毒,内服宜慎,孕妇禁用,多外用于风冷牙痛,疥癣,痈肿。

制川乌:毒性降低,可供内服。用于风寒湿痹,关节疼痛,心腹冷痛,寒疝作痛及麻醉止痛。

【炮制研究】　川乌主要含有生物碱类成分。川乌炮制的主要目的是降低毒性。降毒原理为:川乌的主要成分为生物碱,其中双酯型乌头碱毒性最强,苯甲酰单酯型乌头碱毒性较小,乌头原碱类毒性很弱或几乎无毒性。在炮制工艺中,加水、加热处理(包括干热法、湿热法),都能促进水解反应,达到降低毒性的目的。故采用浸、泡、漂、蒸、煮炮制可降低乌头毒性。

通过对比炮制前后的质谱总离子流图及紫外色谱图,提出了川乌炮制减毒的两方面原因:一是将双酯及三酯型生物碱水解,尤其是使其脱掉乙酰基。二是水煮炮制的过程中由于水溶解及高温的原因,有相当一部分物质损失。

制　草　乌

【药材来源】　本品为毛茛科植物北乌头 Aconitum kusnezoffii Reichb. 的干燥块根。

【操作方法】

1. 净选　①挑选称取草乌置挑选工作台上。②水洗启动循环水洗药机,从进料口适量、均匀地加入原药草乌,用容器从接料口接收。

2. 浸泡　用清水浸泡至内无干心。

3. 炮制　取净药物与适量水于可倾式蒸煮锅加热共煮,控制温度和时间。煮至大个草乌切开无白心,口尝微有麻舌感时取出。

4. 切制　启动切药机。将草乌切成规格为1~2mm薄片。

5. 干燥　将制草乌饮片摊放,控制温度和时间,干燥。

6. 过筛　将制草乌饮片过2mm筛。

7. 包装　制草乌饮片按每包1kg称重,装入相应的塑料包装袋内,封口,贴上标签。

【质量要求】　草乌:表面灰褐色或黑棕褐色,皱缩。质硬,断面灰白色或暗灰色,有裂隙,形成层环纹多角形或类圆形,髓部较大或中空。气微,味辛辣、麻舌。按干燥品计算,含苯甲酰乌头原碱、苯甲酰次乌头原碱及苯甲酰新乌头原碱总量应为0.020%~0.070%。

制草乌:为不规则圆形或近三角形的片,表面黑褐色,有灰白色多角形形成层环和点状维管束,并有空隙,周边皱缩或弯曲。质脆,气微,味微辛辣,稍有麻舌感。水分不得过12.0%。本品含双酯型生物碱以乌头碱;次乌头碱和新乌头碱总量计不得过0.040%。按干燥品计算,含苯甲酰乌头原碱、苯甲酰次乌头原碱及苯甲酰新乌头原碱总量应为0.020%~0.070%。

【炮制作用】 草乌味辛、苦,性热;有大毒。归心、肝、肾、脾经。具有祛风除湿,温经止痛的功效。

生草乌:有大毒,内服宜慎,多作外用。以祛寒止痛,消肿为主,用于喉痹,痈疽,疔疮,瘰疬。

制草乌:毒性降低,可供内服。用于风寒湿痹,关节疼痛,心腹冷痛,跌打疼痛。

【炮制研究】 草乌主要含有生物碱、肌醇及鞣质等。

草乌的主要成分和炮制解毒机制与川乌类似,可参看川乌。

测定生草乌、高压蒸法及煮沸4小时的制草乌饮片中的乌头碱、中乌头碱、次乌头碱含量,结果煮沸4小时毒性生物碱含量降低最为明显。在蒸制工艺中,随着压力与温度的增高,总生物碱含量无显著变化,而毒性生物碱的含量呈显著下降。

根据草乌的急性毒性预实验做最大耐受量或药物半数致死量的实验。结果显示高压蒸制方法炮制的草乌毒性最小且诃子制草乌毒性也较小。但经体外抑菌试验证明烘制草乌毒性低,且抑菌作用增强,依然保留其抗炎、镇痛等作用。另有研究显示蒙药材草乌经特殊炮制后,炮制品中乌头碱、次乌头碱、新乌头碱的含量均低于草乌生品,诃子制草乌中含量最低,甘草制草乌含量次之,酸奶制草乌含量最高。

醋制草乌可以使双酯型生物碱水解,生物碱含量的变化与醋的用量有一定相关性;醋制草乌中单酯型生物碱的含量明显高于药典法制草乌。

醋 延 胡 索

【药材来源】 本品为罂粟科植物延胡索 *Corydalis yanhusuo* W. T. Wang 的干燥块茎。

【操作方法】

1. 醋煮 取净延胡索,加醋30kg拌匀,置预热好的热锅中,温度为100℃,加热煮4小时至煮透,取出,晾凉。

2. 干燥 将炮制好的延胡索置于烘箱内,干燥温度75℃。

3. 过筛 将醋延胡索过孔径3mm筛。

4. 包装 醋延胡索按每包1kg称重,装入相应的塑料包装袋内,封口,贴上标签。

【质量要求】 延胡索:呈片状,表面和切面黄褐色,质较硬。气微,味苦。以干燥品计四氢帕马丁不得少于0.040%。

醋延胡索:呈片状,表面和切面黄褐色,质较硬。微具醋香气。水分含量不得过15.0%,总灰分不得过4.0%,稀乙醇浸出物不得少于13.0%。以干燥品计四氢帕马丁不得少于0.040%。

【炮制作用】 延胡索味辛、苦,性温,归肝、脾经,具有活血,行气,止痛的功效。

延胡索:止痛有效成分不宜溶出,效果欠佳,故多制用。仅瘀滞疼痛选用生品。

醋延胡索:增强行气止痛作用。广泛用于身体各部位的多种疼痛证候。

【炮制研究】 延胡索主要含有多种生物碱。

延胡索含多种生物碱,其中延胡索甲素、四氢帕马丁和延胡索丑素具有明显的止痛作用,尤以四氢帕马丁的作用最强。但游离生物碱难溶于水,经醋制后,延胡索中的生物碱与醋酸结合成易溶于水的醋酸盐,煎煮时易于溶出。

以四氢帕马丁的含量为指标,对延胡索产地加工和醋制方法进行优选实验得出延胡索产地加工及醋制的最佳工艺条件是延胡索趁鲜切片4mm,加醋量40%,在50℃下干燥。以原阿片碱、四氢帕马丁和总生物碱的含量为评价指标,以醋用量、闷润时间、微波热力、炮制时间为考察因素,实验得出最佳炮制工艺为醋的用量30kg,闷润2小时,微波热力60%,炮制时间5分钟。

延胡索经炮制后水提液中生物碱含量均有所提高,醇提液中生物碱含量也有上升的趋势;延胡索鲜品直接经醋炙、醋煮、酒炙处理后,去氢紫堇碱含量较高,延胡索在产地水煮后四氢帕马丁含量较高。

采用高效液相色谱法测定显示醋制后延胡索中四氢帕马丁的含量明显高于醋制前延胡索中四氢帕马丁的含量。采用酸碱滴定法和电位滴定法分别测定延胡索生品及其2种炮制品的水煎液的总生物碱含量显示炮制能提高延胡索水煎液中总生物碱的含量,米泔水制优于醋制。

研究显示延胡索的镇痛作用显著;醋延胡索的镇痛优于净制延胡索。

制　远　志

【药材来源】　本品为远志科植物远志 *Polygala tenuifolia* Willd. 或卵叶远志 *Polygala sibirica* L. 的干燥根。

【操作方法】

1. 净选　称取原药23.0kg,置挑选工作台上,人工挑出杂质0.56kg。

2. 软化　①水淋:用清水喷淋净远志8分钟,水淋次数5次。②润:喷淋后的净远志放置4小时。

3. 切制　启动切药机。将远志切成规格为8mm段。

4. 炮制　将甘草1.2kg置于锅中加适量水煎煮2次,去渣,去净远志加入甘草拌匀,置于可倾是煮锅中至汤吸尽,取出。

5. 干燥　将远志摊放在烘干箱,温度80℃,干燥时间5小时。

6. 包装　取远志饮片,按每包1kg称重,装入相应的塑料包装袋内,封口,贴上标签。

【质量要求】　远志:呈段状,表面黄棕色。味微甜。以干燥品计远志𠮩酮Ⅲ不得少于0.10%,含3,6′-二芥子酰基蔗糖不得少于0.30%,含细叶远志皂苷不得少于2.0%。

制远志:形如远志段,表面黄棕色。味微甜。水分不得过12.0%,总灰分不得过6.0%,酸不溶性灰分不得过3.0%,70%乙醇浸出物不得少于30.0%。以干燥品计远志𠮩酮Ⅲ不得少于0.10%,含3,6′-二芥子酰基蔗糖不得少于0.30%,含细叶远志皂苷不得少于2.0%。

【炮制作用】　远志味苦、辛,性温,归心、肾、肺经,具有安神益智,交通心肾、祛痰,消肿的功效。

远志:有刺激性,"戟人咽喉",多外用,以解毒消肿为主。用于痈疽肿毒,乳房肿痛。

制远志:既能缓和其苦燥之性,又能消除刺喉感,以安神益智为主。用于心神不安,惊悸,失眠,健忘。

【炮制研究】　远志主要含有皂苷、咕吨酮化合物等。

远志炮制前后微量元素均有变化,实验显示远志经过炮制后,Fe、Zn、Mg、Mn、Ca 的含量均下降,Cu 含量略微上升。

不同炮制法对远志质量影响不同,实验显示对于浸出物含量,蜜远志>酒制远志>甘草制远志>生远志>姜汁炙远志>炒远志;至于远志酸含量,酒制远志>甘草制远志>蜜远志>生远志>姜汁炙远志>炒远志。而乙醇提取液中总皂苷含量,制远志最高,蜜远志最低即毒性最低。蜜远志较生远志、制远志止咳、化痰作用增强;制远志组小鼠脑内五羟色胺、去甲肾上腺素和多巴胺含量较生远志、蜜远志组小鼠高。

研究显示生远志的 LD_{50} 明显小于其他各制品,而蜜远志的 LD_{50} 明显大于其他制品,说明炮制有减小生品毒性的作用;而生远志组有明显抑制小鼠小肠推进的作用,与正常组比较有显著性差异($P<0.01$),各炮制品与正常组比较,有抑制作用但无显著性差异;与正常组比较,远志各炮制品均能减少小鼠自发活动,具有一定的镇静作用,均有统计学差异($P<0.05,P<0.01$),且各炮制品具有安神的药效。

远志去心的炮制方法始于汉代,并一直流传至今,除去远志木质部取其精,以保证药效。但现代研究对去除远志木质部有不同看法。蜜炙远志能增强润肺止咳的作用,但不能减除远志皂苷对胃黏膜和肾脏的刺激。因此现代常用的炮制方法均以甘草汁制远志为主要方法,以减除其副作用为主要目的。

第四节　焯　法

焯法是将药物放入沸水中,短暂时间内煮至种皮与种仁分离的一类操作。

(一)炮制作用

1. 提高药效,利于除去非药用部分　如苦杏仁焯后,既利于去皮,又能破坏苦杏仁酶,保存苦杏仁苷。桃仁焯后,利于去皮和有效物质的溶出。

2. 分离不同药用部分　如白扁豆。

(二)操作方法

取净药物,投入多量的沸水中,沸烫至种皮由皱缩至舒展、或种皮松软能搓去时,捞出,放冷水中稍浸,除去种皮,及时干燥。用时捣碎。含药屑、杂质不得超过1%。焯制品含水分不得超过13%。

(三)注意事项

1. 用水量　以10倍为宜。太少温度降低,太多容易造成成分流失。

2. 时间　5分钟左右,煮透即可。

焯苦杏仁

【药材来源】　本品为蔷薇科植物山杏 *Prunus armeniaca* L. var. *ansu* Maxim.、西伯利亚杏 *Prunus sibirica* L.、东北杏 *Prunus mandshurica*(Maxim.)Koehne 或杏 *Prunus armeniaca* L. 味苦的干燥成熟种子。

【操作方法】

1. 炮制　取苦杏仁,除去残留核壳及油黑者,投入沸水中,翻动片刻取出,搓去种皮。用时捣碎。

2. 干燥　将苦杏仁摊放,控制温度50℃,干燥时间4小时。

3. 包装　取燀苦杏仁饮片,按每包 1kg 称重,装入相应的塑料包装袋内,封口,贴上标签。

【质量要求】　苦杏仁:呈扁心形,长 1～1.9cm,宽 0.8～1.5cm,厚 0.5～0.8cm。表面黄棕色至深棕色,一端尖,另端钝圆,肥厚,左右不对称。尖端一侧有短线形种脐,圆端合点处向上具多数深棕色的脉纹。种皮薄,子叶 2,乳白色,富油性。气微,味苦。含苦杏仁苷不得少于 2.4%。

燀苦杏仁:呈扁心形。完整者长 1～l.9cm,宽 0.8～1.5cm,厚 0.5～0.8cm。表面乳白色或黄白色,一端尖,另端钝圆,肥厚,左右不对称,富油性。有特异的香气,味苦。以干燥品计苦杏仁苷不得少于 2.4%。过氧化值不得过 0.11。

【炮制作用】　苦杏仁味苦,性微温,有小毒,归肺、大肠经,具有降气止咳平喘、润肠通便的功效。

苦杏仁:性微温而质润,生用有小毒,剂量过大或使用不当易中毒。长于润肺止咳,润肠通便。多用于常为外感咳喘,肠燥便秘。

燀苦杏仁:可除去非药用部位,便于有效成分煎出,提高药效;并可使酶灭活,有利于保存苦杏仁苷。苦杏仁燀后还可降低毒性,使用药安全,其功用与生杏仁基本一致。

【炮制研究】　苦杏仁主要含有苦杏仁苷、脂肪油、苦杏仁酶、苦杏仁苷酶、樱叶酶、醇腈酶以及可溶性蛋白质等。

生杏仁不能有效地抑制杏仁酶的活性,故生杏仁有毒;苦杏仁加热炮制后最大程度上达到了保留苦杏仁苷的目的。炒制杏仁的火候、时间对氢氰酸的含量影响颇大;苦杏仁蒸制后,氢氰酸的有效成分相对值保存较高;苦杏仁霜制法后对有效成分影响不大,但对苦杏仁在大鼠体内的代谢及组织分布有较大影响。

据研究,微波炮制苦杏仁的最佳工艺是火力为中火,加热时间为 4 分钟,药物载重量为 100g。优选后的微波炮制品与传统燀制品比较,均可使苦杏仁苷含量降低,但微波炮制品仅降低 5%,而传统燀制品、燀炒品则分别降低了 20% 和 45%。

苦杏仁用武火炒至“外黑内棕”时氢氰酸的含量多于炒至“内外均黑”时氢氰酸的含量。在炒制过程中不能除去种皮非药用的部分,这对抑制杏仁酶的成分有很大程度的减弱,易造成年幼体弱者发生中毒症状。然而,在实际操作中,蒸制比炒制易于保证质量。蒸法在一般医院有条件下操作方便。蒸制的时间用武火 5～10 分钟,比较容易掌握。氢氰酸的有效成分含量相对值保存较高,但蒸制后仍需将种皮去掉。还可将净苦杏仁置电热干燥箱中,150℃烘烤 30 分钟。

燀　桃　仁

【药材来源】　本品为蔷薇科植物桃 *Prunus persica* L. Batsh 或山桃 *Prunus davidiana* (Carr.) Franch. 的干燥成熟种子。

【操作方法】

1. 炮制　取桃仁原药 28kg,除去残留核壳及油黑者,投入沸水中,翻动片刻取出,搓去种皮。用时捣碎。

2. 干燥　将桃仁摊放在玻璃房,温度 50℃,干燥时间 4 小时

3. 包装　取燀桃仁饮片,按每包 1kg 称重,装入相应的塑料包装袋内,封口,贴上标签。

【质量要求】　桃仁:呈扁长卵形,长 1.2～1.8cm,宽 0.8～1.2 cm,厚 0.2～0.4cm。表

面黄棕色至红棕色,密布颗粒状突起。一端尖,中部膨大,另端钝圆稍偏斜,边缘较薄。尖端一侧有短线形种脐,圆端有颜色略深不甚明显的合点,自合点处散出多数纵向维管束。种皮薄,子叶2,类白色,富油性。气微,味微苦。本品按干燥品计算,含苦杏仁苷不得少于2.0%。

山桃仁:呈类卵圆形,较小而肥厚,长约0.9cm,宽约0.7cm,厚约0.5cm。

焯桃仁:呈扁长卵形,长1.2~1.8cm,宽0.8~1.2cm,厚0.2~0.4cm。表面浅黄白色,一端尖,中部膨大,另端钝圆稍偏斜,边缘较薄。子叶2,富油性。气微香,味微苦。

焯山桃仁:呈类卵圆形,较小而肥厚,长约1cm,宽约0.7cm,厚约0.5cm。

以干燥品计苦杏仁苷不得少于1.5%。酸值不得过10.0,羰基值不得过11.0,每1000g含黄曲霉毒素 B_1 不得过5μg,含黄曲霉毒素 G_2、黄曲霉毒素 G_1、黄曲霉毒素 B_2 和黄曲霉毒素 B_1 的总量不得过10μg。

【炮制作用】 桃仁味苦、甘,性平,归心、肝、大肠经,具有活血祛瘀、润肠通便的功效。

桃仁:生用行血祛瘀力强,多用于血瘀经闭,产后瘀滞腹痛,跌打损伤。

焯桃仁:焯制后易去皮,可除去非药用部位,使有效成分易于煎出,提高药效。其功用与生桃仁基本一致。

【炮制研究】 桃仁主要含有苦杏仁苷、苦杏仁酶、挥发油、脂肪油。

桃仁不粉碎,水溶性浸出物的含量:焯桃仁>炒桃仁>带皮桃仁>生桃仁,焯制去皮可显著提高其水溶性成分的溶出。醇溶性浸出物含量以生品最高,炮制后均有不同程度的降低。

采用HPLC法,以苦杏仁苷含量为考察指标,优选出桃仁的煎煮时间应控制在1小时以内,最好在15~30分钟。实验同时提示桃仁在与其他药材共煎时宜后下。煎煮时间的长短对苦杏仁苷的含量有很大影响,是否去除种皮对苦杏仁苷的提取率影响不大。

在研究水剂法提取核桃油及蛋白质的工艺中料液比、兑水pH、浸提温度、浸提时间对油脂提取率的影响时,实验表明提取核桃油及蛋白质最佳工艺条件为,料液比(g:ml)1:3,兑水pH 5.5,浸提温度60℃,浸提时间8小时。该工艺条件下油脂得率为19.52%,蛋白质得率为10.81%,并利用冷冻干燥法得到蛋白粉。

研究显示随着贮藏时间的延长,桃仁中脂肪及脂肪油成分的皂化值、碘值、羟基值、酸值及过氧化值都呈上升趋势。因此真空封装条件下,桃仁品质比纸袋和塑料袋封装要好。

药效实验证明,桃仁中的不饱和脂肪酸油酸、亚油酸具有较好的活血化瘀作用,酸败不仅导致药材产生一定的毒性,同是还影响桃仁中油酸和亚油酸的含量。桃仁酸值随放置时间的增加而增大,而羰基值和过氧化值则有些上下摆动,说明其氧化过程的复杂情况。对于种子类药材,必须以酸败度的3个指标综合控制其质量,其中最重要的当属酸值和羰基值。

第五节 提 净 法

提净法是某些矿物质,特别是一些可溶性无机盐类药物,经过溶解、过滤、静置或加热,重新析出精制结晶体的一类操作,如芒硝、硇砂。

(一)炮制作用

使之纯净。芒硝增其消导降气之功;醋硇砂毒性降低,可供内服。

（二）操作方法

将朴硝放入萝卜煎液中,待全部溶解后,滤去杂质,滤液置阴凉处冷却,使之重新结晶,即为芒硝。每100kg朴硝,用萝卜10kg。

将捣碎的硇砂置适量沸水中溶解后,滤去杂质,滤液倒入搪瓷盆中,加入一定量的米醋,再将盆隔水加热,待液面析出结晶物后,随析随捞出,至析尽为止;或将滤液加热蒸发至干,取出结晶物。每100kg硇砂,用米醋50kg。

（三）注意事项

1. 提净芒硝过滤过程中应注意温度不宜太低,以免析出结晶。
2. 提净紫硇砂一般采用滤液加热蒸发至干的方法。

第六节　复　制　法

复制法是将净选后的药材用一种或数种辅料,按照所用炮制方法的先后顺序,进行多次炮制的一类操作。多用于毒性药材的炮制,例如天南星、半夏、白附子(禹白附)的复制。炮制用白矾浸泡或煮制药物,多取其防腐,解毒,防止药物浸漂时的腐烂,降低有毒药物的毒性,还能增强炮制品祛风痰、燥痰的作用。

（一）炮制作用

1. **降低或消除药材的毒性**　如天南星生品多外用;经白矾、生姜复制后,毒性降低,还可增其燥湿化痰的功效。
2. **增强疗效**　如白附子用白矾、生姜复制后,增强了祛风逐痰的功效。

（二）操作方法

1. 药材除去杂质,分档。
2. **浸漂**　置清水中,每日换水2~3次。浸漂中如起沫,是药材即将发生腐烂的标志。为预防发生腐烂现象,可在换水后加白矾(每100kg药材加白矾2kg),泡1日后,再换水浸漂。待浸漂至切开药材用口尝微有麻舌感时,取出。
3. **煮制**　加辅料或者不加,煮制透心或一定时间。
4. **切制**　晾制半干后切片。
5. **干燥**　晾晒或烘干。

（三）注意事项

1. 复制法根据饮片规格种类不同,炮制方法不同。
2. 南星、半夏、白附子等要按照毒剧药的管理规定执行。

制　白　附　子

【药材来源】　本品为天南星科植物独角莲 *Typhonium giganteum* Engl. 的干燥块茎。

【操作方法】

1. **净选**　称取白附子,置挑选工作台上,人工挑出杂质。
2. **复制**　①浸泡:取净白附子,分开大小个,浸泡于无空的框子中,每日换水3次,2日后起黏沫,换水后加白矾0.35kg,泡1日后再进行换水,一日后口尝微有麻舌感,取出。②煮制将生姜片2.25kg、白矾粉2.25kg置蒸煮锅内加适量水,煮沸后,倒入白附子共煮6小时,闷过夜,切开无白心,捞出,除去生姜片。将煮制后的白附子晾至六七成干。

3. 切制　启动切药机,将晾至六七成干的制白附子切成规格为 3mm 厚片。

4. 干燥　将切制好的制白附子置烘干箱内摊平,温度 80℃ 干燥 4 小时。

5. 过筛　干燥后的制白附子过孔径 2mm 筛。

6. 包装　取制白附子饮片,按每包 1kg 称重,装入相应的塑料包装袋内,封口,贴上标签。

【质量要求】　白附子:呈椭圆形或卵圆形,长 2～5cm,直径 1～3cm。表面白色或黄白色,略粗糙,有环纹及须根痕,顶端有茎痕或芽痕。质坚硬,断面白色,粉性。气微,味淡,麻辣刺舌。水分不得过 15.0%,总灰分不得过 4.0%,浸出物用 70% 乙醇作溶剂,不得少于 7.0%。

制白附子:类圆形或椭圆形厚片,外表皮淡棕色,切面黄色,角质。味淡,微有麻舌感。水分含量不得过 13.0%。总灰分不得过 4.0%,稀乙醇浸出物不得少于 15.0%。

【炮制作用】　白附子味微辛,性温,有毒,归胃、肝经。具有祛风痰,止惊搐,解毒散结,止痛的功效。

生白附子:一般外用。用于口眼㖞斜、破伤风、瘰疬痰咳、毒蛇咬伤。

制白附子:可降低毒性,消除麻辣味,增强祛风痰的作用。多用于偏头痛,痰湿头痛,咳嗽痰多。

【炮制研究】　白附子含有皂苷、黏液质、草酸钙针晶、胆碱、尿嘧啶、肌醇、β-谷甾醇、β-谷甾醇-D-葡萄糖苷、脂肪酸、氨基酸、生物碱、肉桂酸等多种成分。

以水溶性浸出物含量、铝离子残留量、刺激性毒性物质草酸钙含量为指标,优选出最佳炮制方法和工艺为:每 100kg 鲜白附子,加白矾 6kg、生姜 6kg,加热至沸腾 30 分钟后继续泡润 48 小时,再以 120℃ 加压蒸煮 30 小时,切片后干燥。优选的白附子趁鲜加工炮制方法和工艺在降低刺激性和毒性成分含量、保留有效成分的同时,减少了加工与炮制工艺的重复,节省了人力物力。以浸出物含量结合药理实验为指标,确定炮制工艺为 6% 白矾浸泡,115℃ 加压煎煮 30 分钟,该工艺稳定,可缩短炮制时间。

白附子的不同加压炮制品中都检测出 5-羟甲基糠醛,其含量在一定范围内随加压温度升高而降低,随加热时间延长而升高,随白矾用量的增加先升高后降低。并且白附子中双(5-甲酰基糠基)醚含量顺序是:生品 < 加压法制品 < 药典法制品。

现代研究显示白附子水煎液对肿瘤有一定的抑制作用,生品高剂量组抑瘤作用最强。白附子有镇静作用,而制白附子的镇静作用更强。白附子生制品均有明显协同戊巴比妥催眠的作用。

制 天 南 星

【药材来源】　本品为天南星科植物天南星 Arisaema erubescens (Wall.) Schott、异叶天南星 Arisaema heterophyllum BL. 或东北天南星 Arisaema amurense Maxim. 的干燥块茎。

【操作方法】

1. 挑选　称取药材,置挑选工作台上,人工挑出杂质,并筛选分出大小。

2. 浸泡　将天南星用清水浸泡至起白泡时,换水加入白矾,浸泡时间 48 小时。每 100kg 天南星,用白矾 2kg。

3. 煮制　将生姜片和白矾置可倾式蒸煮锅加适量水煮沸后,倒入天南星煮 4～6 小时取出,除去姜片,晾至四至六成干。每 100kg 天南星,用生姜、白矾各 12.5kg。

4. 切制　启动切药机。将天南星切成规格为 1~2mm 薄片。

5. 干燥　将切制好的制天南星置烘干箱内摊平,温度 80℃ 干燥 4 小时。

6. 过筛　干燥后的制天南星过孔径 3mm 筛。

7. 包装　取制天南星饮片,按每包 1.0kg 称重,装入相应的塑料包装袋内,封口,贴上标签。

【质量要求】　天南星:呈类圆形或不规则形的薄片。黄色或淡棕色,质脆易碎,断面角质状。气微辛,味麻辣。水分含量不得过 15.0%,总灰分不得过 5.0%,浸出物用稀乙醇作溶剂,不得少于 9.0%。

制天南星:呈类圆形或不规则形的薄片。黄色或淡棕色,质脆易碎,断面角质状。气微,味涩,微麻。水分含量不得过 12.0%,总灰分不得过 4.0%,以干燥品计总黄酮以芹菜素计不得少于 0.050%,含白矾以含水硫酸铝钾计不得过 12.0%。

【炮制作用】　天南星性味苦,辛,性温,有毒,归肺、肝、脾经。具有燥湿化痰,祛风止痉,散结消肿的功效。

生天南星:辛温燥烈,有毒,多外用。也有内服者,以祛风止痉为主,多用于破伤风。

制天南星:降低毒性,增强燥湿化痰的作用。多用于顽痰咳嗽。

【炮制研究】　天南星含有生物碱、苷类、氨基酸、脂肪酸、D-甘露醇、β-谷甾醇、黄酮、吡喃衍生物及植物凝集素等。

生南星有毒,制南星和胆南星功效侧重不同,制南星多用于顽痰咳嗽,燥湿作用强,胆南星多用于热痰咳嗽,具清热作用。因此在基层临床工作中,应"辨证施治,审证用药"。天南星的 4 种毒性中药毒针晶糖类成分中各分别检测出阿拉伯糖、葡萄糖、甘露糖、半乳糖。4 种毒性中药毒针晶糖类成分中的单糖组成种类相同,但相对含量不同。这 4 种有毒中药的针晶可以产生严重的毒性反应,LD_{50} 依次为禹白附针晶 > 天南星针晶 > 半夏针晶 > 虎掌南星针晶,而其相应生品的 LD_{50} 从半夏到禹白附均在 3300mg/kg 以上,针晶的毒性是相应生品毒性的 200 倍。

《中国药典》收载有天南星 *Arisaema erubescens* (Wall.) Schott. 、异叶天南星 *A. hterophyllum* B1. 、东北天南星 *A. amurense* Maxim. 等 3 种,而目前商品药材用量大,栽培面积广的却是虎掌南星。且刺激性与毒性的研究证实虎掌比药典收载的 3 个法定种天南星刺激性强,但急性毒性实验证明虎掌毒性明显小于天南星法定种。

【备注】　胆南星为制天南星的细粉与牛、羊或猪胆汁经加工而成,或为生天南星细粉与牛、羊或猪胆汁经发酵加工而成。呈方块状或圆柱状。棕黄色、灰棕色或棕黑色。质硬。气微腥。味苦寒、微辛,性凉,归肺、肝、脾经。清热化痰,息风定惊。用于痰热咳嗽,咯痰黄稠,中风痰迷,癫狂惊痫。

姜　半　夏

【药材来源】　本品为天南星科植物半夏 *Pinellia ternata* (Thunb.) Breit. 的干燥块茎。夏秋二季采挖,洗净,除去外皮及须根,晒干。

【操作方法】

1. 挑选　称取药材,置挑选工作台上,人工挑出杂质并分开大小。

2. 浸泡　将半夏用清水浸泡至起白泡时,换水加入白矾,浸泡时间 48 小时。每 100kg 半夏,用白矾 2kg。

3. 煮制　将生姜片和白矾置可倾式蒸煮锅加适量水煮沸后,倒入天南星煮 4~6 小时取出,除去姜片。每 100kg 半夏,用生姜 25kg,白矾 12.5kg。

4. 晾干　将半夏日晒或温度 50℃,时间 5 小时干燥至七、八成干。

5. 切制　启动切药机。将姜半夏切成规格为 1~2mm 薄片

6. 干燥　将切制好的姜半夏置烘干箱内摊平,温度 80℃干燥 4 小时。

7. 过筛　干燥后的姜半夏过孔径 3mm 筛。

8. 包装　取制姜半夏饮片,按每包 1.0kg 称重,装入相应的塑料包装袋内,封口,贴上标签。

【质量要求】　生半夏:呈类球形或偏斜形,表面类白色或浅黄色,顶端有凹陷的茎痕,周围密布麻点状根痕;下面钝圆,较光滑。质坚实,断面洁白,富粉性。无臭,味辛辣,麻舌而刺喉。

姜半夏:片状、不规则颗粒状或类球形。表面棕色至棕褐色。质硬脆,断面淡黄棕色,常具角质样光泽。气微香,味淡,微有麻舌感,嚼之略粘牙。

【炮制作用】　半夏味辛,性温;有毒。归脾、胃、肺经。具有燥湿化痰、降逆止呕,消痞散结的功效。

半夏:生品有毒,对局部有强烈的刺激性,生食能使人呕吐,舌、咽、口腔产生麻木、肿痛、张口困难等。一般不作内服,多作外用,但可随方入煎剂使用,而不宜入丸散剂使用。生半夏以化痰止咳,消肿散结为主。

姜半夏:善于止呕,能温中化痰、降逆止呕,用于痰饮呕吐,胃脘痞满,喉痹、瘰疬等。

【炮制研究】　生半夏具有强烈的刺激性,刺激咽喉而导致失音,各种制半夏均无失音和刺激的副作用。刺激性成分目前认为是尿黑酸(2,5-二羟基苯乙酸,homengenstic acid)及其葡萄糖苷、3,4-二羟基苯甲醛及其苷、草酸钙针晶三类成分。家兔眼结膜及小鼠腹腔刺激性实验均表明,生半夏刺激性最强,炮制后可不同程度地降低其刺激强度,刺激性程度依次为:生半夏 > 清半夏 > 姜半夏 > 法半夏。8% 明矾水或 pH > 12 以上的碱水炮制可以使生半夏药材中具有强刺激性成分草酸钙针晶的针形晶体破坏,含量降低,刺激性毒性降低。

半夏或制半夏对碘液注入猫胸腔或电刺激喉上神经所致的咳嗽有明显的镇咳作用。制半夏对阿扑吗啡、洋地黄、硫酸铜引起的呕吐都有镇吐作用。生半夏对小鼠胃肠运动呈显著促进,能明显抑制胃液中前列腺素 E_2(PGE_2)的含量,对胃黏膜损伤较大,而姜矾半夏、姜煮半夏对大鼠的胃分泌功能在胃蛋白酶和 PGE_2 的含量上均无明显影响,显著抑制小鼠胃肠运动,保护胃黏膜正常功能。半夏各炮制品总生物碱对 K_{562} 肿瘤细胞生长具有抑制作用,以姜浸半夏、矾半夏、姜矾半夏作用较为明显,而其中姜浸半夏作用最强。半夏能刺激声带黏膜,引起发炎水肿甚至失音,刺激消化道黏膜而引起呕吐或腹泻,姜半夏的致突变性试验,初步提示姜半夏具有一定的致突变效应,临床应用于孕妇时应持慎重态度,特别在胚胎发育早期,以避免对胎儿造成不良影响。

有关炮制工艺和技术研究表明,115℃、80kPa 压力加热 2 小时,可消除半夏的麻辣味。将半夏浸透后,经 115℃、10 分钟蒸制后,口服无刺激感。生半夏在 120℃焙 2 小时,可去除催吐作用而不损害其镇吐作用。姜半夏新工艺:每 100kg 半夏浸泡至透后加 15kg 姜汁、8kg 白矾,煮 2~3 小时,汁被吸尽。在临床上使用的京半夏是半夏与栀子、生姜、甘草炮制后的制品,有止呕、镇咳之功,用于治疗热病心烦,咳嗽痰黄等症。

【备注】　尚有清半夏、法半夏、半夏曲等炮制品。

1. 清半夏　取净半夏,加8%白矾水溶液浸泡至内无干心,口尝微有麻舌感为度,取出,用清水洗净,切厚片,干燥。清半夏长于化痰,以燥湿化痰为主,用于湿痰咳嗽,痰热内结,风痰吐逆,痰涎凝聚,咯吐不出。

2. 法半夏　取净半夏,加清水浸泡至内无干心,取出;加甘草、石灰液浸泡(取甘草适量,加水煎煮二次,合并煎液,倒入用适量石灰水配制的石灰液中,每100kg半夏,用甘草15kg,生石灰10kg),每日搅拌1~2次,并保持浸液pH 12以上,至剖面黄色均匀,口尝微有麻舌感为度,取出,洗净,阴干或烘干。法半夏偏于祛寒痰,同时具有调和脾胃的作用,用于寒痰、湿痰、胃有寒痰不得卧等证。亦多用于中药成方制剂中。

淡 附 片

【药材来源】　本品为毛茛科植物乌头 Aconitum carmichaeli Debx. 的子根"泥附子"的加工品"盐附子"。

【操作方法】

1. 净制　取盐附子,挑选去除杂质,过筛分档。

2. 浸漂　清水浸漂,每日换水2~3次,至盐分漂尽。

3. 煮制　加入甘草、黑豆加水共煮至透心,切开后口尝无麻舌感时,取出,除去甘草、黑豆,每100kg盐附子,用甘草5kg,黑豆10kg。

4. 切制　启动切药机。将淡附片切成规格为1~2mm薄片

5. 干燥　将切制好的淡附片置烘干箱内摊平,温度80℃干燥4小时。

6. 过筛　干燥后的淡附片过孔径3mm筛。

7. 包装　取制淡附片按每包1.0kg称重,装入相应的塑料包装袋内,封口,贴上标签。

【质量要求】　盐附子:呈圆锥形,表面灰黑色,被盐霜,顶端有凹陷的芽痕,周围有瘤状突起的支根或支根痕。体重,横切面灰褐色,可见充满盐霜的小空隙及多角形形成层环纹,环纹内侧导管束排列不整齐。气微,味咸而麻,刺舌。

淡附片:为不规则薄片,表面灰白色或灰褐色,味淡,口尝无麻舌感。

【炮制作用】　附子味辛、甘,性大热,有毒。归心、肾、脾经。具有回阳救逆、补火助阳、逐风寒湿邪的功能。

盐附子:有毒,极少内服,多外用。产地加工成盐附子的目的是防止中药腐烂,利于贮存。

淡附片:以回阳救逆,散寒止痛为主。加工炮制后毒性降低,便于内服。用于亡阳虚脱,肢冷脉微,寒湿痹痛,心腹冷痛,阳虚水肿,阳虚感冒等证。

【炮制研究】　附子中所含的乌头碱等二萜双酯类生物碱既是毒性成分,也是有效成分。经过洗、漂、煮等炮制过程后,毒性降低,减毒机制亦与川乌类同。炮制品中总生物碱含量降低,对附子及其制品乙醚提取物比较,结果发现制品中双酯型生物碱含量降低,而单酯型生物碱含量增加。用HPLC法从加工附子中测得8种吡咯型生物碱,证明是生附子中所不含的,可能是在加工过程中生成的。

炮附子的炮制新方法,将盐附子或胆附子削皮或切片后,投入50%老水浸泡10~15小时,再换清水浸漂20~24小时,如此反复2~4次的水处理制成淡附子。再经蒸制10~20分钟,晾干或烘干后,选用2450或915MHz的微波机进行辐照干燥,制得含水量为10%以下的炮附子。生产效率高,易控制火候,成本低,制得炮附子毒性低,药效好。附子中所含的乌头碱等有毒成分在120℃高压蒸制70分钟,即可达到口尝无麻舌感的五项解毒规定。用

100℃烘干 5 小时也能完全解毒。

【备注】　尚有黑顺片、白附片、炮附片用于临床。

1. 黑顺片　将净制、分档后的泥附子,浸入食用胆巴的水溶液中,放置数日,再连同浸液煮至透心,捞出,水漂,纵切成厚约 0.5cm 的片,再用水浸漂,用调色液使附片染成浓茶色,取出,蒸至表面出现油面、光泽后,烘至半干,再晒干或继续烘干。

2. 白附片　将净制、分档后的泥附子,浸入食用胆巴的水溶液中,放置数日,再连同浸液煮至透心,捞出,剥去外皮,纵切成厚约 0.3cm 的片,用水浸漂,取出,蒸透,晒干。

3. 炮附片　将河砂置炒制容器内,用武火炒至滑利状态,投入净制分档后的附片,拌炒至鼓起并微变色,取出,筛去砂,放凉。炮附片温肾暖脾,补命门之火力胜,用于心腹冷痛,虚寒吐泻。

（梁泽华）

第十章　发酵和发芽

　　发酵法和发芽法同属于传统中药炮制技术与现代生物技术相结合的重要研究领域,是产生新成分、新饮片、创制新药的重要方式。发酵法与发芽法均系借助微生物和酶的作用,通过微生物的分解代谢与合成代谢,产生新的化学成分,进而改变中药的性能,增强或产生新的功效,能够扩大用药品种,以适应临床用药和制药工业的需要。二者不同点在于发酵法是借助环境中的微生物和酶来实现的,属于第一代生物技术,而发芽法是借助多种类、多数量的酶,使种子中的生物化学反应活跃,既有大分子物质的分解代谢,又有新物质的合成转化,如淀粉被 α-淀粉酶、β-淀粉酶、α-1,6-糖苷键的脱氢酶分解为糊精、麦芽糖和葡萄糖;也可以被淀粉磷酸化酶降解成葡萄糖-1-磷酸。脂肪在脂肪酶的作用下,可被水解生成甘油和脂肪酸。蛋白质在蛋白酶的作用下,可被分解成大小不等的多肽或氨基酸,多肽能够在肽酶作用下继续分解成氨基酸。在发酵和发芽的过程中均能产生新化合物,是制备新药的有效方法,二法均可使中药的物质基础发生改变,药性发生改变,产生新的疗效,扩大用药品种,也可为筛选高效新药提供重要的途径。

第一节　方法与设备

　　现代中药发酵制药技术是在继承传统的中药炮制发酵法的基础上,结合现代生物工程的发酵技术,将优选的一种或几种微生物菌株作为发酵菌株加入已灭菌的中药原料中,再按照现代发酵工艺制成产品,是一种含有中药活性成分、微生物菌体及其代谢产物的全组分发酵的新型中药发酵制剂。现代发芽技术主要是自动控制温湿度,激活种子内的酶来发挥作用;因此,如何引入现代生物技术和设备,对传统的发酵法和发芽法进行菌种筛选、活性研究和设备创新,是中药炮制研究的重要内容之一。

一、操作过程及工艺条件

（一）准备
　　1. 检查　操作工分别按进出一般和洁净生产区规程进行更鞋、更衣、洗手。检查操作间、所用设备、容器、器具的清洁情况和灵敏度、准确度。
　　2. 准备　将所用容器、器具分别按进出一般和洁净生产区容器、器具清洁规程进行清洁。按"生产指令"向仓库领取所需原药材,并将物料分别按进出一般和洁净生产区清洁规程去掉药材的外包装,按大小分档并净制。
　　3. 辅料　按照要求领取或制备辅料。
（二）生产过程
　　1. 清洗灭菌　清洗所用设备,必要时烘干灭菌。

2. 原料处理　按照工艺规程的要求,对原料进行处理,净制、粉碎以及新鲜原料压榨汁液;挑选成熟饱满的种子,进行发芽率的测定。

3. 发酵和发芽　依据发酵原料种类不同,采用不同的方法按发酵前的工序处理好后,置温度和湿度适宜的环境中,控制温度30℃左右,相对湿度70%~80%,发酵达到质量要求。取出,干燥。根据发芽种类不同,用清水浸泡一定时间至形体膨胀、胚根萌动时,取出,置能排水的容器内,放避光处(以免芽变青绿色),上盖湿布,每日淋水2~3次,保持湿润,待芽长至0.5~1cm时取出。先晾至半干,再晒至全干,以免种皮脱落。

4. 质量要求　发酵成品气味芳香,无霉臭气,外观曲块表面布满黄白色霉衣(菌丝),内部有斑点为佳,显微观察具菌丝及未成熟的孢子。如果黄衣变黑,则影响制品质量。发芽长0.5~1cm。出芽率不得少于85%。发芽制品含水分不得超过13%;含杂质不得超过1%。

5. 成形　卫生部部颁曲剂标准:中药经过发酵后制成的曲剂大多呈块状,个别呈颗粒状。块状曲剂形状应完整,不易松散,表面粗糙,质脆有霉斑。除另有规定外,水分不得超过8.0%,每块(包)与标示重量相比较,重量差异限度不得超过±10.0%。超过重量差异限度的不得多于2块,并不得有1块超过重量差异限度的1倍。

6. 包装　按照来源不同分别采用不同材料和不同规格的包装。放入合格证后封口,将小包装装入大包装(纸箱)中。大、小包装外面都注明饮片品名、规格、生产批号、数量、厂名。

(三) 清场

1. 清洁　使用后的容器、器具、设备按清洁规程进行清洁。工作区环境按清洁规程进行清洁。

2. 废物处理　将废物收集入贮器内按生产中废弃物处理规程进行处理,并对废物贮器进行清洁。

3. 记录　清场结束后详细填写清场记录,并由QA检查员检查清场情况,确认合格后,签字并贴挂"已清洁"状态标示及"清场合格证",并将"清场合格证"正本附于本批生产记录中。将"清场合格证"副本放于操作区指定位置。并按清洁规程将清洁工具进行清洁消毒并分区存放。

二、设备

中药炮制专用的发酵设备目前较少。可参考微生物、食品等其他行业发酵设备。

发芽设备主要是谷麦发芽机装置。

1. 基本结构及工作原理　该装置主要由泡药罐、摊料车和发芽槽三大部分组成。

(1)泡药罐:主要用于原药材的浸泡。罐体上设有视孔、溢流口(兼作排放漂浮物出口)、放料口和蒸汽进口、空气进口等。罐内设置加热盘管,供罐内加热使用。

(2)摊料车:主要由车架、绞龙、绞龙电机、行车电机和传动机构及喷淋器等组成。主要作用是不断翻动物料(增加物料与空气的接触机会)和向发芽槽内喷洒(补充)水分。

(3)发芽槽:发芽槽是谷芽、麦芽发芽的床体。槽上两边设有摊料车行走轨道。槽底设有活动孔眼板(孔径2mm)假底,作排水及新风分布使用(假底下部有排水口和新风进口)。槽的一端为活动挡板,出料时打开。

2. 操作过程　开启自来水进口,将水加入泡药罐内,至约占罐容积的1/3时,关闭水口。打开蒸汽进口,蒸汽通过盘管换热。待罐内水温升至25~35℃时(根据不同品种确定),停止加热。将净选后的谷或麦投入泡药罐内,并补充水至罐内水位淹没药物至溢流口处。开启空气进口,使物料、水在罐内强制对流,打开溢流口放净漂浮物(同时补充水),进行静置浸泡,并间歇开启蒸汽进口,维持罐内水温25~35℃,约经4~6小时。待物料种仁外膜可以刮掉即可,打开放料口,物料连同水流入发芽槽内。

开启摊料车摊平物料(保持物料厚度约30cm),并同时打开喷淋器洒水(水温最好是25~35℃)1~2次。关闭摊料车和喷淋器,在室内25~35℃、湿度80%的条件下,放置过夜。次日,每隔3~4小时喷水翻动一次(夜间可不喷水或翻动),并间歇开启送风口,向发芽槽底部输送湿空气(湿度80%),以补充交换氧气,防止"烧坏"、"闷死"情况的发生。以后每日开启绞龙翻动1~2次,并随时喷水和送风。经3~4次反复操作,预计谷或麦的芽能长到0.5~1cm(由于各地炮制要求不一,发芽长度根据具体要求掌握),至达到要求时,停止喷水,开动绞龙翻动几次,至芽和根无"紧咬"现象为止。同时向发芽槽底部送符合药品生产要求的新风,以减少芽的含水量,利于干燥处理。出料时打开发芽槽的活动挡板,将物料装入容器,送烘干工序。

3. 谷发芽、麦发芽对操作环境的要求　厂房要求通风良好,门窗可启可闭;室内装饰材料要具有保温、保湿及防腐的特点。发芽槽最好布置在车间的阴面,尽量避免阳光直射。由于在发芽操作过程中室内湿度较大,发芽槽应与泡药罐隔成两室,且发芽槽室内最好隔出单独的操作控制室;在不影响操作的前提下,发芽槽室内空间应尽量减小,以节约能源。

4. 本装置的特点　生产不受季节影响,且可缩短生产周期,减轻劳动强度,保证产品质量。

第二节　发　酵

发酵是将净制或粉碎过的中药,加水或药汁拌匀后,制成一定形状,在温湿度适宜的环境下,利用微生物和酶的催化分解作用,使其发泡、生衣,产生新成分、新功效的一类炮制技术。

中药发酵是固态发酵,菌种是发酵的重要因素。发酵过程实质是微生物以曲料作为营养,进行分解代谢与合成代谢,产生新成分的新陈代谢过程,因此,该过程要保证微生物生长繁殖进行新陈代谢的条件。根据不同品种,发酵采取不同的工艺流程。

一、炮制作用

1. 改变原有性能,产生新的功效,扩大用药品种。如六神曲、淡豆豉等。
2. 增强疗效。如半夏曲等。

二、操作方法

1. 菌种的确定　中药发酵一般是利用环境中的微生物自然发酵,也就是杂菌发酵,常常因菌种不纯或不稳定而影响产品质量,因此需要对杂菌发酵进行改革。首先要筛选确定发酵菌种。固态发酵理想的微生物应具备以下特征:①能够利用多糖的混合物;②有完整的酶系,可以迅速从对某一种多糖的代谢转化为对另一种多糖的代谢;③能够深入到料层中,也能穿过基质细胞内;④在发酵过程中以菌丝形式生长,而不易孢子化;⑤生长迅速,染菌概率小;⑥可以在含水量低的基质中生长;⑦能够耐受高浓度的营养盐;⑧可以耐受基质预处理过程中产生的苯类等有毒物质。

2. 提供基质　基质即曲料,基本结构为大分子,是为发酵菌株的生长代谢提供碳源、氮源和能源。主要为含氮物质、含碳物质等。如六神曲发酵原料中的面粉为菌种提供了碳源,赤小豆为菌种提供了氮源。基质在使用时要进行粉碎过重筛,颗粒的结构、大小、形状,颗粒的多孔性、均匀性及硬度、基质的异质性都会影响发酵的质量。

3. 保持温度　最适温度要根据具体菌种而定。若温度太高造成菌种老化、死亡,不能发酵;温度过低,则菌种生长繁殖慢,不利于发酵。随着发酵的进行,发酵过程产生代谢热。由于底物热传导性差,产生热量很难及时扩散,造成温度梯度,难于控制发酵的温度,影响发酵的质量。因此要定时进行搅拌,保持发酵过程的温度基本稳定。

4. 保持湿度　基质的含水量以及发酵环境的相对湿度是影响产出的重要因素。水在固态发酵中不仅为微生物生长提供营养充足的水环境,而且还影响到微生物对氧的利用。微生物能否在底物上生长取决于该基质的水分活度值 A_w,A_w 与底物的含水量 W 有关。含水量和水分活度值是两个直接相关的量,定义为:

$$W = \frac{物料湿重 - 物料干重}{物料湿重}$$

$$A_w = \frac{P}{P_a} \qquad\qquad 式(10\text{-}1)$$

式(10-1)中,A_w 为基质的水分活度值;P 为湿料的饱和蒸气压;P_a 为同样温度下纯水的饱和蒸气压。

底物的性质、最终产物的类型及微生物的需求共同决定底物含水量的水平,微生物不同,所需的水分活度值也不同。一般而言,细菌的 A_w 在 0.90~0.99;大多数酵母菌的 A_w 在 0.80~0.90,真菌及少数酵母菌 A_w 在 0.60~0.70。因此,固态发酵常用真菌就是因为其对水活度要求低,可以排除其他杂菌的污染。水分活度值是影响水和溶质穿越细胞膜的一个重要参数,通过 A_w 的调整,可以用于调节微生物代谢物的产生。在发酵过程中,由于蒸发及温度上升,导致 A_w 下降,可以通过向底物中加无菌水、加湿空气、安装喷湿器等办法来提高 A_w。固态底物中水活度可以用空气的相对湿度(RH)来调节,相对湿度应控制在 70%~85%。若湿度太大,则药料发黏,且易生虫霉烂,造成曲剂发暗;若湿度太低,即曲料过分干燥,则曲剂易散不能成形。对曲料的含水量的把握可凭经验,以“握之成团,指间可见水迹,放下轻击则碎”为宜。

5. 控制 pH　发酵过程中 pH 一般控制在 4.0~7.6,为避免发酵过程中湿物料 pH 的变化,通常采用具有缓冲能力的物质作底物以消除 pH 变化所带来的不利影响。在敞开式发酵中,经常喷洒一定浓度碱/酸水溶液来调节 pH。另外也可采用含氮无机盐(如脲)作为氮源,以抵消发酵过程中生成的酸带来的负面影响。

6. 通气　在好氧微生物的固态发酵过程中,氧的传递往往是限制微生物生长和产物形成的重要因素之一,底物含水量如果太高,空隙中充满了游离水,空气被排出,造成厌氧环境,微生物的生长会受到抑制。采用搅拌和通气可为微生物提供充分的氧气。一般情况下采用颗粒状多孔或纤维状物质做底物,减少底物的厚度,增大底物间空隙,使用多孔浅盘发酵,使用转鼓反应器等措施能改善通气状况,有利于发酵进行。

三、注意事项

1. 为防止曲块出现黑色霉味及酸败味,原料在发酵前应进行杀菌处理,以免杂菌感染,影响发酵质量。

2. 发酵过程须连续进行,一次完成。

3. 温度和湿度对发酵的速度影响很大,若湿度过低或过分干燥,发酵速度慢甚至不能发酵,而温度过高则能杀死菌种,不能发酵。

红　　曲

【药材来源】　本品为曲霉科红曲霉属真菌红曲霉 *Monascus purpureus* Went. 的菌丝及孢子,经人工培养,使菌丝在粳米内部生长,使整个米粒变为红曲米。

【操作方法】

1. 净选　将稻米(粳稻、糯米)用水充分洗净。

2. 浸泡　加水浸泡后,沥干水。

3. 蒸煮　将浸泡后的米蒸煮至熟,饭粒捏成团后自行松散,打散,喷雾着水,将饭粒水分调到40%左右,冷却到45℃以下。

4. 接种　将紫红曲霉(*Monascus purpureus*)菌种扩大培养与饭粒充分拌匀。

5. 发酵　将温度控制在45℃,发酵10天,至米粒呈红色,取出。

6. 干燥　晒干或低温干燥(温度控制在60℃左右),干燥至红曲米粒水分≤12.0%,即可。

7. 包装　取红曲,按规定称重包装,封口,贴上标签。

【质量要求】　红曲:呈长卵形、类圆柱形或不规则型,略扁。表面紫红色或棕红色,凹凸不平,有的具浅纵、横纹理。质脆,易沿横纹理断开,断面齐平,边缘红色至暗红色,中部略凹,白色至浅红色。气特异,味淡、微甘。

【炮制作用】　红曲:味甘,性温。归肝、大肠经。具有活血化瘀、健脾消食的功能。用于产后恶露不净,瘀滞腹痛,食积饱胀,赤白下痢,外用治跌打损伤。

【炮制研究】　大米发酵成红曲后,经分析含有莫纳可林 K(洛伐他汀,Lovastatin)、麦角固醇(维生素 D 前体)、γ-氨基丁酸(γ-GABA)、天然植物激素(Isoflavone)。有效地抑制肝脏羟甲基戊二酰辅酶 A(HMG-CoA)还原酶的作用,降低人体胆固醇合成,减少细胞内胆固醇贮存;促进 LDL 受体合成,增加 LDL 受体的活性和数量,加强 LDL 胆固醇的摄取与代谢,降低血中低密度脂蛋白胆固醇(LDL-C)的浓度,从而有效地预防动脉粥样硬化;抑制肝脏内脂肪酸及甘油三酯的合成,促进脂质的排泄,降低血中甘油三酯的水平。

近年来对红曲的生产工艺进行改进,系用优质籼米为原料,采取变温培养,麦芽汁斜面直接接种,大米作氮源,蛋白胨作附加氮源,0.2%的甘油、5%的蛋白胨,起始含水量50%,并保持在46%~52%为宜。发酵时间15天,即32~35℃培养7天后降至23~25℃培养到15天即可。

【备注】　传统制法选择红色土壤,挖一深坑,在坑底及四周铺以篾席,将粳米倒入其中,盖以篾席,压以石块,使其发酵而变为红色,经3~4天后,米粒外皮紫红色,内心亦变为红色。尚有红曲炒炭。

神　　曲

【药材来源】　本品为苦杏仁、赤小豆、鲜青蒿、鲜辣蓼、鲜苍耳草等药加入面粉(或麦麸)混合后经发酵而成的曲剂。

【操作方法】

1. 净选　取苦杏仁、赤小豆、鲜青蒿、鲜辣蓼、鲜苍耳草(或其干品),置挑选工作台上,人工除去变质药材及非药用部位。

2. 配料　每100kg面粉,用杏仁、赤小豆各4kg,将鲜青蒿、鲜辣蓼、鲜苍耳草各7kg或其干品煎煮制成药汁,备用(青蒿、辣蓼、苍耳亦可用干品,并可粉碎后直接拌曲,可用一定比例的麦麸代替面粉)。

3. 混合　取苦杏仁、赤小豆碾成粉末,与面粉混匀,加入鲜青蒿、鲜辣蓼、鲜苍耳草药汁,揉搓成"握之成团、掷之即散"的粗颗粒状软材。

4. 成型　置模具中压制成扁平方块(33cm×20cm×6.6cm),用鲜苘麻叶包严,放入箱内,按品字形堆放,上面覆盖鲜青蒿。

5. 发酵　置30~37℃,经4~6天即能发酵,发酵时间以7天为佳。待表面生出黄白色霉衣时取出。

6. 干燥　除去苘麻叶,切成2.5cm³的小块,干燥。

7. 包装　取神曲,按规定称重包装,封口,贴上标签。

【质量要求】　神曲:为方形或长方形的块状,直径约3cm,厚约1cm,外表土黄色,粗糙。质脆硬,易断,断面不平整,类白色,可见未被粉碎的褐色残渣及发酵后的空隙。具陈腐气,味苦。

【炮制作用】　神曲:味甘、辛,性温。归脾、胃经。神曲健脾开胃,并有发散作用。

【炮制研究】　六神曲含有酵母菌、乳酸杆菌、麦角固醇、挥发油、苷类、蛋白酶、淀粉酶、乳酸、维生素、微量元素等有效成分,对人体有一定的生理调节作用。传统发酵神曲含有大量杂菌,酵母菌为其主要有益菌。不同发酵神曲均可使肠道菌群失调恢复正常,并使脾虚小鼠肠壁肌层厚度增加、杯状细胞数量增多、促使肠黏膜微绒毛排列紊乱和线粒体肿胀的恢复,神曲具有对脾虚小鼠肠道菌群调整作用并可促进损伤肠组织的恢复。

神曲的生产周期较长,采用新的方法对制曲工艺进行改革,以蛋白酶、淀粉酶活力、薄层层析为考察指标,对神曲的原料、发酵时间等进行研究,原料中青蒿、苍耳、辣蓼用鲜品或干品未见显著差异;不同面粉、麦麸配比的样品淀粉酶活力有差异,蛋白酶活力、薄层层析未见显著差异;发酵时间对各酶活力有显著影响。

半　夏　曲

【药材来源】　本品为清半夏、白矾、神曲、生姜汁与面粉经加工发酵炮制而成的曲剂。

【操作方法】

1. 净选　取清半夏、白矾、神曲、生姜,置挑选工作台上,人工除去变质药材及非药用部位。

2. 配料　清半夏160g,白矾10g,六神曲5g,生姜汁20g,面粉32g。

3. 粉碎　将清半夏、白矾、神曲三味粉碎,过筛得细粉。

4. 混合　生姜汁加水适量,与面粉及上述细粉搅匀,制成粗粒或软硬适宜的小块或颗粒。

5. 发酵。

6. 干燥。

7. 包装　取半夏曲饮片,按规定称重包装,封口,贴上标签。

【质量要求】　半夏曲:为小立方块,表面浅黄色,质疏松,有细蜂窝眼。

【炮制作用】　半夏曲:味甘、微辛,性温。归脾、胃经。半夏经发酵制成曲剂后,可增强降逆止呕,止咳化痰的功能。用于恶心呕吐,食欲不振,咳嗽痰壅,胸脘痞满,饮食不消,苔腻呕恶。

【炮制研究】 历史上针对痰的性质不同有矾曲、生姜曲、皂角曲、竹沥曲、麻油曲、牛胆曲、开郁曲、硝黄曲、海粉曲、霞飞曲等半夏炮制品。目前除半夏曲外,部颁标准收载临床上常用的有法制半夏曲、保宁半夏曲两种。法制半夏曲由法半夏、川贝母、化橘红、沉香、肉桂、山奈、甘草、藕粉组成,有温肺止咳,降逆止呕的功效。用于痰多气喘,因寒清、热稠引起的恶心呕吐。保宁半夏曲由半夏(制)、豆蔻(去壳)、砂仁(去壳)、肉桂、木香、丁香、枳实(炒)、枳壳、五味子、陈皮、青皮(去心)、生姜、薄荷、甘草、广藿香组成,有止咳化痰,平喘降逆,和胃止呕,消痞散结。用于风寒咳嗽,喘息气急,湿痰冷饮,胸脘满闷,久咳不愈,顽痰不化及老年咳嗽等症。

【备注】 半夏曲的处方不尽相同,早版教材收载为法半夏:面粉(3:1)发酵制得;也有教材为法半夏加六神曲的处方,但量不同,经发酵制得。本版教材遵用《卫生部颁标准(中药成方制剂第十册)》:Z10-49,标准编号:WS3-B-1919-95。

淡 豆 豉

【药材来源】 本品为豆科植物大豆 *Glycine max* (L.) Merr. 的成熟种子的发酵加工品。
【操作方法】
1. 净选 取桑叶、青蒿、大豆,置挑选工作台上,人工除去变质药材及非药用部位。
2. 蒸制 取桑叶、青蒿加水煎煮,滤过,将煎汁拌入净大豆中,待汤液被吸尽后,置蒸制容器内蒸透,取出,稍晾。
3. 发酵 将蒸好的大豆置容器内,用煎过的桑叶、青蒿渣覆盖,闷使发酵至黄衣上遍时,取出,除去药渣,洗净,置容器内,再闷15~20天,至充分发酵,有香气逸出时,取出,略蒸。每100kg黑大豆,用桑叶、青蒿各7~10kg。
4. 干燥 控制温度和时间,烘干。
5. 包装 取淡豆豉饮片,按规定称重包装,封口,贴上标签。

【质量要求】 淡豆豉:呈椭圆形,略扁,长0.6~1cm,直径0.5~0.7cm。表面黑色,皱缩不平。质柔软,断面棕黑色。气香,味微甘。水分含量不得过13.0%。总灰分不得过11.0%。

【炮制作用】 淡豆豉:味苦、辛,凉。归肺、胃经。具有解表、除烦的功能。用于伤风感冒、发热恶寒、头痛,或胸中烦闷,虚烦不眠。

【炮制研究】 淡豆豉含有大豆中的12种异黄酮,分为游离型的苷元(aglycone)和结合型的糖苷(glycoside)两类,经发酵后苷转变为苷元,两种含量较高的苷元成分为染料木素(genistein)和大豆素(daidzein)。

采用黑曲霉纯种培养新工艺,在温度(28±2)℃,相对湿度95%,发酵培养15~20天,改进后的工艺避免了杂菌感染,产品质量符合标准。用HPLC法测定淡豆豉中游离染料木素含量为(230.64±9.14)μg/g、大豆黄素含量为(264.26±4.22)μg/g,用盐酸水解处理后样品中染料木素总含量为(276.00±7.81)μg/g,大豆黄素总含量为(287.65±5.70)μg/g。建立的方法准确、简便,可用于控制和评价淡豆豉的品质。

第三节　发　芽　法

发芽法是将新鲜成熟的种子经净制、浸泡后,在温湿度适宜的条件下,促使幼芽萌发,从而产生新功效的一类炮制技术。

一、炮制作用

产生新的治疗作用,制造新饮片,扩大用药品种。

发芽法能够使种子内淀粉被分解为糊精、葡萄糖及果糖,蛋白质被分解成氨基酸,脂肪被分解成甘油和脂肪酸,并产生各种消化酶、维生素,使其具有新的功效,扩大用药品种。其实质是制备新的饮片。如麦芽、谷芽(稻芽)、大豆黄卷等。

二、操作方法

1. 选种　选择新鲜、粒大、饱满、无病虫害、色泽鲜艳的种子或果实。进行发芽率的测定:即测定在规定的条件和时间内,生出的正常幼苗数占供检种子数的百分率。

2. 吸水　发芽时,浸渍后的含水量以控制在42%~45%为宜。种子的浸泡时间应依气候、环境而定,一般春、秋季宜浸泡4~6小时,夏季4小时,冬季8小时。每日喷淋清水2~3次,保持湿润。

吸水是种子萌发的第一步。水可使种皮膨胀软化,氧气容易透过种皮,增加胚的呼吸,也使胚易于突破种皮;另外水分使凝胶状态的细胞质转变为溶胶状态,使代谢加强,并在一系列酶的作用下,使胚乳的贮藏物质逐渐转化为可溶性物质,供幼小器官生长之用。

3. 充足的氧气　种子萌发是一个非常活跃的过程,旺盛的物质代谢和活跃的物质运输需要氧的参与。选择有充足氧气、通风良好的场地或容器进行发芽。一般置于能透气漏水的容器中,或已垫好竹席的地面上,用湿物盖严。

种子在浸种催芽过程中,有两种呼吸作用,即有氧呼吸和无氧呼吸。有氧呼吸释放的能量高于无氧呼吸。种子正常发芽需要种皮膨胀软化,氧气容易透过种皮,增加胚的呼吸,也使胚易于突破种皮;另外水分使凝胶状态的细胞质转变为溶胶状态,使代谢加强,并在一系列酶的作用下,使胚乳的贮藏物质逐渐转化为可溶性物质,供幼小器官生长之用。但在缺氧的情况下,种子具有一定的耐缺氧能力,可以进行无氧呼吸。如果无氧呼吸时间过长,则会消耗较多的有机物,释放较少的能量,还积累过多酒精,使种子受毒。因此,种子发芽过程中保持适宜的温度、湿度和充足的氧气。

4. 适宜的温度　种子萌发也是一个生理生化变化的过程,是在一系列酶的参与下进行的,所以需要适宜的温度条件。温度一般以18~25℃为宜。

5. 干燥　约经2~3天即可萌发幼芽,待幼芽长出0.2~1cm左右时,取出,立即干燥。

三、注意事项

1. 要根据具体种子确定发芽温度,浸渍后含水量控制在42%~45%为宜。

2. 种子的浸泡时间应依气候、环境而定,一般春、秋季宜浸泡4~6小时,夏季4小时,冬季8小时。

3. 选用新鲜成熟的种子或果实,在发芽前应先测定发芽率,要求发芽率在85%以上。

4. 适当避光并选择有充足氧气、通风良好的场地或容器进行发芽。

5. 种子发芽时先长须根后生芽,注意须根与芽的区别。以芽长至 0.2～1cm 为标准,芽过长则影响药效。

6. 在发芽过程中,要勤加检查、淋水,以保持所需湿度,并防止发热霉烂。

麦　芽

【药材来源】　本品为禾本科植物大麦 *Hordeum vulgare* L. 的成熟果实经发芽干燥的炮制加工品。

【操作方法】

1. 选种　选择新鲜、粒大、饱满、无病虫害、色泽鲜艳的果实。

2. 浸泡　清水浸泡至六七成透,捞出。

3. 保温保湿　置能排水的容器内,盖好,每日淋水 2～3 次,保持湿润,保持温度 18～25℃。

4. 发芽　待芽长至 0.5cm 时,取出。

5. 干燥　晒干。

6. 包装　取麦芽饮片,按规定称重包装,封口,贴上标签。

【质量要求】　麦芽:呈梭形,长 8～12mm,直径 3～4mm。表面淡黄色,背面为外稃包围,具 5 脉;腹面为内稃包围。除去内外稃后,腹面有 1 条纵沟;基部胚根处生出幼芽和须根,幼芽长披针状条形,长约 5mm。须根数条,纤细而弯曲。质硬,断面白色,粉性。气微,味微甘。水分含量不得过 13.0%。总灰分不得过 5.0%,出芽率不得少于 85%。

【炮制作用】　麦芽:味甘,性平。归脾、胃经。具有行气消食、健脾开胃、退乳消胀的功能。生麦芽健脾和胃,疏肝行气。用于脾虚食少,乳汁郁积,如与谷芽、山楂、白术、陈皮等配伍,治一般消化不良,对米、面积滞或果积有化积开胃作用。对食积化热者尤宜生用。

【炮制研究】　麦芽含有黄酮、淀粉酶、转化糖酶、维生素 B、麦芽糖、葡萄糖、糊精、脂肪等。大麦发芽过程中,酶活性因发芽程度不同而有显著差异。长出胚芽者酶的活性为 1:7～1:10,而无胚芽者酶的活性为 1:3～1:5。而乳酸含量前者为 0.8%～1.0%,后者为 0.5%～0.75%。芽亦不能太长,太长则其他成分消耗多,纤维素含量高,药效降低。

以淀粉酶为指标,对麦芽发芽工艺及质量标准进行研究,研究认为,最佳发芽长度应为麦粒本身长度的 0.7～0.85 倍,发芽要均匀,发芽率在 95% 以上,长度 0.5～1cm 者应占 80% 以上,露头芽在 5% 以下,淀粉酶在 300 个糖化力单位以上。

地板堆垅法适合工业生产。

1. 浸渍　①浸渍时间:与麦粒厚度及水温有关,与大麦原含水量关系不大。浸渍至含水量 42%～45%。浸渍不足的大麦发芽情况后期不如正常的好;浸渍过度甚至能完全失去发芽能力。因此,宁可浸渍不足(不足时可随时喷水),不可过头。②浸渍度的检查:大拇指和食指压紧麦尖不再感到刺手,麦粒切面只在中心一点还呈现白色,其余部分都被水浸透而变微黄色,测定含水量在 42%～45%。③浸渍水:井水最好,冬暖夏凉。用 8 倍稀释的石灰饱和液浸 4～6 小时,可大大提高发芽率,并能去污垢和臭气,消毒,和二氧化碳结合。水中的 Fe^{3+} 的质量浓度超过 10mg/L 时,便会引起不良的现象,用这种水浸渍发芽的麦芽蒙有一层灰色。

2. 发芽(地板式)　①堆垅:可保持温度在 18～25℃,垅越高温度越高,但不得超过 45℃。②翻垅:可除去二氧化碳,避免闷死,并可降温冷却,提供充足的空气。③洒水:保湿,并可控制温度,待芽长至 0.5cm 时,取出干燥即得。

谷　芽

【药材来源】　本品为禾本科植物粟 *Setaria italica*（L.）Beauv. 的成熟果实经发芽干燥的炮制加工品。

【操作方法】

1. 选种　选择新鲜、粒大、饱满、无病虫害、色泽鲜艳的果实。

2. 浸泡　清水浸泡至六七成透（含水量42%~45%），捞出。

3. 保温保湿　置能排水的容器内，盖好，每日淋水1~2次，保持湿润，保持温度18~25℃。

4. 发芽　待芽长至6mm时，取出。

5. 干燥　晒干。

6. 包装　取谷芽饮片，按规定称重包装，封口，贴上标签。

【质量要求】　谷芽：呈类圆球形，直径约2mm，顶端钝圆，基部略尖。外壳为革质的稃片，淡黄色，具点状皱纹，下端有初生的细须根，长约3~6mm，剥去稃片，内含淡黄色或黄白色颖果（小米）1粒。气微，味微甘。水分含量不得过13.0%。总灰分不得过4.0%，酸不溶性灰分不得过2.0%，出芽率不得少于85%。

【炮制作用】　谷芽：味甘，性温。归脾、胃经。具有消食和中、健脾开胃的功能。用于食积不消，腹胀口臭，脾胃虚弱，不饥食少。

大 豆 黄 卷

【药材来源】　本品为豆科植物大豆 *Glycine max*（L.）Merr. 的成熟种子经发芽干燥的炮制加工品。

【操作方法】

1. 选种　选择新鲜、粒大、饱满、无病虫害、色泽鲜艳的种子。

2. 浸泡　清水浸泡至表面起皱，捞出。

3. 保温保湿　置能排水的容器内，盖好，每日淋水2~3次，保持湿润，保持温度18~25℃。

4. 发芽　待芽长至0.5~1cm时，取出。

5. 干燥　晒干。

6. 包装　取大豆黄卷饮片，按规定称重包装，封口，贴上标签。

【质量要求】　大豆黄卷：略呈肾形，长约8mm，宽约6mm。表面黄色或黄棕色，微皱缩，一侧有明显的脐点；一端有1弯曲胚根。外皮质脆，多破裂或脱落。子叶2，黄色。气微，味淡，嚼之有豆腥味。水分含量不得过11.0%，总灰分不得过7.0%，以干燥品计含大豆苷（$C_{21}H_{20}O_9$）和染料木苷（$C_{21}H_{20}O_{10}$）的总量不得少于0.080%。

【炮制作用】　大豆黄卷：味甘，性平。归脾、胃经。具有清利湿热、清解表邪的功能。用于夏月感冒，暑湿，湿温；小儿撮口和发噤（《圣惠方》）；亦用于湿痹，水肿胀满。

【炮制研究】　制大豆黄卷炮制工艺改进：取灯心草、淡竹叶，置锅内加水煎汤，去渣，放凉，加入净大豆，待汤被吸尽时，置容器内，每日淋水2~3次，保持湿润。待芽长至0.5~1cm时，取出干燥，即得。每100kg净大豆，用灯心草1kg，淡竹叶2kg。优点：简化工艺，缩短工时。发芽率在95%以上，并可避免药材受热损伤，成品颗粒饱满，外观质量较好。

（高　慧）

第十一章 制 霜

制霜是中药经过加工处理,成为松散粉末、细小结晶或煎熬成粉渣的一类炮制技术。制霜法属于中药传统制药技术,是制备新饮片的方法之一。

第一节 方法与设备

根据操作方法的不同,可分为去油制霜、渗析制霜、升华制霜、煎煮制霜等。

一、操作过程及工艺条件

(一)准备

1. 检查 操作工按进出一般生产区规程进行更鞋、更衣、洗手。检查操作间、所用设备、容器、器具的清洁情况和灵敏度、准确度。

2. 准备 将所用容器、器具按洁净生产区容器、器具清洁规程进行清洁。按"生产指令"向仓库领取所需原药材,并按物料进入洁净生产区清洁规程去掉药材的外包装,按大小分档并净制。

(二)生产过程

1. 前处理 取药材除净杂质。去油制霜的果实、种子类药材按要求进行去果皮和种皮。

2. 制霜 按照操作规程进行。

3. 包装 按照来源不同可选用普通包装和真空包装。放入合格证后封口,将小包装装入大包装(纸箱)中。大、小包装外面都注明饮片品名、规格、生产批号、数量、厂名。

(三)清场

1. 清洁 使用后的容器、器具、设备按清洁规程进行清洁。

2. 废物处理 按规定处理废水;将废物收集入贮器内按生产中废弃物处理规程进行处理,并对废物贮器进行清洁。毒剧药物如巴豆油等要特别处理。

3. 记录 清场结束后详细填写清场记录。

二、制霜设备

目前专门用于中药制霜的设备不多,多借用食品设备。目前有去油制霜设备(ZS-135型制霜机)用于生产。

1. 用途与特点 具有体积小,重量轻,占地少易移动,出油率高,低消耗的特点。适用于去油制霜的药物。

2. 结构和工作原理 由料筒、液压泵、加热器、柱塞、电机等部件组成(图11-1)。物料加热后,通过液压系统进行压榨,达到压榨去油的目的。

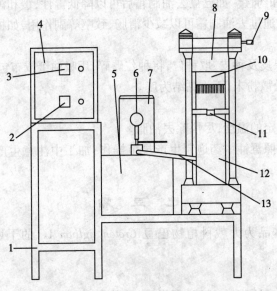

图 11-1 ZS-135 型制霜机结构简图

1. 机架 2. 压力控制器 3. 温度测控仪 4. 控制面板 5. 液压装置
6. 压力表 7. 电机 8. 加热套 9. 压力手柄 10. 榨膛
11. 出油口 12. 液压缸 13. 油管

3. 操作步骤

(1)开机:接通电源 220V(注意电机转向要与所标注箭头方向一致),打开电源开关。

(2)预热:在温控仪上设定预热温度,打开加热器开关。

(3)注料:当预热温度到达设定温度时,打开上板,放入棉垫,将炒好的、温度在 120℃ 左右的油料注入榨膛之中(一次可注入 1kg),然后再放入棉垫及铁板。

注:如果压榨的物料温度较低或物料比较细小,则将物料装入布袋后放入榨膛。注料时不要将金属,石子等坚硬物体投入榨膛以避免损坏榨膛。

(4)去油:装料完毕后,把上板转回正上方,不能转动为止。设定压榨压力(不超过 30MPa),将卸压杠杆抬至最高位,再启动控制面板开关,此时液压系统工作,油缸柱塞上升,开始挤压油料,被榨出的油经导流盘流入接油台里。压力表指示的压力值达到设定压力值时,液压系统停止工作,当系统压力减弱(即小于设定值)时,工作电机会自动启动,以保持要求的压力不变。压榨完毕,关闭电机,向下压动卸压杠杆,油缸柱塞向下移动。打开上压板,抬高卸压杠杆。启动液压系统,油缸柱塞上升,将油渣从榨膛上口顶出,取出油渣,关闭电机。

(5)关机:关闭工作电机和加热器,榨出的油过滤结束后,关闭所有电源。

第二节 去 油 制 霜

去油制霜是将富含油脂的果实、种子类药物,去除部分油脂,制成松散粉末的炮制方法。如巴豆、千金子、大风子、木鳖子、柏子仁、瓜蒌仁等可采用去油制霜法炮制。

（一）炮制作用

1. 降低毒性，缓和药性。如巴豆去油制霜后可以降低毒性，缓和泻下作用。

2. 消除副作用。通过去油制霜可以减少滑肠、致呕等副作用，如柏子仁等。

（二）操作方法

取净药材，除去果皮及种皮，取种仁，将种仁碾碎，用吸油纸或布包裹，加热并压榨去油，反复多次，至药物呈松散粉末，不再黏结为度。

（三）注意事项

1. 操作中保持一定的温度，尽快除去油脂。

2. 有毒药物要按照毒性中药炮制生产规范操作；加工中注意生产工人的劳动保护，避免中毒。

巴 豆 霜

【药材来源】　本品为大戟科植物巴豆 Croton tiglium L. 的干燥成熟果实的炮制加工品。

【操作方法】

1. 净制　取生巴豆原药材，洗净，干燥，去除种皮，得净巴豆仁。

2. 炮制　取净巴豆仁，碾碎如泥，经微热后，压榨除去大部分油脂，取残渣研成松散粉末。

3. 包装　取巴豆霜，按规定重量称重，装入相应的塑料包装袋内，封口，贴上标签。

【质量要求】　巴豆：种仁黄白色，油质。气微，味辛辣。水分不得过 12.0%；总灰分不得过 5.0%；按干燥品计算，含脂肪油不得少于 22.0%；含巴豆苷不得少于 0.80%。

巴豆霜：为粒度均匀、疏松的淡黄色粉末，显油性。巴豆霜水分不得过 12.0%；总灰分不得过 7.0%；以干燥品计，脂肪油含量为 18.0%~20.0%；巴豆苷不得少于 0.80%。

【炮制作用】　巴豆味辛，性热，有大毒。归胃、大肠经。具有峻下积滞，逐水消肿，豁痰利咽，蚀疮等功效。

巴豆：生品毒性强烈，仅供外用。用于疥癣、恶疮等。

巴豆霜：巴豆去油制霜后，能降低毒性，缓和泻下作用，用于寒积便秘，乳食停滞，腹水臌胀，喉风，喉痹等症。

【炮制研究】　巴豆种仁含多种化学成分，如二萜类及其内酯，鞣质，三萜以及生物碱和黄酮类。含脂肪油约 40%~60%。此外尚含蛋白质，其中巴豆毒素为一种毒性球蛋白。

巴豆油中含强刺激性成分，口服巴豆油半滴至一滴，即产生口腔、咽及胃部灼热感，并有催吐作用。至肠内遇碱性肠液水解后释放出巴豆酸，刺激肠黏膜，产生炎性反应，增加分泌，促进肠蠕动，产生剧烈腹泻，伴有强烈腹痛和里急后重。巴豆油外用过量能引起急性皮炎。巴豆经去油制霜可降低巴豆油的含量，并在加热过程中破坏毒性蛋白，使毒性下降。巴豆油给小鼠灌胃，其 LD_{50} 是 506mg/kg，40% 巴豆霜的 LD_{50} 是 540mg/kg，10% 巴豆霜的 LD_{50} 为 1535mg/kg。巴豆霜可以明显降低小鼠炭粒廓清率，降低小鼠腹腔巨噬细胞的吞噬功能，胸腺指数和脾指数也都有显著减少。

传统制霜法含油量不易控制，稀释法制霜则未经加热处理，毒性较大。改为在稀释以前采用炒黄法或蒸法热处理巴豆仁，或在稀释前 110℃ 烘烤 2 小时的工艺，既保持了传统巴豆霜的特色，又便于控制含油量。也有研究运用灵芝菌 Ganoderma lucidum 和白僵菌 Beau-

veria bassiana 对巴豆进行固体发酵处理,形成"灵巴菌质"和"白巴菌质",发现两种发酵品的毒性明显下降,对小鼠耳壳肿胀(炎症)作用和兔红细胞的溶血作用均为阴性,提示发酵处理可为巴豆的减毒提供新的思路和方法。

木 鳖 子 霜

【药材来源】 本品为葫芦科植物木鳖 *Momordica cochinchinensis* (Lour.) Spreng. 的干燥成熟种子的炮制加工品。

【操作方法】

1. 净制 取生木鳖子原药材,去除种皮,得净木鳖子仁。

2. 炮制 取净木鳖子仁,碾碎如泥,经微热后,压榨除去大部分油脂,取残渣研成松散粉末。

3. 包装 取木鳖子霜按规定重量称重,装入相应的塑料包装袋内,封口,贴上标签。

【质量要求】 木鳖子:内种皮灰绿色,绒毛样。子叶2,黄白色,富油性。有特殊的油腻气,味苦。

木鳖子霜:为白色或灰白色的松散粉末。

【炮制作用】 木鳖子味苦、微甘,性凉,有毒。归肝、脾、胃经,具有散结消肿,攻毒疗疮功效。

木鳖子:生品有毒,仅供外用。用于疮疡肿毒,乳痈,瘰疬等症。

木鳖子霜:制霜后除去部分脂肪油,降低了毒性,可入丸散剂内服,其功用与木鳖子同。

【炮制研究】 木鳖子含脂肪油约44%,还含有木鳖子皂苷、海藻糖、氨基酸、蛋白质、甾醇等成分。有研究发现,木鳖子制霜后脂肪油含量下降;总皂苷、齐墩果酸含量增加;木鳖子毒性随着含油量的增大呈现降低趋势,木鳖子在20%含油量时抗炎、镇痛等药效学作用最为明显,对免疫器官的抑制作用最小,对小鼠一般状况和体重影响最小。

千 金 子 霜

【药材来源】 本品为大戟科植物续随子 *Euphorbia lathyris* L. 的干燥成熟种子的炮制加工品。

【操作方法】

1. 净选 取生千金子原药材,除去杂质,去除种皮,得净千金子仁。

2. 炮制 取净千金子仁,碾碎如泥,经微热后,压榨除去大部分油脂,取残渣研成松散粉末。

3. 包装 千金子霜按规定重量称重,装入相应的塑料包装袋内,封口,贴上标签。

【质量要求】 千金子:种皮薄脆,种仁白色或黄白色,富油质。气微,味辛。本品含千金子箭醇不得少于0.35%。

千金子霜:为均匀、疏松的淡黄色粉末,微显油性。味辛辣。本品含脂肪油应为18.0%~20.0%。

【炮制作用】 千金子味辛,性温,有毒。归肝、肾、大肠经。具有泻下逐水,破血消癥的功效。

千金子:生品毒性较大,多供外用。用于顽癣、疣赘。

千金子霜：去油制霜后可降低毒性，缓和泻下作用，可供内服。用于二便不通，水肿，痰饮，积滞胀满，血瘀经闭等症。

【炮制研究】 千金子含脂肪油约 40%~50%，油中含多种脂肪酸的甘油酯和二萜醇酯等。有研究以传统法制得千金子霜，对不同含油量的千金子霜小鼠出现俯卧、食少、被毛潮湿等轻度中毒反应的时间和程度进行了比较。认为千金子的毒性部位在于脂肪油，在大剂量给药时，动物会出现一系列胃肠道毒副反应。从小鼠肠推进率实验发现，千金子生品小肠推进作用较强，不同含油量的千金子霜均具有明显加快小肠蠕动的作用，但作用比生品强度有所减弱，随着千金子霜含油量的降低，其肠蠕动作用逐渐减慢，与霜中含油量呈现一定程度的线性关系。说明千金子制霜炮制后泻下作用缓和，千金子霜含油量在 22% 以下时，其小肠蠕动作用明显减弱。

柏 子 仁 霜

【药材来源】 本品为柏科植物侧柏 *Platycladus orientalis*（L.）Franco 的干燥成熟种仁的炮制加工品。

【操作方法】

1. 净选 取生柏子仁原药材，除去杂质，去皮，得净柏子仁。

2. 炮制 取净柏子仁，碾碎如泥，经微热后，压榨除去大部分油脂，取残渣研成松散粉末。

3. 包装 柏子仁霜按规定重量称重，装入相应的塑料包装袋内，封口，贴上标签。

【质量要求】 柏子仁：本品呈长卵形或长椭圆形，长 4~7mm，直径 1.5~3mm。表面黄白色或淡黄棕色，外包膜质内种皮，顶端略尖，有深褐色的小点，基部钝圆。质软，富油性。气微香，味淡。酸值不得过 40.0，羰基值不得过 30.0，过氧化值不得过 0.26。

柏子仁霜：为均匀、疏松的淡黄色粉末，微显油性，气微香。检查同柏子仁。

【炮制作用】 柏子仁味甘、性平。归心、肾、大肠经，具有养心安神，止汗，润肠通便的功效。

柏子仁：生品润肠作用强，常用于肠燥便秘。但生品气味不佳，易致恶心或呕吐。

柏子仁霜：去油制霜后，可消除呕吐和润肠致泻的副作用。用于心神不安，虚烦失眠等症。

【炮制研究】 实验观察了 40% 以下含油量柏子仁霜对小鼠的泻下作用，结果认为柏子仁泻下作用缓和，其泻下作用可能主要与含油量相关，随含油量的增加，小肠推进率逐渐提高，至含油量 30% 时，泻下作用明显增强。对比了冷法、热法、蒸法、溶剂提取法和机械压榨法等柏子仁不同制霜方法的制霜效率、脂肪油的含量、酸败度等，发现机械压榨法与传统法相比，制霜效率高，成品质量均一，酸败度变化较小，脂肪油化学成分基本一致。认为机械压榨法可以取代传统法制柏子仁霜。

第三节 渗析制霜

渗析制霜是药物经过加工析出细小结晶的方法。如西瓜霜的制备。

渗析制霜的目的是制备新药，产生新的治疗作用。

西 瓜 霜

【药材来源】 本品为葫芦科植物西瓜 *Citrullus lanatus*（Thunb.）Matsumu. et Nakai 的成熟新鲜果实与皮硝经加工制成的炮制品。

【操作方法】

1. 瓦罐析霜 选新鲜成熟的西瓜，洗净，切碎，装入不带釉的泥瓦罐内，西瓜、芒硝次第铺放，至罐容量的 4/5 时，将罐口密封，悬挂于阴凉通风处，待有结晶析出后，随析出，随刷下，收集所有结晶物，即为西瓜霜。

2. 西瓜析霜 选新鲜无伤痕的西瓜，洗净，擦干，在近果柄处切一厚片作顶盖，挖出部分瓜瓤，装入芒硝，盖好顶盖，竹签插牢，悬挂于阴凉通风处，待有结晶析出后，随析出，随刷下，收集所有结晶物，即为西瓜霜。

3. 现代方法 将新鲜成熟的西瓜切碎，加入芒硝加热溶解、过滤；滤液经减压浓缩，低温析出结晶，结晶风化，即得。

每 100kg 净西瓜，用芒硝 15kg。

【质量要求】 西瓜霜为类白色至黄白色的结晶性粉末。气微、味咸。含重金属不得过百万分之十。含砷量不得过百万分之十。按干燥品计算，含硫酸钠（Na_2SO_4）不得少于 90.0%。

【炮制作用】 西瓜霜味咸，性寒。归肺、胃、大肠经。具有清热泻火，消肿止痛的功效。用于咽喉肿痛，喉痹，口疮。

【炮制研究】 有实验遵照传统西瓜霜的炮制方法，分别在夏季（7 月）和秋季（9 月）制霜，并对自制的西瓜霜进行了含量测定。经观察发现，与夏季相比，秋季初次出霜较夏季稍慢，出霜时间较长，但出霜量略多，并且较纯净。所得西瓜霜中硫酸钠的平均含量为 95.5%；通过对西瓜霜化学成分析表明，西瓜霜含有 18 种氨基酸，其中 7 种为人体必需氨基酸。另外，西瓜霜含有铁、锰、铜和镁等 9 种无机元素。

第四节 升 华 制 霜

药物经加热升华，制得细小结晶的方法。如砒霜的制备。
升华制霜的目的是纯净药物。

信 石

【药材来源】 本品为天然产矿物砷华 Arsenolitum 或为硫化物类矿物毒砂 Arsenpyritum 或雄黄 Realgar 等含砷矿物加工制成。主要含有 As_2O_3。

【操作方法】

1. 信石 取原药材，除去杂质，碾细。

2. 砒霜 取净信石，置耐热容器内，高温加热，收集升华物，即得。

【质量要求】 信石为不规则碎块状，表面具灰色、黄色、白色、红色交错彩晕，质脆，易碎。

砒霜为白色结晶或粉末。

【炮制作用】 信石味酸、辛，性大热。归脾、肺、胃、大肠经。具有祛痰、截疟、杀虫、蚀腐的功效。

信石:有大毒。用于寒痰、疟疾、梅毒、瘰疬、痔漏等。

砒霜:制霜后药性更纯,毒性更大。功同信石。

第五节　煎 煮 制 霜

药物经过多次长时间煎熬后,制成粉渣的方法。如鹿角霜的制备。

煎煮制霜的目的是缓和药性、综合利用资源。

鹿　角　霜

【药材来源】　本品为鹿科动物马鹿 *Cervus elaphus* Linnaeus 或梅花鹿 *Cervus nippon* Temminck 的角去胶质的角块。

【操作方法】　将鹿角长时间煎煮,熬去胶质,取出角块,除去杂质,干燥。用时捣碎,即为鹿角霜。

【质量要求】　鹿角霜:为长圆柱形或不规则的块状,大小不一。表面灰白色,显粉性,常具纵棱,偶见灰色或灰棕色斑点。体轻,质酥,断面外层较致密,白色或灰白色,内层有蜂窝状小孔,灰褐色或灰黄色。有吸湿性。气微,味淡,嚼之有粘牙感。水分不得过8%。

【炮制作用】　鹿角霜:味咸,性温。归肝、肾经。具有温肾助阳,收敛止血的功效。用于脾肾阳虚,白带过多,遗尿尿频,崩漏下血,疮疡不敛。

(夏　荃)

第十二章 粉　　碎

　　粉碎是固体物料在外力的作用下，克服物料的内聚力，使之破碎的过程。为方便调剂或制剂，部分中药饮片需要粉碎成粉末或者颗粒，因此粉碎是中药饮片生产中的基本操作单元之一，也是中药材炮制的重要环节之一。在粉碎过程中通常需要完成分级的操作，即将粉体按照粒径大小分成不同粒级部分的操作过程，以供不同的应用。

第一节　方法与设备

　　根据粉碎产品的粒度分为破碎（大于3mm）、磨碎（60μm~3mm）和超微（细）磨碎（小于60μm）。超微粉是将传统中药粉末粉碎到细胞破壁范围，平均粒度小于15μm。中药散剂、丸剂用药材粉末的粒径都属于磨碎范围，而浸提用药材的粉碎粒度属于破碎和磨碎之间。

一、操作过程及工艺条件

　　中药粉碎应遵循的原则是不宜过度粉碎，达到需要的粉碎度即可，以节省能源和减少药物在粉碎过程中的损失。药物粉碎时应保持药物的组成和药理作用不变；中草药的药用部分必须全部粉碎应用，一般较难粉碎的部分，如叶脉或纤维等不应随意丢弃；毒性药材或刺激性较强的药物粉碎时，应严格注意劳动保护与安全。易吸潮、易风化的药物以及含水量稍大的药材粉碎前应适当干燥。

　　（一）准备

　　1. 检查　操作工按进出洁净生产区规程进行更鞋、更衣、洗手。检查操作间、所用设备、容器、器具的清洁情况和灵敏度、准确度。

　　2. 准备　将所用容器、器具按洁净生产区容器、器具清洁规程进行清洁。按"生产指令"向仓库领取所需原药材，并按物料进入洁净生产区清洁规程去掉药材的外包装，按大小分档并净制。

　　（二）生产过程

　　1. 前处理　取药材除净杂质，适当粉碎。干法粉碎的原药材按要求进行干燥。

　　2. 粉碎

　　（1）干法粉碎：将前处理后的药物，选择适当的粉碎方式和机械（或工具）粉碎。

　　（2）湿法粉碎：①球磨取（1）项粉末和水加入球磨机圆筒内，投料量一般为圆筒容积的1/4~1/3，加水量为投料量的一倍，研磨至所需程度，取出。②水飞：取（1）项粉末，置乳钵内，研磨，再加多量水搅拌，稍停，立即倾出混悬液，下沉的粗粒再进行研磨，反复操作，至研细为止。最后将不能混悬的杂质弃去。合并所有混悬液，静置，使细粉完全沉淀，倾去上清液，得沉淀物。

3. 干燥　取沉淀物,低温干燥,研散,及时收藏。

4. 包装　按照来源不同可选用普通包装和真空包装。放入合格证后封口,将小包装装入大包装(纸箱)中。大、小包装外面都注明饮片品名、规格、生产批号、数量、厂名。

(三) 清场

1. 清洁　使用后的容器、器具、设备按清洁规程进行清洁。

2. 废物处理　按规定处理废水;将废物收集入贮器内按生产中废弃物处理规程进行处理,并对废物贮器进行清洁。

3. 记录　清场结束后详细填写清场记录。

二、粉碎机械

(一) 颚式破碎机

1. 用途与特点　生产能力大,可长时间运转,结构简单,维护检修方便,在中药材的破碎中被广泛应用,常作为一级破碎机使用。

2. 结构和工作原理　由电机、偏心轴、动颚(碰)板、定颚(碰)板等部分组成,见图 12-1。

颚式破碎机的工作原理是模仿人的咀嚼破碎物料。由偏心轴、动颚(碰)板、连杆组成曲柄-摇杆机构,偏心转轴(曲柄)的连续旋转使动碰板相对于定颚(碰)板作"咀嚼"运动,从机器上方投入的块料就被"嚼碎"从下方排出。颚板夹角常作成可调的,以便根据需要调节破碎比。

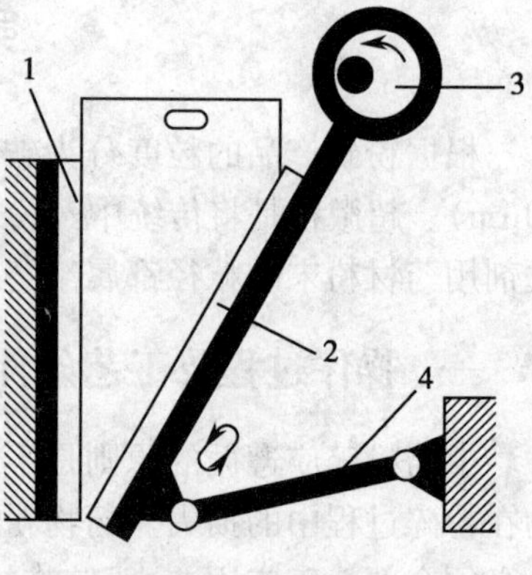

图 12-1　PE(B)-125 型颚式破碎机结构简图(仅供参考)
1. 定颚板　2. 动颚板
3. 偏心轴　4. 连杆

3. 安装与调试

(1) 开机前检查:使用前检查整机各紧固螺栓是否有松动,然后开动机器,检查机器的空载启动性是否良好,并检查电机转向是否与标记相一致,否则改接插头内接线。

(2) 颚板夹角的调节:根据需要及物料的不同情况,适当调节动颚(碰)板及静颚(碰)板的间隙。①加大间隙:松开固定螺母,拉杆螺母,逆时针旋转调节手轮,当间隙达到要求后,拧紧固定螺母,调整拉杆螺母,使弹簧具有一定的拧紧力。②减小间隙:松开固定螺母,拧紧拉杆螺母,顺时针旋转调节手轮,当间隙达到要求后,拧紧固定螺母,调整拉杆螺母,使弹簧具有一定的拧紧力。

4. 操作注意事项及维护与保养

(1) 注意事项:①本机定位后,应使机器良好接地,防止振动强烈引起绝缘板破坏后漏电。②操作时,不得将手伸进两碰板间,防止发生意外。③调整两碰板间的间隙时,应严格按照顺序操作,以防拉杆或支承板因挤压而发生变形。④在生产过程中,加料要加足均匀,若发现因圆整或太大而出现外吐料现象时,应将料用铁锤敲碎成三角片形状。

(2) 维护与保养:①完工后,清洗机器,保持清洁卫生,特别应注意清除两碰板间的残余物。②整机每年保养一次,更换各轴承内的润滑脂。

(二) 锤式粉碎机

1. 用途与特点　锤式粉碎机结构紧凑,重量轻,有较大的破碎比(10～50),操作安全,维修方便,粉碎能耗小,生产能力大。缺点是锤头易磨损,筛孔易堵塞,过度粉碎的粉尘较多。锤式粉碎机常用于脆性药物的中碎或细碎,不适用于黏性固体药物的粉碎。

2. 结构和工作原理 一般由加料器、转盘(子)、锤头、衬板、筛板(网)等部件组成,如图12-2所示。

锤式粉碎机是一种撞击式粉碎机,锤头安装在转盘上,并可自由摆动。衬板的工作面呈锯齿状,并可更换。工作时,固体药物由加料斗加入,并被螺旋加料器送入粉碎室。在粉碎室内,高速旋转的圆盘带动其上的 T 形锤对固体药物进行强烈锤击,使药物被锤碎或与衬板相撞而破碎。粉碎后的微细颗粒通过筛板由出口排出,不能通过筛板的粗颗粒则继续在室内粉碎。选用不同规格的筛板(网),可获得粒径为4～325目的药物颗粒。

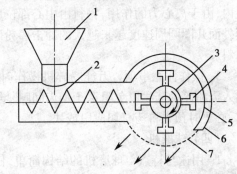

图12-2 锤式粉碎机结构简图(仅供参考)
1. 加料斗 2. 螺旋加料器 3. 转盘
4. 锤头 5. 衬板 6. 外壳 7. 筛板

(三)万能粉碎机

1. 用途与特点 结构简单、制造容易且操作维护也方便。同时,破碎效率高,动力消耗低和适应性较强。破碎比大,一般为 20 左右,高的可达 50～70 左右。万能粉碎机适用范围广,适宜粉碎各种干燥的药物,如中草药的根、茎、叶和皮等。但粉碎过程会发热,因此不适宜于粉碎含有大量挥发性成分的药物、具有黏性的药物和硬度较大的矿物药。

2. 结构和工作原理 主要部件有料斗、粉碎室、离心转盘、齿圈板、筛网板、电机等构成,见图12-3。

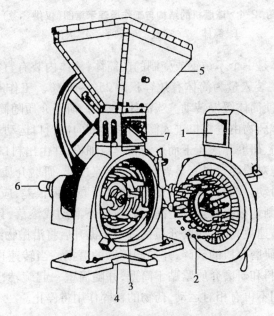

图12-3 万能粉碎机结构简图(仅供参考)
1. 加料口 2. 钢齿 3. 环状筛板 4. 出粉口
5. 加料斗 6. 水平轴 7. 抖动装置

万能粉碎机在高速旋转的转盘上装有许多固定的冲击棒(钢齿),在粉碎机盖板上固定着与转盘相间隔的冲击棒,外壁上装有筛圈。物料由加料斗输入,从中心部位轴向进入粉碎机内,由于离心力的作用,物料由中心部位甩向外壁。首先受到内圈冲击棒的粉碎,而后受到外面几圈圆周速度越来越大的冲击棒粉碎,最后物料达到外壁,细粉经筛圈从粉碎机底部出料。

3. 操作注意事项 万能粉碎机操作时应先关闭塞盖,开动机器空转,待高速转动时再加入需粉碎的药物以免阻塞于钢齿间隙,增加电动机启动时的负荷。加入的药物大小应适宜,必要时预先将药材切成段或块。

(四) 球磨机

1. 用途与特点 球磨机的结构简单,使用可靠,操作密闭。是中药炮制中使用较广泛的一种粉碎设备。适用于粉碎非组织性的脆性药物(如儿茶、五倍子、珍珠等);也常用于剧毒药物、贵重药物、吸湿性和刺激性较强的药物的粉碎与混合。球磨机除可干法粉碎外,还可以湿法粉碎。目前大生产多采用球磨机水飞朱砂、炉甘石、滑石等。球磨机的缺点是体积庞大,笨重;运行时有强烈的振动和噪声,需有牢固的基础;另外,工作效率较低,能耗大;研磨介质与筒体衬板的损耗较大。

2. 结构和工作原理 该机主要构件有球罐、支架及转动部分等,见图12-4。

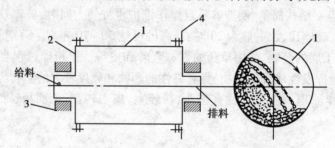

图 12-4 球磨机的结构与工作原理示意图(仅供参考)

1. 筒体 2. 端盖 3. 轴承 4. 大齿圈

球磨机的结构主体是一个不锈钢或瓷制的圆筒体,筒体内装有直径为 25～125mm 的钢球或瓷球,即研磨介质,装入量为筒体有效容积的 25%～45%。工作时,电动机通过联轴器和小齿轮带动大齿圈,使筒体缓慢转动。当筒体转动时,研磨介质随筒体上升至一定高度后向下滚落或滑动。固体药物由进料口进入筒体,并逐渐向出料口运动。在运动过程中,药物在研磨介质的连续撞击、研磨和滚压下而逐渐粉碎成细粉,并由出料口排出。

球磨机筒体的转速对粉碎效果有显著影响。转速过低,研磨介质随筒壁上升至较低的高度后即沿筒壁向下滑动,或绕自身轴线旋转,此时研磨效果很差,应尽可能避免。转速适中,研磨介质将连续不断地被提升至一定高度后再向下滑动或滚落,且均发生在物料内部,此时研磨效果最好。转速更高时,研磨介质被进一步提升后将沿抛物线轨迹抛落,此时研磨效果下降,且容易造成研磨介质的破碎,并加剧筒壁的磨损。当转速再进一步增大时,离心力将起主导作用,使物料和研磨介质紧贴于筒壁,并随筒壁一起旋转,此时研磨介质之间以及研磨介质与筒壁之间不再有相对运动,药物的粉碎作用将停止。

(五) 气流粉碎机

1. 用途与特点 气流粉碎机是一种重要的超细碎设备,又称流能磨。其结构简单、紧凑;粉碎成品粒度细,可获得粒径 5μm 以下的超微粉;经无菌处理后,可达到无菌粉碎的要求;由于压缩气体膨胀时的冷却作用,粉碎过程中的温度几乎不升高,故特别适用于热不稳定性中药的超微粉碎。缺点是能耗高,噪声大,运行时会产生振动。

2. 结构和工作原理　该机主要构件有加料斗、空气室、粉碎室、分级涡等,见图 12-5。

气流粉碎机的工作原理是利用高速气流使药物颗粒之间以及颗粒与器壁之间产生强烈的冲击、碰撞和摩擦,从而达到粉碎药物的目的。在空气室的内壁上装有若干个喷嘴,高压气体由喷嘴以超音速喷入粉碎室,固体药物则由加料口经高压气体引射进入粉碎室。在粉碎室内,高速气流夹带着固体药物颗粒,并使其加速到 50~300m/s 的速度。在强烈的碰撞、冲击及高速气流的剪切作用下,固体颗粒被粉碎。粗细颗粒均随气流高速旋转,但所受离心力的大小不同,细小颗粒因所受的离心力较小,被气流夹带至分级涡并随气流一起由出料管排出,而粗颗粒因所受离心力较大在分级涡外继续被粉碎。

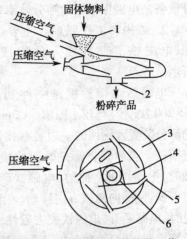

图 12-5　气流粉碎机结构及工作原理示意图(仅供参考)
1. 加料斗　2. 出料管　3. 空气室
4. 粉碎室　5. 喷嘴　6. 分级涡

三、筛分设备

将粒度分布较广的粉体区分成不同粒级部分的过程称为粉体的分级。筛分是将粉体通过单层或多层筛面的筛孔按粒度分成两种或多种不同粒级的过程,是分级的一种。中药工业用原料、辅料及各种工序的中间产品常通过筛网进行分级以获得粒径较均匀的物料。

在过筛过程中,物料通过筛孔的必要条件是颗粒的粒径小于筛孔内径,及颗粒有通过筛孔的机会;物料通过筛孔的充分条件是颗粒与筛面之间要保持一定形式的相对运动。然而粉体中并非小于筛孔的颗粒都能有机会穿过筛孔,因而筛上物料中仍混有可筛下粒度的粉粒。设粉体中含有可筛下粒级质量 m_1,不可筛下粉体物料的质量为 m_2,混在筛上的可筛下粒级质量 m_3,实际筛出的筛下料质量为 m_4(有 $m_1 = m_3 + m_4$),则筛分效率:

$$\eta = \frac{m_4}{m_1} \times 100\% = \frac{m_1 - m_3}{m_1} \times 100\% \qquad 式(12\text{-}1)$$

工业筛分过程的平均筛分效率约为 70%~80%,影响筛分效率的因素有两个:一是被筛分的物料,即①物料堆积密度较大时,筛分效率与颗粒密度成正比。②粉体中细粒较多,筛分效率也愈高。③物料中水分含量达到一定程度时,由于颗粒间的相互黏附而结成团块或堵塞筛孔,筛分效率就会急剧下降。

二是筛网与粉体颗粒的相对运动。通常筛分机械中筛网与粉体颗粒间的相对运动方式有滑动与跳动两种。颗粒在更多的网孔上滑动可以增加通过筛孔的机会,但是滑动速度过大反而减少颗粒的筛过。颗粒垂直于筛网的跳动可避免架桥、结团与筛孔堵塞的发生,从而使筛孔在更多的时间内敞开,让颗粒通过。筛网上粉体层的厚度不宜过大,否则不利于颗粒在筛网上的滑动与跳动。固体药物被粉碎后,得到粗细不同的混合物,必须将不同粒度的药物颗粒、粉末按不同的粒度范围要求将其分离出来,以作不同的处理及用途。需要获得较细粒度或粉末的,则可将筛分出来的粗颗粒重新投入粉碎机作二次粉碎,这是药物粉碎工程中的基本操作之一,以获得粒度比较均匀的物料。

(一)电磁簸动筛粉机

1. 用途与特点　结构简单紧凑、轻便、体积小、维修费用低,是一种应用较为广泛的筛分设备。电磁振动筛的筛分效率较高,可用于黏性较强的药物如含油或树脂药粉的筛分。

2. 结构和工作原理　主要由接触器、筛网、电磁铁等部件或元件组成,如图 12-6 所示。

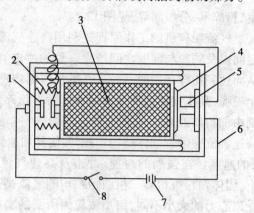

电磁簸动筛粉机是一种利用较高频率(>200 次/秒)与较小振幅(<3mm)往复振荡的筛分装置。筛网的一边装有弹簧,另一边装有衔铁。当弹簧将筛拉紧而使接触器相互接触时,电路接通。此时,电磁铁产生磁性而吸引衔铁,使筛向磁铁方向移动。当接触器被拉脱时,电路断开,电磁铁失去磁性,筛又重新被弹簧拉回。此后,接触器又重新接触而引起第二次的电磁吸引,如此往复,使筛网产生振动。由于筛网的振幅较小,频率较高,因而药粉在筛网上呈跳动状态,有利于颗粒的分散,使细颗粒很容易通过筛网。

图 12-6　电磁振动筛结构及工作原理示意图
1. 接触器　2. 弹簧　3. 筛网　4. 衔铁
5. 电磁铁　6. 电路　7. 电源　8. 开关

(二)旋转式振动筛

1. 用途与特点　结构简单紧凑、轻便,维修费用低,分离效率高,且可连续操作,故生产能力较大。是一种应用较为广泛的筛分设备。

2. 结构和工作原理　主要由筛网、电动机、重锤、弹簧等组成,如图 12-7 所示。

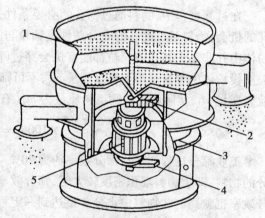

旋转式振动筛电动机的上轴和下轴均设有不平衡重锤,上轴穿过筛网并与其相连,筛框以弹簧支承于底座上。工作时,上部重锤使筛网产生水平圆周运动,下部重锤则使筛网产生垂直运动。当固体药粉加到筛网中心部位后,将以一定的曲线轨迹向器壁运动,其中的细颗粒通过筛网。

图 12-7　旋转式振动筛结构及工作原理示意图
1. 筛网　2. 上部重锤　3. 弹簧
4. 下部重锤　5. 电动机

(三)双曲柄摇动筛

1. 用途与特点　双曲柄摇动筛结构简单,所需功率较小,但维修费用较高,生产能力较低,常用于小规模生产。

2. 结构和工作原理　主要由筛网、偏心轮、连杆、摇杆等组成,如图 12-8 所示。

双曲柄摇动筛的筛网通常为长方形,放置时保持水平或略有倾斜。筛框支承于摇杆或悬挂于支架上。工作时,旋转的偏心轮通过连杆使筛网作往复运动,物料由一端加入,其中的细颗粒通过筛网落于网下,粗颗粒则在筛网上运动至另一端排出。

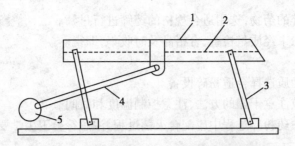

图 12-8　双曲柄摇动筛结构及工作原理示意图
1. 筛框　2. 筛网　3. 摇杆　4. 连杆　5. 偏心轮

（四）惯性式分级器

1. 用途与特点　常用于粒径范围约为 $20\sim100\mu m$ 的较细粉末。Z 形挡板惯性式粉末分级器是较常用的一种。

2. 结构和工作原理　主要由 Z 形挡板分级器、旋风式粉尘回收器以及风机、管道等组成，如图 12-9 所示。

Z 形挡板惯性式粉末分级器的风机将待分级的粉末吹散成含尘（粉末）气流，通过流化床进入有多段 Z 形挡板组成的曲折气道，气流在气道中流动方向发生急剧改变，不同大小（质量）的粉末产生惯性力差，粗粒粉末下落，从粗粒出口出料，细粒粉末继续被气流带走，进入旋风式粉尘回收器，高速切向进入旋风筒的气流，产生高速旋转进一步使较细粉末因离心力而紧贴筒壁，下落得到收集。粉尘基本除净的气流则从旋风粉尘回收器的中心管排出，再通过管道进入风机进口进行循环，可进行封闭操作，防止粉尘飞扬。如果中心管排出气流中仍有细微粉末需要进行回收，可在中心管出口加装布袋式粉末收集器，这样可以将粉末粒度分为三档分级。经布袋回收器的干净（基本不含粉尘）气流再经管道接入风机入口进行循环。

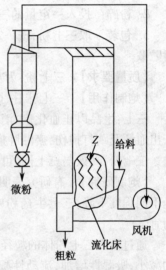

图 12-9　Z 形挡板惯性式分级器结构及工作原理示意图

第二节　干 法 粉 碎

除特殊要求外，一般中药采用干法粉碎。

（一）炮制作用

1. 降低粒径，增加比表面积，从而加快药效成分的溶出速度，提高生物利用度；

2. 有利于提高在制剂中分散性，便于各种制剂的制备。

但粉碎过程也有可能带来不良影响，如粉碎后粉体的吸湿性增大、稳定性降低以及毒性、刺激性成分溶出增加可能影响的用药安全。

（二）操作方法

1. 前处理　取原药材按要求进行净制、切制或炮炙等处理，适当干燥至含水量 5% 以下。

2. 粉碎　将前处理后的药物，选择适当的粉碎方式和机械（或工具）粉碎。

3. 过筛　将粉碎的药物,选用适合规格的药筛进行过筛。

4. 收集　药物粉末经质量检查,合格品及时收集,即得。

（三）注意事项

1. 应根据药材性质选择合适粉碎设备。

2. 干法粉碎前应注意干燥的方法,注意控制温度和时间。

3. 直接口服的中药粉碎过程中应配合灭菌过程,注意符合卫生学要求。

三　七　粉

【药材来源】　本品为五加科植物三七 *Panax notoginseng*（Burk.）F. H. Chen 干燥根及根茎的炮制加工品。

【操作方法】

1. 净制　取三七原药材,除去杂质,洗净,干燥,

2. 粉碎　投入一定量的三七净药材置粉碎机内,粉碎,过筛,得细粉。

3. 包装　取三七粉,按一定规格称重,装入相应的塑料包装袋内,封口,贴上标签。密封贮藏。

【质量要求】　三七粉:为灰白色粉末,气微,味微苦回甜。

【炮制作用】　三七味甘、微苦,性温。归肝、胃经。具有散瘀止血、消肿定痛的功效。

三七:生品以止血化瘀、消肿定痛之力偏胜。有止血不留瘀,化瘀不伤正的特点。常用于出血证及跌打损伤,瘀滞肿痛。

三七粉:功效与三七同,可口服或外敷使用。

【炮制研究】　有研究表明,三七饮片经蒸制或油炸后其活性成分人参皂苷 Rg_1、Rb_1 均呈不同程度下降,三七生药粉中人参皂苷 Rg_1、Rb_1 含量为高,故三七临床以生品打粉入药为宜。

通过研究三七粉体的粒径对其物理特性和体外溶出行为的影响发现,随三七粉体粒度的减小,吸湿性增加,流动性减弱;超微粉体中三七皂苷 R_1、人参皂苷 Rg_1、人参皂苷 Rb_1 的含量均高于细粉。结果表明粒径的减小,有利于提高三七药材中有效成分的提取率。

制马钱子粉

【药材来源】　本品为马钱子科植物马钱 *Strychnos nux-vomica* L. 干燥成熟种子的炮制加工品。

【操作方法】

1. 粉碎　取制马钱子粉碎成细粉。

2. 稀释　加入淀粉照马钱子项下含量测定方法,测定士的宁含量后加入淀粉混合均匀。

3. 包装　取马钱子粉,按一定规格称重,装入相应的塑料包装袋内,封口,贴上标签。密封贮藏。

【质量要求】　制马钱子粉:为黄褐色粉末。气微香,味极苦。水分含量不得过 14.0%,以干燥品计算,含士的宁应为 0.78%~0.82%,马钱子碱不得少于 0.50%。

【炮制作用】　马钱子味苦,性温;有大毒。归肝、脾经。具有通络止痛、散结消肿的功效。

制马钱子粉:制马钱子毒性降低,可供内服;粉碎后,便于制剂和服用。

第三节 水　飞

水飞法是一种传统的湿法粉碎方法。它是利用粗细粉末在水中悬浮性的不同,将不溶于水的矿物、贝壳类药物经反复研磨,分离制备极细粉的方法。如朱砂、雄黄、滑石、珍珠、炉甘石等药物。

(一) 炮制作用

1. 减少粉尘飞扬　保护环境和操作者健康。

2. 分离制备极细粉　水飞的细度可以达到 300 目以上,满足制剂要求。

3. 提高净度　大量的水洗过程可以去除水溶性以及难溶性杂质。

(二) 操作方法

1. 前处理　取药材除净杂质,适当粉碎。

2. 研磨粉碎

(1) 水飞:取前处理后的粉末,置乳钵内,研磨至手捻感觉特别细腻,或于乳钵内加适量清水,研磨至手捻感觉特别细腻,再加多量水搅拌,充分搅拌,稍停,粗粉即下沉,立即倾出混悬液,下沉的粗粒再进行研磨,如此反复操作,至研细为止。最后将不能混悬的杂质弃去。

(2) 湿法球磨:取(1)项粉末和水加入球磨机圆筒内,投料量一般为圆筒容积的 1/4 ~ 1/3,加水量为投料量的一倍。研磨至所需程度,取出。

3. 沉淀　合并所有混悬液,静置 12 小时,使细粉完全沉淀,倾去上清液,得沉淀物。

4. 干燥　取沉淀物,干燥后,研散,及时收藏。

(三) 注意事项

1. 朱砂、雄黄在粉碎过程中忌铁器、铝器等。

2. 水飞法研磨过程中,加水量宜少,以研成糊状为佳,加水搅拌时,加水量宜多,湿法球磨后的细粉可用清水漂洗数次。以除去在水中溶解度较小的杂质或有毒物质。

3. 操作过程中应注意控制温度,若温度过高,易使雄黄、朱砂的毒性增大。

4. 湿法球磨的时间视药物性质的不同而异,一般均在 60 ~ 80 小时。

朱　砂　粉

【药材来源】 本品为硫化物类矿物辰砂族辰砂的炮制加工品,主含硫化汞(HgS)。

【操作方法】

1. 净制　取朱砂原药材,用磁铁反复摩擦吸尽铁屑或使用磁选机,除去铁质。

2. 水飞　取净朱砂粉末和水加入球磨机圆筒内,投料量一般为圆筒容积的 1/4 ~ 1/3,加水量为投料量的一倍。研磨至所需程度,取出。

3. 干燥　静置 12 小时使细粉完全沉淀,倾去上清液,细粉用清水漂洗数次,40℃ 以下干燥,过 200 目筛。

4. 包装　取朱砂粉,按一定规格称重,装入相应的塑料包装袋内,封口,贴上标签。

【质量要求】 朱砂粉:为朱红色极细粉末,体轻,以手指撮之无粒状物,以磁铁吸之,无铁末。气微,味淡。含硫化汞(HgS)不得少于 98.0%。

【炮制作用】 朱砂味甘,性微寒,有毒,归心经,具有镇惊安神、清热解毒的功效。

朱砂:朱砂有毒,且颗粒粗不易吸收,故一般不直接入药。

朱砂粉:朱砂通过湿法粉碎可去除杂质,降低毒性;制备的极细粉,便于服用和制剂。临床应用多入丸散剂或冲服,不入煎剂。外用适量。用于心悸、失眠、癫痫、疔肿等。

【炮制研究】　朱砂中的杂质主要是游离汞和可溶性汞盐,后者毒性极大,为朱砂中的主要毒性成分。水飞法可使朱砂中毒性汞含量下降,亦可降低铅和铁等金属的含量。有研究通过 X-射线衍射和电镜分析法,对朱砂中两种变体 β-HgS 和 α-HgS 的粒径大小、形貌和晶型等进行了表征,结果表明水飞后除了能去除少量氯化汞等有很强的毒性组分,还可去除不稳定的 β-HgS(黑色),提高稳定的 α-HgS(红色)的量。有研究通过建立朱砂中可溶性汞盐在水飞过程中的溶出动力学模型,发现随着水飞中研磨时间和研磨温度的增加,可溶性汞盐的溶出量有所增加。但研磨超过 30 分钟后,可溶性汞盐溶出量趋于平缓。同时,随着研磨温度的提高,可溶性汞盐的溶出量虽有增加,但当温度提高到一定程度时,增加量基本稳定。

雄 黄 粉

【药材来源】　本品为硫化物类矿物雄黄族雄黄的炮制加工品,主含二硫化二砷(As_2S_2)。

【操作方法】

1. 净选　将药材用不同规格的药典筛,筛去药材中的杂质、异物、非药用部分。装入洁净容器内。

2. 水飞　将净雄黄和水加入球磨机圆筒内,投料量一般为圆筒容积的 1/4～1/3,加水量为投料量的一倍。研磨至所需程度,取出。或采用连续研磨悬浮沉降离心分离水飞雄黄,控制投料量与循环水比例、研磨时间、离心机转速等,分取沉淀,晾,研散。

3. 干燥　启用热风循环烘箱(CT-C-Ⅱ)或减压干燥箱,设定真空干燥温度为 40℃,干燥时间 2 小时。

4. 包装　取雄黄粉饮片,按每包 500g 称重,真空包装,贴上标签。

【质量要求】　雄黄粉为橙黄色极细粉末。微有特异的臭气,味淡。含砷量以二硫化二砷(As_2S_2)计,不得少于 90.0%

【炮制作用】　雄黄:味辛,性温,有毒,归肝、大肠经,具有解毒杀虫、燥湿祛痰、截虐的功效。

雄黄粉:除去杂质,更加纯净,毒性降低;粉末细腻,便于制剂。用于痈肿疔疮,虫蛇咬伤,虫积腹痛,惊痫,疟疾等。

【炮制研究】　雄黄主含硫化砷(As_2S_2),毒性很小,但所含的杂质氧化砷(As_2O_3)有大毒。干研法粉碎不能减少 As_2O_3 的含量,多通过水飞除去可溶于水的 AS_2O_3,以降低毒性。水飞时用水量愈多,As_2O_3 去除得愈净,用水量应不低于药材的 125 倍,当达到 300 倍时,去除效果较好;若溶剂总量不变,增加洗涤次数、提高水飞温度或减少雄粉粒度,均有利于降低 As_2O_3 含量。采用 10% 醋飞制、醋牛奶水飞及 3% NaOH 碱洗法,也可有效除去 As_2O_3,使毒性降低。雄黄在有氧条件下加热到 180～220℃ 时,As_2S_2 大量转化生成 As_2O_3,毒性增加;干燥温度在 60℃ 以上,也可增加 As_2O_3 含量。提示雄黄不能在有氧条件下加热炮制,且水飞后宜低温干燥或晾干。有研究通过 X 射线衍射法评价雄黄药材及饮片质量,提出二硫化二砷(As_2S_2)的特征峰在雄黄药材及饮片中均未检出,药材及饮片均为 α 雄黄(AsS)和 β 雄黄(As_4S_4)的混合体。炮制过程可以减少雄黄原药材中的杂质。

第四节 超微粉碎

中药超微粉碎是将中药微粉至平均粒度小于 15μm 化的现代粉体技术。通过超微粉碎技术，将传统中药粉末粉碎到细胞破壁范围，粒度小、分布均匀。目前，多用于贵重药、动物药，如冬虫夏草等。

（一）炮制作用

1. 增加药效成分的溶出度，加速体内释药速度、吸收速度和代谢速度，提高生物利用度，增强药物疗效。

2. 利于完善中药制剂工艺，改善制剂品质，提高传统产品质量的目的。

3. 可以提高药材利用率，有利于保护中药资源。

（二）操作方法

1. 前处理 取原药材按要求进行净制、切制或炮炙等处理，适当干燥。

2. 初步粉碎 将前处理后的药物，选择适当的粉碎方式和机械（或工具）进行初步粉碎，得到中、细粉。

3. 超微粉碎 将初步粉碎后的中药粉体，选用适当的超微粉碎设备进行超细化粉碎。

4. 收集 药物粉末经质量检查，合格品及时收集，即得。

（三）注意事项

超微粉碎技术应用于中药行业虽有独特的优势，但在实际生产过程中仍存在一系列亟待研究和解决的问题。如中药超微粉的稳定性、质量控制以及安全性评价等研究尚需进一步深入。

珍 珠

【药材来源】 本品为珍珠贝科动物马氏珍珠贝 *Pteria martensii*（Dunker）、蚌科动物三角帆蚌 *Hyriopsis cumingii*（Lea）或褶纹冠蚌 *Cristaria plicata*（Leach）等双壳类动物受刺激形成的珍珠的炮制加工品。自动物体内取出，洗净，干燥。

【操作方法】

1. 前处理 取珍珠原药材，除去杂质，洗净，干燥。

2. 粗粉碎 将净制后的珍珠，采用普通粉碎方法，初步粉碎成细粉。

3. 超微粉碎 将珍珠细粉，置超微粉碎设备内进行进一步超细化粉碎。

4. 包装 取珍珠超微粉，按一定规格称重，装入相应的塑料包装袋内，封口，贴上标签。

【炮制作用】 珍珠味甘、咸，性寒，归心、肝经，具有安神定惊、明目退翳、解毒生肌、润肤祛斑的功效。

珍珠：质地坚硬，不溶于水，一般不直接应用。

珍珠粉：超微粉碎后，粉体细腻，有利于人体吸收，提高生物利用度。便于制剂、内服或外用，用于惊悸失眠，惊风癫痫，目生云翳，疮疡不敛，皮肤色斑。

【炮制研究】 有研究比较了纳米级与微米级珍珠粉对大鼠烫伤皮肤的愈合效果，发现低剂量纳米级珍珠粉表现出和高剂量微米级珍珠粉相当的疗效，说明将珍珠粉纳米级化后，可降低用药剂量，提高疗效。

（张振凌 夏 荃）

第十三章 饮片包装

　　饮片包装是饮片生产的重要组成部分,也是饮片进入商品流通领域前的最后一道加工程序,关系着生产、流通、消费三个领域各方的利益和商品的安全,中药饮片通过包装,避免引起饮片变异、污染或发生混杂,保证饮片质量;方便饮片流通环节的贮、运、调、销等操作,降低饮片的损耗;适量的包装可以使饮片在使用时能够按需拆包,方便使用;提高了饮片附加值。随着药品包装技术的发展,无毒、无害、环保型的饮片包装材料的研究与应用日益受到重视,饮片包装机械也日益向着计量化、自动化方向发展。

第一节　饮片包装的技术和方法

　　饮片包装的类别分为内包装和外包装,内包装系指直接与饮片接触,用来盛装饮片的包装。常用材料有塑料袋、牛皮纸袋、复合膜、滤纸袋、纱布袋、无纺布、玻璃、铝箔等。外包装系指内包装以外的包装,按由里向外分为中包装和大包装。外包装通常是将一定数量完成内包装的饮片,装入箱、袋、桶等容器。常用的外包装材料有塑料编织袋、纸箱、木箱、布袋等,早先使用的麻袋、蒲包、篾篓等已经被淘汰。

　　因此,饮片包装有两层含义:一是指通过机械或人工方式将一定量的中药饮片装入符合药用规定的包装材料内并封口,同时对其进行包装标识的操作过程;二是指盛装饮片的容器、材料及辅助物品,即通常所说的"药包材"。前者是指对饮片进行商品包装(原始包装、内包装、小包装)的过程,后者是指饮片的运输包装(加工包装、外包装)。包装标识是通过看包装的标签及颜色等,就能知道内装药物的部分信息的一种标示。

一、饮片包装的要求

　　1. 对包装饮片的要求　　质量检验部门应对其质量进行检验符合炮制规范要求的饮片才能进行包装,尤其是要满足指标成分含量、含水量、洁净度的要求。

　　2. 对环境、设备和人员的要求　　饮片包装环境要卫生安全,包装设备要性能良好,不会对饮片质量产生影响,包装过程要不污染环境,包装人员应身体健康,具备饮片包装的必备知识和技能要求。

　　3. 对包装材料和容器的要求　　①合法性:用于饮片包装的材料和容器应由食品药品监督管理部门批准的企业生产,应符合国家药品、食品包装有关产品质量标准,选用时应与饮片性质相适应。②保护性:包括机械强度(冲击强度、压缩、抗拉强度、破裂强度);隔离性(防潮性、气体阻隔性、遮光性、保香性);稳定性(耐高温性、耐光性、抗寒性、抗化学腐蚀、耐老化性)。③安全性:一方面要求包装材料本身无毒,不因各种环境因素的影响而释放出有毒物质,污染饮片,另一方面要求包装材料不受环境条件的影响而与被包装的饮片起任何反应,从而影响饮片功效。④作业性:能承受机械化加工处理,印刷性、着色性好。⑤简便性:易开封,使用方便。⑥商品性:透明、美观、有光泽。⑦易废弃性:体积减少,易降解,环保性好,不威胁人类健康。⑧经济实惠性:生产效率性、包装基材成本低等。⑨直接口服中药饮片的包装材料必须符合微生物限量等卫生学指标要求,其包装过程应在洁净车间内完成。⑩对特殊有毒性、挥发性强、有污染、刺激性强的饮片,其包装要根据产品的特性和规格选择包装材料。

4. 饮片包装必须严格按相关生产规程操作 要有包装记录,其内容包括品名、规格、产地、批号、重量、包装工号、包装日期等,包装要求封口严密、捆扎牢靠、码放整齐,以更好地保证饮片质量和方便清点及装卸。

5. 中药饮片的包装必须印有或者贴有标签 中药饮片的标签应注明品名、规格、产地、生产企业、产品批号、生产日期。实施批准文号管理的中药饮片还必须注明批准文号。中药饮片在发运过程中每件包装上必须注明品名、产地、日期、调出单位等,并附有质量合格的标志。另外,一些单剂量小包装饮片还要求进行色标管理,即按剂量差异采用不同颜色的标签,以避免混杂,方便调剂。此外需要特别强调的是,毒性中药饮片的包装必须要有明显的规定标志,以防止与其他饮片混杂。

6. 饮片包装的标签须严格管理 ①标签设计样稿须经质量管理部门校对批准后印制,印制后的标签须凭质量管理部门的检验报告发放、使用;②标签须由专人保管、领用;③标签须按品种、规格、专柜(库)存放,按照实际需要量领取;④标签须记数发放,由领用人核对、签名。标签使用数、残损数及剩余数之和须与领用数相符;⑤印有批号的残损标签或剩余标签应在质量管理部门监督下由专人销毁,应有计数、发放、使用、销毁记录。

二、饮片包装技术

1. 干燥防潮包装技术 通过降低饮片的水分后进行密封包装。目的在于保证饮片有适宜的含水量,防止饮片从周围环境中吸收水蒸气而引起霉烂变质。因此要求包装材料的水气透过率低、容器的密封性能好。另外在密封的包装内,放入干燥剂来吸收包装内的水分,使包装内的饮片含水量保持在允许的范围内。注意采用的干燥剂,不得对饮片造成污染或与饮片发生化学作用。

2. 低温、冷藏防霉腐包装技术 是通过控制饮片本身的温度,使其低于霉腐微生物生长繁殖的最低界限,控制霉腐微生物酶的活性,减慢细菌活动和化学变化的过程,抑制霉菌的代谢与生长繁殖,从而防霉腐、延长饮片的储存期。对于饮片而言,一旦温度恢复仍可保持原有的品质。低温、冷藏的饮片所需的温度和时间根据饮片品种不同而定。按冷藏温度的高低和时间的长短,分为冷藏和冻藏两种。在冷藏期间霉腐微生物的酶几乎都失去了活性,新陈代谢的各种生理生化反应缓慢,甚至停止,生长繁殖受到抑制,但并未死亡。在冻藏期间,饮片的品质基本上不受损害,饮片上的霉腐微生物同细胞内水变成冰晶脱水,冰晶水损坏细胞质膜而引起霉腐微生物死伤。低温、冷藏包装的材料应选用耐低温的无毒材料,饮片贮藏于冷库内,温度保持 $0 \sim 10 ℃$,不仅能够防霉防虫,而且不影响饮片的质量。这种方法尤其适用于饮片夏季梅雨季节时的防霉。进入冷库的饮片含水量应在安全范围内,包装容器应采用干燥密封包装,以免湿气侵入。冷藏适用于主含挥发油的饮片和一些贵细饮片的贮存。

3. 气调防霉腐包装技术 气调防霉腐是生态防霉腐的形式之一。气调防霉腐包装就是在密封包装的条件下,通过改变包装内空气组成成分,以降低氧的浓度,造成低氧环境来抑制霉腐微生物的生命活动与生物性饮片的呼吸强度,从而达到对被包装商品防霉腐的目的。气调防霉腐包装是充以对人体无毒、对饮片无害、对霉腐微生物有抑制作用的气体,如二氧化碳、氮气等。二氧化碳在空气中的正常含量是 0.03%,微量的二氧化碳对微生物有刺激生长作用;当空气中的二氧化碳浓度达到 10%~14% 时对微生物有抑制作用;如果二氧化碳浓度超过 40% 时,则对微生物有明显的抑制和杀死作用。包装材料要求对气体和水分有一定的阻透性、气密性能好,才能保证包装内气体的浓度。气调防霉腐包装技术的关键是密封和降氧,密封是保证气调防霉腐的关键,降氧是气调防霉腐的重要环节,目前人工降氧的方法主要有机械降氧和化学降氧两种,机械降氧是用机械真空充氮法和充二氧化碳法,化学降氧是采用脱氧剂使包装内氧的浓度下降。

4. 真空包装技术 也称减压包装法或排气包装法,是将包装容器内的空气全部抽出密封,维持袋内处于高度减压状态,空气稀少相当于低氧效果,使微生物没有生存条件,可阻挡外界的水气进入包装容器内,也可防止在密闭的防潮包装内部存有潮湿空气,在气温下降时结露,从而防止饮片的变异。采用真空包装法,要注意避免过高的真空度,以防损伤包装材料。

一般动物性的饮片、贵重的饮片以及某些容易氧化变质的饮片都可以采用真空包装,真空包装不但可以避免或减少氧化作用,而且抑制了某些霉菌和细菌的生长。同时在对其进行加热杀菌时,由于容器内部气体已排除,因此加速了热量的传导。提高了高温杀菌效率,也避免了加热杀菌时,由于气体的膨胀而使包装容器破裂。

5. 电离辐射防霉腐包装技术 能量通过空间传递称为辐射,射线使被照射的物质产生电离作用称为电离辐射。当电离辐射线通过微生物时,直接作用是使微生物内的成分分解而引起诱变或死亡;间接作用是使水分子离解成为游离基,游离基与体液中的氧作用生成强氧化基团,此基团使微生物酶蛋白的 -SH 基氧化,酶失去活性,因而导致微生物诱变或死亡。电离辐射一般是放射性同位素 α 射线、β 射线和 γ 射线,它们能使微生物细胞结构与代谢的某些环节受损。α 射线在照射时被空气吸收,几乎达不到物体上;β 射线穿透力弱,只限于物体表面杀菌;γ 射线穿透力强可用于药品的内部杀菌。电离辐射防霉腐包装技术目前主要应用 β 射线和 γ 射线,射线可杀菌、杀虫,照射不会引起物体升温,因此又称为冷杀菌。但有些药品经照射后品质受到影响,所以作为饮片能否使用该项灭菌方法,应进行小样实验后再使用。包装的饮片经过电离辐射后即完成了消毒灭菌的过程。

6. 紫外线、微波、远红外线和高频电场的技术 ①紫外线:紫外线是一种有杀菌作用的射线,也是日光照射杀菌的主要因素。紫外线的波长范围 100~400nm,其中波长为 200~300nm 的紫外线具有杀菌作用,尤以 265~266nm 的紫外线杀菌能力最强。紫外线的穿透能力很弱,只对物品表面的霉菌微生物有杀菌作用,此外含脂肪和蛋白质的饮片不宜用紫外线照射,易引起变色或发生臭味。一般使用紫外线灭菌,主要是考虑物体表面的灭菌。如对包装材料表面,使用的一些容器、器皿、工具、房间等。②微波:微波是频率 300~300 000MHz 的高频电磁波。含水和脂肪成分多的饮片易吸收微波的能量,吸收后转化为热能。一方面饮片吸收微波产生热量而可以杀菌,另一方面,菌体水分、脂肪等物质受到微波的作用,分子间发生震动摩擦,细胞受损产生热能,促使菌体死亡。微波产生的热能在内部,所以热能利用率高,加热时间短,加热均匀。③远红外线:远红外线是频率高于 3 000 000MHz 的电磁波,作用与微波相似,杀菌的机制主要是远红外线的光辐射和产生的高温使菌体迅速脱水干燥而死亡。④高频电场:高频电场是利用高频电能转变为热能,使含水分高的饮片和微生物瞬间升温而达到杀菌目的。

三、饮片包装方法

1. 称量包装法　中药饮片规格复杂多样,形状各异,密度也各有不同,饮片在包装时根据情况可采用净重或毛重称量包装法。

(1)净重称量包装法(图13-1):这种称量包装是将饮片先用称称量,然后充填到包装中。称量结果不受包装容器皮重变化的影响,因此装量精确,误差小。称量饮片多采用机械,也可人工称量。机械称量的原理:进料器把饮片从贮料斗运送到计量斗中,当计量斗中饮片达到规定质量时即通过落料斗排出,进入包装容器。进料可用旋转进料器、皮带、螺旋推料器或其他方式完成,并用机械秤或电子秤控制称量。对于流动性能好,密度均匀,批量比较大的饮片可采用机械称量。机械称量速度快,效率高。因包装容器或材料是定型生产,卫生标准有一定要求,符合标准才能使用,因此清洁卫生。有些不适宜用机械称量的可采用人工称量。但人工称量饮片速度慢,效率低。

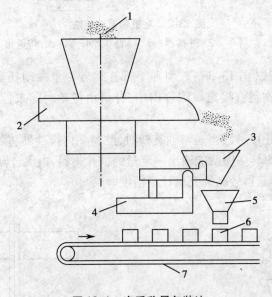

图13-1　净重称量包装法

1. 贮料斗　2. 进料器　3. 计量斗　4. 称

5. 落料斗　6. 包装件　7. 传送带

(2)毛重称量包装法(图13-2):毛重称量法没有计量斗,将包装容器放在秤上进行充填,达到规定质量时停止进料,故称得的质量为毛重,这种方法简单,包装设备价格低,操作容易,但其计量精度不高,受容器质量变化影响很大。对于具有黏性的饮片、容易污染或单包装容量较大的饮片,应尽量减少包装容器的质量差异。另外,在包装前要检查容器是否符合卫生标准,必要时使用前进行灭菌,保证装入饮片达到卫生标准要求。

2. 容积充填包装法　容积充填包装是利用容积计量饮片物料的数量,不需要包装前称重。所用的包装机械简单,充填的速度快,充填精度依赖于所包装的物料。适用于颗粒性、密度均匀的饮片。机械化操作的设备很多,根据原理分为计时振动充填法、螺旋充填法、真空充填法等。

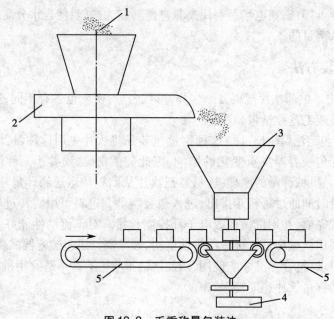

图 13-2　毛重称量包装法
1. 贮料斗　2. 进料器　3. 落料斗　4. 称　5. 传送带

　　(1)计时振动充填法(图 13-3):贮料斗下部连接着一个振动托盘进料器,进料器按规定的时间振动,将饮片物料直接充填到容器中,计量由振动时间来控制。此法装置结构简单,但计量精度低。

　　(2)螺旋充填法(图 13-4):当送料轴旋转时,贮料斗内搅拌器将物料拌匀,螺旋轴将饮片挤压到要求的密度,每转一圈就能输出一定量的饮片物料,由离合器控制放置圈数即可达到计量之目的。此法可获得较高的充填计量精度。

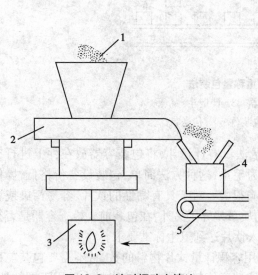

图 13-3　计时振动充填法
1. 贮料斗　2. 振动托盘进料器　3. 计量器
4. 包装容器　5. 传送带

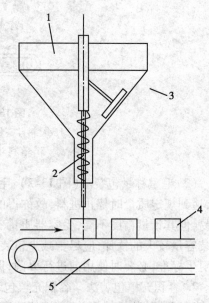

图 13-4　螺旋充填法
1. 贮料斗　2. 送料螺轴　3. 搅拌器
4. 包装件　5. 传送带

(3)真空充填法(图13-5):充填饮片物料时使包装容器保持真空,利用重力进物料,物料中、容器内无空气存在,减少了所谓的"桥空"现象(物料相互支撑形成的拱状),充填饮片物料的精度高。真空充填的设备根据所用的包装容器不同有所区别。适合硬质容器充填,软质容器充填时要加硬质套。关键是真空头与包装容器接触处必须密封,充填的饮片的进料形式可以区别,但要保证数量准确。真空充填的方式受外界影响小、精度高。

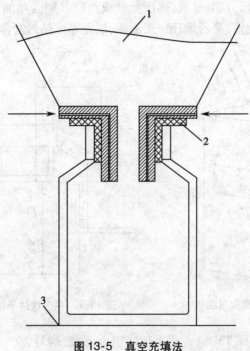

图13-5　真空充填法
1. 贮料斗　2. 密封环　3. 平台

第二节　饮片包装设备

随着现代包装技术的发展,饮片包装设备也取得了长足进步,通过借鉴食品、中成药相关包装设备或直接应用或加以升级改造,如今的饮片包装设备种类繁多,功能各异,现就最为常用的几种设备简介如下:

一、内包装设备

1. **普通薄膜封口机**　适用于各种类别和规格饮片的包装,是最常用的封口机械。通过电加热封口元件,使袋口受热而闭合。封口处可压印生产批号等文字。尽管一般需要人工事先称量,但与先前的纯手工缝合包装相比,工作效率也大为提高。特点是结构轻巧,方便移动包装。①脚踏式封口机:适用于1kg或较大规格饮片的包装;②履带式封口机:适用于批量生产小包装或单剂量包装要求的中药饮片。

2. **落地式自动真空包装机**(图13-6)　按下真空盖即自动按程序完成抽真空、封口、印字、冷却、排气的过程,经过包装后的产品可防止氧化、霉变、虫蛀、受潮,可保质、保鲜而延长产品的储存限期。适用于整枝的人参、鹿茸等贵重饮片的包装。包装材料:各种塑料薄膜袋、复合膜袋、铝箔袋,包装时通常还封入干燥剂或除氧剂,以更好地保证饮片质量,延长饮片保存周期。

3. 中药饮片半自动包装机(图13-7) 该设备运行时,工人于机器两侧将称好剂量的饮片加入到行进中的履带上的一个个托盘中,机器再依次将各个托盘中的饮片翻倒进包装袋中封装。适用于各种类型的中药饮片、颗粒状物的包装。特点:除人工称量外,机器可以自动完成制袋、充填、封合、分切、计数、热压批号或打印日期等功能。包装材料:聚酯/聚乙烯、聚酯/镀铝/聚乙烯、铝箔/聚乙烯、纸/聚乙烯、尼龙等可热封复合材料。

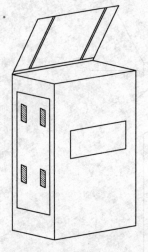

图13-6 落地式真空包装机

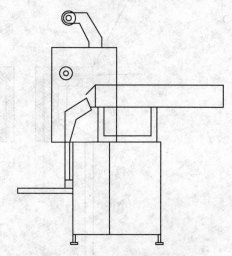

图13-7 中药饮片半自动包装机

4. 自动颗粒包装机(图13-8) 适用于体积小、颗粒均匀、流动性好的种子类中药饮片包装,如决明子、芥子、莱菔子、紫苏子、稻芽等流动性强颗粒均匀的种子类饮片的包装。特点:采用先进的微电脑控制器。所有功能均采用按键操作,液晶显示,自动完成背封制袋、跟标、计量、充填、封合、热压批号、切断、计数、易撕切口、充气等全部工作。包装材料:聚酯/聚乙烯,聚酯/镀铝/聚乙烯,聚酯/铝箔/聚乙烯,纸/聚乙烯,BOPP/聚乙烯,尼龙等可热封复合材质。

5. 自动粉剂包装机 适用于蒲黄、白矾、玄明粉、滑石粉、三七粉等流动性一般或很差的粉末类饮片的软袋包装。特点:可以自动完成制袋、计量、充填、封合、分切、计数、热压批号或打印日期等功能。包装材料:聚酯/聚乙烯、聚酯/镀铝/聚乙烯、铝箔/聚乙烯、纸/聚乙烯、尼龙等可热封复合材料。

(1)通用型自动粉剂包装机(图13-9):一般采用螺杆计量,其结构由贮料斗、送料轴、搅拌器组成进料器。进料器下面安装一个输送带,上面安放包装容器。原理是采用螺旋充填法(图13-9)。

(2)抽真空式散粉充填机(图13-10):除上述特点外,这种机型还采用转盘式充填,无料盒自动检测,尤其是真空吸粉定量充填系统可以保证单位包装剂量更为精准,也便于清洁。

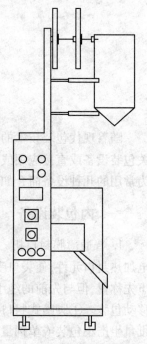

图13-8 自动颗粒包装机

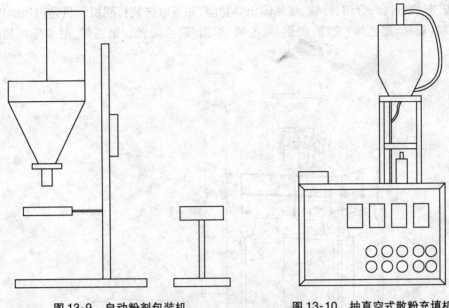

图 13-9　自动粉剂包装机　　　　图 13-10　抽真空式散粉充填机

6. 内外袋带线标袋泡茶包装机（图 13-11）　适用于蒲黄、海金沙、三七粉、六一散等细粉状饮片及葶苈子、车前子等细小种子类饮片的包装，以免这类饮片在煎煮时糊化粘锅，保证中药煎液的纯净，方便服用；更适用于中药饮片类保健茶的包装。特点：通过机械手将内袋放入外袋，内外袋一次成型，避免了人手与物料的直接接触，又提高了效率。内袋为茶叶滤纸，可自动带线带标签，外袋为复合膜包装，具有防气味挥散、防潮、保鲜茶叶滤纸等功能。内外袋均为三边封口。具有自动完成制袋、计量、充填、分切、封合、计数（并可以预选计数）、成品输出等功能。贴标和外袋均可采用光电定位，包装容量、内袋、外袋、标签等均可任意调整，可根据用户的不同需要来调整内外袋尺寸，以便达到最理想的包装效果。包装材料：内袋一般采用热封型茶叶滤纸，外袋采用聚酯/聚乙烯、聚酯/镀铝/聚乙烯、铝箔/聚乙烯等可热封复合材料。

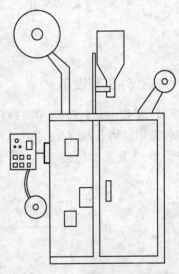

图 13-11　内外袋带线标袋
泡茶包装机

7. 组合称量全自动包装系统（图 13-12）　设备主要由多头电脑组合秤、包装机、Z 型上料机、工作平台、振动喂料机、电子秤平台、自动包装、成品输送等部件组成，采用微电脑控制，经数学组合计算，从多个称重斗中组合出许多个合格组合，然后从中挑选出与目标重量最为接近的组合，再进行自动包装过程。该系统计量精度高、量程广，包装效率高，是应用日益广泛的新型包装设备。适用于流水线中松散无黏性的各种饮片的大小包装。特点：采用人机界面控制系统，触摸屏操作，简便、直观。伺服送膜系统，定位准确，封切位置均采用自动纠偏装置，自动化程度高。采用智能温控器，温度控制准确，保证封口美观、平整。采用步进电机，低噪声运转，动作稳定，寿命长。能根据被计量物的特性，细微调整料斗门的开闭速度，防止破碎及卡滞，完善的自动报警保护功能，将损耗减到最低。可以连续完成上料、计量、制袋、充填、封合、分切、计数、成品输出等功能,并可以选装打码机。只是占地面积较大。包装材料:聚酯/聚乙烯、聚酯/镀铝/聚乙烯、铝箔/聚乙烯、纸/聚乙烯、尼龙等可热封复合材料。

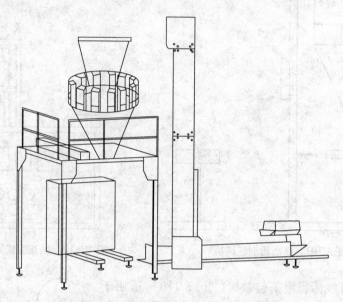

图 13-12 组合称量全自动包装系统

二、外包装设备

1. 手提电动封包机(图 13-13) 适用于使用麻袋、编织袋、牛皮纸袋等饮片大包装的封包操作。特点:具有线迹美观、封包牢固、富有弹性、拆包方便等优点。结构紧凑轻巧、调整简单,方便移动包装。

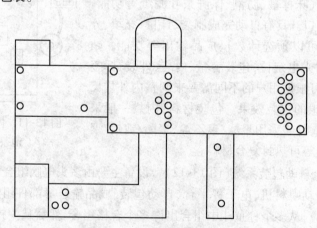

图 13-13 手提电动封包机

2. 半自动捆扎打包机(图 13-14) 以聚乙烯塑料带为捆扎材料,适用于使用编织袋、牛皮纸袋、纸箱、木箱等已封口饮片大包装的捆扎打包操作。使饮片包装更为规整牢靠,方便码垛及运输装卸。特点:将已封口的饮片大包装置于机器的打包台面,按要求插入包装带后,机器能自动完成聚带、热合、切断并出带,并有自动停机功能。省时省力,捆扎牢靠。

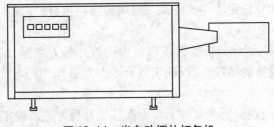

图 13-14 半自动捆扎打包机

第三节 小包装中药饮片

小包装中药饮片是指将加工炮制合格的中药饮片根据临床常用剂量用一定的包装材料封装，供配方药师直接"数包"组合调配而无需称量的一种饮片包装方式。小包装中药饮片体现了饮片的规格和质量，改变了传统的中药调剂方式，有利于保证饮片的内在质量，使配方剂量精确化，避免了传统中药调剂中所出现的种种弊端；最大程度地满足了患者的知情权，减少了医患矛盾，提高工作效率，减少浪费，改善中药饮片处方调剂的工作环境，提高医疗机构的中药饮片管理水平，增进人们对中医药的认知度，并有利于促进中药饮片生产的规范化、标准化、品牌化，促进了中医药的发展。

国家中医药管理局于 2008 年颁布了《小包装中药饮片医疗机构应用指南》，旨在指导医疗机构能够准确、迅速的掌握小包装中药饮片的应用方法，使医疗机构能顺利地推广使用小包装中药饮片，充分发挥小包装中药饮片的特色与优势。

一、小包装规格设定

小包装中药饮片规格设定是否合理，这是医疗机构推广运用小包装中药饮片进行调剂能否成功的关键所在。规格设定是指每种中药饮片在进行小包装时，应设置的规格种数（品规数）以及每一规格的含药量（品规量）。医疗机构的每种中药饮片的品规数和品规量，可根据本单位饮片用药情况，经调查分析统计以后来设定。

（一）基本原则

1. 因药而异原则　中药饮片品种不同，所设定小包装的品规数和品规量可能不同。如麻黄、吴茱萸与白花蛇舌草、金钱草的品规设定应有显著差异。

2. 满足临床常用剂量需要原则　每种中药饮片的品规数和品规量，应最大限度地满足本医疗机构临床医师处方的常用剂量，尽量减少因应用小包装中药饮片而造成对临床医师处方剂量的限制。

3. 品规最少原则　医疗机构在采用小包装时，每一种中药饮片，应在最大限度满足本单位临床医师常用处方剂量的前提下，尽量设定最少的品规数。

4. 高频多规原则　对于应用频率高的中药饮片品种，其临床常用剂量也相对较多，可设定多种品规，这样可提高配方效率。

5. 便于规范化管理原则　国家中医药管理局在总结小包装中药饮片使用单位经验的基础上，广泛征求了中医医院和生产企业等各方面的意见，于 2011 年研究制定了《小包装中药饮片规格和色标》，其中规定小包装中药饮片的产品规格不得超出以下 9 种规格：1g，3g，5g，6g，9g，10g，12g，15g，30g，目的是为了促进小包装中药饮片的规范化管理，降低生产企业的生产成本。医疗机构在设定本单位的品规量时应参照执行。

（二）基本步骤

1. 调查 通过查询，统计分析本医院以往中药饮片处方数据，结合医院名老中医临床用药特点及经典中药处方的特殊性，以确定适合本医院临床用药习惯的各中药饮片品种的品规数和品规量。

统计样本的选择，应根据所选取的上年度医院饮片处方量来确定时间跨度，一般以三个月至一年为宜。如以半年为时间跨度，可在每个月中选择15天。随机抽取的一定数量的处方，应涵盖本医院各临床科室以及在本医院坐诊的名老中医的中药处方，可通过计算机也可采用手工方法进行抽取。

2. 统计 统计内容包括两个方面：一是统计各种中药饮片的使用频率(M)，即统计某种中药饮片在用于统计的全部处方中出现的次数(X)，$M = X/$处方总张数$\times 100\%$。比如当归在用于统计的 106 670 张处方中出现的次数为 41 497 次，则当归的使用频率为：$M = 41\ 497/106\ 670 \times 100\% = 38.90\%$。二是统计每一种中药饮片的各种剂量的使用频率($N$)，即统计某种中药饮片的某一剂量在用于统计的全部处方中出现的次数(Y)，则该剂量对此种饮片而言，其使用频率为：$N = Y/$处方总张数$\times 100\%$。比如茯苓 10g 剂量在用于统计的 106 670 张处方中出现的次数为 21 106 次，则茯苓该剂量的使用频率为：$N = 21\ 106/106\ 670 \times 100\% = 19.79\%$。

通过计算机统计出所抽取的每张处方中所含的每味中药饮片及其各种剂量的使用频率。将用于统计的全部处方中所含每种中药饮片以及该饮片所用到的各种剂量，按使用频率由高至低排序，既要有含全部处方的汇总统计，又要有按不同科室及名老专家分类的处方统计。

3. 初定规格 依据汇总统计的结果，先按表 13-1 确定每种中药饮片的品规数。

表 13-1　不同使用频率的中药饮片的品规数

中药饮片的使用频率(M)	品规数
≥5%	3 ~ 4
≥1%且 <5%	3
≥0.1%且 <1%	2 ~ 3
<0.1%	1 ~ 2

再取每个中药饮片品种使用频率最高的 5 个剂量（$N_1 \sim N_5$），经甄别其可组合性与代用性后，再按设定的品规数确定其品规量。例如：当归使用频率最高的前 5 个剂量分别是 10g、15g、12g、20g、30g，则当归的品规数可设定为 3 个，品规量分别为 10g、12g、15g，即可满足 5 种剂量的配方需要。

4. 模拟测试 将初步设定的每种中药饮片的规格输入计算机，另取本医院上年度的部分中药饮片处方（注意：时间跨度应与选择统计样本的时间跨度一样，但不得抽取供初定规格时已用过的处方），再将所抽取的每张处方中所含的每味中药饮片及其剂量输入计算机，进行测试。

（1）可配处方的张数比：即可配处方数与测试的处方总数之比。只要处方中出现某种中药饮片的剂量不能用所设定的规格调剂，则该处方为不可配处方。从试点经验看，该比例应≥95%。

（2）单张处方的用包数与该处方的药味数之比：从试点经验看，该比例应≤1.3，且每味中药饮片的使用小包装中药饮片的用包数应≤2。

（3）结果处理：对不符合两项测试指标要求的每一中药饮片品种的原定规格重新调整，直至达到测试指标的要求。

5. 征求意见　将经测试后设定的每种中药饮片的规格及分类统计的结果，印发至全院各临床科室及有关专家，广泛征求各方面意见。根据各方面的意见，对初步设定的每种中药饮片规格进行调整。

6. 审定发布　在与临床医师充分协商（这样可尽量减少每种中药饮片的规格数）后，将每种中药饮片的规格呈交医院药事管理委员会进行专题讨论，修改后确定本医院小包装中药饮片的规格方案。

将方案印发医院各临床科室并在医院内部计算机网络上发布，让全体医师及时了解掌握。使医师能在开具处方时的饮片剂量尽量符合所设定的品规，或是所设定品规可组合的剂量。

7. 反馈调整　由于中医用药剂量往往因人、因时、因地而异。因此，对所设定的小包装中药饮片规格，应根据实际使用情况，及时调整相关品种的品规数和品规量。为此，医院应当建立跟踪监测体系。

医院将处方划价收费后，可以将处方的下列信息贮存于医院管理系统的数据库中：①每张处方中的每味中药饮片的品种及其剂量；②每张处方中不能使用所设定的规格进行调剂的中药饮片；③每张处方中所用中药饮片的总味数及其调配该处方的小包装中药饮片用包数；④每张处方中每味小包装中药饮片的用包数。

少数未建立计算机管理系统的医院，应记录调配处方总数和不可调配处方数，以及不可调配的中药饮片品种与剂量，记录调配一张处方时使用小包装中药饮片的包数超过3包的中药饮片品种及其剂量。

一段时间后，对所收集的信息，按前述两项"测试指标"进行统计分析评估。根据监测结果，及时调整医院的小包装中药饮片的规格，以进一步适应临床需求，提高配方效率。

二、材料和方法

小包装中药饮片的包装，主要由中药饮片生产企业负责。医疗使用部门在应用小包装中药饮片时，可就有关内容向生产企业提出建议和要求。

1. 包装材料　应符合国家对药品（或食品）包装材料的标准，禁止使用含"氯"成分和再生利用的有毒材料。应透明或部分透明，以便直观地看到内装饮片。无纺布等特殊材料的可以不透明。包装材料应由符合资质的企业生产。应尽可能选择可降解的环保材料。

（1）聚乙烯塑料膜：单膜适用于手工定量包装中药饮片，复合膜多适用于机械自动或半自动定量包装中药饮片。

（2）纤维滤纸：使用纤维滤纸作包装袋，适用于煎煮时易煳化而需要作包煎处理的中药饮片，如车前子、葶苈子等。所用滤纸的厚度应大于 $20\mu m$，平均过滤率应小于 $12\mu m$，旨在阻拦药材中所含淀粉、果胶等分子量大于 5000 的成分通过，从而防止药液因煳化导致"溢出"和"焦底"。使用包装滤纸的不足之处是无法看到包装的中药饮片，不便于验收和养护。

（3）无纺布：可用作替代纤维滤纸。用在需包煎的药物时能起到有效的过滤作用。用后能作降解处理,属环保材料。不适合自动和半自动包装使用。调剂时要在需包煎的药物中加放无纺布袋,增加了一道调剂操作程序,并易发生因疏忽而漏放的情况。

(4)汗衫布:传统的28~32支纱的汗衫布包可以替代纤维滤纸袋,但禁止使用纱布包,因为纱布孔隙过大大。如用汗衫布包作包装时,不应直接将饮片放入布包中,而应将饮片先装入较薄透明的塑料中,不必封口,而只要将袋口折弯,并将此袋与布包一起放入印有标识或无标识而带有色标的包装袋中封口。汗衫布避免了不放布袋的包装在调剂时需另外发布袋给患者,既可少一道操作,也可防止因疏忽而漏发布袋给患者。布袋与饮片分离可避免饮片的粉末、颜色污染在白色的布袋上造成浪费饮片又不美观的结果。能直观地看到包装袋内饮片的质量,便于验收和保养。但不适合自动和半自动包装,包装效率偏低。包装使用材料多,生产成本偏高。有的汗衫布可能有漂白剂残留成分。

2. 包装方法　根据中药饮片形状、质地的不同,可采取以下方法进行包装。

(1)全自动包装:使用全自动颗粒包装机包装。此包装方法,适用于体积小、颗粒均匀、流动性好的种子类中药饮片包装。

(2)半自动包装:使用半自动包装机包装。此类包装方法,适用于密度、比重较大,但片形均匀的根、茎、藤、木类中药饮片包装。

(3)抽真空包装:使用真空包装机,先将中药饮片按定量装入包装袋内,再将单包或数包未封口的药包放入真空包装机内进行排空封口。此类包装方法,适用于不能用常规高温干燥灭菌处理的中药饮片包装,能有效防止中药饮片出现虫蛀、霉变和走油等现象。

(4)人工包装:通过人工用电子秤精确称量后,装入塑料袋中再封口。此类包装方法,适用于体积较大、质地较轻且蓬松的花、草、叶类中药饮片。

3. 包装标识　标识分标签和色标两部分。

(1)标签:中药饮片的包装必须印有或者贴有标签,标签应当符合国家药品监督管理部门对药品标签的相关规定和要求。中药饮片的标签要注明品名、规格、产地、生产企业、产品批号、生产日期,并附有质量合格标志,实施批准文号管理的中药饮片还必须注明批准文号。

(2)色标:在小包装中药饮片的包装袋上或标签上,使用不同的颜色来代表不同的规格,这就是小包装中药饮片的色标。色标的应用,主要是为了使小包装中药饮片的管理规范化,降低生产企业的成本,以及让使用部门在验收和饮片处方的调配、复核等各个环节达到快速识别的目的,色标使用应坚持醒目、色差大的原则。国家中医药管理局在总结小包装中药饮片使用单位经验的基础上,广泛征求了中医医院和生产企业等各方面的意见,于2011年研究制定了《小包装中药饮片规格和色标》,其中规定:根据同一规格不同品种使用同一种颜色和避免使用含有特殊意义颜色的原则,采用国际通用的潘通色卡(PANTONE solid coated),拟定红桦色(8062C)、青色(312C)、薄绿色(355C)、淡钢蓝色(8201C)、利休鼠色(8321C)、蓝色(299C)、晒黑色(8021C)、薄花色(7474C)、银鼠色(8100C)9种颜色作为小包装中药饮片的色标。

4. 外包装　使用外包装的目的是为方便饮片的验收、清点和装斗。一个中包装、大包装中,只能装一种小包装中药饮片的一个规格,不同品种或同一品种的不同规格不可混装。小包装、中包装、大包装上都应当使用同一色标。一般以每50~100袋一个中包装为宜。

5. 注意事项

(1)罂粟壳(麻醉药)不得制成小包装中药饮片,在调剂时应当按规定将其他小包装的中药饮片拆包后与罂粟壳混合后发药,并在调剂时应严格按处方剂量临方处理。

（2）凡《中国药典》、各地《炮制规范》注明"有毒"的中药饮片，如制川乌、商陆等，其最大规格的设定，不得超过规定的最大剂量。

（3）毒性中药饮片不得制成小包装中药饮片。

（4）凡不以重量为剂量单位的中药饮片，如灯心草（支、扎）、蜈蚣（条）等，可不设定品规，调剂时应按处方标定的剂量，临方处理。

小包装中药饮片作为一种全新的中药调配手段，具有诸多优点近年来被不断推广使用。在实际应用中也暴露出了一些有待改进之处，比如存在着饮片规格受限制，饮片规格不统一，色标色度接近而不易分辨，相关生产标准缺乏，监管困难，塑料包装不透气、高温季节某些饮片由于水分不能挥发容易导致霉变，塑料包装降解时间长、对环境有影响等不足，这些都需要在今后的应用实践中，及时总结经验，继续深入研究加以解决，不断改进完善，从而为进一步高中药饮片调剂质量，提高工作效率和管理水平，更好地体现中医药特色优势，促进小包装中药饮片生产使用的规范化、标准化和品牌化发展发挥更大作用。

（高 建）

下篇　质量控制与生产管理

第十四章　中药饮片质量的控制

中药饮片是在中医药理论指导下，根据辨证用药和调剂、制剂的需要，对中药材依法进行加工炮制后的成品药。其质量优劣直接影响中医临床用药的有效性和安全性。国家有关部门非常重视饮片质量标准的研究工作，已逐步建立和完善了部分中药饮片的质量标准。但是要制订出一套既能反映中医药特色，又能适应现代化工业生产实际的中药饮片质量标准，任重道远。

第一节　中药饮片的质量要求

中药饮片的质量直接关系到临床用药的有效性和安全性。在确定依法炮制外，还应重视对饮片的包装、贮运等条件的选择和管理。饮片的质量可分为外观质量和内在质量。外观质量主要包括片型或粒度、色泽、气味、净度等；内在质量主要包括水分、灰分、重金属及农药残留、浸出物或有效部位、有效和(或)有毒成分、显微及理化特征、卫生指标要求等。

一、来源

控制中药饮片的质量，必须固定产地，选用道地药材。要注意各地区用药习惯不同和同药异名、异药同名现象，中药材的采收季节、时间、方法以及产地加工，与中药材质量关系密切。采购的中药材必须标明出售商的名称及所售药材的名称、种属、产地、采集时间、加工方法及质量标准等。采购的中药材及饮片，必须标明出售商的名称，及所售药材的名称、种属、产地、采集时间、加工方法及质量标准等。

二、性状

性状是指饮片的性状、大小、色泽、表面、质地、断面(包括折断面或切断面)及气味等特征。性状的观察方法主要是运用感官来鉴别，如用眼看、手摸、鼻闻、口尝等方法。

（一）外形

中药饮片的片型及大小应符合《中国药典》2010 年版(一部)及《全国中药炮制规范》等

的规定。根据药材特性和需要可将其切成薄片、厚片、丝、块,或为了美观切成瓜子片、柳叶片或马蹄片等。切制后的饮片应均匀、整齐、色泽鲜明,表面光洁,无污染,无整体,无长梗、连刀片、掉刀片、边缘卷曲等不合格饮片。切制后的饮片或经加工炮制后的饮片,其中破碎的药屑或残留的固体辅料均有一定的限量标准。一些药材不宜切制成饮片,或有临床上的特殊需要,或为了更好地保留有效成分,经净制处理后,用手工或机器粉碎成一定规格的颗粒或粉末。颗粒大小应均匀、无杂质,粉末的分等应符合《中国药典》2010 年版—(一部)的相关要求。

饮片形状观察时,一般不需预处理,如观察很皱缩的全草、叶或花类时,可先浸湿使软化后,展平,观察。观察某些果实、种子类时,如有必要可浸软后,取下果皮或种皮,以观察内部特征。测定饮片大小时,一般应测量较多的供试品,可允许有少量高于或低于规定的数值。测量时应用毫米刻度尺。对细小的种子或果实类,可将每 10 粒种子紧密排成一行,以毫米刻度尺测量后求其平均值。

《中药饮片质量标准通则(试行)》规定:饮片中的异形片不得超过 10%;极薄片不得超过该片标准厚度 0.5mm;薄片、厚片、丝、块不得超过该片标准厚度 1mm;段不得超过该段标准的 2mm。

(二) 色泽

中药炮制对制品的色泽有特殊要求。其意义在于:①便于饮片的鉴别:中药饮片分为生饮片和熟饮片,生饮片有其固有的色泽,如黄芪,表面显黄白色,内层有"菊花心"环纹及放射状纹理。再如大青叶,日晒太久或贮存时间过长,颜色会褪去,其药效也会受到影响。一些炮制后的熟片比原来颜色加深,有的则是改变了原来的颜色。②判定饮片炮制的程度:在炮制过程中常根据饮片表面或断面的色泽变化作为控制炮制程度的直观指标,如甘草生品黄色,蜜炙以后则变为老黄色;药材制炭后则成为炭黑色或黑褐色。③评价饮片的质量:饮片的色泽变化也是反映其内在质量的一项重要指标,如熟地黄,以切面乌黑油亮者为佳;红花变黄,白芍变红,皆说明其内在成分已发生了变化。另外,中药材软化切制的过程也会影响饮片的色泽,如黄芩用水冷浸后会变绿色,蒸制后则保持原黄色。

《中药饮片质量标准通则(试行)》规定:各饮片的色泽除应符合该品种的标准外,色泽应均匀。炒黄品、麸炒品、土炒品、蜜炙品、酒炙品、醋炙品、盐炙品、油炙品、姜汁炙品、米泔水炙品、烫制品等,含生片、糊片不得超过 2%;炒焦品,含生片、糊片不得超过 3%;炒炭品,含生片和完全炭化者不得超过 5%;蒸制品,应色泽黑润,内无生心,含未蒸透者不得超过 3%;煮制品,含未煮透者不得超过 2%,有毒药材应煮透;煅制品,含未煅透者及糊片不得超过 5%;煅制品,含未煅透及灰化者不得超过 3%。

饮片色泽鉴别通常应在日光灯下观察,如用两种色调复合描述色泽时,以后一种色调为主。例如,黄棕色,即以棕色为主。另外,也可采用仪器辅助测定饮片色泽,如色彩色差计,能利用仪器内部的标准光源照明样本,样本选择性吸收、反射或散射光线,光电探测器检测反射光并与标准光源作出比较、计算,从而对饮片的颜色进行客观的综合评价。

(三) 气味

中药饮片的气味与其内在质量有着密切的关系,影响临床疗效,而中药炮制又往往会影响中药的气味。因此,中药饮片的气味也是评价其内在质量的重要依据之一。如檀香有清香,阿魏有浊臭气,桂枝有辛辣味等。一些芳香类中药有浓郁的香气,多生用,在干燥或贮存过程中应密切注意挥发油的存逸。饮片经炮制后,气味多发生变化,或变淡,或矫正其原有的异味,有些饮片因辅料的加入,除具有原有药物气味外,还具有辅料的气味。如清炒可以使饮片产生焦香气,酒炙饮片有酒香气,醋炙饮片有醋香气,盐炙品有咸味。另外,如树脂类药物,动物类药物常通过炮制矫味去腥,以利于服用。

检查饮片气味时,可直接嗅闻,或在折断、破碎或搓揉时嗅闻。必要时可用热水湿润后检查。饮片味感时,可取少量直接口尝,或加热水浸泡后尝浸出液。有毒药材和饮片如需尝味时,应注意防止中毒。另外,电子鼻能以特定的传感器和模式识别系统快速提供被测样品的整体信息,指示样品的隐含特征,从而对饮片的气味进行客观评价。

三、鉴别

鉴别系指鉴定识别中药饮片真伪的方法,包括经验鉴别、显微鉴别和理化鉴别3类。

(一) 经验鉴别

经验鉴别系指用简便易行的传统方法观察供试品的颜色变化、浮沉情况以及爆鸣、色焰等特征。

(二) 显微鉴别

显微鉴别系指用显微镜观察供试品切片、粉末或表面等的组织、细胞或内含物等特征。《中国药典》对多种中药材进行了显微鉴别规定,但经过炮制加工后,饮片与原药材的显微鉴别有着一定区别。中药饮片经炮制后,去除了非药用部位,当组织检验时,不得检出非药用部位组织。中药饮片经加水、加热炮制后,组织中的淀粉粒、糊粉粒、菊糖、黏液质等均受到不同程度影响,可以鉴别饮片的炮制程度及生熟情况。另外,有些中药干粉、切片或浸出液可置于载玻片上,滴加某些化学试剂产生沉淀或结晶,在显微镜下观察反应结果,从而进行显微理化鉴别。

(三) 理化鉴别

理化鉴别系指用化学或物理的方法,对供试品中所含某些化学成分进行的鉴别试验。理化鉴别主要包括一般理化反应、光谱、色谱等方法。

1. 一般理化鉴别　一般理化鉴别包括显色反应、沉淀反应、荧光现象、升华现象等。这些常见的理化反应,是对中药饮片鉴别的重要途径。试验时,常用生品药物做阳性对照,应充分考虑到炮制对理化反应的影响。

2. 光谱鉴别　当一些饮片无法建立专属性鉴别时,对含有的化学成分进行紫外-可见、红外、原子吸收光谱的鉴别,也是一种较好的鉴别方法。例如,部分中药饮片中所含成分在紫外光区内,有较强吸收;对牛黄、血竭、熊胆等饮片,采用红外检测效果良好;对生药中微量元素的含量检测,可采用原子吸收分光光度法。

3. 色谱鉴别　目前对中药进行薄层色谱、液相色谱或气相色谱的色谱鉴别,已经比较普遍。《中国药典》对大部分中药及中药饮片,都规定了薄层色谱鉴别和液相色谱含量测定方法及判定标准。但对饮片的色谱鉴别时,不能完全照搬生品的方法和条件。对中药炮制前后的整体变化,采用色谱特征指纹图谱进行整体鉴别,能更全面地鉴别饮片优劣。

四、检查

1. 净度　净度是中药饮片的纯净程度,亦指炮制品中所含杂质及非药用部位的限度。中药饮片应有一定的净度标准,以保证调配剂量的准确。中药饮片中不应该含有泥沙、灰屑、霉烂品、虫蛀品、杂物及非药用部位(包括果实种子类药材的皮壳及核,根茎类药材的芦头,皮类药材的栓皮,动物类药材的头、足、翅,矿物类药材的夹杂物)等。

国家中医药管理局关于《中药饮片质量标准通则(试行)》中规定:果实种子类、全草类、树脂类,含药屑、杂质不得过3%。根类、根茎类、叶类、花类、藤木类、皮类、动物类、矿物类及菌藻类等,含药屑、杂质不得过2%。炒黄品、米炒品等,含药屑、杂质不得过1%;炒焦品、麸炒品等,含药屑、杂质不得过2%;炒炭品、土炒品等,含药屑、杂质不得过3%。酒炙品、醋炙品、盐炙品、姜炙品、米泔炙品等,含药屑、杂质不得过1%。药汁煮品、豆腐煮品、煅制品等,含药屑、杂质不得过2%。发酵制品、发芽制品等,含药屑、杂质不得过1%。煨制品,含药屑、杂质不得过3%。

净度的检查方法:取定量样品,拣出杂质,草类、细小种子类过三号筛,其他类过二号筛。药屑、杂质合并称量计算。

2. 水分　水分是控制中药材及其炮制品质量的一个基本指标。中药材加工成饮片,有的须水处理,有的要加入一定量的液体辅料,还有的需要加热处理。如果操作不当,可能使药材"伤水",或因吸水过多,又未能充分干燥,则饮片极易腐烂变质。部分经蒸、煮的中药,如熟地黄、肉苁蓉等,因其质地柔软、含糖类及黏性成分较多,饮片吸水多,更不易干燥;少数胶类中药,如阿胶等,含水量直接影响其品质和硬度。

饮片中含水量过多,不仅在储存保管过程中易霉变,使有效成分分解、酶解变质,而且在配方称量时就相对减少了药量,会影响应有的疗效。相反,若饮片含水量过少,也会影响其质量,如胶类中药易出现龟裂。因此,控制饮片的含水量,对饮片质量控制具有重要意义。

《中药饮片质量标准通则(试行)》中规定了各类饮片的含水量:蜜炙品不得超过15%;酒炙品、醋炙品、盐炙品、姜炙品、米泔水炙品、蒸制品、煮制品、发芽制品、发酵制品均不得超过13%;烫制后醋淬制品不得超过10%。

饮片的水分测定,可按《中国药典》2010年版(一部)附录Ⅸ H规定的方法及仪器进行测定,根据饮片是否含有挥发性成分及其挥发性成分的不同,可选择烘干法、甲苯法、减压干燥法或气相色谱法测定。

3. 灰分　灰分是将中药饮片在高温下灼烧、灰化,所剩残留物的重量。将干净而又无任何杂质的合格中药饮片高温灼烧,所得之灰分称为"生理灰分"。如果在生理灰分中加入稀盐酸滤过,将残渣再灼烧,所得之灰分为"酸不溶性灰分"。同一种饮片,其灰分量应该相近,灰分超过正常值,说明无机盐杂质成分多,灰分低于正常值,应考虑饮片的质量问题。因此,总灰分和酸不溶性灰分都是控制中药饮片质量的基本指标。泥沙等杂质的混入,是饮片灰分检查不合格的主要原因。一方面,如砂烫、滑石粉烫、蛤粉烫和土炒等辅料制时,辅料处理不净,灰分常会超标;另一方面,在运输和贮藏过程中泥沙的污染,也会导致灰分超标。总灰分和酸不溶性灰分的测定法在《中国药典》2010年版(一部)附录Ⅸ K项下收载,一般不得超过7%。

4. 重金属及农药残留量　中药饮片中的有害物质主要有重金属(包括铅、砷、汞、镉、铜等)和农药残留(包括农药原体、农药的有毒代谢物及其降解物等)。这些有害物质可影响中药材、中药饮片及中成药的用药安全,直接影响中药的出口及临床应用。为确保临床用药安全,对常用中药饮片,应建立重金属、砷盐及农药残留量的限量检测项目。

5. 卫生学检查　中药材、中药饮片及其制剂,在生产、加工、炮制、贮运等过程中往往会受到微生物的污染,因此对中药饮片作卫生学检查是必不可少的。一般对饮片中可能含有的致病菌、大肠杆菌、细菌总数、霉菌总数、活螨及真菌毒素(主要是黄曲霉素)等作必要的检查,并客观地作限量要求。

6. 包装检查　中药饮片包装的目的是为了保护饮片不受污染,便于贮存和运输。包装不仅可以保护药物的完整性和清洁,尤其是目前发展起来的无菌包装,还能防止微生物、害虫等的侵蚀,避免外界温度、湿度和有害气体、阳光的影响。因此,检查中药饮片包装完整与否,以及包装材料是否符合要求是中药饮片质量要求的重要内容。

7. 其他检查　除《中国药典》附录Ⅸ规定的各项检查外,其他还应视情况规定具有针对性的检查,如伪品、混淆品、色度、吸水性、发芽率等。对含油脂的种子类中药饮片,在贮存过程中,易发生酸败现象,故应通过对酸值、羰基值或过氧值的测定,控制其酸败程度。

五、浸出物测定

浸出物测定系指用水或其他适宜的溶剂对药材和饮片中可溶性物质进行的测定。浸出物的含量是衡量饮片质量的重要指标,尤其是有效成分、有效部位或主成分群尚无可靠测定方法,或所测成分含量低于万分之一的中药饮片。根据采用溶剂不同分为:水溶性浸出物、醇溶性浸出物及挥发性醚浸出物等,一般最常用的溶剂是水和乙醇。

中药材的经炮制加工后其浸出物含量会发生变化,如炮制辅料的加入就能对饮片浸出物量产生影响。此外,炒、烫、煅、煅淬等加热处理,使质地坚硬的药物因受热膨胀而导致组织疏松,从而提高浸出物含量。所以,浸出物含量测定,对炮制工艺、方法及中药饮片质量控制具有重要意义。

六、含量测定

1. 有效成分　中药有效成分一般是指化学上的单体化合物,能用分子式和结构式表示,具有一定的理化性质和药理活性,并与该中药临床应用目的密切相关,能直接或间接改善主治病症的化学物质,是中药或方剂发挥治疗作用的物质基础。中药所含成分众多,临床上发挥作用的往往不是单一成分,而是多种成分的共同作用。如《中国药典》对黄连饮片的规定,就是以表小檗碱、黄连碱、帕马丁、小檗碱4种成分作为质控指标。对有效成分明确的中药饮片,应建立含量测定方法,并规定含量限度。对有效成分不明确的饮片,也应规定指标成分的含量限度。

2. 有毒成分　有毒成分可分为两类,一类是直接威胁人体健康的成分,如毒副作用成分、重金属(铅、砷、汞、镉、铜等)、农药残留等,这些成分要尽量去除,必须建立限量规定;另一类既是饮片的有毒成分,也是其有效成分,对于这类有毒成分应限制其最高和最低限量。毒性中药通过炮制,一方面能降低有毒成分的含量,另一方面可以使毒性成分转化成小毒或无毒的成分。如斑蝥米炒,可以降低斑蝥素的含量,降低毒性。《中国药典》2010年版(一部)规定米炒斑蝥中斑蝥素的含量在 $0.25\%\sim0.65\%$ 之间。川乌通过炮制,可以使毒性大的双酯型乌头碱转化成单酯型乌头碱或乌头原碱,大大降低毒性,《中国药典》规定制川乌含双酯型乌头碱以乌头碱、次乌头碱和新乌头碱的总量计,不得过 0.040% ;含苯甲酰乌头原碱、苯甲酰次乌头原碱及苯甲酰新乌头原碱的总量应为 $0.070\%\sim0.15\%$ 。

3. 有效部位　有效部位系指一味中药(或复方)提取物中的一类或几类化学成分的含量达到总提取物的50%以上,而且一类或几类已知化学成分被认为是有效成分,该一类或几类成分的混合体即被认为是有效部位。如银杏叶,主要含黄酮醇类和萜类内酯类,黄酮醇类包括槲皮素、山奈素和异鼠李素等,萜类内酯包括银杏内酯A、银杏内酯B、银杏内酯C和白果内酯,黄酮醇类和萜类内酯类可看作是银杏叶的两个有效部位。《中国药典》规定银杏叶中总黄酮醇苷不得少于0.40%,总萜类内酯不得少于0.25%。通过明确有效部位含量,可有效控制饮片质量。

对于尚未建立有效成分含量测定,或虽已建立含量测定,但所测成分与功效相关性差或含量低的饮片,可进行有效部位的测定,如总黄酮、总生物碱、总皂苷、总鞣质的含量测定等;含挥发油成分的,可进行挥发油含量测定。

第二节　中药饮片的质量检查与监管

中药饮片炮制的生产工序涉及中药材的采购、净制、切制、干燥、炮炙、包装、贮藏等。控制和提高中药饮片的质量,应严格监控中药饮片生产操作过程,加强中药饮片质量的检验,实施全过程的科学管理。

一、中药饮片的质量监管依据

中药饮片的质量检验,应以中药饮片质量标准和企业检验操作规程为依据。中药饮片生产企业应根据《中国药典》和各省、自治区、直辖市药品监督管理部门编写的《中药炮制规范》和《中药材质量标准》等制定本企业的质量标准。企业质量标准中各项质量指标必须等于或高于国家和省级中药质量标准。质量标准一般有中药(中药材、中间产品、中药饮片)质量标准、辅料质量标准、包装材料质量标准等。

检验操作规程是在质量标准的基础上,用以规定检验操作的通用性文件或管理办法。具体内容:检验所需的仪器和设备、对照物质、试剂和试药、各检验项目的操作程序和操作要求。中药饮片生产检验企业还应建立中药标本室,室内收集中药饮片的正品、伪品和地区习用品,以便在检验时作对照。

二、中药饮片质量检查的技术

(一) 显微鉴别

显微鉴别是指用显微镜来观察饮片的组织结构和粉末中的组织、细胞、内含物等特征,以评判饮片的真伪、纯度和品质。显微鉴别方法主要分为组织鉴别、粉末鉴别和显微理化鉴别,《中国药典》2010年版共收载了1253项显微鉴别。

1. 组织鉴别　炮制后所得饮片,由于进行了净选和切制处理,如分离不同的药用部位或去除了非药用部位,其组织结构与原药材的组织结构有一定的差异。如巴戟天入药部位是根皮、黄柏是树干皮,木质部分为非药用部位,在镜检时不得检出木质部位组织细胞。某些药材(如天麻、熟地等)经过长时间蒸制,其切片的组织结构、细胞特征及其排列可能发生变化,故显微鉴别时,应与生饮片作相应的对照鉴别。

2. 粉末鉴别　药材细胞中的淀粉粒、糊粉粒、菊糖、黏液质、晶体、纤维、石细胞、花粉粒等的形态、数量及分布是进行粉末鉴别的重要依据。在炮制过程中,由于加水、加热等因素的影响,生熟饮片粉末鉴别差异较大,其组织结构、纤维、石细胞、导管、毛茸、淀粉粒、草酸钙结晶、花粉粒等在数量及形态上会发生不同程度的变化。因此,显微鉴别不仅可以鉴别饮片的真伪、优劣,还可鉴别饮片的生熟及炮制程度等。

3. 显微化学鉴别　显微化学鉴别是将药材干粉、手切片或少量浸出液,置于载玻片上,滴加某种化学试剂,在显微镜下检查,产生沉淀或结晶,或特殊的颜色进行鉴别。如黄连粉末滴加稀盐酸,置显微镜下检查,有针簇状小檗碱盐酸结晶析出;或滴加30%的硝酸,有针状小檗碱硝酸盐结晶析出。再如,北柴胡横切片加1滴无水乙醇-浓硫酸液(1:1),置显微镜下检查,木栓层,栓内层和皮层显黄绿色~蓝绿色,表示柴胡皂苷存在于以上部位。

(二)理化鉴别

理化鉴别是利用物理或化学的方法,对中药饮片中所含的有效成分或指标成分进行定量分析,用以鉴别饮片优良度的一种方法。理化鉴别分为定性分析和定量分析:定性分析确定饮片的真实性;定量分析确定饮片的优良度。理化鉴别主要包括:显色或沉淀反应、荧光鉴别、升华物鉴别、物理常数测定、分光光度法、色谱法及指纹图谱鉴别等。

1. 一般理化鉴别　①显色或沉淀反应:利用某些试剂、试液与饮片或其提取液发生显色反应或沉淀反应,对饮片进行特异性鉴别。用药材生品作阳性对照,观察炮制品的颜色变化和沉淀物多少。应考虑辅料成分对反应的影响,如醋制品的pH、胆汁制品的胆酸、蜜制品中糖类、氨基酸类成分,都可能对饮片的显色反应、沉淀反应产生影响。②荧光鉴别:药材或饮片接受紫外光照射时能发生荧光,其特性和强度可以进行定性或定量分析。荧光鉴别时可直接取中药饮片、粉末或其浸出液置暗处,用荧光仪照射进行观察,如黄连饮片呈金黄色荧光;牛膝饮片显黄白色荧光;大黄粉末显深棕色荧光;秦皮水浸液显天蓝色荧光。有些中药本身无荧光,但经酸、碱或其他化学方法处理后,可使某些成分在紫外光下变成可见色彩。例如芦荟溶液与硼砂共热,所含芦荟素即起反应显黄绿色荧光。有些生药表面附有地衣或真菌,也可能有荧光出现。此外,可利用荧光显微镜观察中药的荧光,并观察化学成分存在的部位,如黄连含小檗碱,特别是在木质部能显出强烈的金黄色荧光。③升华物鉴别:系利用中药中某些化学成分在一定温度下具有升华性,将获得的升华物置显微镜下检察其形状、颜色,以及化学反应。如大黄的升华物为黄色针状或羽状结晶(蒽醌化合物),加碱液溶解并显红色。斑蝥的升华物在130~140℃为白色柱状或小片状结晶(斑蝥素);加碱溶解,再加酸又析出结晶。牡丹皮粉末,进行微量升华,可见长柱形结晶或针状及羽状簇晶,但在牡丹皮炭末中,此现象不复存在。

2. 物理常数测定　物理常数包括相对密度、旋光度、折射率、凝点、熔点等。物理常数的测定对于油脂类、挥发油及树脂类饮片或药材的真实性和纯度的鉴别具有特别重要的意义。

3. 分光光度法　系通过测定被测物质在某些特定波长处或一定波长范围内光的吸收度,对该物质进行定性和定量分析的方法。现在常用的分光光度法有紫外分光光度法、比色法、红外分光光度法、原子吸收分光光度法等。

4. 色谱鉴别法　色谱法是对混合物进行分离和分析的物理化学方法,也是中药化学成分分离和鉴别的重要方法之一。按分离方法色谱鉴别可分为纸色谱、薄层色谱、柱色谱、气相色谱、高效液相色谱等。

(三)指纹图谱

中药指纹图谱是指中药原料药材、饮片、半成品、成品等经适当处理后,采用一定的分析手段,得到的能够标示其特性的共有峰的图谱。中药指纹图谱鉴别须经过制备、分析、比较、评价和校验。分析色谱指纹图谱是要求"准确辨认"而不是"精密的测量";比较供试品与对照品色谱指纹图谱时要求"相似"而不是"相同",根据它的模糊属性,着眼于宏观的规律性,而不是求索细枝末节。中药指纹图谱对某一样品的鉴别具有"特征性"、"唯一性"和"整体性",是目前中药饮片质量控制的有效手段。如《美国草药药典》(AHP)已对美国市场上流通的一些植物药和中药确定了比较稳定的 TLC 和 HPLC 的分析结果和指纹图谱。许多现代色谱、光谱分析技术在中药指纹图谱中都有应用,如 TLC、HPLC、NMR、MS、UV、IR、X-ray、HSCCC、HPCE 等。而且,多维指纹图谱的应用,能较系统地解决中药质量控制的难题,如 HPLC 或 CE/DAD/MS/MS 等。

开展中药指纹图谱的研究应以反映中药的整体化学特征和中药多组分、多靶点、多层次特点为立论依据。应包括以下主要研究内容:①确定中药特征提取物最佳的提取分离程序,建立各种中药质量控制的指纹图谱;②采用植物化学的研究方法对特征总提取物进行分离,以得到各单体化合物;通过鉴定各单体化合物的结构,并对其进行色谱学和光谱学研究;③比较复方与各单味药材、饮片的指纹图谱,进行其相关性研究。常用解析方法有模糊信息分析法、人工神经网络法及灰色关联度聚类法等;④指纹图谱技术在各中药材、中药饮片和中药复方制剂质量控制中的推广应用。

中药指纹图谱技术作为一种质量控制技术,不但能大大提高完善中药饮片的质量标准,而且在得到相对完备的中药指纹图谱后,对指纹图谱的特征峰和药效相关性研究、指纹图谱的生物等效性研究也具有重要的意义。

(四) 生物技术

中药既包括植物药,也包括动物药和矿物药。动物药中其活性物质多为大分子物质,在对动物药的质量控制时,常用到生物分析技术,如电泳技术、DNA 分子标记技术等。有学者采用免疫印迹法对地龙中的活性物质进行了分析,发现该方法可以很好地鉴别生品与炮制品,可以用于地龙饮片的质量控制。DNA 分子标记技术直接分析的是生物遗传因子而非表现型,所以结果可不受环境因素、样品状态和材料来源等外界条件的影响,因此,是一种品种鉴别中极为可靠的手段。

近年来,色差计和电子鼻技术、生物热力学方法、电喷雾质谱技术等已经被探索用于中药饮片的质量控制,为中药饮片质量控制新方法的建立提供了新思路。

(王英姿)

第十五章 中药饮片贮藏与养护

中药饮片品质的好坏,除与药材的采收、产地加工是否恰当有密切关系外,饮片的贮藏养护也是保证饮片品质的一个重要环节。传统对中药饮片的贮存养护非常重视。明代陈嘉谟在《本草蒙筌》中就有这样的论述:"凡药贮藏,宜常提防,阴干,暴干,烘干,未尽去湿,则蛀蚀霉垢朽烂不免为殃,……见雨久者火频烘,遇晴明向日旋曝"。现代中药饮片的贮藏养护包括预防中药饮片变化和已发生变化的救治两个方面,同时还须避免中药饮片在贮养过程中的毒物污染,以符合当今无残毒、无公害绿色中药的趋向要求。其目的在于保护中药饮片的使用的疗效价值和固有的品质功能。

第一节 中药饮片的分类储存

中药饮片的分类贮存就是根据不同中药饮片的特性,分别置于具有防潮性、隔热性、避光性、通风性、密封性等功能的中药材仓库内,以便采取针对性较强的养护措施。这是中药饮片仓库做好养护的基础,也是仓储管理的一项有效措施。对中药饮片实施分类贮存,集中保管,同库共存,既便于保管和节省人力、物力,对于保证中药饮片质量、提高企业经济效益和社会效益具有重要意义。

通常将饮片分为根及根茎类、茎类、皮类、叶类、花类、全草类、果实类、种子类、树脂类、动物类及矿物类等,根据每类药材的特点采取不同的管理措施。

(一)植物类中药饮片

1. 重点养护品种 是指最容易发生虫蛀、霉变、泛油、变色等质量变异的品种,应重点加强养护。如富含淀粉的中药材山药、薏苡仁、白芷等,含糖、黏液质较多的天冬、党参、牛膝等,含挥发油较多的药材如川芎、木香、肉桂、丁香等,富含脂肪、蛋白质的种仁、动物类药材,如杏仁、柏子仁、蛤蚧、刺猬皮等。这些品种的贮存应选择建筑结构好、干燥、凉爽、四周整洁的仓库,严格管理库房内温湿度,保持经常性的检查,可有效地控制虫霉现象的产生。

2. 花类品种 花类药材都具有各种不同的色泽和芳香气味,如果保管不善容易产生变色和散失气味,严重的还会发霉生虫。贮存花类药材的关键是防止受潮,故必须严格控制湿度。对有些色泽特别亮丽,气味浓郁而且又容易变色的花类(玫瑰花、腊梅花等),还应具备必要的固定吸潮容器进行吸潮(生石灰等),或采取小件缺氧充氮等方法进行保管,以确保花类药材的花型和香味。

3. 全草及地上部分品种 药材中全草和地上部分的品种很多,由于质轻体大,储存时占用面积很大。多数品种只要自身干燥,一般不容易发生变化,可以储存在条件一般性的仓库(库房)内,有的还可以堆码露天货垛。但是草药具有怕潮湿怕风吹的特点,因此,必须采取盖严隔潮等措施,不使它遭受雨淋、风吹和日晒。

4. 盐腌品种　盐腌药材具有潮解溶化和含盐分的特点,会造成储存处所经常潮湿不干,影响其他药材的正常储藏。故储存这类药材应选择阴凉的仓库(库房),尽力防止潮湿空气的侵入。集中储存这类品种,应采取防潮隔湿措施,控制潮解。

5. 鲜活品种　鲜活药材要有特殊的储存条件,如需要保持水分,需有通风凉爽日照的环境,夏日要防热,冬天要防冻。必要时还须进行栽植养护,要有专人管理,以保持它的鲜活状态。

(二) 动物类中药饮片

动物类饮片极易生虫、发霉和泛油,并具有腥臭气味,保管养护比一般药材困难。可采取小库房专门储存,储存条件要与密封库相似,四周无鼠洞,壁角无虫迹,并须有通风设备,必要时可调节库内空气。防治害虫所进行的药剂熏蒸比一般药库的熏蒸要多1~2次。这类药材的品种虽多,但每种的数量较少,可采用货架分层存放,既可避免压迭,方便进出,又可提高仓位使用效率。

(三) 矿物贝壳类中药饮片

这类药材一般不受外界影响,都可储存在条件相对较差的仓库(库房)或露天货场。某些矿物类饮片如硼砂、芒硝、胆矾等,在干燥空气中容易失去结晶水而风化,应贮于密闭容器中,置于凉爽处,以防潮解与风化。

(四) 特殊类型中药饮片

1. 贵细(稀)品种　如西洋参、西红花、人参、天然牛黄、麝香、羚羊角等。这类饮片经济价值高,应与一般饮片分开,严格管理。保管这些药材应有安全可靠的设备,做到万无一失。因为其中有的品种极易被虫蛀或霉变,所以更要加强养护。

2. 易燃品种　药材中有遇火极易燃烧的品种,如硫黄、火硝、樟脑、干漆、海金沙等,必须按照消防管理要求储存在安全地点,建筑物四周旷阔,要间隔50m以上,并具有安全和消防设施。

3. 毒性药材　是指毒性剧烈、治疗剂量与中毒剂量相近,使用不当会致人中毒或死亡的药材。根据卫生部1989年发布的《毒性药品的管理品种》规定,对于这些毒剧药品的储存和管理,应根据国家关于毒品管理条例,由熟悉中医药的且具备资格的药学技术人员专人负责管理,做到划定仓间或仓位,专柜加锁并由专人保管。毒性中药材的养护应根据其品种来源、理化性质、变质情况及库存来决定。同时,建立健全验收、保管、领发、核对等制度,严防收假、发错,严禁与其他中药材混杂。毒性中药材的包装容器上必须印有毒药标志,标示量要准确无误。称量用具专用,用后妥善处理,勿作他用。

第二节　中药饮片贮藏和养护的管理

各种中药饮片由于加工炮制方法不同,其所含化学成分复杂,给储存养护工作带来极大的困难。为确保中药饮片的质量和临床用药安全,储存和养护工作应能做到安全储存,科学养护,保证质量,降低消耗,收发迅速,避免事故。

一、中药饮片的仓储管理

(一) 入库管理

中药饮片入库后,要做入库登记,应按凭证核对品名、规格、数量,并鉴别、检验,确认质量优劣、品种真伪，详细记载每批药材饮片质量验收的情况。质量合格者由仓库质检人员开具入库单，方可入库。对质量不合格、货单不符的饮片，仓库质量管理、检验人员有权拒收，或单独存，拴以明显标志，并将情况及时向领导和有关部门反映。入库管理是保证不合格药材饮片不入库和入库无差错的手段。

（二）在库管理

饮片保管人员应熟悉商品质量性能及储存要求，药材饮片入库后，按不同的自然属性进行分类，按区、库、排、号科学储存，做到内用药与外用药饮片分开存放，毒剧和贵细中药饮片应分别存放并建立相应的库存养护设施，专人专库、双人双锁保管，并有明显标志。在药材的垛前要有卡片，记载药材饮片的名称、规格、数量、收发情况，帐、物、卡要一致。长期储存的怕压或发热易燃的饮片应定期翻码倒垛。货垛之间采取必要的隔垫措施，并加强检查。退货的饮片要单独堆放，及时处理。因质量问题而退货的商品经返工后必须重新检验合格后方能返回仓库。退货商品要做出记录（包括退货单位、日期、品名、规格、数量、退货理由、检查结果、处理日期及处理情况等内容）并将记录保存两年。

（三）出库管理

药材饮片出库必须贯彻"先产先出"、"近期先出"和按批号发货的原则。出库必须有出库凭证并进行复核，按出库凭证对饮片名称、规格、数量、产品批号、注册商外观质量进行复核确认，方可出库。

二、中药饮片贮藏的养护管理

为规范饮片养护管理行为，确保饮片贮存养护质量，中药饮片养护工作的具体任务应包括：

1. 人员　指导保管员对饮片进行合理贮存，养护员要熟悉中药饮片养护知识，根据季节气候变化和中药饮片性质作出变异预测。

2. 养护　对中药饮片按其特性，采取相应的养护方法。积极采取检查、预防措施，坚持以防为主，防治结合的方针，防治中药饮片变异，把好保管养护关。

3. 检查　认真做好库存中药饮片质量定期循环检查，对质量易变的中药饮片应增加检查次数，高温虫霉季节应增加检查次数，并对检查的结果做好记录。发现质量问题品种时，应马上采取处理措施。检查在库中药饮片的储存条件，配合保管人员进行仓间温、湿度等管理。在质量检查中，对由于异常原因可能出现的中药饮片应暂停出库，抽样送检，提出处理意见和改进养护措施，对有问题的饮片进行必要的整理。

4. 管理　建立中药饮片养护档案，定期汇总、分析和上报养护检查、近效期或长时间储存的中药饮片的质量信息。

三、中药饮片贮藏的质量控制

库存药品质量检查是整个中药饮片质量控制的重要环节，也是中药仓库商品保管中的一项重要工作。通过检查可以及时了解各类中药的质量变化情况，有利于采取防护措施，确保质量完好。库存饮片检查的时间和方法，应根据库存饮片的性质、特点，结合季节气候、储存环境等多方面的情况来确定。

（一）中药饮片入库前的质量控制

入库前要检查每一批次中药饮片的含水量、变质情况等。若发现含水量超过安全范围或发霉、生虫等,需经适当处理后方可入库。这是保证中药饮片仓储不变质的前提条件。对中药饮片的每次进货数量,应根据实际需要,采取适量、多次进货方式,保持库存饮片在合理周转期内。

（二）中药饮片入库后的质量控制

中药饮片入库后,由于受到外界环境因素的影响,随时都有可能出现各种质量变化现象,因此,除需采取适当的保管、养护措施外,还必须经常和定期的在库检查,通过检查,及时了解药材饮片的质量变化,以便采取相应的防护措施,以减少损失和防止蔓延。检查的时间类型可分为:

1. **经常性检查**　由保管员在日常工作间隙对库存商品轮番检查,一般要求在1个月内对所保管的商品检查一次。

2. **不定期性检查**　一种是配合上级领导部门所组织的临时性检查;另一种是在台风、暴雨、雨汛期等突然性气候变化的前后,临时检查仓库房屋有无漏水或其他不安全因素,以及露天货垛是否苫盖严密,药品有无损失等情况,应做到边检查,边研究解决问题。

3. **定期性检查**　一种是由仓库主管人员,定期对仓库药材商品进行全面性检查。了解库存商品结构情况,掌握重点养护药品的品种、质量和数量,做到心中有数。另一种是养护专业人员检查。重点是检查在库商品的质量。每年5月至9月,是中药仓库防霉保质的重要时期,因为在这时期温度高,湿度大,害虫繁殖传播快,库存商品极易发生各类变异。所以在这期间,要组织有经验的养护人员,定期轮番对库存商品进行检查,以便及时发现变化情况,采取防治措施。

（三）保管期间的库房质量控制

对库房的门、窗、通风设备、电器设备等,要经常检查,特别是雨季,一旦发现问题,及时解决。检查时间基本上按中药性质而定。重点商品每星期检查1次;一般商品每半个月检查1次;每月全面检查1次。对每笔商品的检查情况,必须做好记录。检查人员要随时与验收员取得联系,了解商品入库时的检验情况,提供线索,有利于库存商品检查工作的开展。

（四）中药饮片货垛间距要求与色标管理

1. **中药货垛间距要求**　垛与垛的间距不小于100cm。垛与墙的间距不小于50cm;垛与梁的间距（下弦）不小于30cm;垛与柱的间距不小于30cm;垛与地面的间距不小于10cm;库房内主要通道宽度不小于200cm;库房水暖散热器、供暖管道与储存药品的距离不小于30cm。

2. **仓储中药饮片的色标管理**　仓储中药的色标管理,是各地药厂、中药加工厂、药房药店、各级药材公司、医院药剂科和相关企业都必须贯彻执行的一种中药（含中药材、饮片及中成药等）管理措施,它是药库质量管理的重要内容及目前的一种先进管理方法,也是作为仓储工作检查的重点和衡量保证药库管理工作好坏的标志之一。因此,仓储中药应严格执行国家规定的色标管理。即:待验品:标以黄色色标;合格品:标以绿色色标;不合格品:标以红色色标。

四、常用的饮片养护方法

中药饮片来源广泛,成分复杂,在贮存过程中由于饮片本身的性质及贮存的外界条件的影响,如养护不当将会发生虫蛀、发霉、变色、泛油、腐烂等变质现象。为保证中药饮片质量,必须熟悉各种饮片的性能,摸清饮片贮藏养护规律,并采取合理的养护措施。

中药饮片的养护技术是运用现代科学方法研究中药饮片的保管和影响中药储存质量的因素及其养护防患措施的一门综合性技术。作为中药饮片养护专业人员,应在继承祖国医学遗产和前人长期积累的中药饮片储存经验的基础上,运用现代自然科学的知识和方法对中药饮片加以养护,以提高中药饮片的质量。

(一) 中药饮片贮存的环境与工具

1. 中药饮片的贮存环境　饮片库房应保持通风、阴凉及干燥,避免日光的直接照射,室温应控制在25℃,相对湿度在75%以下为宜,但相对湿度也不宜过低。高温与高湿是诸多中药变质的最重要环境因素。

2. 中药饮片贮存的工具　饮片的贮藏容器必须合适,一般可贮存于木箱、纤维纸箱中,最好置于严密封口的铁罐、铁桶中,以防湿气与飞虫的侵入。有些贵重药物应置于陶瓷罐、缸或瓮中,并加以石灰或硅胶等干燥剂。对于量大者,也可暂用竹篓、筐贮藏,但不宜久放,以免霉、蛀。

(二) 常见的中药饮片养护方法

1. 干燥　干燥是用各种不同的方法和措施,除去中药内过多水分的养护方法。中药干燥是贮存和养护的前提,在入库或在库检查时,如发现有受潮情况应及时干燥。干燥的方法主要有一下几种:①晒干:利用太阳光的热能,使中药散发水分而干燥,同时还可以利用其紫外线杀死霉菌、害虫。一般容易泛油的中药不宜在强烈的阳光下曝晒,如柏子仁、桃仁、苦杏仁、枸杞子等。中药饮片应在玻璃房内晒干,以免虫、蝇、等灰尘污染。②阴干:阴干是中药在室内或阴凉处,借空气的流动,吹去水分而干燥。芳香类药材如荆芥、薄荷、藿香、木香等,为保持其香气,多采用阴干法,而不用曝晒法。阴干时可用风扇吹,以加速空气的流动。③烘干:烘干室用蒸汽、电、远红外、微波等加热的方法,将中药在烘房、烘箱、干燥机中干燥。烘干时还能有杀虫、灭菌的作用。④吸潮:利用能吸收水分的物质或设备,吸取空气和中药中的水分,使仓库和中药干燥。传统的吸湿方法是在库房的地上或中药的中间放入石灰、木炭、草木灰等吸潮,但已很少使用。现在小包装或少量中药常用硅胶、氯化钙吸潮,整个库房常用去湿机除湿。用吸湿剂吸潮时必须把中药密封起来,用去湿机吸潮的需把门窗关闭,阻止外界潮湿空气进入,提高吸潮效果。

2. 通风　首先要保证仓库周围的空气清洁,无污染源的情况下通风。库房在通风前要对仓库内外的温湿度进行测定,根据库房内外的温湿度情况,通过通风来调节库内的温湿度,使仓库内的温湿度适宜中药饮片的贮存。

3. 密封　也称"隔离法",是利用密封的库房及缸、坛、罐、瓶、箱、柜、铁桶、塑料桶等容器,将中药密封,使之与外界隔离,以减少湿气、害虫、霉菌的侵入及日光照射,起到防霉、防虫、避光的作用。对于细贵中药饮片,如人参、鹿茸、熊胆、牛黄等,根据数量多少,用适宜的容器密封,一般中药饮片的密封常采用密封库存。密封养护时添加生石灰、硅胶等吸湿剂,使密封盒吸湿相结合,养护的效果会更好。密封前,中药一定要干燥,在安全含水量以内,并检查确实无虫蛀、霉变等现象。如含水量过高,在密封的条件下水分无法散发,容易发霉、生虫。

随着现代科技的发展,密封贮藏已由传统方法逐步向科学的贮藏方法发展,以出现了真空密封养护、密封除氧养护的技术。

真空密封是将干燥中药饮片放入复合塑料薄膜袋内,用真空包装封口机封口。在封口时,先将包装内的空气抽去,然后再封口。密封除氧是将干燥中药饮片放入复合塑料薄膜袋内,再放入除氧剂,密封。除氧剂是由经过特殊处理的活性铁粉制成的,它和密封袋内的氧气接触,起化学反应,把氧气除去。

真空密封和密封除氧共同的作用是把密封袋内的氧气除去,不但有传统密封养护的作用,而且能把包装内的害虫和霉菌杀死。

真空密封和密封除氧设备简单,成本较低,无残留,养护效果好,是适合中药饮片养护或包装的方法。

4. 对抗同贮   对抗同贮法是将两种或两种以上的药物放在一起保存,以防止虫蛀或霉变的一种贮存方法。适用于数量不多的药材养护。对抗同贮养护是利用一些中药的特殊气味来抑制另一种中药的虫蛀、霉变。如丹皮与泽泻、山药同贮;花椒与蕲蛇、乌梢蛇、海马、蛤蚧同贮;人参与细辛同贮;大蒜与土鳖虫、斑蝥同贮;荜澄茄、丁香与人参、党参、三七同贮等。另外白酒和药用乙醇是良好的杀菌剂,将易发霉、虫蛀的中药饮片与高浓度白酒或乙醇一起密封贮存,如动物类药材蕲蛇、金钱白花蛇、鹿茸、乌梢蛇、海马、海龙、蛤蚧、蛤蟆油等。

对抗同贮法是经过长期经验积累的传统养护方法,虽然简便易行,有防霉、防蛀作用,但是两种中药贮存在一起,容易引起串味,可能会对另一种中药产生影响。另外,两种药在一起贮存,容易产生混药。因此,对抗同贮法在目前的条件下已不常使用。

5. 气调养护   气调养护是 20 世纪 80 年代兴起的一种新养护技术。其原理是将中药饮片置于密封的贮存空间内,人为地造成低氧状态或高浓度二氧化碳状态,以杀死或抑制霉菌及害虫。

气调养护不仅能有效杀死害虫,防止害虫及霉菌的生长,降低费用,便于管理,而且有保持中药色泽、品质,不污染环境和中药的作用,是一种较理想的贮存方法。

6. 低温养护   低温养护是利用机械制冷设备产生冷气,使药物贮存在低温状态下,以抑制害虫、霉菌的发生,达到安全养护的目的。低温养护是一种很好的养护方法,目前已被广泛使用。

7. 蒸汽灭菌   是利用蒸汽杀灭中药中所含的霉菌、杂菌及害虫的方法。是一种简单、价廉和可靠的杀虫、灭菌方法。目前我国常用的是低高温长时灭菌、亚高温短时灭菌和超高温瞬间灭菌的方法。超高温瞬间灭菌,无论从能源的节省、或是中药成分的破坏上都要优越得多。

中药饮片生产中,蒸汽加热一般适用于直接口服的中药饮片生产,其他中药饮片目前没有微生物检查的要求,在生产时无须灭菌。

8. 药剂熏蒸   该法是采用具有挥发性的化学杀虫剂将药材中害虫杀死的养护方法。常用的药物有硫黄、氯化苦(三氯硝基甲烷)、磷化铝等。由于药剂熏蒸都使用化学药剂,在熏蒸时,对人体有一定的毒害,对环境造成污染,在中药内有少量残留。因此,应尽量减少使用。

9. 辐射灭菌   该法是采用^{60}Co 放射出具有很强穿透力和杀菌能力的 γ 射线,把霉菌等微生物杀死。辐射灭菌是一种目前比较理想的灭菌方法,但因辐射场所投资较大、防护措施严、设备复杂、费用高、维护难等,此法不能在一般的仓库中进行,目前常借用科研单位的辐射场所。由于运输、辐射等费用较高,辐射灭菌一般在中成药、直接口服中药饮片包装以后微生物检验超标的情况下采用,作为一种灭菌的补救方法。

10. 环氧乙烷防霉   环氧乙烷是一种气体灭菌杀虫剂,有较强的扩散性和穿透力。对各种细菌、霉菌及昆虫、虫卵均有非常理想的杀灭作用。但是残留量大,需较长时间的通风,且易燃。为提高安全性,常在环氧乙烷中加入一定比例的氟利昂。该法已广泛用于医疗材料及某些药物的灭菌消毒,但在中药饮片生产中很少使用。

11. 无菌包装　无菌包装是先将中药饮片灭菌,然后把无菌的中药饮片放进微生物无法生长的环境,避免再次污染的机会。在常温条件下,无菌包装的中药饮片不需任何防腐剂或冷藏,在规定时间内不会发生霉变。目前无菌包装材料多采用聚乙烯,最适宜用环氧乙烷混合气体灭菌。

无菌包装是中药饮片比较适宜的养护方法,能有效地防霉、防虫,是中药饮片养护和包装的发展趋势。但无菌包装费用较高,目前仅在直接口服的中药饮片中使用。

第三节　中药饮片仓贮的防护措施

中药饮片在贮存过程中,由于管理养护不当,在外界条件和自身性质的相互作用下,会发生发霉、虫蛀、变色、变味等变异现象。中药饮片在仓库中产生变质的主要原因是霉腐和虫蛀现象,霉变和虫蛀对饮片的危害很大。因此,防止饮片的霉腐和虫蛀是饮片仓贮的防护措施的重点、难点。对于饮片的霉腐和虫蛀的防护研究越来越多,为了保证贮存期饮片的质量,不断涌现出新的防护技术和方法。

一、中药饮片仓贮的霉腐防护

霉变是中药饮片表面或内部有真菌滋生的现象,是中药贮存中极易发生的一种变质现象。饮片包装是仓贮的霉腐防护的前提,在饮片包装完好的情况下,严格控制库房的温、湿度以及饮片含水量,尤其是保持药材的干燥和低温,乃是预防霉变较为重要的条件。常见的防霉法主要有:

(一)干燥防霉法

1. 库房保持通风、阴凉、干燥,避免阳光直射是饮片仓贮过程中有效的防霉方法。通常库房室温应控制在25℃,相对湿度在70%以下。可利用空调、除湿机并辅以去湿剂控制库房内的温湿度。

2. 单剂量、小包装的饮片采用密封容器贮存,最好装入木箱、复合纸袋、铁桶或其他密闭的容器,防止受潮和与空气接触氧化变质。

3. 大包装的饮片,由于体积大,堆放应注意,经常翻垛通风或堆成通风垛,使热气及水分易散发。遇潮湿季节,可利用电风扇加速通风或可用密闭库贮存,减少饮片与外界潮湿空气的接触,使饮片吸潮返潮的现象减少而防止发霉。

4. 经常检查在库饮片,重点饮片应拆包或开箱检查,遇到饮片受潮等情况要及时采取措施进行处理。

(二)冷藏防霉法

真菌生长最佳温度在20~35℃,将饮片贮存于温度保持在0~10℃的冷库内,不仅可以有效防止饮片霉变,而且不影响饮片的质量。尤其适合在夏季梅雨季节时或潮湿闷热的环境。进入冷库的饮片应先检查水分,水分应在标准范围之内,包装应完整密闭、无破损。冷藏最好在梅雨季节前进行,出库应在梅雨季节后,防止湿气进入饮片。由于冷库建设成本比较大,所以主要用于贵重、对热和湿度比较敏感的饮片贮存。

（三）药物防霉法

药物防霉法是利用无机或有机药物来抑制霉菌的生长与繁殖，这些药剂称为防霉剂。对防霉剂有一定的要求，即：①对人体无毒害作用；②不会对饮片成分产生不良影响或造成污染、残留；③防霉作用持久、价格低廉。防霉剂种类很多，常用的有：对硝基酚、β - 萘酚、水杨酸、安息香酸、尼泊金、氯仿、甲醛等。防霉剂常用于库房、设施防霉，也常用于喷射药材表面，干燥后贮藏。

二、中药饮片仓贮的虫害防护

虫蛀是指中药饮片被仓库害虫腐蚀的现象。危害动、植物药材、饮片的害虫种类很多，繁殖迅速，适应性强，分布面广。虫蛀是中药饮片贮存中危害最严重的变异现象。如果不注意对害虫的防护，遇到适宜的气候和条件，就会大量发生，造成严重的后果。特别是具有闷热潮湿的环境，特别有利于害虫的生长繁殖。药材、饮片一旦受到害虫的破坏，可造成药材、饮片的经济损失，降低贮存药材、饮片品质和药用价值，危及仓房，传播疾病，对安全贮存危害很大。

（一）库房常见虫害

危害动植物药材、饮片的虫类很多，其中以甲虫类为数最多，其次是蛾类和螨类。如米象及玉米象、烟草甲虫、赤拟谷盗、印度谷蛾、蟑螂等，革螨、恙螨、蒲螨、尘螨、粉螨、蠕形螨和疥螨也能污染。

（二）仓贮虫害的防治措施

防治仓贮害虫，应当遵循"以防为主，综合防治"的方针，把"防"作为防治工作的基本手段，根据不同情况，因地制宜，因时制宜地将各种防治方法有机地结合起来，扬长避短、有的放矢地全面开展综合防治，以达到最佳的防治效果。

1. 仓贮管理防治　仓贮管理防治就是要人为地创造有利于贮存药材、饮片而不利于害虫的生态条件，从而控制害虫的发生、发展，达到安全贮存的目的。这种防治技术简单易行，节约费用。具体内容包括：分类存放，清洁卫生，空仓与器材杀虫，隔离与保护及改善仓库条件。

分类存放是饮片库存管理的基本防治方法。饮片的虫蛀与本身的性质有密切的关系。首先应根据饮片的特性，按其性质不同采用不同的贮存条件分类保管。特别对易生虫的饮片集中进行处理，这样可以减少虫害。

清洁卫生是基本而重要的防治方法。清洁卫生工作可以清除虫源、清除食源，尤其是在冬季清除虫源，效果更好，因为越冬害虫是来年的基数害虫，清除它们就为来年的防治工作打下了良好的基础。清洁卫生工作要做到"仓内面面光，仓外三不留（不留垃圾、污水、杂草）"，使害虫得不到栖息场所。因害虫个体小，会隐蔽，空仓及器材经清扫后，难免还有少数害虫残存下来，这些残存的害虫有相当的耐饥能力，在既不活动又不取食的情况下，也能存活。因此，用杀虫剂毒杀一次，是十分必要的。用于空仓消毒杀虫的药剂有敌敌畏、敌百虫和辛硫磷。

害虫主要来源于相互感染，循环传播。隔离与保护是指防止害虫从感染的包装、器材中蔓延、传播到未感染的药材或饮片以保护无虫害的药材、饮片的措施。此项工作必须做好"三隔离"（药材库与饮片库隔离，饮片加工车间与饮片仓库库隔离，宿舍、办公室、实验室与药材、饮片库隔离）和"五分开"（种类分开，等级分开，干湿分开，新陈分开，有虫无虫分开）。

改善仓库条件,按照中药饮片 GMP 要求设计和管理,是防止害虫进入仓厂的根本措施。仓房应能密闭,并装防虫门窗。墙角最好是圆弧形,以便清扫。地坪应能防潮,阻止地下水上升。另外,认真做好害虫检查测报工作,可以及时发现虫害情况,为防治工作提供直接依据。检查测报工作是仓贮管理防治的一个重要组成部分。

2. 物理、机械防治　应用物理因素作用于害虫有机体,控制及消灭虫害的方法称为物理防治。利用人力操作或动力操作各种机械,以清除仓库害虫的方法称为机械防治。物理防治主要有温控防治和气控防治,机械防治主要有风扬与风车除虫和筛子除虫。

一般而言,45～55℃是害虫致死高温区,40～45℃是亚致死高温区。在致死高温区,害虫很快死亡,较长时间处在亚致死高温区亦会死亡。日光曝晒杀虫、烘干杀虫、湿热气体杀虫是常见的几种高温杀虫方法。气控防治造成不利于害虫生长的环境条件,以达到防治害虫的目的。实践证明,当氧气的浓度降到8%以下时,就能抑制害虫的生长发育;氧气浓度控制在2%以下时,害虫便会很快死亡;当二氧化碳浓度上升到40%～50%时,也会使害虫中毒及因氧气相对减少而窒息死亡。通常采用塑料薄膜密闭自然缺氧或充二氧化碳或氮气等气控措施以达到杀虫目的。机械防治是根据害虫、杂质在物理性状上的不同特点,利用风力和筛选等机械设备,将混杂的害虫、杂质分离出来的一种方法。进行机械除虫操作,应选择低温季节进行,并应远离仓库,在作业现场周围用药剂喷布防虫线。

有研究报道采用间歇冷冻贮藏法,防治虫蛀效果良好。可广泛适用于细、贵药材、饮片的贮藏养护,特别是炎热、闷热的时节。设施是采用较大容量的冰柜一台或多台,调节温度控制在 -10～15℃。因为4℃以下是害虫致死低温区,虫体体液结冰,细胞原生质冻损而致死。一般选择6月下旬至10月中旬进行,主要是害虫由卵孵化萌生,进入幼虫进而生长成虫,需要大量营养的时期,也是害虫对药材、饮片损害最严重的时期。间歇冷冻贮藏法还能很好防治药材、饮片的霉烂、变色、走油等现象。

3. 化学防治　化学防治就是应用有毒的化学药剂直接或间接地防治害虫的方法。化学防治对于扑灭已猖獗起来的害虫而言,具有明显的效果,也是其他防治技术不可比拟的。在饮片入库前的空仓杀虫,都是预防虫害发生所采取的有效措施。由于目前应用的杀虫剂,对人畜都有一定的副作用,同时若长期使用杀虫剂来杀灭害虫,会使害虫对某些杀虫剂产生抗性而失效。因此,要充分了解杀虫剂、害虫及其所处的环境条件三者之间的相互关系,做到合理用药,发挥药剂的最大防治潜力,使杀虫剂的有害影响降到最低程度。

杀虫剂的种类繁多。按其使用的剂型可分为固体、液体、气体杀虫剂;按其进入虫体的途径可分为胃毒剂、触杀剂、熏蒸剂;按其化学成分和来源可分为无机杀虫剂、有机杀虫剂、微生物杀虫剂等。目前在粮食贮藏中使用的杀虫剂主要有磷化铝、磷化锌、氯化苦、敌百虫、敌敌畏、马拉硫磷、锌硫磷、虫螨磷、溴氰菊酯等。不同的杀虫剂,其理化性质各不相同,使用方法也各有差异。使用杀虫剂时,要注意掌握时机,适时施药,要根据危害虫种选用杀虫剂。如锯谷盗对氯化苦抵抗力强,而对磷化铝抵抗力弱,防治以锯谷盗为主的害虫时,则应选用磷化铝。又如防治以蛾类为主的害虫,因蛾类大多在粮面空间及表层活动,就可选择钻透性不强但毒力较大且价格便宜的敌敌畏。要在不断实践的基础上,改进杀虫剂使用技术。如采用"双低"技术、间隙熏蒸、气流熏蒸、循环熏蒸、减压熏蒸及混合熏蒸等技术。杀虫剂对人畜都有一定的毒性,在使用过程中要注意安全。特别是在使用剧毒药剂磷化铝、氯化苦时,更要严格遵守安全操作规程。为了减少杀虫剂对人畜的危害,应该选用高效低毒、低残留、高纯度、适宜残效期的杀虫剂,限制对饮片使用的药剂种类和条件,每批常规熏蒸1年只准进行1次等。要严格执行杀虫剂在饮片中的残留标准。

有害物质残留标准(mg/kg):马拉硫磷不得超过3;磷化物(以 pH3 计)不得超过0.05;氰化物(以 HCN 计)不得超过5;氯化苦不得超过2;二硫化碳不得超过10。

三、中药饮片仓库的熏库措施

为了确保库存中药饮片的质量,防止易生虫的中药饮片在储存期间生虫。中药饮片在储存养护过程中由养护员负责执行熏库操作。具体内容如下:

1. 熏库前的准备　将库存中药饮片中易生虫类列出名单,在7~8月份盘清库存量,以书面文件通知保管人员,熏库前将名单中的品种移至养护库中。熏库前将养护库的窗户、排风口密封好。备好磷化铝药剂,投药量以 3~5g/m³ 计算。按间距 1.5m 安置一个药盒计算出药盒数,将药盒按间距 1.5m 均匀放在货垛和通道上。备好乳胶手套、防毒面具以及封门缝的用纸或胶带。

2. 熏库操作处理　在投药操作中,投药操作员戴好防毒面具,在库外开启磷化铝药筒。进库后投药量按每盒 40~50g 放入,完成后迅速撤出仓库,清点药筒确定无误后,立即将门密封好。在库房门贴熏库标识,让其他有关人员知晓。密封熏蒸时间为 5~7 天,打开窗户或排风机通风 3~5 天。

在熏库操作过程中,熏库操作人员必须在熏库前佩戴好防毒面具,在库外开启磷化铝药筒。熏库操作完毕后,应认真用肥皂洗手。熏库后的残留物需在库外挖 60~100cm 坑掩埋,以防燃烧。

(曾春晖)

第十六章　中药饮片厂的申报与设计

新建中药饮片厂必须得到相关部门的许可和申批,GMP认证通过后才能正式生产。

第一节　新建中药饮片厂项目申报

一、项目申报准备

1. 办理企业核准手续　新建中药饮片厂须交出具验资报告所需资料到会计事务所,由会计事务所出具验资报告,是对单位资金是否到位的验证;到开户银行开设单位基本结算账户。

企业注册登记需要到工商行政管理局办理企业名称预先核准、企业工商注册登记;到质监局办理组织机构代码核准;到统计局办理统计证核准;持企业营业执照副本到公安局办理公章刻制核准;到国、地税局办理税务登记证预先核准;到人民银行办理结算账户核准;投资单位投资建设饮片厂,应预先告知药品监督管理局得到相关允许。

2. 项目备案　企业在项目建设投资前必须到项目建设地发改委提交"项目可行性研究报告"申请立项,不涉及政府资金和利用外资的企业投资项目按照备案制立项。需要企业提交项目可行性研究报告(需加盖工程咨询资质章,省级以上一般要求甲级资质)、备案请示、公司工商材料、项目建设地址图、项目总平面布置图,配合发改委填写项目立项备案表。

项目可行性研究报告是通过对项目的主要内容和配套条件,包括市场需求、资源供应、建设规模、工艺路线、设备选型、环境影响、资金筹措、盈利能力等,从技术、经济、工程等方面进行调查研究和分析比较,并对项目建成以后可能取得的经济效益及社会效益进行预测,从而提出该项目是否值得投资和如何进行建设的咨询意见,为项目决策提供依据。

项目备案同时,还需要同步办理提供以下资料:①环境影响评价报告(或者报告表、登记表);②节能评估报告(或者报告表、登记表);③水土保持方案报告书(报告表、登记表);④水资源论证报告;⑤选址范围地形图;⑥宗地图和房屋测量图;⑦交通影响分析图;⑧规划设计方案等。以上资料均需要具有相应资质的单位编制。

3. 项目建设用地审批管理　项目建设用地需要国家多个相关部门审批。基本流程如下:①到规划管理局办理《建设用地规划许可证》;②根据所征用土地的性质办理相关手续:若所征用的土地为林地,需要到林业局转报林地征用审批;若所征用的土地为水域,需要到水利局办理占用水域审批;若征用的土地为农田,需要到国土资源局转报圈外地、农转用、农保田调整审批,用地统征、拆迁。③发改委、国土资源局对用地指标进行安排,负责审核用地指标;④地税局对建设用地审核,办理契税;⑤国土资源局核发《国有土地使用证》,招标拍卖挂牌出让国有建设用地使用权。

二、项目立项审批

项目立项需要国家多个相关部门审批,基本流程如下:①在项目建设地发改委进行项目备案后,发改委将着重对项目是否符合国家宏观调控政策、发展建设规划和产业政策,是否维护了经济安全和公众利益,资源开发利用和重大布局是否合理,是否有效防止出现垄断等负责。发改委审核后将出具项目联系服务单,投资单位需按照服务单的要求逐项到相关部门进行办理。②相关金融机构对申请贷款的项目进行审核,对贷款风险负责;若涉及政府财政投入,需由财政局对资金来源进行审批。③若属于国有划拨土地,需要国土局出具建设项目用地预审意见书;并需要规划局出具建设项目选址意见书以及规划设计条件。④环保局对项目是否符合环境影响评价的法律法规要求,是否符合环境功能区划,拟采取的环保措施能否有效治理环境污染和防止生态破坏等负责,对建设项目环境影响评价报告文件进行审批。⑤水利局对建设项目水利保护方案及入河排污口审核审批。⑥经发局对其节能评估进行核准。

三、设计会审施工许可阶段

1. 项目初设编制服务　基本流程如下:①招投标代理,编制项目设计招标文件,确定具有相关资质的规划设计机构;②由规划设计机构制定项目初步设计方案,完成施工图设计和审查。

2. 项目初设会审、批复　由发改委组织相关部门对项目初设进行会审、批复,主要包括:①发改委对项目初步设计方案会审及批复;②建设工程交易部门对其项目设计招标申请、审查备案;③规划管理局对其项目规划方案审批,并对建筑立面核准;④药品监督管理局对厂房的规划设计提出指导性建设意见。

3. 项目建筑设计服务　主要包括:①工程地质勘探报告;②招投标代理编制工程施工、监理招标文件;③保险公司办理施工人员意外伤害保险。

4. 项目施工许可审批　项目施工需要国家多个相关部门审批,获得相应许可后方可开工,主要包括:①经规划管理局审批发《建设工程规划许可证》;②消防部门对工厂消防防火设计进行审核;③财政局对建设工程预算标底进行审核;④建设工程交易部门对项目类别核定,项目招标文件进行备案;⑤建设局进行档案登记,对项目施工进行质量监督,监督做好白蚁防治工作;⑥人防办对工程人防工程施工图进行审核;⑦气象局对其建筑防雷设计进行审核;⑧环保局对药厂排污许可进行核准。

获得施工许可获得批准后,方能进行施工建设及安装配套设施,主要包括:①由中标的建筑公司施工建设厂房;②供电局供电;③自来水公司供水;④煤气公司供气;⑤市政公司办理排水排污接管;⑥通信运营公司安装通讯、宽带等设施。

四、项目验收阶段

1. 项目竣工服务　提供消防设施技术检测报告以及其他所需的报告。

2. 项目竣工验收　项目竣工后,项目建设单位及时通知相关部门进行现场验收出具评估报告,主要包括:①正式供电(供电局提前完成配电验收)、供水;②测绘局完成规划验收;③消防大队完成消防验收;④质检站进行工程质量验收;⑤试生产三个月内报当地市政府环保局进行环保验收;⑥人防办验收人防工程;⑦气象局验收建筑防雷设施。

3. 项目权证前期服务　主要包括:①房屋所有权证;②房屋他项权证;③土地登记。

4. 项目权证核发　项目竣工后,到相应部门办理权证,主要包括:①到国土局办理土地使用权证变更登记；②到环保局办理排污许可证；③到房管处办理房产许可证；④到水利局办理取水许可证。

五、生产许可阶段

厂房建设完毕后，同时配备相应的生产线、仪器设备、组织机构、技术人员及规章制度，开始申请《药品生产许可证》。

1. 整理材料，提出申请　按照《药品生产许可证》的要求，整理材料，提交申请。

2. 药监局审查与审批主要包括：①省药监局对上报材料进行形式审查，材料合格后登记处理；②省药监局对申报资料进行技术审核，并组织对现场进行考察，提出办理意见，上报省药监局；③由省药监局安全监管处对申报材料及现场审查情况进行讨论，提出初审意见，报局领导审批；④省药监局批准筹建后，抄报国家食品药品监督管理局。

3. 核发药品生产许可证　省药监局收到申请验收完整资料组织验收，验收合格，核发《药品生产许可证》。

4. 办理药品生产企业 GMP 认证　申领到《药品生产许可证》后，在正式生产之日起 30 日内，按照规定向药品监督管理部门申请《药品生产质量管理规范》（GMP）认证，部分省份《药品生产许可证》和 GMP 证书是一起申请。受理申请的药品监督管理部门应当自收到申请之日起 6 个月内，组织对申请企业是否符合《药品生产质量管理规范》进行现场检查；检查合格的，由省药品监督管理局颁发《药品 GMP 证书》。

六、登记阶段

1. 登记注册办理营业执照　申办人凭《药品生产许可证》及其他法规要求的资质证明，到工商行政管理部门依法办理登记注册，领取营业执照。

2. 办理组织机构代码证　办理营业执照后，持以下资料到质量技术监督局办理组织机构代码证：①工商营业执照副本原件及复印件；②公章；③法定代表人身份证复印件；④经办人身份证复印件。

3. 税务登记　自领取工商营业执照之日起 30 日内申报办理税务登记，税务机关核发税务登记证及副本。

第二节　中药饮片厂的设计

中药饮片厂的设计包括新建一个中药饮片厂或对原有工厂、车间进行扩建或者扩产技术改造，属于工程技术人员从事的一种创造性劳动。其设计应符合国家法律、政策、法规及标准的要求，不仅需要考虑生产的规模（产值和产能），还要结合自动化生产相适应的新技术和新设备进行合理布局和设计。

中药饮片厂的设计关系到项目投资、建设速度和使用效果，是一项政策性很强的工作。设计工作是工程建设程序（准备、决策、设计、施工、竣工验收）中多个环节中的一段，与其他阶段有着密切的关系，做好设计阶段的工作，必须了解全部的建设程序，特别是准备、决策阶段的深度和内容。只有做好设计工作，才能保证施工阶段的顺利实施和最终的验收合格，否则将得到惨痛的教训。

一、设计原则和要求

中药饮片厂的设计应委托具有医药工程设计资格的单位进行。

（一）设计原则

1. 应遵照国家有关法规及规范进行设计　主要包括：①《药品生产质量管理规范》(国家食品药品监督管理局 2010 年修订)；②《危险化学品安全管理条例》(2011 年 12 月 1 日施行)；③工厂的卫生规定，包括生产车间空气洁净度等级、有害物质允许最高浓度、生产噪声、卫生标准等；④工厂防火规定，包括厂房和库房的耐火等级、防火间距、厂房的防爆、安全疏散通道等；⑤电力设计安全规程，包括防爆规范、防雷规定、防静电规定、配供电负荷分级等；⑥安装及施工验收规范，包括工业管道、机械设备、洁净室等的安装及施工验收规范；⑦试车及竣工验收规范。此外，尚有部分未列入的与中药工程相关的法规、标准均是中药饮片工厂设计的重要依据，在设计中必须遵照执行。

2. 应采用先进合理的工艺、技术与装备进行设计　随着科学的发展和技术的进步，原有的小规模作坊式的中药饮片生产手段已不符合现代化生产的需要。新建的中药饮片厂应结合国内外制药机械设备和技术的发展及中药饮片生产的新工艺，尽量采用先进合理的工艺、技术与装备进行设计。如传统中药饮片水处理环节，有浸泡、水淋、闷润等多种方法，现代开发的气相置换式真空润药的新工艺，可获得较好的润药效果。此外，现代化的中药饮片厂，也由原来的单一生产车间转变了成套联动设备的设计，最终达到采用后对饮片质量、经济性、生产方便安全等的综合效果。

（二）设计要求

根据"中药饮片 GMP 认证检查项目"的规定，中药饮片厂厂区的设计、布局应符合以下要求：

1. 厂房　选址、设计、布局、建造、改造和维护必须符合药品生产要求，应当能够最大限度地避免污染、交叉污染、混淆和差错，便于清洁、操作和维护。

2. 环境和布局　应当有整洁的生产环境；厂区的地面、路面及运输等不应当对药品的生产造成污染；生产、行政、生活和辅助区的总体布局应当合理，不得互相妨碍；厂区和厂房内的人、物流走向应当合理。

3. 厂房　应当对厂房进行适当维护，并确保维修活动不影响药品的质量。应当按照详细的书面操作规程对厂房进行清洁或必要的消毒。厂房应当有适当的照明、温度、湿度和通风，确保生产和贮存的产品质量以及相关设备性能不会直接或间接地受到影响。厂房、设施的设计和安装应当能够有效防止昆虫或其他动物进入。应当采取必要的措施，避免所使用的灭鼠药、杀虫剂、烟熏剂等对设备、物料、产品造成污染。应当采取适当措施，防止未经批准人员的进入。生产、贮存和质量控制区不应当作为非本区工作人员的直接通道。

4. 车间　应按工艺流程合理布局，并设置与其生产规模相适应的净制、切制、炮炙等操作间；净制、切制、炮炙等操作间应有相应的通风、除尘、除烟、排湿、降温等设施；筛选、切制、粉碎等易产尘的操作间应安装捕吸尘等设施。

毒性药材的生产应设立单独生产线，按原药仓库、净选、软化、切制、蒸煮、干燥、炒制和炙制、过筛、包装等工艺流程进行布局，严格与其他中药饮片的生产隔离。直接口服的中药饮片的粉碎、过筛、内包装等应在洁净厂房内生产，洁净厂房与非洁净厂房之间应设置缓冲室，在洁净厂房和缓冲室中安装净化、消毒设备。

二、中药饮片厂设计流程

中药饮片厂设计一般分为两个阶段，第一阶段为初步设计阶段，第二阶段为施工图设计阶段。

（一）设计的依据及有关资料的收集

包括项目建议书及有关部门的批复；项目可行性研究报告及有关部门的批复；正式批准的设计任务书及建设单位委托设计协议书；新建、改建或扩建中药饮片厂的申请报告，相关部门的批复意见；与项目设计有关的资料，如饮片厂选址报告，当地地质、水源、供电等资料等。

有关的设计规范和标准，如《药品生产质量管理规范》（国家食品药品监督管理局2010年修订）、《工业企业总平面设计规范》（GB50187—2012）、《建筑物防雷设计规范》（GB50057—2010）、《建筑设计防火规范》（GB50016—2006）、《厂矿道路设计规范》（GBJ22—87）、《洁净厂房设计规范》（GB50073—2001）、《工业企业设计卫生标准》（GBZ1—2010）、《污水综合排放标准》（GB8978—1996）、《地表水环境质量标准》（GB3838—2002）、《环境空气质量标准》（GB3095—2012）、《城市区域环境噪声标准》（GB3096—2008）、《工业企业厂界环境噪声排放标准》（GB12348—2008）等。

（二）项目设计的不同阶段

1. 初步设计阶段　项目的初步设计是由大量的图、表格和必要的文字说明构成，大概要经历设计准备、编制开工报告、签订条件往返协作时间表、编制初步设计文件、校审、复制、报批和归档等工作程序。

初步设计的内容如下：①总论概述工程项目的设计依据、设计规模、设计原则、建设地点、产品方案、生产方法、车间组成、原材料来源等；②绘制全厂的总平面布置图，确定厂内外的运输方案；③按车间流程（如净制、切制、炮炙、破碎、干燥、包装等）或产品品种分别进行车间、产品品种的工艺设计；④确定满足生产工艺要求的车间的建筑物结构及防震抗震设计等；⑤给排水及污水处理工程设计；⑥采暖通风及空调系统工程设计；⑦确定供冷、供热和供气系统的设计指标；⑧电气与照明工程设计；⑨仪表及自动化控制工程设计；⑩安全卫生和环境保护工程设计；⑪工程概算；⑫各种表格和图纸的相关附件。

初步设计的深度需满足如下要求：①设计方案的比较、选择和确定；②主要设备的订制安排；③主要原材料、建材的安排；④土地征用；⑤建设投资的控制；⑥劳动定员和人员培训；⑦主管部门和相关单位的设计审查；⑧施工图的设计和编制；⑨施工准备和生产准确；⑩无未解决的疑难问题。

2. 施工图设计阶段　施工图设计是根据初步设计及其审批意见，编制施工图纸、施工说明书和工程概算。是项目施工、生产的重要依据，直接贯穿了设计的意图并进一步完善初步设计。对选择定型后设备在车间中的布置及相应的动力线、管道的布局进行二次设计，必须依靠施工图对施工起指导作用。

施工图设计包括施工图纸、施工文字说明、主要材料汇总表及工程量。施工图纸主要包括：土建建筑及结构图、设备制造图、设备安装图、管道安装图、供电、供水、排水、供热、电信及自动化控制安装图等。

施工图设计的深度需满足如下要求：①设备材料的安排和非标准设备的制作；②施工图预算的编制；③施工要求等。

三、饮片车间组成和布置方法

饮片厂车间一般包括生产区、辅助生产区和行政生活区三部分，应划区或分开布置。

（一）生产区

生产区是进行炮制加工以及原药材、中药饮片、生产辅料、包装材料等存贮的场所。生产区的布局基本要求:生产区设备应按饮片加工工艺流程布置,应使饮片加工工序衔接合理、整齐,有利于物料迅速传递,便于操作;人流、物流分开,最大限度地防止差错,防止交叉污染。同一车间内,相邻设备之间生产操作不得互相妨碍,相同相似的设备应集中布置,并考虑相互调换使用的可能性及方便性,充分发挥设备的潜力;设备周围应留有足够的操作空间及设备检修保养面积,要考虑设备检修、拆卸、运送物料时需用的起重运输装置的位置及通道。

根据饮片厂生产的不同饮片大类,生产区整体划分为三大区域:普通中药饮片生产区、毒性中药饮片生产区和直接口服中药饮片生产区。其中毒性药材生产加工应与普通饮片加工分离,直接口服饮片应在洁净区内进行生产。

1. 普通中药饮片生产区

(1)中药饮片生产工艺流程:来自原药仓库的各类中药材按照大小分档,经挑选后除去杂质及非药用部位;经过浸泡池浸泡或洗药机水洗、润药机润药后,去切药车间切制成片、段、块或丝,切制后的药材部分直接干燥或经炒、炙、煅、蒸、煮等炮制操作。干燥后的药材经筛选、检验合格后按照一定装量包装(包括手工小包装、机器小包装和大包装)入库。普通中药饮片生产区一般包含以下几个生产车间:净选间、软化间、粉碎间、切制间、炒制间、炙制间、蒸煮间、干燥间、筛制间和包装间等。

(2)各个车间配置的主要设备:①净选间:挑选台、立/卧式风选机、往复式振动筛选机、柔性支撑斜面筛选机、旋振圆盘筛、带/棒式磁选机、干式清洗机、循环水洗药机、挑选输送机等;②软化间:真空气相置换式润药机、真空加温润药机、回转式全浸润罐、减压冷浸软化机等;③粉碎间:鄂式破碎机、辊式破碎机、锤式粉碎机、冲击式破碎机、球磨机、振动磨、机械剪切式超微粉碎机、气流粉碎机等及相应的除尘设备;④切制间:剁刀式切药机、转盘式切药机、直线往复式切药机、旋料式切片机、多功能切药机、刨片机、镑片机等;⑤炒制间:平锅式炒药机、自动控温炒药机、中药微机程控炒药机等;⑥炙制间:炒制间设备均可用于炙药;⑦煅制间:反射炉、箱式电阻炉、密闭式煅炉、闷煅炉等。⑧蒸煮间:可倾式蒸煮锅、蒸药箱、回转式蒸药机、动态循环浸泡蒸煮设备等。⑨干燥间:烘房、热风循环烘干箱、翻板式烘干机、网带式烘干机、隧道式烘干机、敞开式烘干箱等。⑩筛制间:电磁振动筛粉机、旋转式振动筛、旋动筛、双曲柄摇动筛、惯性式分级器等。⑪包装间:封口机、全自动药品包装机。

饮片生产车间工艺流程科学、合理,能有效地防止污染和交叉污染,药材的拣选、清洗、润药、蒸煮、切制、烘干、煅制均严格分开,有单独操作间,容易产生粉尘的操作间都安装了独立的通风、排湿、排热、除烟、吸尘设施。内包装间与外包装间分开,内包装间按洁净区进行管理。

2. 毒性中药饮片生产区　毒性中药饮片生产区操作的主要是毒性药材(如川乌、马钱子等)、麻醉药材(如罂粟壳等),该类特殊药品关系到人身的安全,应与普通饮片生产区分离,严防混淆。毒性饮片生产工艺流程、生产区分配、车间布置、炮制设备等均与普通饮片相同。

3. 直接口服中药饮片生产区　直接口服中药饮片是指不经过煎煮就能直接吞服的中药饮片。净药材通过灭菌柜送入洁净区,经粉碎、过筛、检验合格后,直接充填包装入库。洁净区(30万级)内包含粉碎间、筛制间和包装间,通过控制工作环境中的尘粒及微生物浓度使其达到要求的洁净度,配置粉碎机、筛药机和粉末自动填充包装机等。

(二)辅助生产区

辅助生产区主要包括动力室(真空泵、空压机、蒸汽发生炉等)、配电室、化验室、机修间、通风空调室、原料仓库、辅料仓库和成品仓库等。

1. 仓储区　饮片厂仓储区用于中药材原料、中间品和成品饮片的存贮和吞吐作用,保证饮片生产正常运作,一般包含原药材仓库和成品饮片仓库,两者需分开设置,避免原材料的泥沙和各种非药用杂质污染成品饮片。

中药仓库应建在地势较高、无雨季被淹没危险的较干燥的地方,能承受较大压力;仓库的地板和墙壁应利于隔热、隔湿,库中通风性能良好,避免阳光的直射。除合格的仓库外,还需要配套现代仓储设备、控调设备、装卸搬运设备、气调养护设备等。根据商品性质的不同,通常设立普通药材仓库、贵细药材仓库和毒性药材仓库。结合部分药材对于储存条件的不同,仓库还分为常温库、阴凉库和冷库。一般把性质相似、变化相同的中药品种归为一类,选择合适的存贮场所采取针对性强的保管措施。在各库区,一般需将其划分为待验区、合格品区、不合格品区、发货区、销货退回区。合格品区、发货区为绿色,待验区、销货退回区为黄色,不合格品区为红色。同时,对于毒性中药品种的贮存和管理,必须专人负责,严格管理制度,防止发生意外。

2. 运输系统 饮片厂运输系统通常与仓储相关联,根据饮片仓储的吞吐量,设计与之匹配的运输系统,运进原材料和燃油,运出成品及各类废品,分为厂内运输系统和厂外运输系统。厂内运输设施包括道路、管道、铲车或电瓶车、传送带等,厂外运输包括陆路运输用的卡车和燃油槽车等。

3. 质量控制实验室 在中药饮片的生产过程中,质量控制包括相应的组织机构、文件系统以及取样、检验等,确保中药饮片在放行前完成必要的检验,确认其质量符合要求。饮片厂需要建立质量控制实验室,通常应当与生产区分开,实验室的设计应当确保其适用于预定的用途,并能够避免混淆和交叉污染,应当有足够的区域用于样品处置、留样和稳定性考察样品的存放以及记录的保存。按照检验项目设立不同的检测室及配备所需的检验仪器设备,一般包括:①精密仪器室;②天平室;③化学检验室;④高温设备室;⑤生物测定室;⑥标本室;⑦留样室等。

(三) 行政生活区

行政生活区包括办公室、会议室、休息室、更衣室、浴室、厕所、食堂等,可以是生产区内的一部分,但是需划区分开;也可以根据饮片厂的人员配套等实际情况,单独设立行政生活区,食堂一般需单独设立。办公室、化验室、休息室等一般布置在厂房的南面,以便充分利用太阳能采暖;更衣室、浴室、厕所等可布置在车间北面;有毒或对卫生方面有特殊要求的工段,必须设置专用浴室。

四、公用系统设计和非工艺设计

中药饮片厂项目设计中包括很多公用系统设计和非工艺设计,如土木建筑、给排水、采暖通风、设备安装、管道、电气电子与仪表控制、防腐与保温、环境与安全卫生、经济分析等需要进行设计,涉及多个专业的对立设计和分工合作;而在非工艺设计中,必须是非工艺设计人员在满足工艺要求的前提下,自主创新完成各专业的设计任务。

(一) 公用系统设计

1. 土木建筑设计 土木建筑设计通常包括房屋建筑、一般构筑物和特殊构筑物、竖向布置三大方面。在饮片厂的设计中,房屋建筑和构筑物是长期耐用的生产资料,竖向布置则合理确定各建筑、构筑物的标高关系。设计中,工艺和建筑密切相关,工艺方案的布置必须考虑建筑上的可行性和合理性,而建筑设计又要根据工艺布置的要求进行,充分满足工艺的各项要求。

(1)设计依据和原则:根据《药品生产质量管理规范》(2010 年修订)要求进行总体规

划,同时根据国家对建筑现行的"三废"处理、环保、消防等各方面的要求及本项目的可行性研究报告、初步设计要求、有关部门对方案的审查意见等进行设计。采用技术先进、新型的建筑材料,工程遵循实用、安全、经济并适当兼顾美观的原则进行设计。

(2)设计内容:进行建筑物设计,主要是对地基与基础、柱梁、楼地面层、楼梯、屋顶、围护门窗等主要构件进行设计。①地基与基础设计。地基承受着整个建筑物的荷载,要求有足够的强度和稳定性,不同的地基可采取不同的处理方法;基础则是承上传下,承受建筑物的所有的荷载,并能经受住地下水的腐蚀,常用的是钢筋混凝土基础,包括柱、梁、板、墙、屋架等。②厂房维护结构设计。主要包括框架结构的维护砖墙、门窗、屋面、楼地面层工程。可将厂房与外界环境进行隔离,防止灰尘、微生物的污染,形成人流、物流通道等。如砖墙可分为承重墙和非承重墙(房屋内的隔墙);屋面分为平屋面和坡屋面;门窗应采用规范的塑钢门窗;楼地面层包括垫层、防潮层、找平层、面层等,应光滑、平整、无缝隙、耐腐蚀、易除尘清洗等。③楼梯设计。多层厂房之间有主要楼梯、辅助楼梯和消防楼梯,主要楼梯的坡度在30°~45°,室外消防楼梯一般是垂直攀爬式,若兼做疏散用楼梯时坡度不超过60°。

2. 给排水设计

(1)设计依据和原则:根据《药品生产质量管理规范》(2010年修订)、《建筑给水排水设计规范》(2009年版)(GB50015—2003)、《室外给水设计规范》(GB50013—2006)及项目的可行性研究报告、初步设计要求有关部门对方案的审查意见等进行设计。

(2)设计内容:中药饮片厂给排水系统包括供水系统和排水系统两部分。完整的供水系统包括取水、净水、输配水、制备制药用水(纯净水、注射用水等)几个部分,涉及生产、生活及消防用水;饮片厂排放的废水,主要是洗药、润药等排出的生产用水与生活污水,需经处理达标方能排出。①供水量、水质要求及供水方案的设计。总供水量从根本上取决于生产工艺用水量;生活用水量则根据日常使用累加而成;消防用水量按有关消防规定执行。饮片厂对水质的基本要求是合格的饮用水。供水方案则应该根据工程建设项目的实际情况制定。②自备水厂及供水管网的设计。包括自行抽取水源和处理输送,供应能力应略高于总供水量,一般不需自行建设水厂。通过管网、加压泵送到不同的需求处,通过设计方案统一各处对流量、水压的不同需求。③排水量、污水量及排水管网设计。排水量与污水量是要通过工艺设计将每个工序、工段、车间相加统计而得。排水量指药厂通过排水系统排出的,符合国家排放标准的排水总量,包括冷却用水、雨水、无害废水及经处理后达标的废水;污水量则指需经污水处理装置处理的生产、生活污水总量,也是污水处理站的生产总负荷。需经处理才能排放的污水应设计专门的管网汇集至污水处理站;可直接排放的废水则应另设排水管网。

3. 采暖、通风、空调、净化设计 采暖、通风、空调、净化工程离不开向厂房输送空气流,根据空气流的不同特性达到不同的目的:冬天将空气流加热可使厂房采暖;以一定的流量送风则可将厂房的粉尘、有害气体带走使得空气清新;用加热、制冷等手段则可调节厂房内的空气温度、湿度以满足生产工艺等要求;通过空气净化满足洁净区对微尘、微生物浓度的要求。因此上述各项工程设计可归结为空调工程设计,根据对空调厂房的温度、湿度、送风量、不同洁净等级区域等要求,具体设计包括空调系统的集中程度、空调的回风、空调机组的负荷、空气处理设备设计、空气输导和分布装置设计等。

4. 电气设计 饮片厂中某些生产装置设备开机后,在运行过程中不允许停电,一旦停电可能造成重大经济损失,甚至发生严重的安全问题(如引起爆炸)。因此对于中药饮片厂要确保生产用电,尽可能采用多路送电(即从两个或两个以上电源引入电能)或自行购置发电机。具体包括用电负荷等级、低压配电所、线路系统、低压控制电器及防雷避雷等的设计。

5. 仪表及自动控制设计　仪表是生产过程中操作者的"耳目",已有原来单一的检测功能转变成检测、自动调控及计算机程序控制。①工业仪表:设计时分为检测仪表、显示调节仪表、单元组合仪表、执行器及集中控制装置。②自动控制设计:在生产过程中,将生产操作及管理工作用机器、仪表以及其他的自动化装置来全部或部分代替人工的直接劳动,使生产在不同程度上自动地进行。这种用自动化装置来管理生产过程的办法,为生产过程自动化控制。任何自动化系统都是由对象和自动化装置两大部分组成的。所谓对象,就是指被控的机器或设备。所谓自动化装置,就是指实现自动化的工具,包括自动检测和报警装置、自动保护装置、自动操纵装置、自动调节装置。

(二) 环境保护

中药饮片生产过程中产生的废水、粉尘、废气、废渣必须经处理,并符合国家环保要求后再排放。

1. 废水处理　中药在淘洗、浸泡、漂洗、蒸、炖、煮等炮制过程中,设备、容器、场地的清洗过程中均会产生大量的废水。由于中药成分的复杂性导致了废水中成分的复杂性,多以有机污染物为主。根据处理程度的不同,废水处理可以分为一级、二级和三级。一级处理通常是采用物理方法(隔截、沉淀、气浮、滤过等)或简单的化学方法(凝聚、氧化、还原等)除去水中的漂浮物和部分处于悬浮状态的污染物,以及调节废水的 pH。一般一级处理仅是废水的预处理,还不能达到国家排放标准。二级处理主要利用微生物代谢的生物处理法,废水经过一级处理后,再经过二级处理,可除去废水中的大部分有机污染物,水质可达到国家规定的排放标准。三级处理采用活性炭吸附、离子交换、电渗析、臭氧氧化等方法,进一步除去二级处理中未能除去的污染物,包括不能被微生物分解的有机物、可导致水体富营养化的可溶性无机物(如氮、磷等)及各种病毒、细菌等,此时水质可达到地面水和工业用水要求。

2. 废气处理　中药饮片厂生产中排出的废气主要是两类,其一为含粉尘的气体,主要来源于风选、粉碎、筛选等过程;其二为更小的固体颗粒与油烟等有机污染物混合的烟气,主要来源于炒制(特别是炒焦、炒炭)或炙药过程。二者均可造成对车间及大气环境的污染。对工厂排放废气中的污染物的管理,主要执行《大气污染物综合排放标准》(GB16297-1996)规定了 13 类有害物质的排放浓度。在评价对外界大气的污染时,可执行《工业企业设计卫生标准》(GBZ1-2010)中《居住区大气中有害物质的最高容许浓度》的规定;在评价对车间空气的影响时,可执行其中的《车间空气有害物质的最高容许浓度》的规定。含尘废气的处理,常是利用含尘气体中固体颗粒物的大小、含尘浓度,通过外力使其发生气、固、液多相混合物分离过程,常用方法有机械除尘、过滤除尘和洗涤除尘。

3. 废渣处理　废渣主要包括原药材包装用品、清洗的泥沙杂质及使用后的中药药渣等。原药材包装用品可作为废品处理或回收利用;非药用部分的泥沙杂质及工厂的生活垃圾一般作填埋处理;大量提取后的中药药渣,如果不及时处理容易发酵、霉变,对厂区环境造成污染。中药药渣一般均含有大量的粗纤维、粗脂肪、淀粉、色素、粗蛋白、氨基酸、果胶及微量元素等,对于药渣的综合利用和无害化处理一直是研究的主流,一般有以下几种处理方法:①进一步提取有效成分,如含淀粉或多糖含量较高的药渣可提取粗多糖或发酵后生产甲醇、乙醇;②若药渣安全无毒且含有家禽等所需的成分可作为饲料使用,也可通过堆砌发酵后作为有机肥料使用;③可作为再生能源开发利用,如药渣再生成为优质环保型炭,比一般的煤炭燃烧污染更小,或采用厌氧菌消化的生物化学法产生沼气使用;④采用焚烧使得可燃性药渣发生分解,大大降低填埋时药渣占用的体积,但需注意焚烧中产生的废气对大气造成二次污染。目前,采用生活垃圾焚烧发电的项目应用前景较好。

4. 噪声处理　噪声污染与空气污染、水污染成为世界三大公害之一,具有环境噪声影响的局限性和声源分布的分散性的特点。饮片厂生产中噪声的来源很多,且强度较高。各种机械设备如电动机、离心风机、粉碎机、炒药机、振动式筛选机、往复式或旋转式切药机、水泵等运转时,一般都会产生80dB(分贝)左右的噪声。通常50~80dB的噪声会使人感到吵闹、烦躁,并影响睡眠,80dB以上的噪声会损害人的身心健康,长时间作用可以由产生听觉疲劳发展为噪声性耳聋。噪声在传播过程中,存在声源、传播途径和接受者3个要素,治理噪声时需要同时考虑。噪声控制技术常用的有吸声、隔声和减震3种。吸声是在厂房内衬贴或悬挂多孔性吸声材料,将声能转化成热能而消耗掉,该方法的降噪量一般仅为4~10dB;隔声是采用隔声材料或构件将噪声的传播途径阻断,降低受声区域的噪声,该方法是降噪的重要手段;减震主要采用避免刚性连接的方法,如在切药机、粉碎机等振动型设备和屋面之间加装弹簧或橡胶减震器。在防治噪声的工程实践中,需要综合运用多种噪声控制技术,在饮片厂车间的非洁净区通常应将噪声控制在低于80dB,而在车间的洁净区通常将噪声控制在低于65dB为宜。

(三)防火防爆要求

国家相关消防法律法规对生产的火灾危险性分为甲、乙、丙、丁、戊5个等级,其中甲、乙类厂房要采取防爆措施;而对于建筑物的耐火级别分为4级。厂房的耐火等级、层数和面积应与生产时火灾危险性类别相适应,其中甲、乙类应该采用一级、二级耐火等级,丙类不低于三级耐火等级。

总图消防设计安全防火要符合《建筑设计防火规范》(GB50016-2012)中的要求,根据工厂生产类别最高级和储存最高级来设计防火间距。如饮片车间及仓库为生产丙类,与生产质检和办公科研楼质检间距要大于10m;危险品库为储存甲类,与锅炉房之间间距要大于30m。根据厂区用地的面积、外形以及工厂生产的性质,有爆炸危险的车间应在单层厂房内,如必须为多层则应放在最上层;在厂区邻公路位置设计人流出入口和物流出入口,出入口数量要适当,位置适中,安全出入口一般不少于2个。厂区内外须有消防车可通行的消防道路,路面宽度不小于4.0m,转弯半径不小于9.0m。

根据厂区实际情况来设计消防系统,该系统包括报警系统、消防泵房、消防水池、室内外消防管网、内外消防火栓和屋顶消防水箱,当发生火灾时,由烟感或报警按钮报警,自动或人工启动消防泵,供室内外消防用水,扑灭初期火灾。饮片车间及仓库等丙类物品库房属一级火灾报警系统保护对象,可采用集中报警,集中联动方式报警。在门卫内设置消防控制中心,装设消防联动报警装置一套,各生产车间设有重复显示器,按要求设置火灾探测器及报警按钮,按同类型设置控制接线盒,爆炸危险场所选用防爆设备。常用消防设施为灭火器,主要为有效地扑救初期火灾。根据《建筑灭火器配置设计规范》(GB50140-2005),结合生产工艺实际情况,配置合适的灭火器种类和数量。

在建筑消防方面,一般饮片车间多为丙类火灾危险厂房,应采用水消防、化学灭火器材及火灾报警措施等;洁净厂房多为全封闭厂房,故车间内及主要出入口应装有应急照明灯及安全门,以便人员及时安全疏散;设置防火门,以及时控制火灾范围和防止火灾扩散;空调系统在火灾发生时应自动切断风机电源,以防火势蔓延。

(黄勤挽)

第十七章　中药饮片企业 GMP 的实施

中药饮片的生产是十分复杂的过程,从属性为农副产品的中药材进厂,到直接能运用于中成药制剂和中医临床处方中的药品,涉及许多生产环节和质量管理,任何一个环节疏忽,都有可能导致药品质量不符合标准要求。国家食品药品监督管理总局规定中药饮片企业必须通过 GMP 认证才能生产和销售中药饮片,在中药饮片生产过程中,必须进行全过程的控制管理,从而保证药品质量符合要求。中药饮片认证依据《药品生产质量管理规范》(2010年修订)以及《药品生产质量管理规范》(2010 年修订)中药饮片附录。《药品生产质量管理规范》、《药品生产质量管理规范》(2010 年修订)中药饮片附录具体的规定了中药饮片生产、质量控制、贮存、发放和运输等活动的规范。主要包括质量管理、机构与人员、厂房与设施、设备、物料与产品、确认与验证、文件管理、生产管理、质量控制与质量保证、委托生产与委托检验、产品发运与召回以及自检等,其作为质量管理体系的一部分,是药品生产管理和质量控制的基本要求。

第一节　GMP 实施对企业机构与人员的要求

组织机构与人员是饮片企业开展生产、质量管理的工作基础,也是药品 GMP 存在及运行的基础。

一、机构

中药饮片企业应当根据产品的品种、管理规模、资源等因素建立饮片生产和质量管理的组织机构来保证中药饮片生产的全过程受控,并应有企业组织机构图和部门岗位设置图;应以文件的形式明确各级管理机构及相互关系。应当配备足够数量并具有适当资质(含学历、培训和实践经验)的管理和操作人员,应当明确规定每个部门和每个岗位的职责。岗位职责不得遗漏,交叉的职责应有明确规定。每个人所承担的职责不应过多,确保所分配的职权和职责能够生产出符合要求的产品所能达到的各项相关管理活动,所有人员应当明确并理解自己的职责,熟悉与其职责相关的要求,并接受必要的培训。职责应以文件的形式明确,通常不得委托给他人。

二、人员

中药饮片企业的关键人员包括企业负责人、生产管理负责人、质量管理负责人和质量受权人,这些人员应当为企业的全职人员。质量管理负责人和生产管理负责人不得互相兼任。质量管理负责人和质量受权人可以兼任。企业应当制定操作规程确保质量受权人独立履行职责,不受企业负责人和其他人员的干扰。

中药饮片生产企业的关键人员，除应具有药品生产要求的资质和职责外，还应特别强调主管饮片生产和质量管理的负责人必须具有中药专业知识。质量管理部门应当有专人负责中药材和中药饮片的质量管理。

专职负责中药材和中药饮片质量管理的人员应当至少具备以下条件：①具有中药学、生药学或相关专业大专以上学历，并至少有三年从事中药生产、质量管理的实际工作经验；或具有专职从事中药材和中药饮片鉴别工作八年以上的实际工作经验；②具备鉴别中药材和中药饮片真伪优劣的能力；③具备中药材和中药饮片质量控制的实际能力；④根据所生产品种的需要，熟悉相关毒性中药材和中药饮片的管理与处理要求。

专职负责中药材和中药饮片质量管理的人员主要从事以下工作：①中药材和中药饮片的取样；②中药材和中药饮片的鉴别、质量评价与放行；③负责中药材、中药饮片（包括毒性中药材和中药饮片）专业知识的培训；④中药材和中药饮片标本的收集、制作和管理。

对于饮片生产的关键生产质量文件、生产环境、验证实施、人员培训、物料管理、记录管理、生产过程控制等关键环节，强调生产与质量管理部门负责人应共同承担控制要求。其工作承担的职责在实际工作中的体现为对关键的文件的审批应共同审核和批准。

三、职责

生产管理负责人和质量管理负责人通常有下列共同的职责：①审核和批准产品的工艺规程、操作规程等文件；②监督厂区卫生状况；③确保关键设备经过确认；④确保完成生产工艺验证；⑤确保企业所有相关人员都已经过必要的上岗前培训和继续培训，并根据实际需要调整培训内容；⑥批准并监督委托生产；⑦确定和监控物料和产品的贮存条件；⑧保存记录；⑨监督本规范执行状况；⑩监控影响产品质量的因素。

人员是药品生产各项活动的管理者和执行者，是实施 GMP 的核心要素。企业应建立、保持良好的人力资源管理系统，建立解决问题和有效沟通的企业文化。定期对人员进行培训，采取上岗前培训、在岗继续培训，外派培训等多种培训方式，提高员工业务能力以及对 GMP 规范的理解、保证生产的饮片安全、有效。

第二节　GMP 实施对企业硬件系统的要求

中药饮片生产企业实施 GMP，首先需要根据产品不同的生产工艺、经营规模等要求，建立和完善厂房、设施和设备等硬件资源，厂房与设施的选址、设计、布局、建造、改造和维护必须符合药品生产要求，应能最大限度避免产生污染、交叉污染、混淆和差错的风险，便于清洁、操作和维护。厂房设施设计和建造都必须由具备相当资质和经验的单位进行，以保证设计和建造质量，除满足药品生产的要求外，还应满足安全、消防、环保方面的法规要求。

一、厂房、设施的基本要求

（一）中药饮片企业厂址的选择

中药饮片生产企业厂址的选择，应根据下列原则，并经过技术经济方案比较后确定：①应在大气含尘、含菌浓度低，无有害气体，自然环境好，对中药饮片质量无有害因素，卫生条件较好的区域。②应远离铁路、码头、机场、交通要道以及散发大量粉尘和有害气体的工厂（如化工厂、染料厂及屠宰厂等）、贮仓、堆场等有严重空气污染、水质污染、振动和噪声干扰的区域。如不能远离严重空气污染区,则应位于其最大频率风向上风侧,或全年最小频率风向下风侧。③排水良好,应无洪水淹没危险。目前和可预见的市政区域规划,不会使厂址环境产生不利于中药饮片质量的影响。④水、电、燃料、排污、物资供应和公用服务条件较好或所存在的问题在目前和今后发展时能有效、妥善地解决。

（二）中药饮片生产企业总平面布置

中药饮片生产企业的总平面布置应根据下列原则,并经技术经济方案比较后确定。生产工厂的总平面布置在遵循国家有关工业企业总体设计原则外,还应按照不对产品生产产生污染,营造整洁的生产环境原则确定。生产、行政、生活和辅助区的总体布局应合理、不得互相妨碍。生产厂房应布置在厂区环境清洁区域,厂区的地面、路面及运输不能对药品的生产造成污染。生产厂房与市政交通干道之间距离不宜小于 50m。对于兼有原料药和制剂的药厂,应考虑产品的工艺特点和防止交叉污染,合理布局、间距恰当。原料药生产区应置于制剂厂区的下风侧。在符合消防安全和尽量减少互相交叉污染的原则下,宜减少独立厂房幢数,建立联合厂房,以减少厂区道路及其造成的污染,减少厂区运输量和缩短运输线路。危险品库应设于厂区安全位置,并有防冻、降温、消防措施;毒性中药材和饮片应设专用仓库和车间,并且防盗措施。厂区布置和主要道路应贯彻人流与货流分流的原则,尽量避免相互交叉。厂区道路面应选用整体性好、灰尘少的材料,如沥青、混凝土。厂房与道路之间应有一定距离的卫生缓冲带,缓冲带可种植草坪,严禁种花,树木周围以卵石覆盖土壤,绿化设计做到"土不见天"。厂房周围宜设环形消防车道(可利用交通道路),如有困难时,可沿厂房的两个长边设置消防通道。生产厂房周围不宜设置排水明沟。车辆的停车场应远离药品生产厂房。生产废弃物的回收应独立设置。

（三）中药饮片生产企业工艺布局的基本要求

1. 工艺布局　应按生产流程要求做到布置合理、紧凑,有利于生产操作,并保证对生产过程进行有效管理。要防止人流、物流之间的混杂和交叉污染,并符合下列要求。①分别设置人员和物流进入生产区域的通道,必要时应设置极易造成污染的物料和废弃物的专用出入口;②直接口服的中药饮片车间,进入洁净区的人员必须有相应的净化用室和设施,其要求应与生产区洁净级别相适应;③进入洁净区的物料必须有与生产区洁净级别相适应的净化用室和设施,根据实际情况可采用物料清洁室、传递窗(柜)进入洁净区;④洁净区内物料传递输送路线尽量要短,减少折返;⑤生产中的废弃物不宜与物料进口合用一个气闸或传递窗(柜);⑥洁净区内的半成品不宜直接进入一般生产区,可采用传递窗(柜)、气闸或设置相应的设施进入一般生产区,传输带不得穿越不同洁净级别区域。

2. 生产操作区　应只设置必要的工艺设备和设施。用于生产、贮存的区域不得作为非本区域内工作人员的通道。人员和物料使用的电梯宜分开。电梯不宜设置在洁净区内,必须设置时,电梯前设气闸室或采取确保洁净区空气洁净度的其他措施。

3. 直接口服的净化区域　在满足工艺条件的前提下,为了提高净化效果,节约能源,有空气洁净度要求的房间尽量做到以下要求:①空气洁净度相同的房间或区域相对集中;②空气洁净度高的房间面积合理布置;③不同空气洁净度房间之间相互联系应有防止污染措施,如气闸室或传递窗(柜)等。

4. 生产区域　应设置与生产规模相适应的备料室、原辅材料、中间体、半成品、成品存放区域。存放区域内应安排待验区、合格品区和不合格品区,并按下列要求布置;①备料室可视生产规模设置在仓库或生产车间内,并配备相应的称量室(区);②不合格中间体、半成品需设置专用回收间;③原辅材料、中间体、半成品存放区尽可能靠近与其相联系的生产区域,减少运输过程中的混杂和污染;④成品待检区与成品仓库区应有明显区别标志,不得发生混杂。成品待检区可布置在生产区或入库前区。

(四)中药饮片企业仓储的基本要求

中药饮片生产企业应根据物料或产品的贮存条件、物料特性及管理类型设立相应的库、区,其面积和空间与生产规模相适应。仓储区应能满足物料或产品的贮存条件,如温度、湿度、光照等,有足够的空间,确保有序存放待验、合格、不合格、退货或召回的原辅料、包装材料、中间产品、待包装产品和成品等各类物料和产品。基本应满足以下几点要求:

1. 仓储区应有足够的空间　能够满足物料或产品的贮存条件(如温湿度、避光)和安全贮存的要求。根据产品的特点和储存条件,应设有温度、湿度控制设施,应有照明、通风设施。

2. 危险品和有特殊要求的物料应设计符合条件的专库。

3. 仓库需要设计收货区和领料区　收货区应有外包装清洁场所,货物不得露天存放。

4. 设施齐备　仓库应设计防虫、防鼠、防鸟类进入的设施,还应有防火、防盗、防水淹的措施;接受、发放和发运区域应能保护物料、产品免受雨雪天气的影响。应设计地架或货架,储存的物料不得直接接触地面。

(五)中药饮片生产企业实验室的基本要求

实验室设施是开展质量控制检测的必要条件,实验室的设计应确保其适用于预定的用途,应有足够的空间以避免混淆和交叉污染,同时应有足够的区域用于样品处置、留样和稳定性考察样品的存放以及记录保存。质量控制实验室通常应当与生产区分开,一般应包括重要标本室、理化检验室、仪器室、标准溶液室、留样室等,有直接口服的中药饮片生产企业,还应设计微生物限度检查室。精密仪器室应考虑仪器受静电、震动、潮湿或其他外界因素的干扰。基本要求如下:

1. 理化检验室　应有通风橱和相应的检验设施;

2. 仪器室　应布局合理,具有干燥、防潮、防震、防静电及调温等有效措施;

3. 微生物室　应有准备间、缓冲间、微生物检查操作间、阳性对照间、超净工作台以及培养室等;

4. 留样室　应保持适宜的温湿度,应干燥、干净。应有足够的留样柜,并有温湿度控制设施;

5. 实验室　不得与药品生产相互干扰,其设施应与生产要求相适应。

(六)公用工程的基本要求

除厂房以外各种生产所共用的其他设施统称为公用工程,包括水、电、汽、风(压缩空气)、冷冻等供全厂使用的系统,公用工程及其传输管线犹如企业生产动脉。

1. 锅炉房、变配电所、制水系统、污水处理站、空调机房、消防设施等辅助配套设施应符合国家有关专业管理部门的规定,并经验收合格。

2. 厂房内固定管线应有表明内容物及流向的醒目标志。

3. 直接口服饮片的洁净厂房内的给、排水管道应敷设在技术夹层、技术夹道内或地下埋设,引入洁净室内的支管宜暗敷。管道外表宜采取防结露措施。给、排水支管穿过洁净室吊顶、墙壁和楼板处时应设套管,管道与套管之间必须有可靠的密封措施。生产厂房内的给水系统的设计应根据生产、生活和消防等各项用水对水质、水温、水压和水量的要求,分别设置直流、循环或重复利用的给水系统。生活水管、冷却循环给水和回水管宜采用镀锌钢管，其配件应采用与管道相应的材料。生产厂房的排水系统应根据生产排出的废水性质、浓度、水量等特点设计排水系统；根据不同情况采用废水处理和综合利用措施。厂房内下水道应通畅。排水竖管不宜通过洁净室，如必须穿过，竖管上不得设置检查口。一般生产厂房排水宜使用地漏，直接口服饮片生产的洁净区内，水池和地漏应有适当的设计、布局和维护，并安装易于清洁且带有空气阻断功能的装置以防倒灌，通外部排水系统的连接方式应能防止微生物的侵入。生产厂房内应采用不易积存污染、易于清扫的卫生器具、管材管架及附件。

4. 电气照明室内照明应根据不同操作室的要求提供足够的照度值，主要操作室宜为300lx。洁净室的照明灯具可选用吸顶式，吸顶式照明器与吊顶接缝处应密封，洁净室必须设置事故应急照明器具。

5. 其他电气洁净室内应设置与室外联系的通信设施，室内应设置报警装置，当发生火情时能向室内外发出报警信号，同时切断电源。洁净室的配电设备、管线应暗装，进入室内的管线口应严格密封，电源插座宜采用嵌入式，各类电气装置应可靠接地。

二、设备的基本要求

设备是药品生产的重要资源之一，根据品种生产不同的要求和规模，合理地选择和使用生产设备，配备必要的工艺控制及设备的清洗、消毒、灭菌等功能，满足其生产工艺控制需要，降低污染和交叉污染的发生，并满足药品生产的质量、成本和生产效率的管理需求。

1. 设备的选择原则　①设备的设计和选型要与生产规模及批生产量相适应，主要设备的能力应与水、电、气、冷等公用工程系统相配套。②设备的结构要简单，需要清洗和灭菌的零部件应易于拆装，不便拆装的要设清洗口。设备表面应光滑，易清洁，与物料直接接触的设备表面应光洁、平整、耐腐蚀、易清洗、易消毒，以减少藏污纳垢的死角。无菌室的设备还要满足灭菌的需要。③设备最好采用在线清洗(CIP)的方式进行清洗，避免藏污纳垢，使上批生产的药品能够得到彻底清洗，不致残留到下一批次或者另一品种的药品当中，同时避免滋生生物膜等污染源，从而保证药品安全。④凡与药物接触的设备表面均应采用不与其反应、不释放出微粒及不吸附物料的材料。设备及管道表面应耐腐蚀，不与药品发生化学反应、不吸附药品、不释放微粒，避免因设备自身材质的原因影响产品质量。⑤设备所用的润滑剂、冷却剂等不得对药品或容器造成污染，这些关键设备尽可能不用或者少用润滑剂，可以采用无油润滑方式进行润滑，或者选用磁力搅拌等搅拌混合方式进行，确实需要，应采取有效措施避免泄漏污染药品或者容器，并尽量采用食用级的润滑剂。⑥灭菌设备应与药品生产要求相适应，宜采用双扉门，有仪器监测内部工作情况。⑦管道的连接，如工艺用水等，尽量采用内外表面都比较光洁的管道自动焊接，少用卡箍连接，不得使用螺纹连接，以避免产生死角；尽量选用隔膜阀，不得选用球阀。⑧对于保温材料、密封材料、过滤材料、垫圈垫片等，要求无毒、不污染，而且不能对药品、环境产生影响，保温层应由不锈钢等材料紧密包裹，不外露。⑨选取生产设备时应尽可能选用自动化程度高的设备，可降低人工操作带来的偏差和污染。⑩药材的筛、选、洗、切、蒸、炒、炙、煅应分别选用符合操作要求的设备或专用设备，并不得影响药材质量。⑪毒性药材应使用专门设备、容器及辅助设施。⑫生产设备的设计必须易于验证，必要时应有专门的验证接口，重要的仪表应易于拆卸校正。

2. 设备的布局及安装　设备应按工艺流程合理布局，使物料按同一方向顺序流动，避免重复往返。设备安装不得影响产品的质量；安装间距要便于生产操作、拆装、清洁和维修保养、并避免发生差错和交叉污染。在跨越不同洁净度级别的房间或墙面时,除考虑固定外,还应采用可密封隔断装置。应考虑到易于清洁及保持生产过程中的清洁卫生。需灭菌的设备应尽可能在完全装配后进行灭菌。洁净室(区)内的设备,除特殊要求外,一般不宜设地脚螺栓。设备保温层表面必须平整、光洁,不得有颗粒性物质脱落。表面不得用石棉水泥抹面,宜采用金属外壳保护。设备应按规定程序安装,调试验收,合格后,方可正式验收。管道材料应根据所输送物料的理化性质和使用工况选用。采用的材料应保证满足工艺要求,使用可靠,不吸附和污染介质,施工和维护方便。引入洁净室(区)的明管材料应采用不锈钢。

3. 设备的维护及保养 应当制定设备的预防性维护计划和操作规程,设备的维护、维修应当有相应的记录。经改造或重大维修的设备应当进行再确认,符合要求后方可用于生产。主要生产和检验设备都应当有明确的操作规程,应当按详细规定的操作规程清洁设备。已清洁的生产设备应当在清洁、干燥的条件下存放。用于生产或检验的设备和仪器,应当有使用日志,记录内容包括使用、清洁、维护和维修情况以及日期、时间、所生产及检验的药品名称、规格和批号等。生产设备应当有明显的状态标识,标明设备编号和内容物(如名称、规格、批号);没有内容物的应当标明清洁状态。不合格的设备如有可能应当搬出生产和质量控制区,未搬出前,应当由醒目的状态标识。应当按照操作规程和校准计划定期对生产和检验用衡器、量具、仪表、记录和控制设备以及仪器进行校准和检查,并保存相关记录。校准的量程范围应当涵盖实际生产和检验的使用范围。应当确保生产和检验的关键衡器、量具、仪表、记录和控制设备以及仪器经过校准,所得出的数据准确、可靠。且所用计量标准器应当符合国家有关规定。生产设备应当在确认的参数范围内使用。

第三节 GMP 实施对文件(软件)系统的要求

文件(documentation)又称为软件,制药企业的文件是指一切涉及药品生产、管理的书面标准和实施中记录结果。贯穿药品生产管理全过程,连贯有序的系统文件称为文件系统(documentation system)。

一、建立文件系统的目的

1. 提供质量标准 GMP 规定,物料和成品应有经过批准的现行质量标准;必要时,中间产品或待包装产品也应有质量标准。按照规定,这些标准的一般内容应包括对物料的描述、取样检验方法、定性和定量的限度要求、贮存条件及有效期等内容。

2. 明确管理职责 企业应当建立质量管理系统,并以完整的文件形式明确规定不同岗位人员的工作职责,使生产管理活动和质量控制活动按照书面规程进行。

3. 规范生产操作 为达到规范生产、保证产品质量稳定的目的,首先需要使生产人员操作标准化。因此,企业应当将生产过程中所涉及的一切操作程序用书面文件加以规定,如厂房清洁消毒规程、设备维护保养规程、仪器校准规程等,使每个部门、每个岗位、每位职工的工作规范化、程序化、标准化,一切言行要以文件为依据,照章办事,明确责任,避免因语言差错而造成行为上的差错。

4. 跟踪产品情况 生产全过程应当有仪器或手工的记录,并妥善保存,以便于查阅,追溯产品历史。这些记录包括确认和验证记录、批记录和发运记录等。GMP 强化了记录类文件的管理内容,在很大程度上纠正了部分制药企业只重规程而忽视记录的错误思维。

二、制订、管理及使用文件系统

制定、管理和使用文件系统包括文件的起草、修订、审核、批准、分发、执行、变更以及文件归档等一系列过程的管理活动。

1. 文件的起草　文件的起草分为两方面:建立新文件和对已有文件进行更新或定期回顾。起草文件要注意:①起草人应遵循"谁用谁起草"原则,由使用部门负责,以保证文件的实用性、全面性和准确性。②需要注意文件的格式和内容,需要有统一的格式和符合要求具有可行性的内容。

2. 文件的审核　文件的审核一般分为:①格式审核:对照已规定的文件标准格式检查相应的内容(如文件编号、版本号、字体、字号等)(文件管理人员负责)。②内容审核:从法规、技术和管理的角度,确认文件内容。审核人一般为文件起草使用部门的负责人。审核人应对文件的内容负责,尤其是对文件的合法性、可操作性、规范性把关。必要时,起草后的文件可由文件管理部门组织会审,会审人员包括文件使用部门负责人和相关管理部门负责人。如文件经审查需要修改,则通知起草人进行修改,再进行审核。经审核最后确定的文件,由质量保证部门统一分类、编码。

3. 文件的批准　起草的文件经过相关负责人审核、批准,方可发放使用。文件的批准应由审核人的上一级领导负责,其应当是相应部门或领域的负责人。文件的批准人必须与审核人承担的责任相一致,以保证文件的准确性和权威性。批准人应在批准文件之时规定文件的生效日期。

4. 文件发放、培训、生效和执行检查　所有文件均由质量保证部门复制。复制时应控制文件的印制份数,确保工作现场文件的获取,采取授权进入计算机化的文件管理系统查阅文件。如需向公司外部使用者提供文件,应有明确规定。在分发新版本文件的同时应收回旧版文件,并建立分发记录,对文件的去向进行记录,以便更新版本时旧文件的回收。为保证文件内容的执行,必须明确文件的培训要求。在文件生效日期前组织相关人员进行培训,保证有关人员能正确理解和执行文件内容,并有相应的记录。生效日期当天文件生效,正式按文件规定内容执行。文件生效之前,均需要经过适当培训。所以通常情况下文件批准后至生效前需要有一定的时间间隔(如批准日期后 4 周),即设定"批准日期"规定时间段后的日期为文件生效日期(可由文件管理人员根据批准日期设定)。但根据具体情况也可以另行规定,如批准日期即为文件生效日期。在文件起始执行阶段,要明确文件执行情况的检查责任,保证文件的切实有效执行。所有文件还要定期复核。

5. 文件的变更与修订　文件一旦制定,未经批准不得随意变更。必须修改时要提出理由,按有关程序执行。当然,文件制定后并不是一成不变。GMP 规定:"文件应定期审核、修订;文件修订后,应按规定管理,防止因疏忽造成旧版本文件的误用。"其需要在实践中不断完善和修改。文件一旦经过修改,必须给定新的编码,对相关文件中出现的该文件编码同时进行修订。

6. 文件的撤销和销毁　销毁文件必须做文件销毁记录。已撤销的文件和过时的文件,除一份留档保存外,原文件不得再在现场出现。对保存的旧版文件应作明显标识,与现行文件隔离保存。

7. 记录的管理　记录是文件系统的一个重要组成部分,能详细反映药品生产状况、员工工作情况、设备运行状况。可用于对药品生产过程的回顾与追踪,能够体现企业执行GMP的实际情况。

新版GMP要求,与本规范有关的每项活动均应当有记录,如:确认和验证、生产、包装、变更控制、偏差处理、培训等。所有记录都必须按规定年限保存,确认和验证、稳定性考察的记录和报告等长期保存,以保证产品生产、质量控制和质量保证等活动可以追溯。

同时,GMP要求记录真实、清晰、详尽、清洁,不得撕毁和任意涂改。记录的保管和销毁应遵循文件管理规程,不得随意处理。

8. 文件的归档　文件归档包括现行文件和各种结果记录的归档,应符合国家、地方有关法律要求,保留到规定期限。

三、文件系统中基本文件的类别

(一) 标准类文件

1. 技术标准　包括产品工艺规程、质量标准(原辅料、半成品、包装材料、成品等)及其他(检验操作规程等)。

2. 工作标准　①岗位责任制;②岗位操作法(包括岗位SOP);③其他SOP,如设备校验、清洗、人员更衣、环境监测等。

3. 管理标准

(1)生产管理标准,含如下项目:①物料管理(原辅料、包装材料、中间品、成品等);②生产工序管理(包括饮片生产工序等);③设备、器具管理;④人员操作管理(包括人员培训等);

(2)卫生管理,含下列项目:①厂房、设备、设施卫生管理;②操作人员卫生管理。

(3)质量管理,含下列项目:①取样管理(原辅料、包装材料、中间品、成品等)②质量检验结果评价方法。

(4)验证管理,含下列项目:①验证工作基本程序;②再验证管理。

(二) 记录凭证文件

1. 生产管理记录　①物料管理记录;②批生产记录(包括岗位操作记录);③批包装记录。

2. 质量管理记录　①批质量检验记录(包括留样观察等);②其他记录(包括质量申斥、用户访问、退货记录、稳定性试验记录、自检记录等)

3. 监测、维修、校验使用记录　①厂房;②设备(包括仪器、仪表等);③设施。

四、文件撰写举例

例1. 熟地黄饮片生产工艺规程

题目:　熟地黄饮片生产工艺规程		编号:STP 40015-07- ＊＊	共9页
起草:	部门审核:	质管部审核:	批准:
日期:	日　期:	日　期:	日期:
颁发部门:	生效日期:	分发部门:	

目的：为熟地黄饮片生产提供符合要求的生产工艺，规范熟地黄饮片生产操作，严格工艺管理，特制订本规程。

范围：本规程适用于熟地黄饮片的生产操作。

责任：生产车间、生产部、质量部。

内容：

一、产品概述

（一）产品名称与来源

1. 通用名：熟地黄　　　　　　　　别　名：熟地

　 剂　型：饮　片　　　　　　　　规　格：厚片

2. 来源：玄参科植物地黄 *Rehmannia glutinosa* Libosch 的新鲜或干燥块根。炮制加工品。

3. 产地：主产于河南、山西、湖南、湖北等省，以河南新乡地区沁阳县所产为道地药材。

4. 采收及加工标准：秋季采挖，除去芦头、须根及泥沙，鲜用；或将地黄缓缓烘焙至约八成干。前者习称"鲜地黄"，后者习称"生地黄"。

（二）质量标准

1. 原药材质量标准　见表 17-1。

表 17-1　原药材质量标准

项目	合格品标准	内控标准	检验依据
性状	生地黄：多呈不规则的团块状或长圆形，中间膨大，两端稍细，有的细小，长条状，稍扁而扭曲，长 6~12cm，直径 2~6cm。表面棕黑色或棕灰色，极皱缩，具不规则的横曲纹。体重，质较软而韧，不易折断，断面棕黑色或乌黑色，有光泽，具黏性。无臭，味微甜。	同合格品	《中国药典》2010 年版（一部）及第二增补版
鉴别	（1）特征明显，（2）（3）呈正反应	同合格品	
水分	≤15.0%	≤14.5%	
总灰分	≤8.0%	≤7.5%	
酸不溶性灰分	≤3.0%	≤2.8%	
浸出物	≥65.0%	≥67.0%	
含量	生地黄按干燥品计算，含梓醇（$C_{15}H_{22}O_{10}$）不得少于 0.20%。毛蕊花糖苷（$C_{29}H_{36}O_{15}$）不得少于 0.020%。	毛蕊花糖苷 ≥0.022%	
二氧化硫残留量	不得超过 150mg/kg	≤130mg/kg	

2. 饮片质量标准　见表 17-2。

（三）临床用途

1. 功能与主治：补血滋阴，益精填髓。用于血虚萎黄，心悸怔忡，月经不调，崩漏下血，肝肾阴虚，腰膝酸软，骨蒸潮热，盗汗遗精，内热消渴，眩晕，耳鸣，须发早白。

表 17-2　饮片质量标准表

项目	合格品标准	内控标准	检验依据
性状	本品为不规则的块片、碎块,大小、厚薄不一。表面乌黑色,有光泽,黏性大。质柔软而带韧性,不易折断,断面乌黑色,有光泽。气微,味甜。	同合格品	
鉴别	呈正反应	同合格品	《中国药典》2010年版(一部)及第二增补版
水分	≤15.0%	≤14.5%	
总灰分	≤8.0%	≤7.5%	
酸不溶性灰分	≤3.0%	≤2.8%	
浸出物	≥65.0%	≥67.0%	
含量	本品按干燥品计算,含毛蕊花糖苷($C_{29}H_{36}O_{15}$)不得少于0.020%	≥0.022%	
二氧化硫残留量	不得超过 150mg/kg	≤130mg/kg	

2. 用法用量:9~15g。

3. 贮藏:置通风干燥处。

(四)包装规格:1kg/袋,20kg/袋

二、生产依据

《中国药典》2010 版(一部)P116/117

三、生产工艺流程

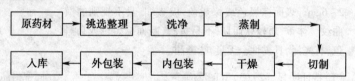

四、操作过程及工艺条件

1. 生产前准备与检查

1.1　操作工按《人员进出一般生产区更衣操作规程》进行更鞋、更衣、洗手。

1.2　检查操作间内是否有前批"清场合格证(副本)"并将其附于本批生产记录内。

1.3　检查所用设备的清洁情况。

1.4　检查所用容器、器具的清洁情况。

1.5　检查所有台秤的灵敏度、准确度。

1.6　按"生产指令"向仓库领取所需原药材。

1.7　按物料进入一般生产区清洁规程去掉原药材的外包装,放于洁净小推车上。

2. 原药材净制前准备

2.1　操作工按《人员进出一般生产区更衣操作规程》进行更鞋、更衣、洗手。

2.2　将所用容器、器具按一般生产区容器、器具清洁操作规程进行清洁。

2.3　净制操作

2.3.1　将药材摊在拣选台上,除去药材中的杂质、异物、非药用部分,装入专用容

器内。

2.3.2　净选后的药材标明品名、批号、规格、数量、工序、操作人、日期,并做好记录,迅速转入下道工序。

2.4　洗药操作

2.4.1　按 XSG-750 循环水洗药机操作规程用洗药机洗涤。洗净的药材装入专用容器内,沥干水。

2.4.2　洗净后的药材标明品名、批号、规格、数量、工序、操作人、日期,做好记录。并迅速转入下道工序。

3.　蒸制

3.1　操作前准备

3.1.1　操作人员必须按《人员进出一般生产区更衣操作规程》进入生产区。

3.1.2　检查是否有"清场合格证",设备是否清洁。

3.1.3　根据生产指令办理与上道工序岗位的中间体交接收料手续,检查状态标志与所干燥物料是否符合。

3.2　按 ZGBJ-900 可倾式蒸煮锅操作规程,将沥干水的净生地装入锅内。每次装入量不超过 400kg。待蒸制圆气后继续蒸 4 小时,检查熟地蒸制程度,合格后关闭蒸汽,停止加热,等自然冷却至室温后出锅,装入专用容器内,标明品名、批号、规格、数量、工序、操作人、日期,并做好记录,迅速转入下道工序。

4.　切制

4.1　操作前准备

4.1.1　操作人员必须按《人员进出一般生产区更衣操作规程》进入生产区。

4.1.2　检查是否有"清场合格证",设备是否清洁。

4.1.3　根据生产指令办理与上道工序岗位的中间体交接收料手续,检查状态标志与所干燥物料是否符合。

4.2　切片

4.2.1　按 QJXC-100 型转盘式切药机设备操作规程进行操作。首先检查机器各部件,然后试车,根据厚度进行调节和固定刀口在 4mm 的位置,即可切片。

4.2.2　按 QRZC-300 高速万能截断机设备操作规程进行操作。首先检查机器各部件,然后试车,根据厚度进行调节和固定刀口 4mm 的位置,即可切片。

4.3　切制后的药材装在洁净的容器中,标明品名、批号、规格、数量、工序、操作人、日期,并做好记录迅速转入下道工序。

5.　饮片干燥

5.1　操作前准备

5.1.1　操作人员必须按《人员进出一般生产区更衣操作规程》进入生产区。

5.1.2　检查是否有"清场合格证",设备是否清洁。

5.1.3　根据生产指令办理与上道工序岗位的中间体交接收料手续,检查状态标志与所干燥物料是否符合。

5.2　选用 DW-1.2-8 网带式干燥机操作

5.2.1　检查 DW-1.2-8 网带式干燥机为洁净后,并挂上生产标志。

5.2.2　检查需干燥药材是否符合工艺要求。

5.2.3　按清洁操作规程对设备和工具进行清洁。

5.2.4　将蒸制后的地黄药材不断加到 DW-1.2-8 网带式干燥机的上料段,适当摊开,调节挡板高度,使物料厚度不超过 3cm;设定好蒸汽加热温度为 70℃;网带走速调整至 0.5 米/分钟;启动风机,干燥过程中定期排湿,排湿风机选择设定时间 5 分钟;从物料投入干燥机后开始计时,22 分钟后直至物料全部干燥完毕;注意控制蒸汽压力,温度以不超过 80℃为宜。

5.2.5　干燥结束后的物料需放凉后再将饮片转洁净塑料筐内密闭,干燥后的物料含水量应控制在 14.5%之内为宜。

5.3　选用 CT-C-Ⅱ热风循环烘箱操作

5.3.1　检查 CT-C-Ⅱ热风循环烘箱的清洁卫生。

5.3.2　检查需干燥的饮片是否符合工艺要求。

5.3.3　按 CT-C-Ⅱ热风循环烘箱操作规程操作,将切好的熟地黄装入不锈钢烘盘中,装完后连同烘药架沿轨道推入烘箱内,关上烘箱门,扣紧手柄。设定温度为 70℃。

5.3.4　干燥结束后的饮片放入不锈钢盘中放凉后再将饮片收入洁净塑料筐内密闭,干燥后的饮片含水量应控制在 14.5%以下为宜。

5.4　收料

5.4.1　收料时要注意不要将饮片弄到地上,防止损失。

5.4.2　正确填写状态标志注明品名、批号、规格、数量、工序、操作人、日期等,并放入每个容器内,填好记录转下道工序。

6.包装

6.1　采用小包装加大包装的方法。

6.2　小包装用聚乙烯塑料透明袋,每袋重量按批包装指令单执行,封口后,贴上标签合格证。

6.3　大包装采用带内衬的聚乙烯编织袋,每袋重量按批包装指令单执行,袋口缝口后挂上标签合格证。

6.4　外包装:将小包装装入大包装(纸箱)中,每件装箱数量按批包装指令单执行。

6.5　大、小包装外面都注明饮片品名、规格、产地、数量、生产批号、生产日期、厂名等。

6.6　包装好后饮片置于待验区待检。

五、清场

1.使用后的容器、器具设备按清洁操作规程进行清洁。

2.工作区环境按清洁操作规程进行清洁。

3.将废物收集入废物贮器内按生产中废弃物处理操作规程进行处理,并对废物贮器进行清洁。

4.清场结束后详细填写清场记录,并由 QA 检查员检查清场情况,确认合格后,签字并贴挂"已清洁"状态标示及"清场合格证",并将"清场合格证"正本附于本批批生产记录中。将"清场合格证副本"留在已清场区域指定位置。

六、生产过程控制要点

1.各工序工艺条件控制点　见表 17-3。

表 17-3　各工序工艺条件控制点

工序	监控点	QA 监控项目	频次
领、配料	原、辅料	称量、复核批号、品名、主原辅料数量等与配核料单、检验报告	每批
净选前药材	中药材	真伪、优劣、规格、数量、等级	每件
净选	中药材	去除杂质、异物、非药用部位	定时/每班
洗药	中药材	要求水质、流动水、洗净度(尽量避免成分流失)	定时/每班
蒸制	加热、蒸、软化	加水或其他辅料量、时间、蒸汽压力、强度	定时/每班
切制	切制	长度、厚度大小、片型	每批
干燥	中间品、饮片	温度、时间、水分、无焦、半成品交接	随时/每班
	在包装品	检验报告单、称量	随时/每班
包装	贴签	批号、内容	随时/每班
	装箱	数量、合格证单、印刷内容	每件

2. 注意事项

2.1　某一操作完成后立即记录数据,并由操作人、复核人签名。

2.2　橱门、柜门应随开随关。

2.3　不合格的原药材应标明标示,并不得流入下道工序。

2.4　各设备开机前,先检查防护罩等是否固定良好,转动部位滑润性是否良好,检查药材里是否含金属硬件等杂质。

七、技术安全、工艺卫生及劳动保护

(一) 技术安全及劳动保护

1. 严格按制定的操作规程操作,操作时必须穿戴好劳动保护用品。

2. 所有设备的金属外壳皆带有接地,并安装控制开关。凡承受压力的各种罐、夹层及管道等均需定期进行试压检查。凡有高温、高压的管道要进行包扎和测量仪表,严禁违章操作。所有设备运转部位全部加上防护罩。所用的设备不能正常运转,影响正常生产或产品质量,应填写《生产过程偏差处理记录》说明发生的过程、原因,交车间主任并通知 QA 检查员,并请维修工进行修理。

3. 工艺用水、清洁用水无供给时应通知水处理岗位按需及时供水。

4. 严禁在有压力、高温设备管道上进行维修,检修时必须先切断热源及降低压力。

5. 执行安全操作清洁检查制度,在车间安全通道口标有明显的安全出口标志。

6. 车间内放置必要的灭火器并按规定配备消防器材、车间内消防设备定期检查以及车间门厅处安装消防水栓。

7. 原药材发生质变,应填写《生产过程偏差处理记录》说明发生的过程、原因,交车间主任并通知 QA 检查员做退库处理。

8. 安全及劳动保护:操作人员严格按安全操作管理规程操作,防止在生产过程中发生质量事故和安全事故。

9. 环境卫生及工艺卫生:操作人员应保持生产区内的环境卫生,严格按照工艺卫生管理规程操作,防止污染及交叉污染的发生。

（二）工艺卫生

1. 物流程序

1.1   原辅料⇨中间体（半成品）⇨成品⇨入库。整个流程是单向顺流、无往复运动。

1.2   人流和物流通道分开。

2. 物净程序

原辅料、内包装材料⇨前处理（脱包除尘）⇨生产区。

3. 易产生粉尘的岗位如拣选、切制、炮制、过筛等安装除尘、除烟装置。

4. 车间清洁

4.1   保持墙壁、顶棚、门窗、地面和生产工具清洁，并有专人负责，不准随地吐痰，禁止吸烟。

4.2   车间内无垃圾、积灰、积水。

4.3   一般区采用的处理方法   见表17-4。

表17-4   一般区采用的处理方法

清洁区域	清洁工具	清洁方法	清洁频次
门窗、玻璃、工作台、墙壁	洁净抹布	擦拭	每班一次
地面	拖把	拖拭	每班一次
顶棚、灯具	洁净抹布	擦拭	每周一次

八、物料消耗定额和主要技术经济指标

包装材料消耗定额（表17-5）：

包装材料消耗定额 = 单位产品数量/[100% − 损耗率（%）]（批量：300kg）

表17-5   包装材料消耗定额表

材料名称	材料定量		损耗定额
	规格：		
	1kg/袋×20袋/箱	20kg/袋	
复合塑料袋	300		不超过2%
带内衬编织袋		15	无损耗
纸箱	15		无损耗
标签合格证	315	15	不超过1%
装箱单	15		不超过1%

九、贮藏：置通风干燥处，防蛀。

十、原料、辅料、中间产品及成品质量标准及检验方法

按照 QS YC-40015-01、QS ZJ-40015-07-01、QS YP-40015-07-01、QS FL-01-01 质量标准及 SOP QC-YC-40015-01、SOP QC-ZJ-40015-07-01、SOP QC-YP-40015-07-01、SOP QC-FL-01-01 检验操作规程执行。

主要设备一览表和主要设备生产能力见表17-6。

表 17-6 主要设备及其生产能力一览表

设备编号	设备名称	规格型号	材质	数量	生产能力	附件
SC-01	可倾式蒸煮锅	ZGBJ-900	不锈钢	1	900L	电机 1kW
SC-02	循环水洗药机	XSG-750	不锈钢	1	200～750kg/h	电机 1.5kW
SC-09	转盘式切药机	QJXC-100	不锈钢	1	500～1000kg/h	电机 4kW
SC-11	网带式干燥机	DW-1.2-8	不锈钢	1	1000kg/班	电机 15.4kW
SC-12	热风循环烘箱	CT-C-2	不锈钢	2	200kg/h	电机 0.9kW

十一、操作工时与生产周期

1. 以一个批次饮片生产为计算单位,时间以小时计。

2. 工序生产周期　是指生产一定量的产品,该工序从投料到成品入库所经过的全部时间,其中包括半成品按工艺规定需要的贮存时间。

十二、劳动组织与岗位定员

劳动组织与岗位定员见表 17-7。

表 17-7 劳动组织与岗位定员表

岗位	职能	班次	定员	备注
车间主任	车间日常工作管理	1	1	
工艺员	车间技术安全管理	1	1	
设备员	设备管理	1	1	
内勤	统计、考核、领料、传达	1	1	
净选	去杂、非药用部位	1	10	
水制	喷淋、淘洗、泡、漂、润	1	6	
蒸煮	蒸制煮制,压力容器使用	1	3	
切制	片形切制	1	4	
干燥	水分干燥	1	6	
包装	规格包装	1	7	
小计			40	

十三、物料平衡

1. 目的　建立物料平衡管理,防止人为差错和混药事故的发生。物料衡算作为考核生产过程控制的指标。

物料平衡表见表 17-8。

表 17-8 物料平衡表

品名	规格	成品率	挑选得率	蒸切烘得率	包装得率
熟地黄	厚片	80%～90%	97%～100% 挑选物料平衡 ≥99.0%	80%～90% 蒸切烘物料平衡 ≥87.0%	99%～100% 包装物料平衡 ≥99.0%

$$成品率(\%) = \frac{成品量(kg)}{药材投料量(kg)} \times 100\%$$

$$挑选得率 = \frac{挑选后净药材量(kg)}{药材投料量(kg)} \times 100\%$$

$$挑选物料平衡 = \frac{挑选后净药材量(kg) + 挑选出杂质量(kg)}{药材投料量(kg)} \times 100\%$$

$$蒸切烘得率 = \frac{切制烘干过后净饮片量(kg)}{挑选后净药材量(kg)} \times 100\%$$

$$蒸切烘物料平衡 = \frac{切制烘干过后净饮片量(kg) + 药屑废料(kg)}{挑选后净药材量(kg)} \times 100\%$$

$$包装得率 = \frac{包装后成品量(kg)}{包装前数量(kg)} \times 100\%$$

$$包装物料平衡 = \frac{包装后成品量(kg) + 药屑废料(kg)}{包装前数量(kg)} \times 100\%$$

标签、合格证的物料平衡应为 100%

2. 数据处理

2.1　凡物料平衡收率在范围之内,经车间工艺员、QA 检查员结合工艺条件决定。

2.2　凡物料平衡收率超出合格范围,并由计算人填写《偏差处理记录》,按《生产过程偏差处理操作规程》进行处理。

例 2. 产品批号管理制度文件

题目:　产品批号管理制度		编号:SMP SC-03-＊＊	共 2 页
起草:	部门审核:	质管部审核:	批准:
日期:	日　　期:	日　　期:	日期:
颁发部门:	生效日期:	分发部门:	

目的:建立产品批号管理制度,防止混药或差错,便于批号跟踪。

范围:所有公司生产的中药饮片批号的管理。

责任:生产部经理、车间主任、质量部经理、QA 检查员。

内容:

1. 中药饮片批号的概念:以同一批中药材在同一连续生产周期生产一定数量的相对均质的中药饮片为一批,以一组数字作为一批的识别标记称批号。

批号的划分必须具有质量的代表性,并可根据批号查明该批药品的生产全过程的实际情况,可进行质量跟踪。

药品的每一生产批都有永久的产品批号,产品批号一旦确定,所有用于生产的原料、辅料、包装材料及生产过程、质检都以此为显著鉴别标志。

2. 批的确定

(1)按 GMP 要求进行产品的分批。严格按批组织生产,以确保中药饮片质量的相对均质。

(2)原药材在同一产地、同一季节采收的为同一批;同一批中药饮片,必须是同一批中药材加工生产的。

（3）同一批中药饮片在生产中必须是同一个连续生产周期生产的。

（4）同一批中药饮片必须质量一致。即形状、大小、颜色、含水量、杂质、碎屑、含量等基本一致。

3. 批号的编制

（1）批号在下达生产指令时确定。产品批号由生产部指定专人统一给定，每给一个批号均要记录在案，其他人不得给定批号或更改批号。

（2）中药饮片的批号用六位数字表示，按照下达生产指令的日期为准，前两位为年份，中间两位为月份，后两位为日期。如 2006 年 5 月 5 日下达生产指令，批号为"060505"。

（3）同一批中药饮片只有一个批号。中药饮片的批号一经确定，不能改动，中药饮片分装后的批号不变。

（4）因故返工的中药饮片，返工后原批号不变，只在原批号后加一个代号"R"以示区别。如"060505"产品的返工批号为"060505R"。

4. 批号标识：批号应明显标于批生产记录的每个部分，每一批中间产品、成品的每一件（包）的标签或包装上必须标明批号。

5. 批号的追溯：批号从下达生产指令开始，在生产的各个环节、储存、销售等过程中，必须记录批号。根据批号，能查明该批中药饮片的生产情况，可追溯该批药品的生产历史及生产过程、中药材的质量情况及供货商等。

例 3. 醋炙岗位操作规程

题目：药材醋炙操作规程		编号：SOP SC-16-＊＊	共 2 页
起草： 日期：	部门审核： 日　期：	质管部审核： 日　期：	批准： 日期：
颁发部门：	生效日期：	分发部门：	

目的：建立药材醋炙的操作规程，用以规范醋炙的操作。

范围：中药的醋炙。

职责：中药醋炙人员负责操作，生产、质量管理人员负责监督管理。

内容：

一、生产前准备

1. 生产前应无上次生产遗留物，容器、工具清洁。生产现场卫生合格，有"清场合格证"。

2. 炒药机的状态完好、已清洁、待运行。

3. 操作人员穿戴好工作服、工作帽、工作鞋进入车间，准备生产。

4. 接收上道工序流转原料，双方核实数量，操作人员确认物料数量、外包装或容器完好后接收物料。

5. 领取醋炙所需的辅料

6. 准备好生产记录。

二、操作过程

1. 加入辅料　取净药材或中药饮片，在不锈钢盘内摊平，加入米醋，用铁铲拌匀，闷润至透。

例如：

品名	每100kg 用醋量	品名	每100kg 用醋量
三棱	15kg	香附	20kg
醋柴胡	20kg		

2. 打开电源开关,设定温度、设定炒制时间、滚筒转速。

3. 启动炒筒正转按钮(逆时针方向),打开燃烧器开关,启动除尘设备。

4. 待炒药机升至规定的温度,将米醋拌好的中间产品投入炒药机的滚筒内或炙药机的锅内,用文火炒至以下规定的程度：

炮制品	炒制程度
醋三棱	炒至色变深,切面黄色至黄棕色。偶见焦黄斑,微有醋香气
醋柴胡	炒至表面淡棕黄色,微有醋香气
醋香附	表面黑褐色,微有醋香气

5. 当中药炒至设定时间和规定程度时立即关闭燃烧机,然后关闭电机。待燃烧机及电机停止运转后,再启动"反转",转筒出料于容器内。

6. 将醋炙后的中药在垫有不锈钢的场地或容器内摊凉。

7. 关闭电机、烟道风口、除尘设备。

8. 摊凉后将药材装入干净的容器内,并挂上待验状态标志。

9. 醋炙工作完成后应认真填写生产记录。

三、清场处理

1. 将生产记录交给质量检验人员,检验合格后根据生产指令将中间产品和生产记录交给下一道工序。

2. 按照《炒药机(或炙药机)清洁操作规程》将炒药机内外遗留的药屑、灰尘用毛刷清除干净。

3. 将工具、容器上的药屑、灰尘用毛刷清除干净,放入固定位置。

4. 地面用扫把清扫干净。

5. 将扫把、毛刷上的杂物清理干净,放在洁具间自然干燥即可。

6. 填写清场记录。

例4：净制岗位生产记录

净制岗位生产记录　　　　　　　　　　　　　　　　SOR SC-07-＊＊

品名		编号		产品批号		生产日期	
生产前检查							
执行标准文件		物料		操作前现场检查			
设备、岗位 SOP 文件		品种		清洁、清场合格标志			
清洁、清场 SOP 文件		数量		设备容器具清洁完好			
各种记录表格		合格证		计量器具符合要求			

续表

其他有关文件		包装整洁		其他	
检查人		复核人		日期	

操作要点					
操作前数量	kg	按规定选择以下一种或几种方法挑选整理药物。			
操作后数量	kg	筛□扬□簸□捡□去(芦□头□残茎□根□头□足□鳞□翅□毛□) 其他_____			
收率	%	如有必要,分档(大□中□小□)			
工时		操作人		复核人		日期	
QA 检查情况		结论		质检员		日期	
移交或 入库数量	kg	大: kg;中: kg;小: kg			日期	
	共　件	接收人:		移交人:		

操作后清场项目	自查记录		操作者
	已清场	未清场	
1. 本批生产剩余物料及尾料、使用的记录及文件是否已清场。			
2. 环境(房间、地面、台面、地漏)是否已清洁,无残留物(水、异物)。			
3. 生产用设备、工具及有关物品(容器、布袋)是否已清洁。			
4. 清洁工具是否清洗,并置规定位置。			
5. 物料、尾料、工具、设备等是否定置摆放。			
班组检查情况: 检查人: 日期:	QA 检查员抽查情况: 检查人: 日期:		
备注:			

例 5：退货处理记录

退货处理报告

填报日期：　　年　月　日　　　　　　　　　　　　SOR QA-14- ＊ ＊

品名、产品批号、规格、退货数量
(单位)退货原因:

续表

销售部门意见：		
经理签字：　　　　日期：　年　月　日		
质量部门意见：		
经理签字：　　　　日期：　年　月　日		
公司领导意见：		
总经理签字：　　　日期：　年　月　日		

例6：厂房设施维修记录

厂房设施检查维修记录

SOR SB-28-＊＊

部门		区域		检查时间	
检查维修内容	类别	损害情况		维修办法	
	屋顶				
	天花板				
	墙面				
	地面				
	门窗				
	消防设施				
	主体结构				
检修情况			车间验收负责人		
			部门验收负责人		
检修人			完成日期		

例7:产品销售记录

产品销售记录

年		品名	规格	产地	批号	发货数量		收货单位	收货单位地址		发货	发货	复核
月	日					件数	g		联系人	电话	清单号	人	人

例8. 验证记录

ZGBJ-900 可倾式蒸煮锅的设备验证。首先填写验证立项申请表。

文件编号:VAT SB-02-1-＊＊

立项部门	工程部	申请日期	
验证项目	ZGBJ-900 可倾式蒸煮锅的设备验证	计划完成时间	
验证原因	新建厂房及新产品投入生产		
验证目的: 　对该设备进行全方位的测试和评估,证实该设备是否能达到设计要求及规定的技术指标,生产出的产品是否达到规定要求。 　　　　　立项申请人:　　　　　　　年　月　日			
验证小组意见: 　　　　　验证小组组长:　　　　　　　年　月　日			
QA 意见: 　　　　　QA 主管:　　　　　　　年　月　日			
验证总负责人意见: 　　　　　验证总负责人:　　　　　　　年　月　日			

验证方案封面

ZGBJ-900 可倾式蒸煮锅验证方案

文件编号_____

起草人_____ 日期_____

审核人_____ 日期_____

审核人_____ 日期_____

批准人_____ 日期_____

生效日期_____

验证方案目录

1. 概述

1.1　设备概况

1.2　验证目的

1.3　验证范围

1.4　验证责任

1.5　验证小组

2. 预确认

3. 安装确认

4. 运行确认

5. 性能确认

6. 评价和建议

7. 再验证周期

内容

概述：

1.1　设备概况

生产厂家：

设备名称：　　　　　　　　　　　　　　　　产品型号:ZGBJ-900

设备编号：　　　　　　　　　　　　　　　　出厂日期：

ZGBJ-900 可倾式蒸煮锅系目前较为理想的中药蒸煮设备,该机设计为带盖的不锈钢蒸煮锅,可以避免蒸煮过程中,锅体对药物的互相腐蚀,有助于延长锅体的使用寿命。还配有揭盖杠杆机构及电控出料装置,操作时省力简便。

该机特点,一机多用,蒸煮的药物色泽黑亮,内外均匀一致,质量好,蒸气用量少,能耗低,蒸煮时间短,劳动强度低,使用寿命长,维护修理方便,适用于蒸煮各种药材以及需要蒸煮的各行各业。

1.2　验证目的

1.2.1　确认本设备及其安装系依据本厂及制造商所定的标准执行。

1.2.2　提供必要的文件以证实本设备的操作与所预期的完全一致。

1.2.3　确认本方案所制定的操作规程及验证方案,能有效地保持本设备于确认状态下,并能稳定地、恒定地达成其所预期的功能。

1.3　验证范围

1.3.1　设备及安装记录文件的汇集。

1.3.2　确认本设备系统及其操作规程的适用性。

1.3.3　方案适用于本设备在工厂内操作使用。

1.3.4　确认时间:于设备安装完成验收前;设备改进或修理足以影响操作功能时。

1.4　验证责任

1.4.1　工程部负责协调供应厂商设备的安装、调试、操作的确认及定期维护保养,并填写记录。负责制定设备验证方案,起草验证报告。生产部、质管部协助。

1.4.2　生产部负责填写设备使用记录。与质管部一起配合工程部实施设备验证方案。

1.4.3　质管部负责验证方案的执行及验证结果的评估。

1.4.4　设备验证小组负责验证方案、验证报告的审核。

1.5　验证小组:在公司 GMP 验证工作领导小组领导下,开展工作。设备验证小组名单如下:

组　　长:

成　　员:

2. 预确认

2.1　对设备的档案资料进行确认

在工程部、生产部、质管部的技术人员对多家设备供应商筛选及客户使用情况考察的基础上,确定该设备供应商。

2.1.1　设备制造商及零件供应商资料

设备名称:可倾式蒸煮锅

型　　号:

编　　号:

制造商:

2.2　设备的档案资料

文件名称	存放地点
可倾式蒸煮锅说明书	
操作原理图	
材质证明书	
合格证	
设备开箱验收单	
设备安装调试记录	
备品备件清单	

结论:

检查人:　　　　　　　　复核人:　　　　　　　　日期:

2.3　该设备是否满足 GMP 及现行生产工艺要求的确认

2.3.1　检查并确认设备组成的单体结构应完整,并且各单体结构外观应无缺陷性损坏。

设备单体结构名称	有无缺陷损坏
锅体	
设备外露部分	

结论:

检查人:　　　　　　　　复核人:　　　　　　　　日期:

2.3.2　检查设备所有材质制造应符合生产工艺要求

单体设备名称	要求材质	实际材质
锅体	不锈钢,不与药物发生化学反应	
设备外露部分	不锈钢,不与药物发生化学反应	

结论:

检查人:　　　　　　　　复核人:　　　　　　　　日期:

3. 安装确认

3.1　外观检查

检查项目	标准	结果
设备定位	蒸煮间,适用于生产要求	
材质	符合 GMP 要求	
内外部结构	便于清洗,无死角	
仪表	符合计量要求	
操作间	能满足要求,有与之匹配的水、电	
设备标牌	完整、清晰	

结论:

检查人:　　　　　　　　复核人:　　　　　　　　日期:

3.2　文件检查

文件名称	存放地点
设备合格证	
设备使用说明书	
仪器仪表检定记录及检定证书	
安装调试记录	
维护保养规程	
清洁 SOP	
操作 SOP	

结论:

检查人:　　　　　　　　复核人:　　　　　　　　日期:

3.3　材质检查

部件	要求	结果
锅体	与饮片直接接触零件为不锈钢	
非直接接触零件或外露表面	低碳不锈钢或非金属材料	

结论:

检查人:　　　　　　　　复核人:　　　　　　　　日期:

3.4　检查设备的主要技术参应符合生产工艺要求。

名称	参数	是否符合生产工艺要求
容积	900L	
夹层压力	<0.05MPa	

结论:

检查人:　　　　　　　　复核人:　　　　　　　　日期:

3.5　电源

设计要求	安装情况	结论
三相线 380V	三相线 380V	
频率 50Hz	频率 50Hz	
功率 0.55kW	功率 0.55kW	
接地保护	绝缘电阻 3Ω,接地保护	

结论：

检查人：　　　　　　复核人：　　　　　　　　　日期：

4. 运行确认

4.1　目的:确认 ZGBJ-900 型可倾式蒸煮锅各部分功能正常,符合设计要求。

4.2　合格标准:ZGBJ-900 型可倾式蒸煮锅各系统运行正常,与操作说明书相符。

4.3　运行确认按以下步骤操作

4.3.1　按照厂商提供的使用说明书及公司制定的设备操作规程、清洁操作规程执行。

4.3.2　测试前应确认 ZGBJ-900 型可倾式蒸煮锅操作准备工作就绪,如设备安装稳固;水、电、汽连接符合设计要求;润滑良好。

结论：

检查人：　　　　　　复核人：　　　　　　　　　日期：

4.4　准备工作就绪后,按说明书操作设备,空车试运转 2 小时,测试情况见下表:

检查项目	说明书要求	结论
电机运转	运转平稳、无噪声	
加热系统	正常,管道无泄漏	
清洗情况	清洗方便,无死角,无泄漏	
装拆情况	拆卸和更换方便、装拆完毕后易清洁	
保养情况	润滑点清晰,操作、观察方便	

结论：

检查人：　　　　　　复核人：　　　　　　　　　日期：

5. 性能确认

5.1　预确认是否完成　（　　　）

5.2　安装确认是否完成（　　　）

5.3　运行确认是否完成（　　　）

上述结果确认人：　　　　　　复核人：　　　　　　　　　日期：

5.4　在上述确认工作完成后,确认设备能正常运行后进行。

5.5　测试方法:在 ZGBJ-900 型可倾式蒸煮锅内,加入××药材,按各饮片生产工艺规程及 ZGBJ-900 型可倾式蒸煮锅操作规程执行,检测饮片外观质量能否达到生产工艺和质量标准要求。测试重复进行三次。

5.6　测试方法和取样

5.6.1　按各饮片检验操作规程操作。

5.6.2　取样:蒸制结束后从蒸制样品中随机从四个取样点取样,每次取样××g,生片小于1%。

5.7　性能确认项目及标准

5.7.1　第一次性能测试

品名:　　　　　生产日期:　　　　　批号:　　　　　产量:

检查项目	要求标准	实际情况
外观	符合设计图	
控制系统	灵敏可靠准确	
蒸制时间	6~8 小时	
运行情况	运行正常	
运转质量	运转平稳、无异常振动现象	
操作质量	操作方便	
清洗情况	清洗方便,无死角,无泄漏	
装拆情况	拆卸和更换方便、装拆完毕后易清洁	
保养情况	润滑点清晰,操作、观察方便	

实验记录

样本序号	表面颜色	断面颜色	质地	气味	生片
1					
2					
3					
4					

结论:

操作人:　　　　　检查人:　　　　　复核人:　　　　　日期:

5.7.2　第二次第三次性能测试及实验记录(略)

评价和建议:根据验证结果,作出验证分析、评价和结论,写出验证报告。

组长:　　　　　QA:　　　　　日期:

再验证周期:设备验证小组根据设备验证具体情况,拟定再验证一年。

ZGBJ-900 可倾式蒸煮锅验证报告

文件编号＿＿＿＿＿＿＿＿＿＿＿＿＿＿＿＿＿＿＿

起草人＿＿＿＿＿＿＿＿＿＿　日期＿＿＿＿＿＿＿＿＿

审核人＿＿＿＿＿＿＿＿＿＿　日期＿＿＿＿＿＿＿＿＿

审核人＿＿＿＿＿＿＿＿＿＿　日期＿＿＿＿＿＿＿＿＿

批准人＿＿＿＿＿＿＿＿＿＿　日期＿＿＿＿＿＿＿＿＿

设备的基本情况(同上)

设备验证记录   主要有设备概况记录、安装确认记录、运行确认记录、性能确认记录。

验证结果与对设备评价   按照预先制定的验证方案,通过对 ZGBJ-900 可倾式蒸煮锅进行预确认、安装确认、运行确认等一系列设备验证工作,均达到预期的标准要求,建议该设备正式投入使用。

部门会签:

设备管理部门意见: 签字:

生产管理部门意见: 签字:

质量管理部门意见: 签字:

再验证   根据设备验证情况,拟定在 1 年后进行再验证。

验证合格证书

验证项目名称	ZGBJ-900 可倾式蒸煮锅的验证
验证证书有效期	1 年
经审核,该设备验证方案合理,验证报告的结果符合规定要求,予以批准使用,特发给验证合格证书。 验证总负责人: 签发日期:	

(蔡宝昌   李   林)

第十八章　中药炮制机械设备的研发

中药炮制机械经历了炮制机具、饮片机械阶段，正迈入炮制机械阶段，反映了饮片生产的工业化水平。

第一节　中药炮制机械的发展与应用

一、中药炮制机械的发展概况

1. 中药炮制机具　炮制机具的发展大致经历了从中药的发现到民国时期的漫长岁月。人们在发现中药的早期，药材经过洗净、捣碎、擘成小块、锉为粗末、煎煮等简单加工后服用，主要使用了日常生活用具和部分生产工具。如：剪子、刀子、斧子、刷子、簸箕、筛子、箩、瓷缸、铁锉、瓦盆、砂锅、竹编、苇篓等，这就是早期的炮制机具。随着生产力水平的不断提高，中药的应用和医疗实践经验的积累，人们在对药材加工技术和医疗实践的基础上，探索、总结中药炮制方法和经验，逐渐形成了中药炮制理论体系，同时又推进了药材加工技术的发展，出现了更先进的和专用的药材加工机具。如：风车、筛子(中眼筛、紧眼筛、小紧眼筛)、镑刀、切药刀、刨刀、捣筒(铁、铜)、乳钵、铁碾船、石碾船、炒锅、煅锅、木甑、炖罐、铜盆等，形成了近代炮制机具。但机械化水平仍然相对较低，不能形成规模化的加工能力，生产模式主要还是前店后厂、手工作坊式生产。

2. 中药饮片机械　这一阶段的时间大致可以确定为中华人民共和国成立至 2000 年。新中国成立 50 多年来，中药产业大致经历了四个阶段：一是新中国成立初期，对分散经营的药商进行公有制改造，统一炮制方法和要求，实行国家计划管理。二是 20 世纪 70 年代提出"中药机械化"，1973 年国家中医药局在周口、上海、天津、长春投资建立了四个中药饮片机械厂。三是 20 世纪 80 年代中医学的科学原理和地位得到充分肯定，1982 年"发展现代医药和我国传统医学"被写入我国宪法，1985 年中央书记处作出"要把中医和西医摆在同等重要的地位"指示，提出"中药生产工业化"，1988 年正式颁布《药品生产质量管理规范》（GMP）。四是 20 世纪 90 年代提出"中药现代化"，使中药开发与生产逐步走上科学化、规范化、标准化和法制化的道路。确立了中药饮片作为"药品"的地位，饮片机械随之出现并得到快速发展，剁刀式切药机、转盘式切药机、转筒式洗药机、滚筒式炒药机等一批饮片机械基本实现了中药饮片机械化的目标。饮片机械的出现与发展在很大程度上解决了饮片规模化生产与传统炮制机具生产能力低的矛盾，为中药炮制的产业化和规模化作出了重要贡献，加速了中药饮片生产机械化的进程。出现了专业化和规模化的饮片机械制造企业，形成了饮片生产与饮片机械制造产业链，为中药产业现代化奠定了基础。但是中药饮片机械在数量、功能上还远远不能满足中药炮制学与饮片工业发展的需要。如，水洗、风选、筛选几乎代替不了全部的净制加工;采用水池或机器浸泡药材,很难达到"药透水净"、"软硬适度"的润药技术要求;饮片的清炒、固体辅料炒和液体辅料炙药等仅由一种炒药机完成,火力、火候与炒制品质量仍然由人工凭经验控制与掌握等。

3.中药炮制成套设备　进入 21 世纪,步入了中药炮制设备的起步与发展阶段。国家食品药品监督管理局于 2004 年发布《关于推进中药饮片等类别药品监督实施 GMP 工作的通知》(国食药监安[2004]514 号文)的规定,自 2008 年 1 月 1 日起,所有中药饮片生产企业必须在符合 GMP 的条件下生产。2003 年,原国家经贸委批准成立中国制药机械行业标准化技术委员会,截至 2009 年 12 月,已正式批准实施的中药饮片机械行业标准 16 项,尚有多项标准在申报制订中,使饮片机械的标准化工作步入正常轨道。2008 年 8 月 30 日成立"全国制药装备标准化技术委员会中药炮制机械分技术文员会"。"九五"、"十五"期间,中药炮制学领域取得的一大批科研成果,为中药炮制机械的研究提供了理论依据。"中药材标准化饮片加工新工艺及成套设备"、"水蓄冷高真空气相置换式润药机"项目分别于 2002 年、2005 年列入科技部技术创新基金支持项目,"中药饮片炮制技术和相关设备研究"项目列入"十一五"国家科技支撑计划,中药炮制机械得到国家科技部的重视与支持。2003 年以来,随着真空气相置换式润药机、自控温炒药机、液体辅料炙药机、炙药锅、高温煅药炉、中低温煅药锅等一批饮片"性状"炮制机械和自动化设备的应用,饮片炮制质量控制逐渐从以人工为主的方式,向机器替代人工方向发展,标志着饮片机械步入了炮制成套设备时期。2010 年随着新版 GMP 的发行与执行,原来的设备只是仅仅满足 1998 版的 GMP 要求,对于如何能够满足实际使用与无污染、易清场等带来新的需求,而且生产人员成本的增加,也要求生产设备能够生产能力大,降低人力成本的需求。于是切药机就由原来的 300 型增加到 500 型号;洗药机由原来的 750 型号增加到 1200 型;烘干设备也由原来的单层干燥变成了多层干燥。

二、中药炮制机械的应用

目前主要炮制机械应用见表 18-1。

表18-1　主要炮制机械应用

			卧式风选机
中药炮制机械	净制	风选	立式(吸风式)风选机
		水洗	循环水洗药机
			沸腾式洗药机
			不锈钢制洗药水槽
		筛选	柔性支承斜面筛选机
			电机振动筛选机
			往复振动筛选机
		挑选	机械化挑选机
			不锈钢挑选台
		磁选	带式磁选机
			棒式磁选机

续表

中药炮制机械	切制	软化	水浸式润药机
			气相置换式润药机
			隧道式润药机
		往复式切制	柔性带往复式切裁机
			金属履带往复式切裁机
		旋转式切制	金属履带旋转式切裁机
			旋料式切片机
		液压式切制	液压式截断机
	碎制	破碎	颚式破碎机
			挤压式破碎机(压扁机)
		粉碎	球磨机
			锤式粉碎机
	干燥	间隙烘干	封闭式烘干箱(热风循环烘干箱)
			敞开式烘干箱
			滚筒式烘焙机
		连续烘干	网带式烘干机
			转筒式烘干机
	蒸煮	电热蒸药箱(电热、蒸汽、电汽两用)	
		可倾式蒸煮锅	
	炒制	转筒式炒药机	
		转鼓式炒药机	
		自控温炒药机	
	炙制	转鼓式炙药机	
		平转式炙药锅	
	煅制	中低温煅药锅	
		反射式高温煅药炉	
	中药炮制计算机信息化管理系统		
	风选、筛选机组		
	风选、筛选、机械化挑选机组		
	切制、筛选、回切机组		
	切制、筛选、回切、干燥机组		
	自动化炒制机组		
	自动化炙药机组		
	风选、筛选半自动包装生产线		

第二节 中药炮制机械和设备的研发方法

进行炮制工程理论问题研究,建立不同学科之间的联合,尤其是炮制学与机械工程、控制工程等学科的联合,解决炮制工程理论问题 如:何谓"药透水尽"、"软硬适度"、"不伤水",如何控制"热锅"、"冒烟",如何掌握"文火、中火、武火",如何检验"红透"、"松脆"、"酥脆",如何鉴别"焦、黄、炭"或"微黄"、"深黄",如何实施诸如"武火煅至红透"、"文火炒至微黄"等传统中药炮制技术的工业化应用技术问题。

大力发展饮片"性状"炮制机械 使机械的种类与功能符合炮制方法,机械的性能满足炮制技术要求,实现饮片质量控制客观化与自动化。发展自动化中药炮制机械设备 根据药材形态和炮制工艺分类,研究设计自动化炮制设备和生产线,实现饮片工业的现代化。

以真空气相置换式润药机的研发为例,说明中药炮制机械的研究开发方法和过程。

1. 调查分析要研制开发炮制机械的相关情况 动植物药材几乎都含有蛋白质、淀粉、纤维素等大量亲水物质,是药材能够被水软化的必要条件。干燥药材的软化是基于药材的亲水物质遇水后吸收水分、增加柔软性、降低硬度、便于切制。对软化的目的:"七分润工,三分切工",降低脆性,便于切制;软化要求是药透水尽,软硬适度,劈开无干心,切制无碎片;常用软化方法有浸润、洗润、泡润、堆润、闷润、淋润等;软化装备过去主要用水泥池、真空压力式润药机等;存在主要问题:采用泡润、堆润、闷润、淋润等,软化时间长,工作效率低,药材吸水量不易掌握,易伤水,导致药效损失。采用真空压力式润药机,在一定程度上提高了工作效率,但仍然无法避免药效损失的问题

2. 确定研究开发方向 紧紧围绕药材适合切制的硬度要求,真正做到药透水尽,降低其含水量,节约后续干燥能耗,提高工作效率,是中药材软化加工的重要研究课题和发展趋势。要进行药材软化工艺技术的基础研究,建立药材的绝对硬度标准和相对硬度的测试方法,建立药材相对硬度与含水量的关系,药材含水量与"易切性"的关系,为软化工艺规范的制定和实施提供"量化"依据

3. 分析传统炮制方法和设备

(1)洗润法:常用洗药机,润药快速、简便,但易伤水,不易润透。

(2)水池浸润——水槽(水泥或不锈钢槽):易润透,易伤水,药效成分流失大,后续干燥困难。

(3)机器浸润——真空压力式润药机:易润透,相对水池浸的工效高。易伤水,药效成分流失大,后续干燥困难。

(4)淋润、堆润——以人工为主:易润透,不易伤水,药效成分流失小。但工效低,天热时易导致药材霉变。

4. 进行相关试验,取得开发设备参数 进行常用中药软化试验,取得主要润药参数:芍药、板蓝根、黄芪、甘草、黄芩、山药、枳壳、灵芝等,润药时间 30 分钟,温度不高于 60℃。泽泻、莪术、槟榔、三七等,润药时间 150～210 分钟。含水量增加 6%～12%。

5. 充分利用现代科学技术和原理设计新设备 运用气体具有强力穿透性的特点和高真空技术,让水蒸气置换药材内的空气,使药材快速、均匀软化。

6. 加工生产相关设备 气相置换法药材软化设备主要是水蓄冷真空气相置换式润药机。润药箱设计成方形箱体,以利于提高药材装载容积率。润药箱负压达到 -0.095MPa 以

上,随后注入水蒸气,适当时间后取出药材,完成气相置换法药材软化过程。润药机配套的蓄冷式真空气流除水装置用于除去真空气流中的水分,以确保润药过程所需真空度。完全避免了药效成分的流失和污水排放,大幅度地降低药材的含水量,缩短软化时间,节约干燥能耗。软化均匀、透彻,提高切片质量。便于建立润药工艺(真空度、时间等)、含水率、硬度与易切性的关系,为饮片工艺规范的制定和质量控制提供了技术保证。

第三节　自动化炮制设备和生产线的设计

一、风选、筛选、挑选机组

1. 过程与特点　如图 18-1 所示。药物先经风选、筛选除去毛发、泥沙等杂物,再经输送机、匀料机自动均匀地将药物分布在正向输送带上,便于人工挑选。免除手工选拔药物,挑选的杂物由反向输送带送至杂物箱,减轻劳动强度,提高挑选工作效率。调节上料与输送带速度、增减人工数量,可以适应不同药物质挑选、净制的需要。风选机配套了自动除尘设备,避免污染环境。

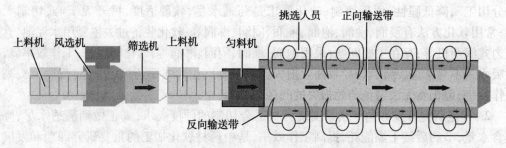

图 18-1　分选、筛选、机械化挑选生产线示意图

2. 用途与适用范围　替代挑选工作台和分阶段净制加工,进行半机械化净制药材。适用于未进行净制的原料药材,且药物易于自动上料,如根茎类、果实类、种子类等药材。

二、切制、筛选、回切机组

1. 过程与特点　如图 18-2 所示。药材进行自动切制、筛选、反向输送回切,筛选出的成品进入下道工序,操作人员不断补充药材。将多个工序合为一体,减少中间环节,减轻劳动强度,提高工作效率,降低生产成本。

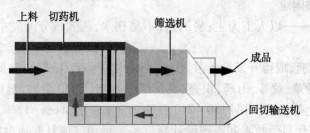

图 18-2　切制、筛选、自动回切机组示意图

2. 用途与适用范围　用于颗粒状饮片切制加工。适用于根茎类、果实类、种子类、草类等药材的切制加工。

三、切制、干燥机组

1. 过程与特点　如图18-3所示。药材进行自动切制、筛选、回切,合格饮片自动进行干燥。将多个工序合为一体,减少中间环节,减轻劳动强度,提高工作效率,降低生产成本。

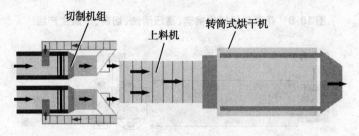

图18-3　切制、干燥自动化生产线示意图

2. 用途与适用范围　用于颗粒状饮片切制、干燥加工。适用于根茎类、果实类、种子类、草类等药材的切制、干燥加工。

四、风选、筛选、挑选、包装生产线

1. 过程与特点　如图18-4所示。自动进行风选、筛选除去毛发、药屑等杂物,将饮片输送到包装台,进行人工称量包装,再将小包装袋输送至包装封口,进行中包装和大包装。将多个工序合为一体,减少中间环节,减轻劳动强度,提高工作效率。风选过程还具有冷却功能,避免包装后在包装袋上凝结水蒸气。通过后工位控制台渐进式补充物料。风选机配套了自动除尘设备。

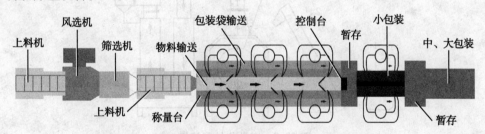

图18-4　风选、筛选、机械化挑选、包装生产线示意图

根据中药的类别也可以采用根茎类液压剪切机、机械化挑选、鼓泡清洗、吹干、切制、干燥生产线(图18-5),花草类筛选机械化挑选、鼓泡清洗、切制、干燥生产线(图18-6),果实种子类机械化挑选、鼓泡清洗、吹干、切制、干燥生产线(图18-7)来实现。

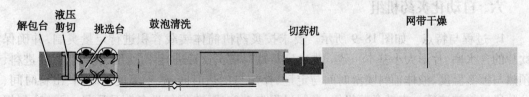

图18-5　根茎类液压剪切机、机械化挑选、鼓泡清洗、切制、干燥生产线

2. 用途与适用范围　替代分阶段的风选、筛选、包装等工序,进行净制与小、中、大包装,连成一体化生产线。适用于饮片净制、包装半自动化生产。

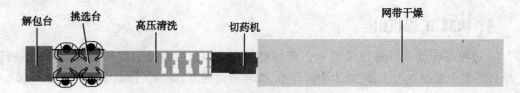

图 18-6　花草类机械化挑选、高压清洗、切制、干燥生产线

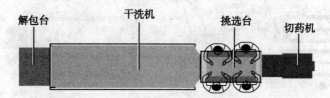

图 18-7　果实种子类干洗、机械化挑选、切制、生产线

五、自动化炒制机组

1. 过程与特点　如图 18-8 所示。按炒药机炒筒装载容积进行定量炒制，并确保饮片的含水率、片形大小基本一致。先由定量罐对被炒饮片计量，编制炒制程序：热锅温度、分阶段供热强度（热锅阶段，炒制的初期、中期与后期）、炒筒转速（热锅、进料、炒制、出料等）、自动上料时间、分阶段炒制时间、出料时间、分阶段炒制温度检测等。启动炒制机组，炒制过程自动完成，确保每批炒制品质量一致，达到规范、科学炮制的目的。

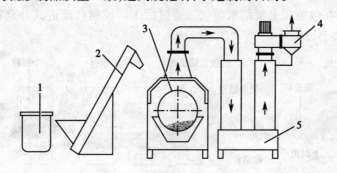

图 18-8　自动化炒制机组

1. 定量罐　2. 上料机　3. 炒药机　4. 气水分离器　5. 废弃处理装置

2. 用途与适用范围　用于饮片的炒制，尤其是清炒。被炒饮片的形态与尺寸大小、含湿量需要基本一致。

六、自动化炙药机组

1. 过程与特点　如图 18-9 所示。要求按炙药机筒体装载容积进行定量炙制，并确保饮片的含水率、片形大小基本一致。先由定量罐对被炙饮片进行计量，编制炙制程序：进料、预热与控制温度、液体辅料喷淋时间与定量、拌匀与闷透时间、炒干温度与时间、出料时间、分阶段炒筒转速等。启动炙药机组，炙制过程自动完成，确保每批炙制品质量一致，达到规范、科学炮制的目的。

2. 用途与适用范围　用于饮片的炙制，尤其是除蜜炙以外的液体辅料炙药。饮片的形态与尺寸大小、含湿量需要基本一致。

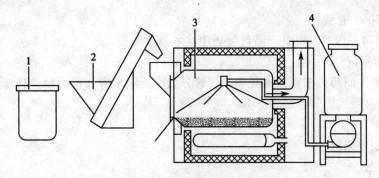

图 18-9 自动化炙药机组
1. 定量罐 2. 上料机 3. 炙药机 4. 液体辅料装置

第四节 炮制机械标准举例

真空气相润药机

标准代号:JB/T 20110—2008,中华人民共和国制药机械行业标准,2008 年 4 月 23 日发布,2008 年 10 月 1 日实施。

【前言】

本标准是根据 JB20067—2005《制药机械符合药品生产质量管理规范的通则》,GB/T 1.1—2000《标准化工作导则》第 1 部分:标准的结构和编写规则,GB/T 1.2—2002《标准化工作导则》第 2 部分:标准中规范性技术要素内容的确定方法和 GB5083—1999 生产设备安全卫生设计总则的要求,编制《真空气相润药机》产品标准。

本标准由中国制药装备行业协会提出。

本标准由制药装备行业标准化技术委员会归口。

本标准主要起草单位:杭州春江自动化研究所。

本标准主要起草人:肖××、陈××、张××、应××。

【标准内容】

1. 范围 本标准规定了真空气相润药机的分类和标记、要求、试验方法、检验规则、标志、包装、运输与储存。

本标准适用于真空气相润药机(以下简称"润药机")。

2. 规范性引用文件 下列文件中的条款通过本标准的引用而成为本标准的条文。凡是注日期的引用文件,其随后所有的修改单(不包括勘误的内容)或修订版均不适用于本标准,然而,鼓励根据本标准达成协议的各方研究是否可使用这些文件的最新版本。凡是不注日期的引用文件,其最新版本适用于本标准。

GB191 包装储运图示标志

GB5226.1—2002 机械安全 机械电气设备 第 1 部分:通用技术条件

GB9969.1 工业产品使用说明书 总则

GB/T 6388 运输包装收发货标志

GB/T 10111 利用随机数骰子进行随机抽样的方法

GB/T 13306　标牌

GB/T 13384—1992　机电产品包装通用技术条件

3. 分类和标记

3.1　分类　润药机按有无冷凝除水装置分为冷凝除水型和普通型;按润药箱型式分为矩形箱式结构和卧式圆筒形结构。

3.2　标记

3.2.1　型号编制

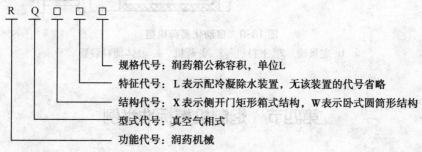

规格代号:润药箱公称容积,单位L

特征代号:L表示配冷凝除水装置,无该装置的代号省略

结构代号:X表示侧开门矩形箱式结构,W表示卧式圆筒形结构

型式代号:真空气相式

功能代号:润药机械

3.3.2　标记示例　示例:RQXL1000 型,表示润药箱公称容积 1000L,配有冷凝除水装置,矩形箱式结构的真空气相润药机。

4. 要求

4.1　材料　凡与物料接触的部分应采用耐腐蚀、无毒、化学性能稳定,不与药材发生化学反应或吸附药物的材料制造。

4.2　外观　润药机外表面和外边缘应平整、光滑,无明显的划痕、凹凸不平、毛刺、尖角等缺陷。

内表面应光滑、内表面粗糙度 Ra 值不大于 3.2μm。

4.3　性能

4.3.1　有效容积　润药箱有效容积不小于公称容积的90%。

4.3.2　真空性能　润药机自常压下开始抽真空,润药箱内的真空度降至 −0.09MPa 所需的时间应符合表18-2规定。

表18-2　真空性能要求

润药箱公称容积(L)	≤500	>500~2000	>2000
时间(min)	≤10	≤15	≤20

4.3.3　密封性能　润药箱内的真空度达到 −0.09MPa 时,真空度下降0.5%的时间应不小于 1 分钟。

4.3.4　冷凝除水性能　冷凝除水装置的除水能力应不小于润药箱公称容积的 0.25‰。

4.3.5　润药性能　干药材润药,增加含水率应不低于3%。

4.3.6　单向放气装置　润药箱内压力大于 0.02MPa 时,单向放气装置能自动释放润药箱内的压力。

4.4　电气安全性能

4.4.1　电气系统保护接地电路的连续性应符合 GB5226.1—2002 中 8.2.3 的规定。

4.4.2 电气系统的绝缘电阻应符合 GB5226.1—2002 中 19.3 的规定。

4.4.3 电气系统的耐压性能应符合 GB5226.1—2002 中 19.4 的规定。

4.4.4 电气系统的保护接地电路应符合 GB5226.1—2002 中 8.2 的有关规定。

4.4.5 电气系统的按钮应符合 GB5226.1—2002 中 10.2 的规定。

4.4.6 电气系统的指示灯和显示器应符合 GB5226.1—2002 中 10.3 的规定。

4.4.7 电气系统的配线应符合 GB5226.1—2002 中第十四章的规定。

4.4.8 电气系统的标记、警告标志和项目代号应符合 GB5226.1—2002 中第十七章的规定。

5. 试验方法

5.1 材料 查验材料质量证明书。当材料质量不符要求时,应按其相应材料标准规定的试验方法进行复验。

5.2 外观 目测外观质量;用粗糙度检测仪器检测 Ra 值。

5.3 性能试验

5.3.1 有效容积

测量润药箱内腔尺寸并计算润药箱容积。

5.3.2 真空性能

启动真空泵,当润药箱内压力达到 −0.09MPa 时记录时间,与表 18-2 中相应规格所要求的时间进行比较。

5.3.3 密封性能

启动真空泵使润药箱内压力达到 −0.09MPa,关闭真空泵,计时 1 分钟,记录润药箱内在计时前后的真空度读数,按式(18-1)计算真空度下降的百分数。

$$\text{真空度下降的百分数} = \frac{\text{计时前后真空度下降值}}{\text{计时前的真空度读数}} \times 100\% \qquad \text{式(18-1)}$$

5.3.4 冷凝除水性能

启动真空泵使润药箱内压力达到 −0.09MPa,关闭真空泵并向润药箱内充蒸汽,使润药箱压力为零,同时排放冷凝除水装置内被冷凝的水。再次启动真空泵使润药箱内压力达到 −0.09MPa,收集冷凝除水装置内被冷凝的水,计量其体积。

5.3.5 润药性能

试验物料:含水率不大于 10% 的甘草或黄芩,数量不少于 0.5kg。

试验步骤:用准确度为 0.1g 的计量秤测定药材的重量,将药材置于润药箱内中心位置,启动真空泵使润药箱内压力达到 −0.09MPa,通入蒸汽润药 10 分钟,取出药材称其重量,按式(18-2)计算药材含水率增加量。

$$\text{润药增加的含水率} = \frac{\text{润药后药材重量} - \text{润药前药材重量}}{\text{润药前药材重量}} \times 100\% \qquad \text{式(18-2)}$$

5.3.6 单向放气装置

在润药机的蒸汽进口接通压缩空气管道,关闭箱门、排污阀、真空阀,用量程不大于 0.1MPa,准确度等级不低于 1.0 级的压力表测量润药箱内压力;向润药箱内通入压缩空气,控制压缩空气流量,使润药箱压力每升高 0.01MPa 的时间不少于 2 分钟。试验过程中观察表压。

5.4 电气安全性能试验

5.4.1　电气系统保护接地电路的连续性试验按 GB5226.1—2002 中 8.2.3 的规定进行检验。

5.4.2　电气系统的绝缘电阻试验按 GB5226.1—2002 中 19.3 的规定进行检验。

5.4.3　电气系统的耐压性能试验按 GB5226.1—2002 中 19.4 的规定进行检验。

5.4.4　电气系统的保护接地电路按 GB5226.1—2002 中 8.2 的规定进行检查。

5.4.5　电气系统的按钮按 GB5226.1—2002 中 10.2 的规定进行检查。

5.4.6　电气系统的指示灯和显示器按 GB5226.1—2002 中 10.3 的规定进行检查。

5.4.7　电气系统的配线按 GB5226.1—2002 中第十四章的规定进行检查。

5.4.8　电气系统的标记、警告标志和项目代号按 GB5226.1—2002 中第十七章的规定进行检查。

6. 检验规则

6.1　检验分类　产品检验分为出厂检验和型式检验。

6.2　出厂检验　产品出厂检验按表18-3规定的项目由制造单位逐台进行检验,检验合格并附有产品合格证后方能出厂。

润药机在出厂检验过程中,如发现有不合格项时,允许退回修整并进行复检,复检仍不合格的,判定该产品为不合格品。

表18-3　出厂检验项目

检验项目	"要求"的章条号	"试验方法"的章条号
材料	4.1	5.1
外观	4.2	5.2
性能	4.3.2、4.3.3、4.3.4、4.3.6	5.3.2、5.3.3、5.3.4、5.3.6
电气安全性能	4.4.1、4.4.2、4.4.3、4.4.4、4.4.5	5.4.1、5.4.2、5.4.3、5.4.4、5.4.5

6.3　型式检验

6.3.1　型式检验的条件

a)新产品定型鉴定或投产鉴定时;

b)正式生产后,若结构、材料、工艺有较大改变,可能影响产品性能时;

c)停产一年以上再次生产时;

d)出厂检验结果与上一次型式检验有较大差异时;

e)国家质量监督检验部门及产品认证机构提出型式检验要求时。

6.3.2　检验项目

型式检验项目为本标准的全部检验项目。

6.3.3　抽样

型式检验的样机从出厂检验合格的产品中抽取,按 GB/T 10111 的方法抽取 3 台作为样机,检测 1 台。

6.3.4　判定规则

若保护接地电路的连续性、绝缘电阻和耐压试验有一项不合格即判定该产品型式检验不合格。若其他项有 1 项不合格,允许在已抽取的样机中加倍复测不合格项,仍不合格时,则判定该产品型式检验不合格。

7. 标志、使用说明书、包装、运输与储存

7.1　标志

7.1.1　产品标牌　真空气相润药机的标牌应符合 GB/T 13306 的规定,首选矩形标牌和凸形文字。标牌应固定在真空气相润药机的醒目位置,标牌至少应包括下列内容:①产品型号、名称;②有效容积;③真空度;④额定功率;⑤出厂编号、出厂日期;⑥采用标准代号;⑦制造单位名称。

7.1.2　包装储运图示标志　包装储运图示标志应符合 GB191 的规定。

7.1.3　运输收发货标志　运输收发货标志应符合 GB/T 6388 的规定。

7.2　使用说明书　产品使用说明书应符合 GB9969.1 的规定。

7.3　包装　真空气相润药机的包装应符合 GB/T 13384—1992 及附录 A 的规定。其中,包装箱的结构、型式、材质、包装物的回收等由供需双方在合同中作出规定。

包装箱内应附有下列文件:①产品使用说明书;②产品合格证明书;③装箱单;④本标准规定的材质证明书。

7.4　运输　除合同约定外,产品运输按国家铁路、公路和水路货物运输的有关规定执行。

7.5　储存　产品经包装后,应储存在相对湿度不大于60%、通风、无腐蚀性气氛的室内或有遮蓬的场所。

产品储存时间超出装箱日期一年时,需重新作出厂检定,合格后方可投入使用。

（王　波）

主要参考文献

1. 国家药典委员会. 中华人民共和国药典(一部). 北京:中国医药科技出版社,2010.
2. 李光甫,任玉珍. 中药炮制工程学. 北京:化学工业出版社,2007.
3. 蔡宝昌. 中药炮制学. 北京:中国中医药出版社,2009.
4. 蔡宝昌,龚千锋. 中药炮制学专论. 北京:人民卫生出版社,2009.
5. 张振凌. 临床中药炮制学. 北京:中国中医药出版社,2007.
6. 高执棣. 化学热力学基础. 北京:北京大学出版社,2006.
7. 刘泽深,郑贵臣,陈保青. 机械基础. 第2版. 北京:中国建筑工业出版社,1996.
8. 朱文学. 中药材干燥原理与技术. 北京:化学工业出版社,2007.
9. 王晓红,田文德,王英龙. 化工原理. 北京:化学工业出版社,2009.
10. 李光甫,白慧良. 中药GMP实施指南. 北京:化学工业出版社,2005.
11. 蔡宝昌. 中药炮制工程学. 北京:化学工业出版社,2011.